精编临床内科学

◎主编 刘灵等

吉林科学技术出版社

图书在版编目（CIP）数据

精编临床内科学 / 刘灵等主编 . — 长春：吉林科学
技术出版社，2024.6. -- ISBN 978-7-5744-1603-1

Ⅰ. R5

中国国家版本馆CIP数据核字第2024UG8376号

精编临床内科学

主　　编	刘　灵　等
出 版 人	宛　霞
责任编辑	井兴盼
封面设计	吴　迪
制　　版	北京传人
幅面尺寸	185mm×260mm
开　　本	16
字　　数	470 千字
印　　张	19
印　　数	1~1500 册
版　　次	2024年6月第1版
印　　次	2024年12月第1次印刷

出　　版	吉林科学技术出版社
发　　行	吉林科学技术出版社
地　　址	长春市福祉大路5788 号出版大厦A 座
邮　　编	130118
发行部电话/传真	0431－81629529 81629530 81629531 81629532 81629533 81629534
储运部电话	0431－86059116
编辑部电话	0431－81629510
印　　刷	三河市嵩川印刷有限公司

书　　号	ISBN 978-7-5744-1603-1
定　　价	105.00元

前　言

内科学是一门阐述内科疾病的发生、发展规律及防治和护理知识的科学,涉及全身各个组织系统,与外科学一起并称为临床医学的两大支柱学科,是临床各科医务工作者必须精读的学科。作为临床医学各科的基础学科,内科学在临床医学中占有极其重要的位置,其所阐述的内容在临床医学的理论和实践中有其普遍意义。随着医学科学的发展,医疗界对人体各系统、各器官疾病的病因和病理方面获得了比较明确的认识,且诊疗方法和技术也在不断改进。顺应这种发展趋势,我们特组织一批经验丰富的临床专家和青年骨干医师编写了本书。

全书系统介绍了内科常见疾病的临床诊疗思维。首先介绍了心血管系统常见疾病,如心力衰竭、心律失常、高血压等,重点介绍了心血管疾病的介入治疗方法;其次介绍了泌尿系统常见疾病,如肾小球肾炎、泌尿系统感染等;还对内分泌代谢性疾病基础知识,以及糖尿病、肥胖症、内分泌性高血压等做了详细介绍。本书内容系统全面、知识新颖、实用性强,适合广大从事内科工作的临床医师及相关工作者参考阅读。

在本书编写过程中,尽管我们尽心尽力,但由于科学技术发展日新月异,不妥之处在所难免,恳请广大读者批评指正。

编　者

目　录

第一章　心力衰竭

第一节　心脏生理

一、心脏的泵血功能

心脏的节律性收缩和舒张对血液的驱动作用称为心脏的泵功能或泵血功能。心脏收缩时将血液射入动脉，并通过动脉系统将血液分配到全身各组织；心脏舒张时则通过静脉系统使血液回流到心脏，为下一次射血做准备。

(一)心脏的泵血过程和机制

1.心动周期　心脏的一次收缩和舒张构成的一个机械活动周期，称为心动周期。在一个心动周期中，心房和心室的机械活动都可分为收缩期和舒张期。由于心室在心脏泵血活动中起着主要作用，故心动周期通常是指心室的活动周期。

心动周期的长度与心率呈反比关系。如果正常成年人的心率为 75 次/分，则每个心动周期可持续约 0.8 秒。如图 1-1 所示，在心房的活动周期中，先是左心房、右心房收缩，持续时间约为 0.1 秒，继而心房舒张，持续时间约为 0.7 秒。在心室的活动周期中，也是左心室、右心室先收缩，持续时间约为 0.3 秒，随后心室舒张，持续时间约为 0.5 秒。当心房收缩时，心室仍处于舒张状态；心房收缩结束后不久，心室开始收缩。心室舒张期的前 0.4 秒，心房也处于舒张状态，这一时期称为全心舒张期。在一个心动周期中，心房和心室的活动按一定的次序和时程先后进行，左、右两个心房的活动是同步的，左、右两个心室的活动也是同步的，心房和心室的收缩期都短于各自的舒张期。心率加快时，心动周期缩短，收缩期和舒张期都相应缩短，但舒张期缩短的程度更大。

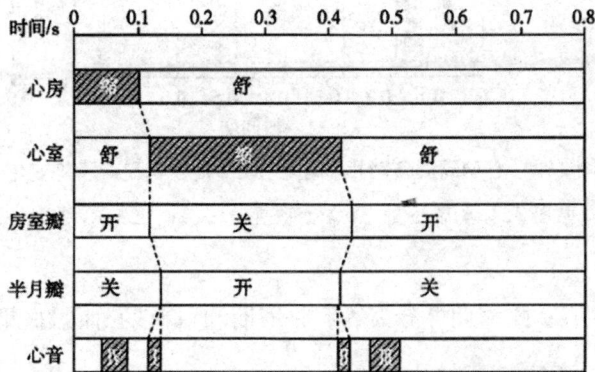

图 1-1　心动周期中心房和心室活动的顺序和时间关系

2.心脏的泵血过程　以左心室为例，说明一个心动周期中心室射血和充盈的过程（图 1-2）。

1

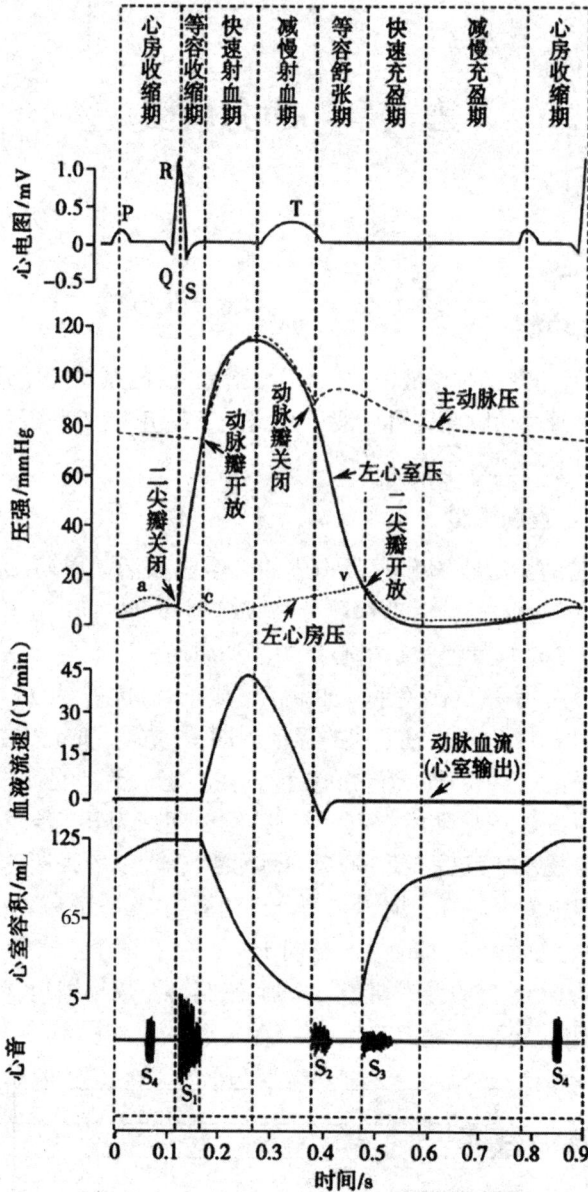

图 1-2 心动周期各时相中左心室压力、容积和瓣膜等变化

P、Q、R、S、T:表示心电图基本波形;a、c、v:心动周期中三个向上的心房波;S₁、S₂、S₃、S₄:表示第一、第二、第三、第四心音。

(1)心室收缩期:心室收缩期可分为等容收缩期和射血期,而射血期又可分为快速射血期和减慢射血期。

1)等容收缩期:心室开始收缩后,心室内的压力迅速升高,当室内压超过房内压时,推动房室瓣关闭,阻止血液倒流入心房。此时室内压尚低于主动脉压,主动脉瓣仍处于关闭状态,心室暂时成为一个封闭的腔。从房室瓣关闭到主动脉瓣开启前的这段时间,持续时间约为0.05秒,心室的收缩不能改变心室的容积,故称为等容收缩期。此时心室继续收缩,因而

2

室内压急剧升高,是室内压上升速度最高的时期。在主动脉压升高或心肌收缩力减弱时,等容收缩期将延长。

2)快速射血期:当心室收缩使室内压升高至超过主动脉压时主动脉瓣开放,这标志着等容收缩期结束,进入射血期。在射血早期,心室射入主动脉的血液量较多,血液流速也很快,射血量约占总射血量的2/3,持续时间约为0.1秒,称为快速射血期。由于心室内的血液很快进入主动脉,故心室容积迅速缩小,但由于心室肌强烈收缩,室内压仍继续上升,并达到峰值,主动脉压也随之进一步升高。

3)减慢射血期:在射血的后期,由于心室收缩强度减弱,射血的速度逐渐减慢,故称为减慢射血期,持续时间约为0.15秒。在减慢射血期,室内压和主动脉压都由峰值逐渐下降。在快速射血期的中期或稍后,乃至整个减慢射血期,室内压已略低于主动脉压,但此时心室内的血液因具有较高的动能,仍可逆压力梯度继续流入主动脉。

(2)心室舒张期:可分为等容舒张期和心室充盈期,心室充盈期又可分为快速充盈期和减慢充盈期。

1)等容舒张期:射血后,心室开始舒张,室内压下降,主动脉内的血液向心室方向反流,推动主动脉瓣使之关闭;但此时室内压仍高于房内压,故房室瓣仍处于关闭状态,心室又暂时成为一个封闭的腔。从主动脉瓣关闭至房室瓣开启前的这一段时间内,心室舒张而心室的容积并不改变,故称为等容舒张期,持续时间为0.06~0.08秒。此时心室肌继续舒张,室内压急剧下降。

2)快速充盈期:随着心室肌的舒张,室内压进一步下降,当室内压下降到低于房内压时,心房内的血液冲开房室瓣进入心室,进入心室充盈期。房室瓣开启初期,心室肌很快舒张,室内压明显降低,甚至成为负压,心室对心房和大静脉内的血液可产生"抽吸"作用,血液快速流入心室,使心室容积迅速增大,故这一时期称为快速充盈期,持续时间约为0.11秒。此期充盈量约为心室总充盈量的2/3。

3)减慢充盈期:随着心室内血液充盈量的增加,房、室间的压力梯度逐渐减小,充盈速度减慢,故称为减慢充盈期,持续时间约为0.22秒。

(3)心房收缩期:在心室舒张期的最后0.1秒,心房开始收缩,使心室进一步充盈,此后心室活动进入新一轮周期。心房收缩期间,进入心室的血量约占每个心动周期的心室总回流量的25%。然而,心房的收缩可使心室舒张末期容积进一步增大,心室肌收缩前的初长度增加,从而使心肌的收缩力加大,提高心室的泵血功能。因此,心房的收缩起着初级泵的作用,有利于心脏射血和静脉回流。

右心室的泵血过程与左心室基本相同,但由于肺动脉压约为主动脉压的1/6,因此在心动周期中右心室内压的变化幅度要比左心室内压的变动小得多。

3.心动周期中心房内压力的变化 在心动周期中,从左心房内记录的压力曲线上依次出现a、c、v三个较小的正向波(图1-2)。心房收缩时房内压升高,形成a波的升支,随后心房舒张,房内压回降,形成a波的降支。当心室收缩时,心室内的血液向上推顶已关闭的房室瓣并使之凸入心房,造成房内压略有升高,形成c波的升支;当心室开始射血后,心室容积减小,房室瓣向下移动,使心房容积扩大,房内压降低,遂形成c波的降支。此后,由于血液不断从静脉回流入心房,而此时房室瓣仍处于关闭状态,故随着心房内血液量的增加,房内压也持续升高,形成v波的升支;当心室舒张、充盈时,房室瓣开放,血液迅速由心房进入心室,房内压很快下降,形成 v 波的降支。心动周期中,心房内压变化的幅度比心室内压变化的幅度小。

4.心音 在心动周期中,心肌收缩、瓣膜启闭、血液流速改变形成的湍流和血流撞击心室壁和大动脉壁引起的振动都可通过周围组织传递到胸壁,用听诊器便可在胸壁的一定部位听到由上述的机械振动所产生的声音,称为心音。若用传感器将这些机械振动转换成电信号,经放大后记录下来,便可得到心音图。

每个心动周期中均可产生 4 个心音,分别称为第一(S_1)心音、第二(S_2)心音、第三(S_3)心音和第四心音(S_4)。通常情况下只能听到第一、第二心音;在某些健康青年人和儿童也可听到第三心音;用心音图可记录到 4 个心音(图 1-2)。

(1)第一心音:标志着心室收缩的开始,在心尖搏动处(胸壁左侧第 5 肋间锁骨中线)听诊最为清楚,其特点是音调较低,持续时间较长。第一心音是由房室瓣突然关闭引起心室内血液和室壁的振动,以及心室射血引起的大血管壁和血液湍流所发生的振动而产生的。

(2)第二心音:标志着心室舒张期的开始,在主动脉和肺动脉听诊区(胸骨右、左缘第 2 肋间)听诊最为清楚,其特点是频率较高、持续时间较短。第二心音主要是由主动脉瓣和肺动脉瓣关闭,血流冲击大动脉根部引起血液、管壁及心室壁的振动而产生的。

(3)第三心音:出现在心室快速充盈期末,是一种低频、低幅的振动,是由快速充盈期末室壁和乳头肌突然伸展及充盈血流突然减速引起的振动而产生的。在部分健康青年人和儿童偶尔可听到第三心音。

(4)第四心音:出现在心室舒张的晚期,为一低频短音,在部分正常老年人和心室舒张末期压力增高的患者中可出现,是由心房收缩引起心室主动充盈时,血液在心房和心室间来回振动所引产生的,故也称为心房音。正常心房收缩时一般不产生声音,但异常强烈的心房收缩和在左心室壁顺应性下降时,可产生第四心音。

(二)心脏泵血功能的评价

1.心脏排血量

(1)每搏输出量和射血分数:一侧心室一次搏动所射出的血液量,称为每搏输出量(stroke volume,SV),简称"搏出量"。正常成年人在安静状态下,左心室舒张末期容积约 125mL,搏出量约 70mL(60~80mL)。可见,每次心搏并未将心室内充盈的血液全部射出。搏出量占心室舒张末期容积的百分比,称为射血分数。健康成年人的射血分数为 55%~65%。正常情况下,搏出量与心室舒张末期容积是相适应的,即当心室舒张末期容积增加时,搏出量也相应增加,而射血分数基本保持不变。在心室功能减退、心室异常扩大的患者,其搏出量可能与正常人无明显差异,但心室舒张末期容积增大,因此射血分数明显降低。因此,与搏出量相比,射血分数能更准确地反映心脏的泵血功能,对早期发现心脏泵血功能异常具有重要意义。

(2)每分排血量和心指数:一侧心室每分钟射出的血液量,称为每分排血量,也称心排血量。左、右两侧心室的心排血量基本相等。心排血量等于心率与搏出量的乘积。一般健康成年男性在安静状态下的心排血量为 4.5~6.0L/min。女性的心排血量比同体重男性低 10% 左右。

以单位体表面积(m^2)计算的心排血量称为心指数(cardiac index, CI)。安静和空腹情况下测定的心指数称为静息心指数,可作为比较不同个体心功能的评价指标。在同一个体的不同年龄段或不同生理情况下,心指数也可发生变化。静息心指数随年龄增长而逐渐下降。如10岁左右的少年静息心指数最高,可达$4L/(min \cdot m^2)$,到80岁时降到约$2L/(min \cdot m^2)$。运动时,心指数随运动强度的增加大致成比例地增高。在妊娠、情绪激动和进食时,心指数均有不同程度的增高。

2.心做功量

(1)每搏功:心脏的每搏功简称"搏功",是指心室一次收缩射血所做的外功。心脏收缩射血所释放的机械能除主要表现为将一定容积的血液提升到一定的压力水平而增加血液的势能外,还包括使一定容积的血液以较快的流速向前流动而增加的血流动能。人体在安静状态下,血流动能在左心室每搏功中所占的比例很小,仅约1%,故一般可忽略不计。以左心室为例计算如下。

$$每搏功=搏出量\times(射血期左心室内压-左心室舒张末期压)$$

由于射血期左心室内压是不断变化的,精确计算每搏功需将整个心动周期中压力与容积的变化进行积分。但在实际应用中,常以平均动脉压代替射血期左心室内压平均值,而以左心房平均压代替左心室舒张末期压,因此每搏功的计算可变化为下式。

$$每搏功=搏出量\times13.6\times9.807\times(平均动脉压-左心房平均压)\times1/1000$$

上式中每搏功单位为焦耳(J),搏出量单位为升(L);乘以9.807,将力的单位由千克(kg)换算为牛顿(N);13.6为水银的密度值(kg/L);压力单位为mmHg,但需将毫米(mm)转换成米(m),故乘以1/1000。若按搏出量为70mL,平均动脉压为92mmHg,平均心房压为6mmHg,则每搏功为0.803J。

(2)每分功:是指心室每分钟内收缩射血所做的功,亦即心室完成每分排血量所做的机械外功。每分功等于每搏功乘以心率。若按心率为75次/分计算,则每分功为60.2J/min。

当动脉血压升高时,为克服加大的射血阻力,心肌必须增加其收缩强度才能使搏出量保持不变,因而心脏做功量必定增加。可见,与单纯的心排血量相比,用心脏做功量来评价心脏泵血功能将更为全面,尤其是在动脉血压水平不同的个体之间,或在同一个体动脉血压发生改变前后,用心脏做功量来比较心脏泵血功能更准确。

在正常情况下,左心室、右心室的排血量基本相等,但肺动脉平均压仅为主动脉平均压的1/6左右,故右心室的做功量也只有左心室的1/6左右。

(三)影响心排血量的因素

心排血量等于搏出量与心率的乘积,因此凡能影响搏出量和心率的因素均可影响心排血量。

1.搏出量　搏出量的多少取决于心室肌的前负荷、后负荷和心肌收缩能力等。

(1)心室肌的前负荷与心肌异长自身调节。

1)心室肌的前负荷:心室肌的初长度取决于心室舒张末期的血液充盈量,换言之,心室舒张末期容积相当于心室的前负荷。实验中常用心室舒张末期压力来反映前负荷。因为正常人心室舒张末期的心房内压力与心室内压力几乎相等,且心房内压力的测定更为方便,故又常用心室舒张末期的心房内压力来反映心室的前负荷。

2)心肌异长自身调节:实验中逐步改变心室舒张末期压力值,并测量相对应的心室搏出量或每搏功,将每个给定压力值时所获得的相对应的搏出量或每搏功的数据绘制成的曲线,称为心室功能曲线(图1-3)。心室功能曲线大致可分三段:①左心室舒张末期压在5~15mmHg的范围内为曲线的上升支,随着心室舒张末期压的增大,心室的每搏功也增大。通常状态下左心室舒张末期压仅5~6mmHg,而左心室舒张末期压为12~15mmHg是心室最适前负荷,说明心室有较大的初长度储备;②左心室舒张末期压在15~20mmHg的范围内,曲线趋于平坦,说明前负荷在其上限范围变动时对每搏功和心室泵血功能的影响不大;③左心室舒张末期压高于20mmHg,曲线平坦甚至轻度下倾,但并不出现明显的降支,说明心室前负荷即使超过20mmHg,每搏功仍不变或仅轻度减少。只有在发生严重病理变化的心室,心功能曲线才出现降支。

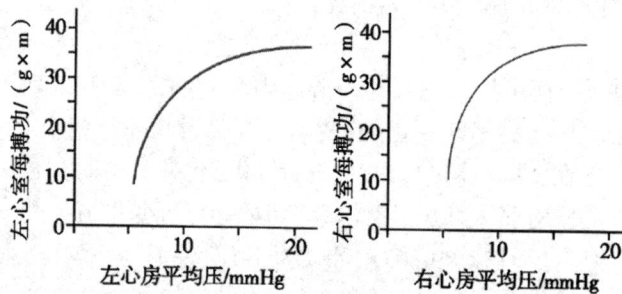

图1-3 左心室、右心室功能曲线

实验中分别以左、右心房平均压代替左、右心室舒张末期压。

从心室功能曲线看,在增加前负荷(初长度)时,心肌收缩力加强,搏出量增多,每搏功增大。这种通过改变心肌初长度而引起心肌收缩力改变的调节,称为异长自身调节。

异长自身调节的主要生理学意义是对搏出量的微小变化进行精细的调节,使心室射血量与静脉回心血量之间保持平衡,从而使心室舒张末期容积和压力保持在正常范围内。例如,在体位改变或动脉血压突然升高时,以及在左心室、右心室搏出量不平衡等情况下,心室的充盈量可发生微小的变化。这种变化可立即通过异长自身调节来改变搏出量,使搏出量与回心血量之间重新达到平衡状态。但若循环功能发生幅度较大、持续时间较长的改变,仅靠异长自身调节不足以使心脏的泵血功能满足机体当时的需要,而需要通过调节心肌收缩能力来进一步加强心脏的泵血功能。

(2)心室收缩的后负荷:大动脉血压是心室收缩的后负荷。在心肌初长度、收缩能力和心率都不变的情况下,如果大动脉血压增高,等容收缩期室内压的峰值将增高,结果使等容收缩期延长而射血期缩短,射血期心室肌缩短的程度和速度都减小,射血速度减慢,搏出量减少;反之,大动脉血压降低,则有利于心室射血。

(3)心肌收缩能力:心肌不依赖于前负荷和后负荷而能改变其力学活动(包括收缩的强度和速度)的内在特性,称为心肌收缩能力。在完整的心室,在同样的前负荷条件下,心肌收缩能力增强可使每搏功增加,心脏泵血功能增强。这种通过改变心肌收缩能力的心脏泵血功能调节,称为等长调节。

2.心率 在一定范围内,心率加快可使心排血量增加。当心率增快但尚未超过一定限度时,尽管此时心室充盈时间有所缩短,但由于静脉回心血量大部分在快速充盈期内进入心室,因此心室充盈量和搏出量不会明显减少,因而心率的增加可使每分排血量明显增加。但是,如果心率过快,当超过160~180次/分,将使心室舒张期明显缩短,心室舒张期充盈量明显减少,因此排血量也明显减少,从而导致心排血量下降。如果心率过慢,当低于40次/分时,将使心室舒张期过长,此时心室充盈早已接近最大限度,心室舒张期的延长已不能进一步增加充盈量和搏出量,因此心排血量也减少。

(四)心脏泵血功能的储备

心排血量可随机体代谢需要而增加的能力,称为心泵功能储备或心力储备。心泵功能储备可用心脏每分钟能射出的最大血量,即心脏的最大排血量来表示。

心泵功能储备的大小主要取决于搏出量和心率能够提高的程度,因而心泵功能储备包括搏出量储备和心率储备两部分。搏出量储备可分为收缩期储备和舒张期储备两部分,前者是通过增强心肌收缩能力和提高射血分数来实现的,而后者则是通过增加舒张末期容积而获得的。安静时,左心室舒张末期容积约为125mL,左心室收缩末期容积约为55mL,搏出量为70mL。由于正常心室腔不能过分扩大,一般只能达到140mL左右,故舒张期储备仅15mL左右,而当心肌做最大限度收缩时,心室收缩末期容积可减小到不足20mL,因而收缩期储备可达35~40mL。正常健康成年人安静时的心率为60~100次/分。假如搏出量保持不变,使心率在一定范围内加快,当心率达到160~180次/分时,心排血量可增加至静息时的2~2.5倍,称为心率储备。

二、心血管活动的调节

(一)神经调节

心血管活动受自主神经系统的调控,副交感神经系统主要调节心脏活动,而交感神经系统对心脏和血管的活动都有重要的调节作用。神经系统对心血管活动的调节是通过各种心血管反射进行的。

1.颈动脉窦和主动脉弓压力感受性反射　当动脉血压突然升高时,可反射性引起心排血量减少和外周阻力减小,血压下降,这一反射称为压力感受性反射或降压反射。

(1)动脉压力感受器:主要是指位于颈动脉窦和主动脉弓血管外膜下的感觉神经末梢。压力感受器并不直接感受血压变化,而是感受血管壁所受到的机械牵张刺激。当动脉血压升高时,动脉管壁被牵张的程度加大,压力感受器的传入冲动便增多。在同一血压水平,颈动脉窦压力感受器通常比主动脉弓压力感受器更敏感。

(2)传入神经及其中枢联系:颈动脉窦压力感受器的传入神经纤维组成窦神经,加入舌咽神经后进入延髓。主动脉弓压力感受器的传入神经纤维行走于迷走神经干内并随之进入延髓。压力感受器的传入冲动到达延髓孤束核后,不仅与延髓尾端腹外侧区发生联系,引起延髓头端腹外侧区心血管神经元抑制,使交感神经紧张降低,还与迷走神经背核和疑核发生联系,使迷走神经紧张增强。

(3)反射效应:动脉血压升高时,压力感受器传入冲动增多,引起压力感受性反射增强,导致心迷走紧张加强,心交感紧张和交感缩血管紧张减弱,引起心率减慢,心排血量减少,外周阻力减小,动脉血压下降。而当动脉血压降低时,压力感受器传入冲动减少,压力感受性反射减弱,引起心率加快,心排血量增多,外周阻力增大,血压回升。

(4)生理意义:压力感受性反射属于典型的负反馈调节,其生理意义主要是在短时间内快速调节动脉血压,维持动脉血压相对稳定,使动脉血压不致发生过分的波动。例如,在急性出血或由平卧位突然改变为直立位时,颈动脉窦内压力降低,通过压力感受性反射,可使动脉血压回升,避免血压过低而引起昏厥和休克等不良反应。压力感受器对快速性血压变化较为敏感,而对缓慢的血压变化不敏感。压力感受性反射在动脉血压的长期调节中不起重要作用。

2.颈动脉体和主动脉体化学感受性反射　在颈总动脉分叉处和主动脉弓区域的颈动脉体和主动脉体化学感受器可感受动脉血中的氧分压降低、二氧化碳分压升高和H^+浓度升高等刺激,其传入活动经窦神经和迷走神经上行至延髓孤束核,然后使延髓内呼吸运动神经元和心血管活动神经元的活动改变,称为化学感受性反射。

化学感受性反射的效应主要是调节呼吸,反射性地引起呼吸加深加快;通过呼吸运动的改变,再反射性影响心血管活动。化学感受性反射在平时对心血管活动调节作用并不明显,只有在缺氧、窒息、失血、血压过低和酸中毒等情况下才起调节作用。缺血或缺氧等引起的化学感受性反射可兴奋交感缩血管中枢,使骨骼肌和大部分内脏血管收缩,总外周阻力增大,血压升高。由于心脏和脑的血管无明显收缩或发生轻微舒张,使循环血量得以重新分配,从而保证心、脑等重要器官在危急情况下优先获得血液供应。

3.心肺感受器引起的心血管反射　心肺感受器是指一些位于心房、心室和肺循环大血管壁内的感受器,这些感受器能感受两类刺激,一类是血管壁的机械牵张刺激,另一类是某些化学物质如前列腺素、腺苷和缓激肽等的刺激,其传入神经纤维分别走行于迷走神经或交感神经内。这些感受器的扩张主要依赖于静脉回心血量,能探测循环系统的"充盈度",故又称为容量感觉器。容量感受性反射是典型的心肺感受器反射,主要调节循环血量和细胞外液量。心房壁的牵张感受器又称容量感受器或低压力感受器,当心房压升高尤其是血容量增多引起心房壁受牵张的刺激增强时,容量感受器兴奋,传入冲动经迷走神经传到中枢后,不仅引起交感神经抑制和迷走神经兴奋,使心率减慢、心排血量减少、外周阻力降低和血压下降,还降低血浆血管升压素和醛固酮水平,增加肾的排水量和排钠量,降低循环血量和细胞外液量。

心室壁的交感神经传入末梢能感受多种内源性和外源性化学物质(如缓激肽、过氧化氢和腺苷等)的刺激,还可感受心室扩张引起的机械刺激,经心交感神经传入,反射性引起交感神经活动增强和动脉血压升高,这种心血管反射称为心交感传入反射,属于正反馈调节模式。在心肌缺血时,心交感传入反射增强有利于维持血压。心交感传入反射病理性增强参与慢性心力衰竭和高血压的交感神经过度激活机制。

(二)体液调节

血液和组织液中的某些化学物质对心肌和血管平滑肌活动的调节,称为心血管活动的体液调节。

1.肾上腺素和去甲肾上腺素　肾上腺素和去甲肾上腺素(norepinephrine,NE;或noradre-naline,NA)都属于儿茶酚胺类物质。循环血液中的肾上腺素和去甲肾上腺素主要来自肾上腺髓质,其中肾上腺素约占80%,去甲肾上腺素约占20%。肾上腺素能神经末梢释放的去甲肾上腺素也有一小部分进入血液循环。

肾上腺素与 α 受体和 β (包括 $β_1$ 和 $β_2$)受体结合的能力都很强。在心脏,肾上腺素与 $β_1$ 受体结合后可产生正性变时和正性变力作用,使心排血量增多。在血管,肾上腺素的作用取决于血管平滑肌上 α 受体和 $β_2$ 受体的分布情况。肾上腺素可引起 α 受体占优势的皮肤、肾和胃肠道血管平滑肌收缩;在 $β_2$ 受体占优势的骨骼肌和肝血管,小剂量的肾上腺素常以兴奋 $β_2$ 受体的效应为主,引起这些部位的血管舒张,大剂量时由于 α 受体也兴奋,则可引起血管收缩。肾上腺素可在不增加或降低外周阻力的情况下增加心排血量。去甲肾上腺素主要与血管平滑肌 α 受体结合,也能与心肌 $β_1$ 受体结合,而与血管平滑肌 $β_2$ 受体结合的能力却较弱。静脉注射去甲肾上腺素可使全身血管广泛收缩,外周阻力增加,动脉血压升高;而血压升高又使压力感受性反射活动增强,由于压力感受性反射对心脏的效应超过去甲肾上腺素对心脏的直接效应,结果导致心率减慢。

2.肾素-血管紧张素-醛固酮系统　肾素是由肾脏近球细胞分泌的一种酸性蛋白酶,可将血浆或组织中的血管紧张素原水解为血管紧张素 I (angiotensin I,血管紧张素 I)。在血浆或组织(特别是肺循环血管内皮表面)的血管紧张素转换酶(angiotensin converting enzyme,ACE)作用下,生成血管紧张素 II (angiotensin II,血管紧张素 II);血管紧张素 II 在血浆和组织中可进一步酶解成血管紧张素 III (angiotensin III,血管紧张素 III);血管紧张素 III 在氨基肽酶的作用下生成血管紧张素IV(angiotensin IV,血管紧张素 IV)。血管紧张素 II 和血管紧张素 III 为强缩血管物质和醛固酮分泌的刺激物,参与调节血压和体液平衡、调节红细胞的生成等。

血管紧张素 I 一般不具有生理作用,血管紧张素 II 是血管紧张素中最重要的成员,其生理作用几乎都是通过激动血管紧张素受体(angiotensin receptor,AT receptor)产生的,主要包括:①缩血管作用。血管紧张素 II 可直接使全身微动脉收缩,血压升高;也能使静脉收缩,回心血量增加。②促进交感神经末梢释放递质。血管紧张素 II 可作用于交感缩血管纤维末梢的突触前 AT 受体,通过突触前调节作用促进其释放去甲肾上腺素。③对中枢神经系统的作用。血管紧张素 II 可作用于中枢神经系统的一些神经元,使中枢对压力感受性反射的敏感性降低,交感缩血管中枢紧张加强;并促进神经垂体释放血管升压素和缩宫素;增强促肾上腺皮质激素释放激素的作用。还能产生或增强渴觉,并引起饮水行为。④促进醛固酮的合成和释放。血管紧张素 II 可刺激肾上腺皮质球状带合成和分泌醛固酮,后者可促进肾小管对 Na^+ 和水的重吸收,参与机体的水盐调节,增加循环血量。

在正常状态下,血液中仅含有微量血管紧张素。机体大量失血和腹泻等原因造成体内细胞外液量减少和血压下降时,肾血流量减少,可刺激肾近球细胞分泌大量的肾素,引起血液中血管紧张素增多,从而促使血容量增加和血压回升。由于肾素、血管紧张素和醛固酮三者关系密切,故将其称为肾素-血管紧张素-醛固酮系统(renin-angiotensin-aldosterone system,RAAS)(图 1-4)。该系统在机体动脉血压的长期调节中具有重要意义。

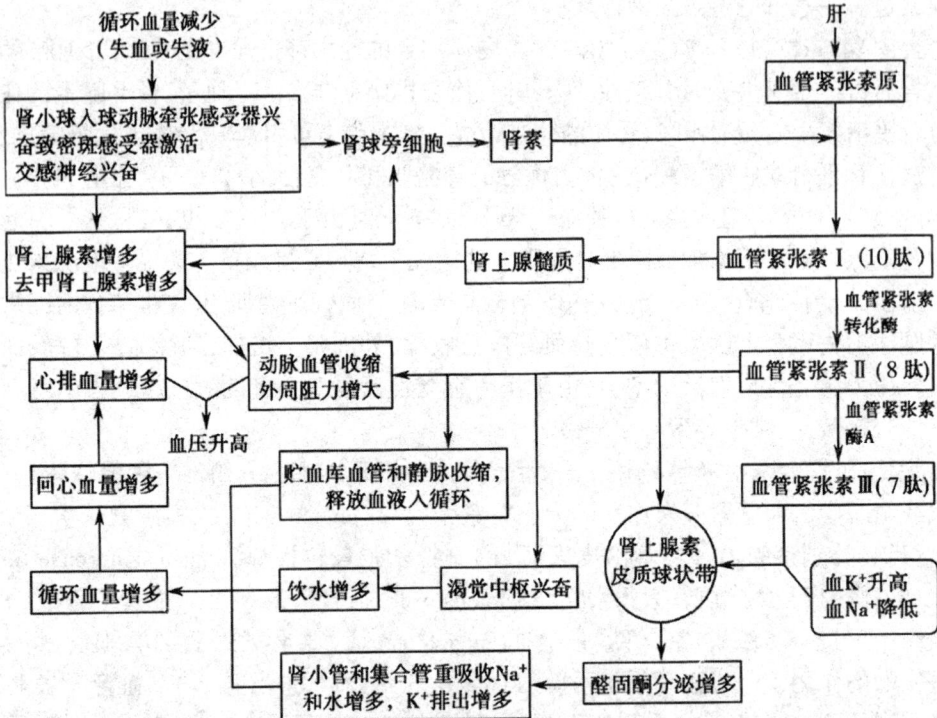

图 1-4　肾素-血管紧张素-醛固酮系统

3.血管升压素　血管升压素(vasopressin,VP)是由下丘脑视上核和室旁核神经元合成的一种9肽激素,合成后经下丘脑-垂体束运输到神经垂体储存,当机体活动需要时释放入血液循环,此过程也称为神经内分泌。

VP 与集合管上皮的 V_2 受体结合后可促进水的重吸收,起到抗利尿的作用,故 VP 又称抗利尿激素(antidiuretic hormone,ADH)。VP 作用于血管平滑肌的受体则可引起血管收缩,导致血压升高。在生理情况下,血浆中 VP 浓度升高时首先出现抗利尿效应,仅当其浓度明显增加时才引起血压升高。VP 在维持细胞外液量的恒定和动脉血压的稳定中都起着重要的作用。当血浆渗透压升高,或禁水、脱水及失血等情况导致细胞外液量减少时,VP 释放增加,调节机体细胞外液量,并通过对细胞外液量的调节,实现对动脉血压的长期调节作用。

4.血管内皮生成的血管活性物质　血管内皮细胞是衬于血管内表面的单层细胞组织,能合成与释放多种血管活性物质,主要调节局部血管的舒缩活动。

(1)血管内皮生成的舒血管物质:血管内皮细胞生成和释放的舒血管物质主要包括一氧化氮(nitric oxide,NO)、前列环素(prostacyclin I_2,PGI_2)和内皮源性超极化因子(endothelium-derived hyperpolarizing factor,EDHF)等。

内皮源性舒血管因子(endothelium-derived relaxing factor,EDRF)就是 NO,具有高度的脂溶性,可扩散至血管平滑肌细胞并激活胞内可溶性鸟苷酸环化酶,使胞内环磷酸鸟苷(cyclic guanosine monophosphate,cGMP)水平增高,降低胞质内游离 Ca^{2+} 浓度,使血管舒张。内皮细胞在基础状态下释放的 NO 参与维持血管的正常张力。NO 还可抑制平滑肌细胞的增生,对维持血管的正常结构与功能具有重要意义。另外,NO 可抑制血小板黏附,有助于防止血栓形成。缓激肽、5-羟色胺、腺苷三磷酸（adenosine triphosphate，ATP）、乙酰胆碱（acetyl-choline，ACh）、去甲肾上腺素、内皮素和花生四烯酸等体液因素，以及血流对内皮产生的剪切应力增加等物理刺激，均可引起 NO 释放。雌激素可通过激活内皮型一氧化氮合酶，促进 NO 合成，从而发挥舒血管作用。

PGI_2 是血管内皮细胞膜花生四烯酸的代谢产物，在前列环素合成酶的作用下生成，其作用是舒张血管和抑制血小板聚集。

内皮细胞还能产生一种通过使血管平滑肌细胞超极化而引起血管舒张的因子，被命名为 EDHF。EDHF 可通过促进 Ca^{2+} 依赖的钾通道开放，引起血管平滑肌超极化，从而使血管舒张。

（2）血管内皮生成的缩血管物质：内皮素（endothelin，ET）是目前已知的最强烈的缩血管物质，对体内各脏器血管几乎都有收缩作用。内皮素的缩血管效应持久，可能参与血压的长期调节。ET 家族中目前已确认的成员有内皮素-1、内皮素-2 和内皮素-3。内皮素-1 具有强大的正性肌力作用，但其强心作用常被其强烈的收缩冠状动脉、刺激血管紧张素 Ⅱ 和去甲肾上腺素释放等作用所掩盖。在生理情况下，血流对内皮产生的剪切应力可促使 ET 释放。

5.激肽释放酶-激肽系统　激肽释放酶可分解血浆和组织中的蛋白质底物激肽原生成激肽。激肽可引起血管平滑肌舒张，参与对血压和局部组织血流量的调节。人体至少有3种激肽：缓激肽、赖氨酸缓激肽和甲硫氨酰赖氨酰缓激肽。现已发现的激肽受体分为 B_1 和 B_2 两种亚型。激肽作用于血管内皮细胞上的 B_2 受体，可刺激 NO、PGI_2 和 EDHF 的释放，使血管强烈舒张，但可引起内脏平滑肌收缩。

6.心血管活性多肽

（1）心房钠尿肽与脑钠肽：心房钠尿肽（atrial natriuretic peptide，ANP）由心房肌细胞合成。心房充盈和离体的心房壁受牵拉均可引起 ANP 的释放。当血容量增加时，ANP 释放增加，产生利尿利钠作用，从而使血容量恢复正常。脑钠肽（brain natriuretic peptide，BNP）因首先从猪脑分离出来而得名，又被称为脑利尿钠肽，是继 ANP 后利钠肽系统的又一成员，心室负荷和室壁张力的改变是刺激 BNP 分泌的主要条件。

（2）肾上腺髓质素：肾上腺髓质素（adrenomedullin，ADM）是 1993 年从人嗜铬细胞瘤组织中分离出来的一种新型活性多肽。后来发现它存在于机体几乎所有的组织中，其中以肾上腺、肺和心房为最多。血管内皮细胞可能是合成和分泌 ADM 的主要部位。ADM 能使血管舒张，外周阻力降低，具有强而持久的降压作用。在心脏，ADM 可产生正性肌力作用，并通过增加冠状动脉血流量，抑制炎症反应及氧自由基的生成，提高钙泵活性和加强兴奋-收缩耦联等多种途径，发挥对心脏的保护作用。ADM 还可使肾排钠和排水增多。

（3）阿片肽：内源性阿片肽（endogenous opioid peptide，EOP）包括 β-内啡肽、脑啡肽和强啡肽三大家族。脑内的 β-内啡肽可作用于心血管中枢的有关核团，使交感神经活动抑制，心迷走神经活动加强，降低动脉血压。阿片肽也可作用于血管壁的阿片受体，使血管平滑肌舒张；也可与交感缩血管纤维末梢突触前膜中的阿片受体结合，减少交感缩血管纤维递质的释放。应激、内毒素、失血等强烈刺激均可引起 β-内啡肽释放，并可能成为引起循环休克的原因之一。针刺穴位也可引起脑内阿片肽释放，可能是针刺使高血压患者血压下降的机制之一。

（4）降钙素基因相关肽：降钙素基因相关肽（calcitonin gene-related peptide，CGRP）由 37

个氨基酸残基组成,由感觉神经末梢释放,其受体广泛分布于心肌和血管壁。CGRP 是目前发现的最强烈的舒血管物质,对心肌具有正性变力和变时作用。CGRP 还可促进内皮细胞的生长和内皮细胞向受损血管壁的迁移,促进新生血管的生成。

7.前列腺素　前列腺素(prostaglandin,PG)是细胞膜上磷脂中的花生四烯酸的代谢产物。全身各部位的组织细胞几乎都含有生成 PG 的前体和酶。PG 是一族活性强、种类多的二十碳不饱和脂肪酸。PG 参与多种生理功能活动,包括血压调节、水盐代谢等。其中 PGE_2 主要由肾脏产生,具有舒血管作用,参与血压稳态调节;PGI_2 主要在血管组织合成,有强烈的舒血管作用;$PGF_{2\alpha}$ 则能使静脉收缩。

(三)自身调节

1.代谢性自身调节机制——局部代谢产物学说　器官组织的血流量取决于该器官的代谢水平,代谢水平越高,血流量也越多。当组织代谢活动增强时,局部组织的代谢产物如二氧化碳、腺苷、乳酸、H^+、K^+ 等增多,而氧分压降低,使局部组织的微动脉和毛细血管前括约肌舒张,其结果是局部组织血流量增多而移去代谢产物和改善缺氧,这一效应称为代谢性自身调节。

2.肌源性自身调节机制——肌源学说　血管平滑肌本身经常保持一定的紧张性收缩,称为肌源性活动。血管平滑肌受牵张刺激时,紧张性活动加强。当供应某一器官血管的灌注压突然升高时,血管平滑肌受到牵张刺激,血管尤其是毛细血管前阻力血管的肌源性活动增强,血管收缩,使血流阻力增大,以免器官的血流量因灌注压升高而增多。反之,当器官血管的灌注压突然降低时,阻力血管舒张,局部血流阻力减小,使灌注该器官的血流量不至于明显减少。肌源性自身调节的意义是在血压发生一定程度的变化时使某些器官的血流量能保持相对稳定。这种肌源性自身调节机制在肾血管特别明显,在脑、心、肝、肠系膜和骨骼肌的血管也能看到,但皮肤血管一般没有这种表现。

第二节　心力衰竭概述

各种原因所致心脏泵血功能降低,称为心功能不全。心功能不全早期动用心力储备,心排血量尚能满足代谢的需要,为心功能不全代偿期。由于心肌原发性或继发性收缩和(或)舒张功能发生障碍,使心排血量绝对或相对下降,以致不能满足机体代谢需要,出现体循环、肺循环淤血的临床病理生理学综合征称为心力衰竭,简称"心衰"。

一、心力衰竭的病因

心力衰竭的主要病因可以归纳为引起心肌收缩功能障碍、心室前负荷或后负荷过重、心室舒张和充盈受限的疾病(表 1-1)。某些遗传缺陷也是引起心力衰竭的潜在病因,如特发性扩张型心肌病等。

表 1-1　心力衰竭的常见病因

心肌收缩功能障碍	心室前负荷过重	心室后负荷过重	心室舒张和充盈受限
心肌缺血或梗死	二尖瓣关闭不全	高血压	二尖瓣狭窄
心肌炎	主动脉瓣关闭不全	主动脉缩窄	三尖瓣狭窄

（续表）

心肌收缩功能障碍	心室前负荷过重	心室后负荷过重	心室舒张和充盈受限
药物毒性	三尖瓣关闭不全	主动脉瓣狭窄	左心室肥厚
心肌病	肺动脉瓣关闭不全	肺动脉高压	心室纤维化
	房室间隔缺损	肺源性心脏病	限制性心肌病

1.心肌收缩功能障碍　凡是能影响心肌兴奋-收缩耦联的因素都可以调控心肌的收缩性。心肌缺血或梗死引起心肌能量代谢障碍和结构损伤可引起心肌收缩性降低,这是引起心力衰竭,特别是收缩性心力衰竭最主要的原因。另外,心肌炎和心肌病等导致大量心肌细胞发生变性、凋亡和坏死,使心肌收缩性降低。某些药物如洋地黄等可通过改变心肌收缩性来调节心肌收缩的强度和速度,阿霉素等药物和乙醇可以损害心肌的代谢和结构,抑制心肌的收缩性。

2.心室负荷过重

（1）心室前负荷过重:左心室前负荷过重主要见于二尖瓣关闭不全或主动脉瓣关闭不全,导致充盈量增加。右心室前负荷过重主要见于房间隔或室间隔缺损出现左向右分流及三尖瓣关闭不全或肺动脉瓣关闭不全。严重贫血、甲状腺功能亢进症等疾病,由于血容量和组织代谢率增加等因素,使回心血量增加,左心室、右心室的前负荷都增加。

（2）心室后负荷过重:左心室后负荷过重主要见于高血压、主动脉缩窄和主动脉瓣狭窄等。右心室后负荷增加主要见于肺动脉高压和肺动脉瓣狭窄。慢性阻塞性肺疾病时肺小血管收缩及动脉壁增厚,导致肺循环阻力增加,久之因右心室后负荷过重引起肺源性心脏病。左心收缩期室壁张力可以准确反映左心室后负荷的大小,但动脉收缩压是反映左心室后负荷更简便的指标。

心室负荷过重时心肌首先发生适应性改变,以承受增高的工作负荷,维持相对正常的心排血量。但长期负荷过重,超过心肌的代偿能力时,会导致心肌的舒缩功能降低。

3.心室舒张和充盈受限　心室充盈受限是指在静脉回心血量无明显减少的情况下,因心脏本身的病变引起的心脏舒张和充盈障碍。例如,肥厚心肌的顺应性减退、扩张能力降低,使心室舒张期充盈障碍。纤维化和限制性心肌病使心肌的伸展能力降低,僵硬度增加,心室扩张受限。急性心包炎时,可因心包腔内大量炎性渗出限制心室的舒张和充盈;慢性缩窄性心包炎时由于大量的瘢痕粘连和钙化使心包伸展受限,心室充盈量减少,造成心排血量降低。缺血、缺氧和心肌炎、心肌病等影响心肌收缩性的因素也同时影响心肌舒张性。

二、心力衰竭代偿过程中的继发损伤

1.短期代偿机制造成心肌的继发损伤　抑制自身调节机制、神经内分泌和细胞因子的激活和心肌重塑等机制加重心肌损伤和心功能恶化,又进一步激活神经内分泌、细胞因子等,形成恶性循环。

2.慢性心肌重塑造成心肌的继发损伤　心室重塑是由一系列复杂的分子和细胞机制导致心肌结构、功能和表型的变化。这些变化包括心肌细胞肥大、凋亡,收缩蛋白胚胎基因再表达,细胞骨架蛋白的改变,心肌能量代谢异常,心肌细胞外基质的变化等。

3.神经内分泌、自分泌和旁分泌调节造成心肌的继发损伤　心力衰竭时,神经激素的激活不增仅对血流动力学有恶化作用,而且有独立于血流动力学的对心肌的直接毒性作用,促进心力衰竭的恶化和发展。

三、心力衰竭的诱发因素

凡是能增加心肌耗氧量、加重心脏的前后负荷或加重心肌舒缩性损伤的因素皆可能成为心力衰竭的诱发因素。常见因素主要有以下几种。

1.感染　感染是心力衰竭的最常见诱因。致病微生物及其产物除可以直接损伤心肌外,感染引起的发热可增加心率,增加心肌耗氧量。特别是呼吸道感染,如果合并支气管痉挛、黏膜充血和水肿等,还可使肺循环阻力增加,加重右心室后负荷。

2.心律失常　尤其是快速性心律失常,由于舒张期缩短,冠状动脉灌流不足,既减少心肌供血,又降低心室充盈量。心率增快还增加心肌耗氧量。此外,快速性心律失常引起的房、室收缩不协调也可导致心排血量下降。缓慢性心律失常心率过慢时(低于 40 次/分),也会造成心排血量降低,诱发心力衰竭。

3.心脏前、后负荷增加　高钠饮食,过量或快速输液增加心脏前负荷;情绪激动、血栓脱落等造成心脏后负荷增加也可诱发心力衰竭。妊娠期女性至临产期可比妊娠前增加20%以上的血容量,加重心脏前负荷。分娩时疼痛和精神紧张,使交感-肾上腺髓质系统兴奋,除增加心率外,还可引起外周小血管收缩,加重心脏后负荷。此外,劳累、气温变化、情绪波动、外伤与手术等均可加重心脏负荷,诱发心力衰竭。

4.电解质代谢和酸碱平衡紊乱　低钾血症或高钾血症可干扰心肌兴奋性、传导性、收缩性和自律性。酸中毒可通过干扰心肌 Ca^{2+} 转运和抑制心肌兴奋-收缩耦联导致心肌的收缩性减弱。

5.药物治疗不当　降压药使用不当引起的血压波动会加重心脏后负荷;钙通道阻滞剂和抗心律失常药等可抑制心肌收缩力。

四、心功能不全时机体的代偿机制

(一)神经-体液代偿调节

在初始的心肌损伤以后,心脏的射血功能减退,会启动一系列的神经-体液代偿机制。其中既有迅速启动的功能性代偿和代谢性代偿,又有缓慢持久的结构性代偿。在心力衰竭的最初阶段,这些适应性变化对于维持心脏的泵血功能、血流动力学稳态及重要器官的血液灌注起着十分重要的作用。但是,随着时间的推移,神经-体液调节机制持续激活又成为加重心肌损伤、降低心脏泵血功能及促使心力衰竭进展的关键环节。在神经-体液调节机制中,最为重要的是交感神经系统、RAAS 和促炎细胞因子系统。

1.交感-肾上腺髓质系统激活　心排血量减少时,对颈动脉窦和主动脉弓压力感受器的刺激减弱,进而激活交感-肾上腺髓质系统,使心肌收缩力增强和心率增快,心排血量回升。另外,通过使腹腔内脏等阻力血管收缩,维持动脉血压,保证心和脑的血流灌注。在心功能不全早期或受损较轻时,交感-肾上腺髓质系统激活的代偿调节对增强心脏射血功能及维持血流动力学稳态起着非常重要的作用。但是,长期过度的交感-肾上腺髓质系统激活会造成对机体的不利影响。例如,心率加快和外周血管阻力增加会加重心脏负荷、引起心肌肥大等。另外,腹腔内脏器官持续的供血不足会引起代谢、功能和结构的改变,也会成为心功能不全恶化的重要因素。

2.肾素-血管紧张素-醛固酮系统激活　心排血量减少激活 RAAS。血管紧张素 Ⅱ 具有明显的收缩血管的作用,与去甲肾上腺素协同维持血流动力学稳态,保证心、脑等重要器官的血液供应。醛固酮增加可引起水钠潴留,通过维持循环血量保持心排血量正常。但是,RAAS 的过度激活可加重左心室后负荷;水钠潴留可加重心室前负荷。血管紧张素 Ⅱ 还可直接促进心肌和非心肌细胞肥大或增生。醛固酮增加也可作用于心脏成纤维细胞,促进胶原合成和心脏纤维化。总体来说,RAAS 激活在心功能不全代偿及失代偿期的调节作用是弊大于利。

3.钠尿肽类　心房肌主要合成和分泌 ANP,心室肌主要合成和分泌 BNP,血管系统主要合成 C 型钠尿肽。钠尿肽家族不仅具有抑制肾小管重吸收钠的作用;还能抑制醛固酮和血管升压素的分泌,因而可利钠排水,减少心脏的容量负荷。另外,钠尿肽可拮抗血管紧张素 Ⅱ 的缩血管作用并抑制球旁细胞分泌肾素。在生理状态下,循环血中可检测到少量 BNP 和 N 末端脑钠肽原(N-terminal pro-BNP,NT-proBNP)。心脏负荷增加或心室扩大时,心肌细胞受牵拉而合成并释放 BNP/NT-proBNP,血浆 BNP/NT-proBNP 含量升高,并与心功能损伤的严重程度呈正相关。心力衰竭患者血浆中钠尿肽类的含量升高,可能有助于调节交感神经和 RAAS 激活引起的血管收缩和钠潴留。但在慢性心力衰竭患者,肾脏对钠尿肽类激素的反应下调,钠尿肽类激素不能产生与正常人相同的利钠作用。

另外,心功能不全时,内皮素和 NO 等血管活性物质也会改变;促炎因子肿瘤坏死因子α(tumornecrosis factor α,TNF-α)和白细胞介素 6(interleukin 6,IL-6)等的水平增加也会不同程度参与心功能不全的代偿和失代偿过程。

(二)心脏本身的代偿调节

1.心率加快　在一定的范围内,心率加快可提高心排血量;而且由于舒张期缩短,流向外周的血量减少,可提高舒张压,有利于冠状动脉的血液灌流,对维持动脉血压,保证重要器官的血流供应有积极意义。当组织对血供的需求增加时,正常的心脏可通过增加搏出量和心率增加心排血量;而损伤的心脏由于搏出量减少且相对固定,心率加快成为决定心排血量的主要因素。心率加快是一种易被快速动员的代偿反应,往往贯穿心功能不全发生和发展的全过程。但是,心率加快的代偿作用也有一定的局限性:①心率加快增加心肌耗氧量;②心率过快(成年人>180 次/分)明显缩短心脏舒张期,不但减少冠状动脉灌流量,使心肌缺血、缺氧加重,而且缩短心室充盈时间,减少充盈量,心排血量反而降低。

2.心脏紧张源性扩张　当心脏收缩功能受损时,由于搏出量降低,使心室舒张末期容积增加,前负荷增加导致心肌纤维初长度增大,在肌节长度不超过 2.2μm 的范围内心肌收缩力增强,代偿性增加搏出量,这种伴有心肌收缩力增强的心腔扩大称为紧张源性扩张,有利于将心室内过多的血液及时泵出。心肌肌节长度的适度增长还可增加心肌对胞质 Ca^{2+} 的敏感性,增强心肌收缩性。紧张源性扩张的代偿是有限的,当左心室充盈压过高,肌节长度超过 2.2μm 时,有效横桥数目反而减少,收缩力下降;超过 3.6μm 时,粗肌丝、细肌丝不能重叠而无法完成收缩。

通过增加前负荷而增强心肌收缩力是急性心力衰竭时的一种主要代偿方式。慢性心力衰竭时,长期前负荷过重主要引起肌节过度拉长,收缩力减弱。这种心肌过度拉长并伴有心肌收缩力减弱的心腔扩大称为肌源性扩张,已经不具有代偿意义。过度的心室扩张还会增加心肌耗氧量,加重心肌损伤。

3.心肌收缩性增强　心功能受损时,由于交感-肾上腺髓质系统兴奋,儿茶酚胺增加,通过激活肾上腺素受体,增加胞质 cAMP 浓度,激活蛋白激酶 A。一方面使心肌细胞膜钙通道蛋白磷酸化,增加 Ca^{2+} 内流,胞质 Ca^{2+} 浓度升高发挥正性变力作用。另一方面增加舒张期肌质网钙泵的磷酸化,促进胞质 Ca^{2+} 再摄取入肌质网,促进心肌舒张。在心功能损害的急性期,心肌收缩性增强对于维持心排血量和血流动力学稳态是十分必要的代偿和适应机制。当慢性心力衰竭时,心肌受体敏感性降低,血浆中虽存在大量儿茶酚胺,但正性变力作用的效果显著减弱。

4.心室重构　心脏由心肌细胞、非心肌细胞(包括成纤维细胞、血管平滑肌细胞、内皮细胞等)及细胞外基质组成。损伤的心脏发生心室重构涉及各种心脏成分的变化,主要表现在心肌肥大,心肌和成纤维细胞的表型改变,胶原间质的数量、类型和分布异常,以及心肌间质和实质两者比例的变化。

(1)心肌细胞重构。

1)心肌肥大:是指心肌细胞体积增大,在细胞水平上表现为细胞直径增宽,长度增加;在器官水平表现为心室质(重)量增加,心室壁增厚。临床上可用超声心动图等无创性方法检测心室壁厚度,因此心肌肥大又称为心室肥厚。过度的心肌肥大是心力衰竭发生与发展的重要病理基础,是心功能由代偿阶段向失代偿阶段演变的关键步骤。

心肌肥大可由多种原因引起,当部分心肌细胞丧失时,残余心肌可以发生反应性心肌肥大;长期负荷过重可引起超负荷性心肌肥大,按照超负荷原因和心肌反应形式的不同又可将超负荷性心肌肥大分为:①向心性肥大,心脏在长期过度的后负荷作用下,收缩期室壁张力持续增加,心肌肌节呈并联性增生,心肌细胞增粗。其特征是心室壁显著增厚而心腔容积正常或减小,使室壁厚度与心腔半径之比增大,常见于高血压性心脏病及主动脉瓣狭窄。②离心性肥大,心脏在长期过度的前负荷作用下,舒张期室壁张力持续增加,心肌肌节呈串联性增生,心肌细胞增长,心腔容积增大;而心腔增大又使收缩期室壁应力增大,进而刺激肌节并联性增生,使室壁有所增厚。离心性肥大的特征是心腔容积显著增大与室壁轻度增厚并存,室壁厚度与心腔半径之比基本保持正常,常见于二尖瓣关闭不全或主动脉瓣关闭不全。

无论是向心性肥大还是离心性肥大都是对室壁张力增加产生的适应性变化,是慢性心功能损伤时极为重要的代偿方式。心肌肥大时,室壁增厚,可通过降低心室壁张力而减少心肌的耗氧量,有助于减轻心脏负担。另外,心肌肥大时单位重量心肌的收缩性是降低的,但由于整个心脏的重量增加,所以心脏总的收缩力是增加的,有助于维持心排血量,使心脏在较长一段时间内能满足组织对心排血量的需求而不致发生心力衰竭。但是,心肌肥大的代偿作用也是有一定限度的,过度肥大心肌可发生不同程度的缺血、缺氧、能量代谢障碍和心肌舒缩能力减弱等,使心功能由代偿转变为失代偿。

2)心肌细胞表型改变:指由心肌所合成的蛋白质的种类变化所引起的心肌细胞"质"的改变。在引起心肌肥大的机械信号和生物化学信号刺激下,成年心肌细胞的蛋白质合成发生改变,特别是在成年心肌细胞处于静止状态的胚胎期基因的表达重新启动,如 *ANP* 基因、*BNP* 基因和 β-肌球蛋白重链基因等心肌肥大的标志基因表达增加。但是,也有某些功能基因的表达减少,如肌质网钙泵蛋白的含量降低,使舒张期肌质网的钙再摄取受到抑制。

(2)非心肌细胞及细胞外基质的变化:缺血、缺氧、炎症细胞因子等可引起非心肌细胞的结构和功能变化,如血管内皮细胞损伤和血管平滑肌细胞增生等,使心肌微血管发生纤维增生和管壁增厚,导致冠状动脉循环的储备能力和供血量降低。

成纤维细胞是细胞外基质的主要来源。心脏损伤时,机械性和多种生物性因素如血管紧张素 Ⅱ、去甲肾上腺素、醛固酮和细胞因子等都可促进成纤维细胞活化,发生心肌成纤维细胞的表型转换,其分泌、增生和迁移能力明显增强,分泌大量不同类型的胶原,同时合成降解胶原的间质胶原酶和明胶酶等,通过对胶原合成与降解的调控,使胶原网络结构的生物化学组成和空间结构都发生改变,引起细胞外基质的增生与重构。

(三)心脏以外的代偿

心功能减退时,除心脏本身发生功能和结构的代偿外,机体还会启动心外的多种代偿机制,以适应心排血量的降低。

1.增加血容量　增加血容量是慢性心功能损伤时的主要代偿方式之一,有助于增加静脉回流量及心排血量。血容量增加的机制:①交感神经兴奋,肾血管收缩,肾血流量下降。由于肾小球出球动脉的收缩强于入球动脉的收缩,有助于在肾血流量减少的情况下保持肾小球滤过率,此时滤过分数增大,即局部滤过的血浆量有所增加。由于近曲小管旁毛细血管血压降低而血浆胶体渗透压升高,导致近曲小管重吸收钠水增多,血容量增加。②RAAS 激活,醛固酮促进远曲小管和集合管对钠水的重吸收。③血管升压素释放增多,随着钠的重吸收增加,以及交感神经兴奋和血管紧张素 Ⅱ 的刺激,血管升压素的合成与释放增加,加上淤血的肝脏对血管升压素的灭活减少,使血浆血管升压素水平增高,促进远曲小管和集合管对水的重吸收。④抑制钠水重吸收的激素减少,PGE_2 和 ANP 可促进钠水排出。心力衰竭时 PGE_2 的合成与分泌减少,而血中 ANP 在心力衰竭早期增高,而随着心力衰竭的加重,心房肌合成和分泌 ANP 减少。

2.血流重新分布　心功能减退时,交感-肾上腺髓质系统兴奋。由于不同器官的血管交感神经末梢密度和血管平滑肌细胞受体的含量不同,外周血管发生选择性收缩,引起全身血流重新分布,主要表现为皮肤、骨骼肌与内脏器官的血流量减少,其中以肾血流量减少最明显,而心、脑血流量不变或略增加。血流重新分布的代偿意义是既能防止血压下降,又能保证重要器官的血流量。但是,外周血管长期收缩,也会导致心脏后负荷增大而使心排血量减少,同时该脏器功能减退。

3.对缺氧的代偿反应　心功能减退时,体循环淤血和血流速度减慢可引起循环性缺氧,肺淤血和肺水肿又可引起乏氧性缺氧。缺氧引起的代偿反应主要有以下几个方面。

(1)红细胞增多:缺氧刺激肾间质细胞分泌红细胞生成素增加,后者促进骨髓造血功能,使红细胞和血红蛋白生成增多,以提高血液携氧的能力,改善机体缺氧。但红细胞过多又可使血液黏度增大,加重心脏的负荷。

(2)组织利用氧的能力增加:心功能减退时,低灌注导致组织细胞的供氧量减少,引起一系列代谢、功能与结构的改变。例如,慢性缺氧时细胞线粒体数量增多,表面积增大,细胞色素氧化酶活性增强等,这些变化可改善细胞的内呼吸功能;细胞内磷酸果糖激酶活性增强可以使细胞从糖酵解中获得一定的能量补充;肌肉中肌红蛋白的含量增多,可改善肌肉组织对氧的储存和利用。通过组织细胞自身代谢、功能与结构的调整,使细胞利用氧的能力增强,以克服供氧不足带来的不利影响。

五、心力衰竭的发生机制

心力衰竭的发生机制十分复杂,至今尚未完全阐明。目前认为,心力衰竭是多种原因启动机体多种机制共同作用的结果。神经-体液调节失衡在心力衰竭的发生与发展中起着关键作用,心室重构是心力衰竭的分子基础,最终的结果是心肌舒缩功能障碍。

(一)心肌收缩功能降低

心肌收缩功能降低是造成心脏射血功能减退的主要原因,可以由心肌收缩相关的结构成分改变、心肌能量代谢障碍和心肌兴奋-收缩耦联障碍分别或共同引起。

1.心肌收缩相关的结构成分改变　与心肌收缩相关的心肌结构成分改变主要包括心肌细胞数量减少、肥大心肌不均衡生长和心脏结构的改变。

(1)心肌细胞数量减少:多种心肌损害(如心肌梗死、心肌炎及心肌病等)可导致心肌细胞变性、萎缩,严重者可因心肌细胞死亡而使有效收缩的心肌细胞数量减少,造成原发性心肌收缩力降低。心肌细胞死亡可分为坏死与凋亡两种形式。

1)心肌细胞坏死:心肌细胞在严重的缺血、缺氧、致病微生物感染、中毒等损伤性因素作用下,可导致溶酶体破裂。大量溶酶体酶特别是蛋白水解酶释放,可引起细胞成分自溶,心肌细胞发生坏死,心肌收缩性严重受损。在临床上,引起心肌细胞坏死最常见的原因是急性心肌梗死。一般而言,当梗死面积达左心室面积的23%时便可发生急性心力衰竭。

2)心肌细胞凋亡:凋亡是造成老年心脏心肌细胞数量减少的主要原因。线粒体损伤、细胞内钙超载及活性氧生成增多可以单独或联合作用,是许多凋亡诱导因素作用的共同通路。细胞凋亡除可以直接引起心肌收缩能力降低外,还可由于心肌肥大与凋亡共存使心肌肥大与后负荷不匹配,使室壁应力增大并进一步刺激重构与凋亡。在心力衰竭时,心肌细胞凋亡又可致室壁变薄,心室进行性扩大。

(2)肥大心肌不均衡生长:①在分子水平上,肥大心肌的表型改变,胚胎期基因如 ANP 和 BNP 等过表达;而一些参与细胞代谢和离子转运的蛋白质,如肌质网钙泵蛋白和细胞膜 L 型钙通道蛋白等表达减少。②在细胞水平上,心肌肥大的初期,心肌的组织结构基本正常。可见一定程度的线粒体数目增多、体积增大,肌原纤维增多和细胞核增大,这些变化可改善心肌细胞的内呼吸功能。但心肌过度肥大时,特别是增粗时,肌丝的增加超过线粒体的增加,肌节不规则叠加,加上显著增大的细胞核对邻近肌节的挤压,导致肌原纤维排列紊乱,心肌收缩力降低。③在器官水平上,与代偿期的心腔扩大和心室肥厚不同,衰竭时的心室表现为心腔扩大而室壁变薄,扩张的心室几何结构发生改变,横径增加使心脏由正常的椭圆形变成球状。心室扩张使乳头肌不能锚定房室瓣,主动脉和肺动脉瓣环扩大,可造成功能性瓣膜反流,导致心室射血功能进一步降低,而血流动力学紊乱进一步加重并参与心室重构的进展。

值得注意的是,损伤心脏各部分的变化并不是均一的。重构心脏不同部位的心肌肥大、坏死和凋亡共存,心肌细胞和非心肌细胞的肥大与萎缩、增生与死亡共存。例如,在缺血中心区往往以心肌坏死为主,而在缺血边缘区可以观察到许多细胞凋亡,在非缺血区发生反应性心肌肥大。心肌细胞减少伴有成纤维细胞增生,细胞外基质增多,发生心脏纤维化。衰竭心脏在多个层次和水平出现的不均一性改变是构成心脏收缩能力降低及心律失常的结构基础。

2.心肌能量代谢障碍 线粒体是心肌细胞的供能器官,由于心肌细胞功能复杂,对氧的需求量大,细胞内含有的线粒体数目也比其他细胞多。

(1)能量生成障碍:在有氧条件下,正常心肌60%~90%的ATP来源于游离脂肪酸的β氧化,仅10%~40%由乳酸氧化及葡萄糖等分解产生。在心力衰竭早期,心肌能量底物代谢基本保持正常。随着心力衰竭的加重,心肌脂肪酸氧化明显降低,底物代谢从优先利用脂肪酸向利用葡萄糖转变,但是由于心肌缺氧,葡萄糖的有氧氧化减少,糖酵解加速,造成心肌能量生成减少,乳酸增加。

当心力衰竭发生时,心肌线粒体的结构和功能会出现一系列的变化。过度肥大的心肌内线粒体含量相对不足,损伤的心肌可见线粒体肥大和肿胀,线粒体多种酶的活性降低,三羧酸循环发生障碍,能量生成减少。此外,维生素 B_1 缺乏引起的丙酮酸氧化脱羧障碍,也使心肌细胞有氧氧化障碍,导致ATP生成不足。

(2)能量储备减少:心肌以ATP和磷酸肌酸(creatine phosphate,CP)的形式储存能量,肌酸分子量小且在心肌内的浓度比腺苷二磷酸(adenosine diphosphate,ADP)大100倍,故CP是心肌细胞内储存能量的主要形式。心肌肥大初期,细胞内CP与ATP含量可在正常范围。随着心肌肥大的发展,产能减少而耗能增加,尤其是磷酸肌酸激酶同工酶发生转换,导致磷酸肌酸激酶活性降低,使储能形式的CP含量减少,作为能量储备指数的CP/ATP比值明显降低。

(3)能量利用障碍:心肌对能量的利用是指把ATP储存的化学能转化成为心肌收缩的机械做功的过程。在收缩期,横桥的激活需要位于肌球蛋白头部的 $Ca^{2+}-Mg^{2+}-ATP$ 酶水解ATP。在人类,衰竭的心肌中 $Ca^{2+}-Mg^{2+}-ATP$ 酶活性降低。

3.心肌兴奋-收缩耦联障碍 任何影响心肌对 Ca^{2+} 转运和分布的因素都会影响钙稳态,导致心肌兴奋-收缩耦联障碍。

(1)肌质网钙转运功能障碍:肌质网通过摄取、储存和释放三个环节维持胞质 Ca^{2+} 的动态变化。心力衰竭时,肌质网 Ca^{2+} 摄取和释放能力降低,导致心肌兴奋-收缩耦联障碍。其机制是:①肌质网释放的 Ca^{2+} 占心肌收缩总钙量的75%以上,过度肥大或衰竭的心肌细胞中,肌质网钙释放蛋白的含量减少或活性降低,造成 Ca^{2+} 释放量减少;②肌质网摄取 Ca^{2+} 减少,胞质内 Ca^{2+} 浓度不能迅速降低,延缓心肌舒张的速率;③由于舒张期肌质网钙泵摄 Ca^{2+} 减少和少量 Ca^{2+} 漏入胞质,使肌质网贮存的 Ca^{2+} 量减少。

(2)胞外 Ca^{2+} 内流障碍:心肌收缩时胞质中的 Ca^{2+} 除大部分来自肌质网外,尚有少量从细胞外经L型钙通道内流。Ca^{2+} 内流触发的肌质网 Ca^{2+} 释放在心肌收缩活动中起着重要作用。长期负荷过重或缺血缺氧时,心肌对收缩刺激的反应性降低,会出现细胞外 Ca^{2+} 内流障碍,其主要机制:①心肌内去甲肾上腺素合成减少及消耗增多,使局部去甲肾上腺素含量下降;②过度肥大的心肌细胞上β肾上腺素受体密度降低;③心肌细胞β受体对去甲肾上腺素的反应性降低。这些机制都使β受体兴奋引起的L型钙通道磷酸化降低,细胞膜L型钙通道开放减少,导致 Ca^{2+} 内流受阻。酸中毒引起的高钾血症,也减少 Ca^{2+} 内流。

(3)肌钙蛋白与 Ca^{2+} 结合障碍:心肌兴奋-收缩耦联的关键是 Ca^{2+} 与肌钙蛋白C结合,肌钙蛋白C只有一个和 Ca^{2+} 结合的特异性位点,两者结合的量不仅要求胞质的 Ca^{2+} 浓度迅速上升到足以启动收缩的阈值($10^{-5}mol/L$),同时要求肌钙蛋白活性正常,能迅速与 Ca^{2+} 结合。在一定范围内,肌钙蛋白C与Ca^{2+}结合得越多,心肌收缩力越大。各种原因引起心肌缺血缺氧,引起细胞酸中毒时,由于H^+与肌钙蛋白的亲和力比Ca^{2+}大,H^+占据了肌钙蛋白上的Ca^{2+}结合位点,导致Ca^{2+}无法与肌钙蛋白结合,心肌的兴奋-收缩耦联因而受阻。同时,H^+浓度升高还使肌质网中钙结合蛋白与Ca^{2+}亲和力增大,使肌质网在心肌收缩时不易释放足量的Ca^{2+}。

4.心脏各部分收缩活动不协调 在心肌炎和心肌缺血等心脏损伤时,由于病变往往呈区域性分布,病变轻的区域心肌收缩活动减弱,病变重的心肌甚至完全丧失,非病变心肌功能相对正常,甚至代偿性增强,不同功能状态的心肌共处一室,特别是病变面积较大时必然使整个心脏的收缩活动不协调,导致心排血量下降。例如,心肌梗死的患者,心肌梗死区、缺血边缘区和非病变区在兴奋性、自律性、传导性和收缩性方面都存在差异,在此基础上易发生心律失常,使心脏各部分舒缩活动的协调性遭到破坏。度过心肌梗死的急性期后,坏死心肌被纤维组织取代,该处室壁变薄,收缩时可向外膨出,形成室壁瘤,影响心脏泵血。心律失常患者由于心脏收缩的不同步,无论是房室活动不协调还是两侧心室不同步收缩,心排血量均明显降低。

(二)心肌舒张功能障碍

舒张功能障碍的特点是在左心室收缩功能正常时,左心腔内充盈压升高。心肌舒张功能障碍的确切机制目前尚不完全清楚,可分为主动性舒张功能减弱和被动性舒张功能减弱。

1.主动性舒张功能减弱 心脏的主动性舒张主要发生于舒张早期。肥大和衰竭的心肌细胞由于缺血缺氧,ATP供应不足,肌质网或心肌细胞膜上钙泵活性降低,不能迅速将胞质内Ca^{2+}摄取入肌质网或向细胞外排出,使心室舒张迟缓和不完全,从而使心肌舒张功能降低。心肌肥大的患者心肌缺血缺氧时,心肌的舒张功能障碍可以出现在收缩功能障碍之前。另外,肌球-肌动蛋白复合体的解离也是一个需要消耗ATP的主动过程。损伤的心肌由于ATP缺乏及Ca^{2+}与肌钙蛋白亲和力增加,使肌球-肌动蛋白复合体解离减缓,影响心室的舒张和充盈。

2.被动性舒张功能减弱 心室的被动性舒张主要见于舒张晚期,指心室顺应性降低及充盈障碍。心室顺应性是指心室在单位压力变化下所引起的容积改变(dV/dp),其倒数(dp/dV)即为心室僵硬度。高血压及肥厚型心肌病时心室壁增厚,心肌炎症、纤维化及间质增生等均可引起心室壁成分改变,细胞外基质沉积增多,都可引起心室顺应性下降,心室舒张末期容量减少,每搏输出量减少,而心室收缩末期容量无明显变化。

左心室舒张功能受损时,需提高心室的充盈压以维持心室的充盈量。此时左心室舒张末期容积较小的增加,就会引起左心室舒张末压显著增高。当左心室舒张末期压力过高时,肺静脉压随之上升,从而出现肺淤血、肺水肿等左心衰竭的临床表现。此时,心肌的收缩功能尚无明显损伤,心排血量无明显降低。由于高血压已经成为心力衰竭的主要病因之一,因舒张功能障碍引起的心力衰竭也日益受到重视。

此外,心肌细胞骨架的改变、室壁应力(后负荷)过大、心率过快、心室显著扩张及心室的相互作用也会影响心室舒张功能。

六、心力衰竭临床表现的病理生理基础

心脏泵血功能障碍及神经-体液调节机制过度激活可以引起心力衰竭患者在临床上出

现多种表现,主要以心排血量降低引起的器官组织灌流量减少和肺循环或体循环静脉淤血为特征,表现为低心排血量综合征和静脉淤血综合征。

(一)低心排血量综合征的病理生理基础

由心肌收缩性降低和心室负荷过重引起的收缩性心力衰竭,在临床上表现为低心排血量综合征,又称为前向衰竭。

1.心脏泵血功能降低

(1)心排血量减少及心指数降低:随着心功能不全的发展,心排血量相应降低。严重心功能不全时,卧床静息时的心排血量也显著降低,多数患者心排血量<3.5L/min,心指数<2.2L/(min·m²)。

(2)左心室射血分数降低:心功能不全时,每搏输出量降低而左心室舒张末期容积增大,射血分数降低。当左心室射血分数大于55%时,患者左心室的收缩功能尚可;射血分数为40%~55%时表示收缩功能轻度下降;射血分数为30%~40%时表示中度损伤;射血分数小于30%为收缩功能严重抑制,患者预后差。另外,射血分数还受到心室压力负荷和容量负荷的影响。例如,压力负荷增加会抑制心肌收缩能力,降低射血分数;而二尖瓣反流引起的容量负荷过度,在一定程度上会通过紧张源性扩张增加射血分数。

此外,反映心肌收缩性的指标,如等容收缩期心室内压上升的最大速率及反映心肌舒张性能的指标,如等容舒张期心室内压下降的最大速率在心功能不全时也有不同程度的降低。

(3)心室充盈受损:由于射血分数降低、心室射血后剩余血量增多,使心室收缩末容积增多,心室容量负荷增大,心室充盈受限。在心功能不全早期阶段即可出现心室舒张末压升高。通常以肺毛细血管楔压(pulmonary capillary wedge pressure,PCWP)反映左心房压和左心室舒张末压,以中心静脉压(central venous pressure,CVP)反映右心房压和右心室舒张末压。

(4)心率加快:由于交感神经系统兴奋,患者在心力衰竭早期即有明显的心率增快,可以适当补偿每搏输出量的降低,维持心排血量。因此,心率加快常是心力衰竭患者最早和最明显的表现。但过快的心率不但可使心排血量降低,还能造成心肌缺血、缺氧而加重心肌损害。

(5)动脉血压的变化:心力衰竭对血压的影响依心力衰竭发生的速度和严重程度而定。大面积急性心肌梗死引起的急性心力衰竭,由于心排血量明显减少,导致动脉血压下降,甚至可引发心源性休克。慢性心力衰竭时,由于交感-肾上腺髓质系统作用,动脉血压可维持在正常范围。在慢性心力衰竭出现心功能急剧恶化的患者中,由于神经-体液调节系统的过度激活,患者甚至可出现动脉血压升高。心排血量明显减少时,脉压可减小;而因心脏扩张造成主动脉瓣关闭不全时,可见脉压增大。

2.器官血流重新分配 一般而言,心力衰竭较轻时,心和脑血流量可维持在正常水平,而皮肤、骨骼肌及腹腔内脏的血管床血流量显著减少。当心力衰竭发展到严重阶段,心、脑血流量亦可减少。

皮肤血流量减少可导致苍白、温度降低甚至出冷汗等,严重时四肢末端可呈现发绀。心力衰竭时肌肉供血减少容易出现疲乏无力。肾动脉收缩,肾血流量减少,引起球-失衡,水钠潴留在体内,尿量减少。胃肠和肝脏等供血不足,导致其功能下降,患者食欲和消化吸收能力减退。脑供血供氧不足时,可出现头痛、失眠、烦躁不安和眩晕等症状,严重者可发生嗜睡甚至昏迷。

(二)静脉淤血综合征的病理生理基础

心力衰竭时,由于心排血量减少,神经-体液调节机制过度激活,通过水钠潴留增加血容量和收缩容量血管,导致心脏容量负荷过度增加,这非但不能使心排血量有效增加,反而导致充盈压显著升高而造成静脉淤血,亦称后向衰竭。根据静脉淤血的主要部位分为肺循环淤血和体循环淤血。

1.肺循环淤血 肺循环淤血主要见于左心衰竭,患者 PCWP 升高,严重时出现肺水肿,主要表现为呼吸困难。

(1)呼吸困难发生的基本机制:①肺淤血、肺水肿导致肺顺应性降低,要吸入同样量的空气,需要增加呼吸肌做功,消耗更多的能量;②支气管黏膜充血、肿胀及气道内分泌物导致气道阻力增大;③肺毛细血管压增高和间质水肿,刺激肺毛细血管旁感受器,引起反射性浅快呼吸。上述机制让患者感觉呼吸费力和气促。

(2)呼吸困难的表现形式:根据肺淤血和肺水肿的严重程度,呼吸困难可有不同的表现形式。

1)劳力性呼吸困难:是左心衰竭的最早表现,其特征是患者进行体力活动时出现呼吸困难,休息后可减轻或消失。其发生机制:①体力活动时机体需氧增加则加剧组织缺氧,加之 CO_2 产生增多,从而刺激呼吸中枢产生"气促"的症状;②体力活动时心率加快导致舒张期缩短,左心室充盈不足,导致心排血量进一步减少和肺淤血加重;③体力活动时回心血量增多,肺淤血加重和肺顺应性降低,肺通气做功增大,故感到呼吸困难。

2)夜间阵发性呼吸困难:也是左心衰竭早期的典型表现。患者夜间入睡后(多在入睡 1~2 小时后)因突感胸闷、气促而惊醒,被迫坐起,可伴有咳嗽或泡沫样痰,发作较轻者在坐起后有所缓解。严重者可持续发作,甚至发展为急性肺水肿。其发生机制:①患者入睡后由端坐位改为平卧位,下半身静脉回流增多,水肿液吸收入血液循环也增多,回心血量增加,加重肺淤血;②入睡后迷走神经紧张性增高,使小支气管收缩,气道阻力增大;③熟睡后中枢对传入刺激的敏感性降低,只有当肺淤血程度较为严重使动脉血氧分压(partial pressure of oxygen in arterial blood,arterial partial pressure of oxygen,PaO_2)下降到一定程度时,方能刺激呼吸中枢,使患者感到呼吸困难而惊醒。若患者在气促咳嗽的同时伴有哮鸣音,则称为心源性哮喘。

3)端坐呼吸:患者在静息时已出现呼吸困难,平卧时加重,故需被迫采取端坐位或半卧位以减轻呼吸困难的程度。其机制是:①平卧位时外周血液回心量增多,加重肺淤血水肿,同时气道阻力增加,肺顺应性下降,呼吸困难加重。端坐位时下肢血液回流减少,肺淤血减轻,从而减轻呼吸困难。②端坐位膈肌下移,胸腔容积增大,肺活量增加,通气容易改善。

(3)急性肺水肿:见于突发左心室排血减少,引起肺静脉和肺毛细血管压力急剧升高,毛细血管壁通透性增大,血浆渗出到肺间质与肺泡而引起急性肺水肿。此时,患者可出现发绀、气促、端坐呼吸、咳嗽、咳粉红色(或无色)泡沫样痰等症状和体征。急性肺水肿是急性左心衰竭的主要临床表现。

2.体循环淤血 体循环淤血见于右心衰竭及全心衰竭,主要表现为体循环静脉系统的过度充盈、静脉压升高、内脏充血和水肿等。

(1)静脉淤血和静脉压升高:右心衰竭时因水钠潴留及右心室舒张末期压力升高,使上下腔静脉回流受阻,静脉异常充盈,表现为下肢和内脏的淤血。右心淤血严重时,可见颈静脉充盈明显,称为颈静脉怒张。当按压肝脏时,由于受压肝脏向下腔静脉回流的血量增加,颈静脉充盈更为明显,称为肝颈静脉反流征阳性。静脉淤血和交感神经兴奋引起的容量血管收缩,可使静脉压升高。

(2)肝大及肝功能损害:由于下腔静脉回流受阻,肝静脉压升高,肝小叶中央区淤血,肝窦扩张、出血及周围水肿,导致肝脏增大,局部有压痛。长期右心衰竭,还可造成心源性肝硬化。因肝细胞变性、坏死,患者可出现转氨酶增高及黄疸。

(3)胃肠功能改变:慢性心力衰竭时,由于胃肠道淤血及动脉血液灌流不足,可出现消化系统功能障碍,表现为消化不良、食欲缺乏、恶心、呕吐和腹泻等。

(4)水肿:是右心衰竭及全心衰竭的主要临床表现之一,称为心源性水肿。受重力的影响,心源性水肿在体位低的部位表现最为明显,所以右心衰竭患者往往出现下肢水肿,严重者还可伴发腹腔积液及胸腔积液等。毛细血管血压增高是心源性水肿的始发因素;肾血管收缩、血流量减少等引起的球-管失平衡造成的水钠潴留,是心源性水肿液的重要来源。此外,由胃肠道淤血引起的食物消化吸收障碍、肝淤血造成的肝功能损伤可导致低蛋白血症,又进一步加重心源性水肿。

七、心力衰竭的分类

(一)按心力衰竭发生的部位分类

1.左心衰竭 左心衰竭指左心室失代偿而发生的心力衰竭,临床上较为常见,常与右心衰竭同时存在。主要特征为肺循环淤血和肺水肿,见于冠心病、高血压心脏病、心脏瓣膜病和扩张型心肌病等大多数心脏疾病。

2.右心衰竭 单纯的右心衰竭较少见,主要见于肺源性心脏病、右心室梗死、原发性/继发性肺动脉高压和某些先天性心脏病(如艾森门格综合征)。大多数为左心衰竭后肺动脉压力增高合并的右心衰竭,主要特征为体循环静脉压增高与淤血、水肿。

3.全心衰竭 同时存在左心衰竭、右心衰竭者称为全心衰竭,为临床上最常见的心力衰竭。

(二)按心力衰竭发生的速度分类

1.急性心力衰竭 急性心力衰竭是因急性的严重心肌损害(如急性心肌梗死)或突然加重的心脏负荷(如血压突然快速升高),使心功能正常或处于代偿的心脏在短时间内发生衰竭或使慢性心力衰竭急剧恶化。临床上以急性左心衰竭最常见,表现为急性肺水肿,重者可伴心源性休克。

2.慢性心力衰竭 慢性心力衰竭有一个缓慢的发生过程,一般是由心功能代偿走向失代偿发展而来,亦可由急性心力衰竭演变而来。

(三)按心力衰竭的性质分类

1.收缩性心力衰竭 收缩性心力衰竭为最常见的心力衰竭类型,以收缩功能障碍为主,左心室射血分数(left ventricular ejection fraction,LVEF)下降(<40%),往往同时存在心脏扩大及体循环和(或)肺循环淤血的表现。当心脏的收缩功能不全时常同时存在舒张功能障碍。

2.舒张性心力衰竭 由舒张功能障碍而导致心室舒张末期压力增高及体循环和(或)肺循环淤血的临床表现,而收缩功能基本正常(LVEF≥50%)。单纯的舒张性心力衰竭可见于高血压、冠心病的某一阶段。严重的舒张性心力衰竭常见于原发性限制型心肌病、原发性肥厚型心肌病等。收缩性心力衰竭和舒张性心力衰竭常合并存在。

(四)按左心室射血分数分类

根据 LVEF, 心力衰竭可分为射血分数降低的心力衰竭(heart failure with reduced ejection fraction, HFrEF, LVEF<40%)、射血分数保留的心力衰竭(heart failure with preserved ejection fraction, HFpEF, LVEF≥50%)和射血分数中间值的心力衰竭(heart failure with mid-range ejection fraction, HFmrEF, LVEF 为 40%~49%)三种(常见病因见表1-1)。

(五)按心脏泵血能力的变化分类

1.低心排血量心力衰竭　低心排血量心力衰竭时心脏泵血功能绝对下降,是绝大多数类型(先天性、瓣膜性、高血压性、冠状动脉性和心肌病性)心脏病的特征。低心排血量心力衰竭的特征是有外周循环异常的临床表现,如全身血管收缩、发冷、苍白,偶有四肢发绀,晚期每搏血量下降使脉压变小。

2.高心排血量心力衰竭　高心排血量心力衰竭时心脏泵血功能相对下降,如甲状腺功能亢进症、动-静脉瘘、脚气病、贫血、妊娠。高心排血量心力衰竭的特征是患者通常四肢温暖潮红,脉压增大或正常。

第三节　慢性心力衰竭

慢性心功能不全出现症状时称为慢性心力衰竭,是多种病因所致心脏疾病的终末阶段,是心脏结构或功能疾病损伤心室充盈,和(或)射血能力而造成组织淤血,和(或)缺血的一种复杂的临床综合征。

一、病因

成年人慢性心力衰竭的病因主要是冠心病、高血压、瓣膜病和扩张型心肌病。其他较常见的病因有心肌炎和先天性心脏病。较少见的病因有心包疾病、甲状腺功能亢进与减退、贫血、维生素 B_1 缺乏、动-静脉瘘、心房黏液瘤和其他心脏肿瘤、结缔组织疾病、高原病及少见的内分泌病等。

上述病因,可通过下列机制损害心脏功能,引起心力衰竭。

1.原发性心肌收缩力受损　如心肌缺血和梗死、心肌炎症、心肌变性或坏死(如风湿性或病毒性心肌炎、白喉性心肌坏死)、心肌病等,可使心肌收缩力减弱而导致心力衰竭。

2.压力负荷(后负荷)过重　体循环及肺高压,左心室、右心室流出道狭窄,主动脉或肺动脉瓣狭窄等,均能使心室收缩时阻力增高、后负荷加重,引起继发性心肌舒缩功能减弱而导致心力衰竭。

3.容量负荷(前负荷)过重　瓣膜关闭不全、心内或大血管间左向右分流等,使心室舒张期容量增加,前负荷加重,也可引起继发性心肌收缩力减弱和心力衰竭。

4.高动力性循环状态　主要发生于贫血、体循环动-静脉瘘、甲状腺功能亢进、脚气性心脏病等。由于周围血管阻力降低,心排血出量增多,也能引起心室容量负荷加重,导致心力衰竭。

5.心室前负荷不足　二尖瓣狭窄,心脏压塞和限制型心肌病等,引起心室充盈受限,体、肺循环淤血。

二、诱因

心力衰竭加重或急性发作常有以下诱发因素。

1.感染　最常见为呼吸道感染,其他有风湿热、泌尿道感染、感染性心内膜炎等。

2.过度体力活动和情绪激动。

3.钠盐摄入过多。

4.心律失常　特别是快速性心律失常,如伴有快速心室率的房颤、房扑。

5.妊娠和分娩。

6.输液　(特别是含钠盐的液体)、输血过快和(或)过多。

7.药物作用　①抑制心肌收缩力的药物,如β受体阻滞剂应用不当,某些抗心律失常药物(如奎尼丁、普鲁卡因胺、维拉帕米等),抗肿瘤药物等;②引起水钠潴留,如肾上腺皮质激素等。

8.其他　出血和贫血、肺栓塞、室壁瘤等。

三、病理解剖

慢性心力衰竭的病理解剖学改变:心脏本身的代偿性病理改变,如心肌肥厚和心腔扩大等;长期静脉压增高引起的器官淤血性病理改变;心房、心室附壁血栓形成,静脉血栓形成。心腔内附壁血栓常见于左、右心耳和左心室心尖部。左侧心腔附壁血栓脱落,可引起体循环动脉栓塞,如脑、肾、四肢、脾和肠系膜的梗死。右侧心腔附壁血栓脱落引起肺栓塞的较少见。静脉血栓多见于下肢静脉,可引起肺栓塞和不同程度的肺梗死。

四、病理生理

(一)代偿机制

在心力衰竭的发生和发展过程中,可出现一系列代偿过程,其中以神经-体液调节最为显著,早期可能改善心力衰竭的血流动力学,但长期过度代偿反而有害。

1.Frank-Starling机制　心力衰竭时心脏的前负荷增加,心室舒张末期容积增加。心腔扩大拉长了心肌纤维,在一定的范围内可使心肌收缩加强,增加心搏量,起到代偿作用。临床上常用心室舒张末期压(充盈压)来表示心室前负荷,用心室功能曲线来表示前负荷与心搏量的关系。对左心室而言,舒张末期压在15~18mmHg时,心搏量达峰值。前负荷不足或过度,均可导致心搏量减少。心力衰竭时,心功能曲线向右下移位,心搏量随前负荷的增加明显减小。

2.心肌肥厚　当心脏后负荷增高时,心肌肥厚是主要代偿机制。心肌肥厚时心肌细胞数并不增加,以心肌纤维增多为主。细胞核及作为供给能源的线粒体也增大和增多,但程度和速度均逊于心肌纤维的增多,心肌整体能源不足,继续发展终至心肌细胞坏死。

3.神经激素系统激活

(1)交感神经-肾上腺系统激活:心搏量的降低或低血压通过动脉压力感受器引起的减压反射激活交感神经-肾上腺系统,使儿茶酚胺分泌增多,产生下列改变:①心肌$β_1$受体兴奋,心率增快,心肌收缩力增强,在一定限度内可使心搏出量增加;②心肌$α_1$受体兴奋,外周血管收缩,静脉收缩使回心血量增多,选择性小动脉收缩则起到维持血压并保证重要脏器血供的作用;③肾交感神经活性增高导致肾灌注压下降,刺激肾素释放,激活 RAAS。血浆去甲肾上腺素水平增高程度反映交感神经-肾上腺素系统激活程度。这些改变短期内可部分代偿心力衰竭血流动力学异常,但长期持续的增高可加重心肌缺血,引起心律失常,也可引起 β 受体功能及密度的改变。人类心脏含 $β_1$ 受体、$β_2$ 受体和 $β_3$ 受体。正常时,以 $β_1$ 受体作用为主(正常心室肌 $β_1$ 受体与 $β_2$ 受体分布比例为 77%:23%),但心力衰竭后可引起选择性 $β_1$ 受体的下调而相对保留 $β_2$ 受体,$β_3$ 受体的基因表达和蛋白水平也上调。$β_3$ 受体介导的负性肌力作用可能是对交感神经系统自身引起的正性肌力作用的负反馈。心力衰竭早期 $β_3$ 受体代偿性增加可能避免进一步细胞损害,但当心力衰竭发展到一定阶段,这种代偿性变化可能就变得不再适宜,持久的负性肌力作用加剧了心力衰竭的发展。

(2)RAAS 激活:心力衰竭时肾血流灌注降低及肾小球旁器中 $β_1$ 交感受体的刺激是 RAAS 激活的主要机制。RAAS 被激活后,血管紧张素转换酶(ACE)活性增强,致血管紧张素I转变为血管紧张素II增多,导致循环阻力增加,并激活醛固酮系统,引起水钠潴留,使左心室充盈压增高,加重心力衰竭。血管紧张素 II 和醛固酮促使心肌增厚、血管平滑肌增生、血管内皮细胞凋亡等发生一系列变化。

(3)其他体液因子和细胞因子的改变。

1)血管升压素:由下丘脑分泌,心搏量下降或低血压严重影响组织灌注时,通过神经反射作用,血管升压素分泌增多,发挥缩血管、抗利尿、增加血容量的作用。但过强的作用可导致稀释性低钠血症。

2)利钠肽类:主要包括 ANP、BNP 和 C 型利钠肽(C-type natriuretic peptide,CNP)。压力负荷增加和机械牵拉机制激活分泌,生理作用是扩张血管,增加利钠,对抗血管紧张素 II、内皮素等引起的水钠潴留,对心力衰竭起到一定的代偿。

3)内皮素:有内皮素-1(ET-1)、ET-2 和 ET-3 三种,是强烈的血管收缩剂,并参与心肌细胞的病理肥大、纤维化。心力衰竭时循环内皮素水平升高,并与患者肺血管阻力、肺动脉压和预后相关。

4)促炎细胞因子:如 TNF-α 能诱发心力衰竭,在体外能减少细胞内 Ca^{2+}。促炎细胞因子 IL-1 能诱导心肌细胞肥厚和一氧化氮合酶表达,使一氧化氮水平升高,一氧化氮能减弱心肌细胞对 β 肾上腺素能激动剂的正性变力性效应,促进心肌细胞肥大与凋亡。

4.心肌能量代谢变化 正常的心脏能量代谢对维持心脏功能具有重要意义。尤其心肌收缩是主动耗能的过程,但心肌不能储存大量脂肪、糖原和磷酸肌酸,为满足收缩和舒张的能量需要,心脏必须不断地生成 ATP。肥厚衰竭心肌的能量和底物代谢发生变化,心肌能量生成和利用障碍,促使左心室收缩功能进行性恶化。

(二)心脏重构

心脏重构指心力衰竭时心肌及其间质为适应增加的心脏负荷,细胞结构、功能、数量及遗传表型等方面发生了适应性、增生性的变化,导致心脏的大小、形状和功能发生改变。心脏重构是引起心力衰竭进行性进展的病理生理基础,主要包括结构重构和电重构。结构重构表现为心肌细胞肥大,胶原沉积和由于组织坏死和(或)凋亡而发生的心肌细胞减少,常表现为心肌肥厚、心室腔增大和心室形态的变化。电重构表现为离子通道的改变、缝隙连接分布的改变和连接蛋白分布的不均一性等,导致静息膜电位和动作电位时程改变,引起心肌电活动的不均一性,致心律失常。

(三)舒张功能改变

心室充盈量减少、弹性回缩力降低和心室僵硬度增加都可以引起心室舒张功能降低。心脏舒张功能不全可分为两大类。一种是主动舒张功能障碍,当能量供应不足时,主动舒张功能即受影响,如冠心病有明显心肌缺血时,在出现收缩功能障碍前即可出现舒张功能障碍。另一种舒张功能不全是由于心室肌的顺应性减退及充盈障碍,主要见于心室肥厚时,当左心室舒张末压过高时,肺循环出现高压和淤血,即舒张性心力衰竭,此时心肌收缩功能尚可,心排血量无明显降低。

五、临床表现

通常将 LVEF<40% 的心力衰竭定义为射血分数下降的心力衰竭(heart failure with reduced ejection fraction,HFrEF),LVEF 在 40%～49% 的射血分数中间值心力衰竭(heart failure with mid-range ejection fraction,HFmrEF),LVEF≥50% 为射血分数保留的心力衰竭(heart failure with preserved ejection fraction,HFpEF)。

各类心力衰竭的临床表现相似,但有心力衰竭临床表现的并非仅左心室功能异常。临床上习惯于按心力衰竭开始发生于哪一侧心脏和充血主要表现的部位,将其分为左心衰竭、右心衰竭和全心衰竭。心力衰竭开始或主要发生在左侧心脏并以肺充血为主要表现的,称为左心衰竭;开始或主要发生在右侧心脏并以肝、肾等器官和周围静脉淤血为主要表现的,称为右心衰竭。两者同时并存的称全心衰竭。

(一)左心衰竭

左心室衰竭多见于高血压性心脏病、冠心病、主动脉瓣病变和二尖瓣关闭不全。急性肾小球肾炎和风湿性心脏病是儿童和少年患者左心室衰竭的常见病因。二尖瓣狭窄时,左心房压力明显增高,也有肺充血表现,但非左心室衰竭引起,因而称为左心房衰竭。

1.症状

(1)呼吸困难:是左心衰竭最主要的症状。肺充血时肺组织水肿,气道阻力增加,肺泡弹性降低,吸入少量气体就可使肺泡壁张力增高到引起反射性启动呼气的水平,这就造成了呼吸困难,特点是浅而快。根据肺充血的程度不同,呼吸困难有下列不同表现形式。

1)劳力性呼吸困难:肺轻微充血时仅在剧烈活动或体力劳动后出现呼吸急促,如爬楼梯、上坡或平地快走等活动时出现。随肺充血程度加重,逐渐发展到更轻的活动或体力劳动后,甚至休息时,也发生呼吸困难。

2)端坐呼吸:一种由于平卧时出现呼吸困难而必须采取的高枕、半卧甚至坐位以解除或减轻呼吸困难的状态;最严重的即使端坐床边,两腿下垂,上身向前,双手紧握床边,仍不能缓解。

3)夜间阵发性呼吸困难:是左心室衰竭早期的典型表现。呼吸困难可连续数夜,每夜发作或间断发作,多在夜间熟睡 1～2 小时后,患者因胸闷、气促而惊醒,被迫坐起,可伴阵咳、哮鸣性呼吸音或泡沫样痰。发作较轻者采取坐位后 10 多分钟至 1 小时呼吸困难可自动消退,患者又能平卧入睡,次日白天可无异常感觉。严重者可持续发作,阵阵咳嗽,咳粉红色泡沫样痰,甚至发展成为急性肺水肿。

(2)倦怠、乏力、运动耐量下降:为心排血量低下、骨骼肌血供不足的表现。

（3）潮式呼吸：见于严重心力衰竭。呼吸有节律地由暂停逐渐增快、加深，再逐渐减慢、变浅，直到暂停，0.5~1分钟后呼吸再起，如此周而复始。发生机制是心力衰竭时脑部缺血和缺氧，呼吸中枢敏感性降低所致。脑缺氧严重的患者还可伴有嗜睡、烦躁、神志错乱等精神症状。潮式呼吸提示预后不良。

2.体征

（1）原有心脏病的体征。

（2）左心室增大：心尖冲动向左下移位，心率增快，心尖区有舒张期奔马律，肺动脉瓣区第二心音亢进，其中舒张期奔马律最有诊断价值，在患者心率增快或左侧卧位并做深呼气时更易听到。左心室扩大还可致相对性二尖瓣关闭不全，产生心尖区收缩期杂音。

（3）交替脉：脉搏强弱交替。轻度交替脉仅能在测血压时被发现。

（4）肺部啰音：两侧肺底细湿啰音是左心衰竭的重要体征之一。阵发性呼吸困难或急性肺水肿时可有粗大湿啰音，满布两肺，并可伴有哮鸣音。

（5）胸腔积液：左心衰竭患者中约25%有胸腔积液。胸腔积液可局限于肺叶间，或呈单侧或双侧胸腔积液。

（二）右心衰竭

从临床和病理生理角度大致分为三类：①右心室压力负荷和（或）容量负荷过度，如肺动脉高压、三尖瓣反流、复杂先天性心脏病等；②右心室心肌病变，如右心室心肌梗死、右心室心肌病等；③心包疾病和体循环回流受阻，如缩窄性心包炎、三尖瓣狭窄等。

1.症状　主要由慢性持续淤血引起各脏器功能改变所致，如长期消化道淤血引起食欲缺乏、恶心、呕吐等；肾脏淤血引起尿量减少、夜尿多；肝淤血引起上腹饱胀，甚至剧烈腹痛，长期肝淤血可引起黄疸。

2.体征

（1）原有心脏病的体征。

（2）心脏增大：以右心室增大为主者可伴有心前区抬举性搏动。心率增快，部分患者可在胸骨左缘相当于右心室表面处听到舒张早期奔马律。右心室明显扩大可致功能性三尖瓣关闭不全，产生三尖瓣区收缩期杂音，吸气时杂音增强。

（3）静脉充盈：颈外静脉充盈为右心衰竭的早期表现。半卧位或坐位时在锁骨上方见到颈外静脉充盈，或颈外静脉充盈最高点距离胸骨角水平10cm以上，都表示静脉压增高，常在右侧较明显。严重右心衰竭静脉压显著升高时，手背静脉和其他表浅静脉也充盈，合并三尖瓣关闭不全时，并可见静脉搏动。

（4）肝大和压痛：出现较早，大多发生于皮下水肿之前。肝大剑突下较肋缘下明显，质地较软，具有充实饱满感，边缘有时扪不清，叩诊剑突下有浊音区，且有压痛。压迫肝脏（或剑突下浊音区）时可见颈静脉充盈加剧（肝颈静脉反流现象）。随心力衰竭的好转或恶化，肝大的程度可在短时期内变化。右心衰竭突然加重时，肝脏急性淤血，可引起肝脏急剧增大，肝小叶中央细胞坏死，可伴有右上腹与剑突下剧痛和明显压痛、黄疸。长期慢性右心衰竭引起心源性肝硬化时，肝叩诊质地较硬，压痛可不明显，常伴黄疸、腹腔积液。

（5）下垂性水肿：早期水肿常不明显，多在颈静脉充盈和肝大较明显后才出现。先有皮下组织水分积聚，体重增加，到一定程度后才引起凹陷性水肿。水肿最早出现在身体的下垂部位,起床活动者以脚、踝内侧和胫前较明显,仰卧者骶部水肿;侧卧者卧侧肢体水肿显著。病情严重者可发展到全身水肿。

(6)胸腔积液和腹腔积液:胸膜静脉回流至上腔静脉、支气管静脉和肺静脉,右心衰竭时静脉压增高,可有双侧或单侧胸腔积液。双侧胸腔积液时,右侧量常较多,单侧胸腔积液也以右侧为多见,其原因不明。胸腔积液含蛋白量较高(2~3g/100mL),细胞数量正常。大量腹腔积液多见于三尖瓣关闭不全、三尖瓣下移和缩窄性心包炎,亦可见于晚期心力衰竭。

(7)心包积液:右心衰竭或全心衰竭时可有心包积液,一般不引起心脏压塞。

(8)发绀:长期右心衰竭患者大多有发绀,可表现为面部毛细血管扩张、发绀和色素沉着。发绀是血供不足时组织摄取血氧相对增多,静脉血氧低下所致。

(9)晚期患者可有明显营养不良、消瘦甚至恶病质。

六、辅助检查

1.心电图检查 心力衰竭并无特异性的心电图表现,但常见心室肥大、心肌劳损、心室内传导阻滞、期前收缩等。

2.X 线检查 左心衰竭肺静脉充盈期在 X 线检查时仅见肺上叶静脉扩张、下叶静脉较细,肺门血管阴影清晰。在肺间质水肿期可见肺门血管影增粗、模糊不清,肺血管分支扩张增粗或肺叶间淋巴管扩张。在肺泡水肿阶段,开始可见密度增高的粟粒状阴影,继而发展为云雾状阴影。急性肺水肿时可见自肺门伸向肺野中部及周围的扇形云雾状阴影。此外,左心衰竭有时还可见到局限性肺叶间、单侧或双侧胸腔积液;慢性左心衰竭患者还可有叶间胸膜增厚,心影可增大。

3.超声心动图检查 可测量心腔大小和心脏功能、心脏瓣膜的结构和功能,以及心包的情况。正常 LVEF>50%。左心室收缩功能不全时,LVEF 下降,左心室舒张功能不全时,E 峰(二尖瓣舒张早期最大速度)下降,A 峰(心房收缩期最大速度)升高、E/A 比值下降、E/A<1.2。

4.静脉压测定 肘静脉压超过 14cmH$_2$O 或压迫肝脏 0.5~1 分钟后上升 1~2cmH$_2$O 以上的,提示有右心衰竭(我国 1425 例正常成年人测定正常范围为 3~14cmH$_2$O,平均为 9.9cmH$_2$O)。

5.实验室检查 ①右心衰竭患者血清胆红素和丙氨酸转氨酶(alanine transaminase,ALT)可增高,少数人甚至高达 1000U 以上。一旦心力衰竭改善,肝大和黄疸消退,血清丙氨酸转氨酶也在 1~2 周恢复正常。②血肌酐和尿素氮也可增高,可有轻度氮质血症。③可有轻度蛋白尿、尿中有少量透明或颗粒管型和少量红细胞。

6.生物学标志物检查 BNP/NT-proBNP 的测定。

七、心功能的判定和分级

(一)NYHA 心功能分级

NYHA 心功能分级是指美国纽约心脏学会(New York Heart Association,NYHA)根据患者自觉症状进行的分级(表1-2)。NYHA 心功能分级是临床判断心功能的重要指标。需要注意的是,心力衰竭患者的 LVEF 与 NYHA 心功能分级症状并非完全一致。

2005 年,美国心脏病学会(American College of Cardiology,ACC)/美国心脏协会(American

Heart Association, AHA)心力衰竭指南将心力衰竭分为 4 个阶段(表1-3)。

NYHA 心功能分级是对阶段 C 与阶段 D 的患者症状严重性的分级。针对阶段 A 和阶段 B 患者应早期采取措施,可减少或延迟心力衰竭的发生。心力衰竭一旦发生,病情发展可通过治疗减缓,但一般不会自动逆转。

表 1-2 NYHA 心功能分级

分级	症状
Ⅰ(轻度)	体力活动不受限,一般体力活动不引起明显的气促、疲乏、心悸或心绞痛
Ⅱ(轻度)	轻度体力活动受限,休息时无症状,日常活动量可引起明显的气促、疲乏、心悸或心绞痛
Ⅲ(中度)	体力活动明显受限,休息时可无症状,轻于日常活动即引起明显的气促、疲乏、心悸或心绞痛
Ⅳ(重度)	不能进行任何体力活动,休息时也有症状。任何体力活动均会引起不适。如不需要静脉给药,可在室内或床边活动者为Ⅳa 级,不能下床并需静脉给药支持者为Ⅳb 级

表 1-3 ACC/AHA 心力衰竭阶段划分

阶段	定义
A(前心力衰竭阶段)	患者为心力衰竭高危人群,尚无心脏结构或功能异常,也无心力衰竭症状和(或)体征
B(前临床心力衰竭阶段)	患者无心力衰竭症状和(或)体征,但已发展成结构性心脏疾病
C(临床心力衰竭阶段)	患者已有基础的结构性心脏疾病,以往或目前有心力衰竭症状和(或)体征
D(难治性终末期心力衰竭阶段)	患者有进行性结构性心脏疾病,虽经积极的内科治疗,休息时仍有症状,且需要特殊干预

(二)6 分钟步行试验

在平坦的地面上划出一段长 30m(100in)的直线距离,患者在其间往返走动,步履缓急由患者根据自己的体力决定,患者可根据体力暂时休息或终止试验,6 分钟后试验结束。活动距离<150m 为重度心力衰竭,150~450m 为中重度心力衰竭,>450m 为轻度心力衰竭。该活动距离与预后相关,6 分钟步行距离<300m 提示预后不良。虽然患者在 6 分钟内步行的距离可能受到医师诱导或主观能动性的影响,影响预后判定的因素也需要进一步明确,但此方法简便、易行,可为临床提供参考,有助于对心功能的估计和利尿剂的应用。

(三)液体潴留及其严重程度判断

短时间内体重增加是液体潴留的可靠指标,故体重测量是有效的判断方法。

八、诊断和鉴别诊断

(一)诊断

心力衰竭的诊断包括心力衰竭的症状、心力衰竭的体征和心脏结构与功能异常的客观证据。左心衰竭的诊断依据为原有心脏病的证据和肺循环充血的表现。右心衰竭的诊断依据为原有心脏病的证据和体循环淤血的表现,且患者大多有左心衰竭的病史。血浆生物学标志物

BNP/NT-proBNP 的测定有重要作用。

(二)鉴别诊断

1.左心衰竭的鉴别诊断　呼吸困难是左心衰竭的早期症状,应与呼吸系统疾病,如阻塞性肺气肿、肺功能不全、肥胖或身体虚弱等相鉴别。肺底湿啰音应与慢性支气管炎、支气管扩张或肺炎相鉴别。

2.右心衰竭的鉴别诊断　下肢水肿应与静脉曲张、静脉炎、肾脏疾病或肝脏疾病、淋巴水肿和药物所致等相鉴别,这些疾病通常不伴颈静脉充盈。下肢水肿还可发生在久坐或月经前后、妊娠后期;女性原因不明性下肢水肿亦不少见。另外,肝大应与血吸虫病、肝炎等相鉴别。少数情况下,颈静脉充盈可由肺气肿或纵隔肿瘤压迫上腔静脉引起。胸腔积液可由胸膜结核、肿瘤和肺梗死引起;腹腔积液也可由肝硬化、低蛋白血症、腹膜结核、肿瘤引起。

3.HFpEF 的诊断和鉴别诊断　HFpEF 的症状和体征等和 HFrEF 相比也没有差异,而心脏结构和功能则存在差异。这些差异主要表现超声心动图上左心室收缩功能正常或轻度异常(LVEF>50%),通常不伴有左室腔的明显增大(左心室舒张末期容积指数<97mL/m^2)。HFpEF的诊断需排除心脏瓣膜病、缩窄性心包炎和其他非心脏疾病,如甲状腺功能亢进性心脏病等。

九、并发症

血流迟缓和长期卧床可导致下肢静脉血栓形成,继而发生肺栓塞和肺梗死,此时可有胸痛、咯血、黄疸、心力衰竭加重甚至休克等表现。左、右心腔内附壁血栓可分别引起体动脉栓塞和肺动脉栓塞;体动脉栓塞可致脑、肾、脾、肠系膜梗死及上、下肢坏死。有卵圆孔未闭者,体循环静脉血栓脱落形成的栓子可能在到达右心房后穿过未闭的卵圆孔到达左心房,再经左心室进入体循环,形成所谓反常栓塞。

十、防治

目前,慢性心力衰竭的治疗是以拮抗神经内分泌系统过度激活为主的综合性治疗策略,治疗目标不仅要改善症状、提高生活质量,更要针对心肌重构的机制,延缓心肌重构的进展,从而降低心力衰竭的病死率和住院率。

(一)心力衰竭一般治疗

1.去除或缓解基本病因　所有患者都应对心力衰竭的基本病因和危险因素进行评价并积极治疗。原发性瓣膜病伴 NYHA Ⅱ级及Ⅱ级以上心力衰竭,主动脉疾病伴昏厥、心绞痛的患者均应予以手术修补或瓣膜置换。缺血性心肌病心力衰竭伴心绞痛,但证实有存活心肌的患者,冠状动脉血管重建术有望改善心功能。其他包括有效控制高血压、甲状腺功能亢进的治疗、室壁瘤的手术矫正等。

2.消除心力衰竭的诱因　如控制感染、治疗心律失常,特别是心房颤动伴快速心室率;纠正贫血、电解质紊乱,注意是否并发肺梗死等。

3.改善生活方式　降低新的心脏损害危险性,如戒烟、戒酒,肥胖患者应减轻体重。低盐、低脂饮食,重度心力衰竭患者应限制入水量并每天称体重以早期发现液体潴留。

4.吸氧和运动的指导　无必要经常吸氧,适当运动训练提高运动耐力。

5.密切观察病情演变及定期随访。

6.避免应用某些药物　如非甾体抗炎药物吲哚美辛、I类抗心律失常药及大多数的钙通道阻滞药。

(二)射血分数下降的心力衰竭的药物治疗

1.利尿药

(1)利尿药种类:利尿药减轻水肿改善症状的疗效肯定,但对心力衰竭远期转归的影响(如生存率等)不明。

1)袢利尿药:作用于髓袢升支粗段,抑制该处 Cl^- 和 Na^+ 的重吸收,利尿作用强,其中以呋塞米最常用,其次为托拉塞米。袢利尿药的利尿效应与单剂剂量密切相关,在未达到其最高极限前,剂量越增大,利尿作用越强。肾小球滤过率很低时,给予大剂量(如呋塞米 500~1000mg)仍有促进利尿的效果。静脉注射的效果优于口服。

2)噻嗪类利尿药:常用制剂氢氯噻嗪 12.5~50mg/d,作用期为 1~12 小时。

作用于远曲小管近端和髓袢升支远端,抑制该处 Na^+ 重吸收。利尿作用强度中等。肾小球滤过率低于 30mL/min 时,利尿作用明显受限,因而不适合治疗严重心力衰竭(肾血流量明显减少)或伴慢性肾功能不全的患者。其中美托拉宗与氢氯噻嗪等制剂不同,利尿作用在肾功能减退时也不减弱,利尿期长,一次给药可维持利尿作用 12~24 小时,与呋塞米联用,利尿效果佳,对伴肾功能不全的患者有效。

3)保钾利尿药:作用于远曲小管远端 Na^+-K^+ 交换段,有对抗醛固酮促进 Na^+-K^+ 交换的作用,或直接抑制 Na^+-K^+ 交换,利尿作用弱,大多与上述两类利尿药联合应用,以加强利尿效果并预防低钾血症。不宜与氯化钾联用,肾功能不全者慎用。在与血管紧张素转换酶抑制剂(angiotensin converting enzyme inhibitor,ACEI)或血管紧张素Ⅱ受体阻滞剂(angiotensin Ⅱ receptor blocker,ARB)合用时应随访血钾,以免引起高钾血症。

4)加压素 V_2 受体阻滞剂:作用于肾脏集合管,抑制自由水的重吸收,从而排出过多的水。托伐普坦是目前常用药物,可选择性、竞争性阻断精氨酸加压素 V_2 受体,适用于利尿剂抵抗,尤其是伴低钠血症的心力衰竭患者。通常 7.5~15mg/d,口服,一般应用少于 30 天。

(2)合理应用利尿药。

1)适应证:有液体潴留证据或原先有过液体潴留者均应给予利尿药。合理使用利尿药可有效改善心力衰竭症状,但即使患者应用利尿药后心力衰竭症状得到控制,也应当尽早与ACEI 和 β 受体阻滞剂联合并维持应用。

2)剂量和维持:通常从小剂量开始,如呋塞米 20mg/d、氢氯噻嗪 25mg/d,逐渐增加剂量直至尿量增加,体重每天减轻 0.5~1.0kg。一旦病情控制(肺部啰音消失、水肿消退、体重稳定),即可以最小有效量长期维持。在长期维持期间,仍应根据液体潴留情况调整剂量。

3)制剂的选择:仅有轻度液体潴留而肾功能正常的患者,可选用噻嗪类,尤其适用于伴有高血压的患者。氢氯噻嗪 100mg/d 已达最大效应(剂量-效应曲线已达平台期),再增量亦无效。有明显液体潴留者,特别当合并肾功能受损时宜选用袢利尿药,如呋塞米。呋塞米的剂量与效应呈线性关系,增加剂量的范围较大。

4)利尿药抵抗及处理:随着心力衰竭的进展,肾脏灌注压下降,估算的肾小球滤过率(estimated glomerular filtration rate,eGFR)下降,而中心静脉压增高使肾静脉压也随之升高,肾脏灌注压差降低,尿量进行性减少,加之肠管水肿或小肠低灌注,药物吸收延迟,因而当心力衰竭进展恶化时,常需加大利尿药剂量,大剂量也无反应时即出现利尿药抵抗。此时可用下法:①静脉给予利尿药如呋塞米持续静脉滴注(1~5mg/h);②2 种或 2 种以上利尿药联合应用;③应用增加肾血流的药物,如短期应用小剂量的多巴胺或多巴酚丁胺[2~5μg/(kg·min)]。

(3)利尿药治疗的不良反应。

1)电解质丢失:利尿药可引起低钾血症、低镁血症而诱发心律失常。合并使用 ACEI,并给予保钾利尿药特别是醛固酮受体阻滞剂螺内酯常能预防钾、镁的丢失,较补充钾盐、镁盐更为有效,且易耐受。

出现低钠血症时应注意区别缺钠性低钠血症和稀释性低钠血症,因两者治疗原则不同。部分心力衰竭患者食欲较差,钠摄入减少,长期限盐及使用大剂量利尿药,导致血钠水平真正降低,即缺钠性低钠血症。此种患者的尿钠浓度常小于 25mmol/L,尿渗透压小于 100mOsm/kg,患者通常伴有恶心和嗜睡,明确诊断后,应给予高渗盐水静脉输注,根据血钠水平决定补钠浓度和剂量。稀释性低钠血症又称难治性水肿,见于心力衰竭进行性恶化的患者,此时钠、水都潴留,但水潴留多于钠潴留,故属高容量性低钠血症。尿少而比重偏低,治疗应严格限制入水量,并按利尿药抵抗处理,升压素 V_2 受体阻滞剂常有好的效果。

2)神经内分泌激活:使用利尿药可激活内源性内分泌系统,特别是 RAS 系统。因而,利尿药应与 ACEI 及 β 受体阻滞剂联合应用。

3)低血压和氮质血症:大量利尿可引起低血压和损害肾功能,但低血压和氮质血症也可能是心力衰竭恶化的表现。心力衰竭患者如无液体潴留、低血压和氮质血症可能与容量减少有关,如血压和肾功能变化显著或产生症状,则应减少利尿药用量。如果患者有持续性液体潴留,低血压和氮质血症则有可能是心力衰竭恶化和外周有效灌注量降低的反映,应继续维持所用的利尿药,并短期使用能增加器官灌注的药物如多巴胺或多巴酚丁胺。

4)其他不良反应:长期服用噻嗪类利尿药可并发高尿酸血症、高脂血症和糖耐量降低。大剂量袢利尿药可引起耳聋,大多可逆,少数不能恢复。螺内酯长期服用可致男子女性型乳房、阳痿、性欲减退和女子月经失调。

2.正性肌力药物

(1)洋地黄类:洋地黄作为传统的正性肌力药,应用于心力衰竭的治疗已有 200 余年。其中,地高辛是唯一经过安慰剂对照临床试验(digoxin investigation group trial,DIG 试验)评估,也是唯一被美国食品药品监督管理局(Food and Drug Administration,FDA)确认能有效治疗慢性心力衰竭的洋地黄制剂。虽然长期应用不能提高心力衰竭患者的生存率,但可改善症状,增加活动能力。

1)作用机制:洋地黄制剂可抑制心肌细胞膜 Na^+/K^+-ATP 酶,促使 Ca^{2+} 与 Na^+ 交换,增强心肌收缩力。治疗剂量的洋地黄还可降低交感张力、减慢心率并抑制心脏传导系统(尤其是房室交界区),减慢房颤的心室率。

2)合理应用:洋地黄的适应证是伴有室上性快速心律失常(尤其是心房颤动)的中度、重度收缩性心力衰竭,包括扩张型心肌病、二尖瓣病变、主动脉瓣病变、陈旧性心肌梗死,以及高血压性心脏病所致慢性心力衰竭。在利尿药与 ACEI 联合治疗的基础上加用地高辛可进一步降低心力衰竭恶化率。不推荐地高辛用于无症状的左心室收缩功能障碍(NYHA 心功能I级)患者的治疗,在右心衰竭(慢性肺源性心脏病)或急性心肌梗死所致的心力衰竭患者中效果有限,可能增加死亡。

地高辛禁用于窦房阻滞、二度或高度房室传导阻滞无永久起搏器保护的患者。与能抑制窦房结或房室结功能的药物(如胺碘酮、β受体阻剂药)合用时须谨慎。

3)给药方法:地高辛剂量个体差异大。目前多采用自开始即用固定的维持量给药法,地高辛0.125~0.25mg/d;对于70岁以上、低体重或肾功能受损者,尤其是女性,地高辛宜用小剂量(0.125mg)每天1次或隔天1次,因为地高辛只有在低水平时(血清浓度0.5~1.0ng/mL)对心力衰竭患者有治疗作用,血清浓度>1.0ng/mL时非心力衰竭的病死率随浓度增加而升高(DIG试验)。维持量的应用及维持时间长短,须结合心功能改善表现、药物血清浓度和有无洋地黄中毒反应来调整。

在临床上,静息时心室率为60~70次/分,日常活动后不超过90次/分常表示维持量适当。心房颤动或心房扑动伴心室率超过100次/分时,大多表示洋地黄量不足。

许多因素影响洋地黄的疗效。早产儿、新生儿和老年人对洋地黄的耐受性差,重度或弥漫性心肌病患者,黏液性水肿患者的耐受量亦低,给药时剂量宜偏小。低钾血症、低镁血症、高钙血症易致洋地黄中毒,洋地黄治疗的同时不给予钙盐。肾功能受损可影响地高辛清除,直流电复律可诱发洋地黄毒性反应而引起严重室性心律失常,治疗时均应注意。甲状腺功能亢进时洋地黄的代谢和清除均加速。奎尼丁、胺碘酮、钙通道阻滞药等可增高血清洋地黄浓度,用药时均应加以考虑。

4)洋地黄毒性反应:常见的洋地黄中毒表现如下。①胃肠道反应:如食欲缺乏、恶心、呕吐等。②心律失常:在服用洋地黄过程中心律突然转变,是诊断洋地黄中毒的重要依据,如心率突然显著减慢或加速,由不规律转为规律等。对洋地黄中毒具有诊断价值的特征性心律失常:多形性室性期前收缩呈二联律,尤其是发生在心房颤动基础上;心房颤动伴完全性房室传导阻滞;心房颤动频发房室交接处逸搏或短阵交接处性心律;非阵发性交界性心动过速;房性心动过速伴房室传导阻滞。③中枢神经及视觉症状,如视物模糊、黄视或绿视、头痛、失眠、抑郁、眩晕等十分少见。

一般认为,血清地高辛浓度>2.5ng/mL提示地高辛中毒。

5)洋地黄中毒处理:一旦诊断,应立即停药。轻度毒性反应如胃肠道、神经系统和视觉症状,一度房室传导阻滞、窦性心动过缓和偶发室性期前收缩等心律失常表现,停药后均可自行缓解。地高辛中毒症状大多可在24小时内消失。应仔细寻找并去除诱因,如低钾血症等。对快速性心律失常者,如血钾浓度低则可用静脉补钾,如血钾正常可使用苯妥英钠或利多卡因。电复律一般禁用,因易致心室颤动。阿托品静脉注射常用于治疗洋地黄中毒引起的二度或二度以上的窦房或房室阻滞,如心室率慢则宜给予临时心室起搏。洋地黄特异性抗体地高辛Fab抗体片段对洋地黄中毒所致各种心律失常有特效,作用迅速可靠,偶有加重心力衰竭的不良反应。

(2)其他正性肌力药:包括多巴胺、多巴酚丁胺、米力农和左西孟旦,对慢性心力衰竭患者均不宜长期应用。

3.血管紧张素转换酶抑制剂 ACEI通过抑制血管紧张素转换酶(ACE)的活性而减少AngⅡ的生成,减少缓激肽、血管紧张素1~7、血管紧张素1~9的降解。ACEI还有增强ACEI活性的作用,促进血管紧张素Ⅰ转化为血管紧张素1~9、血管紧张素Ⅱ转化为血管紧张素1~7。血管紧张素1~7通过Mas受体有降低血压、保护内皮、抗心肌缺血、抗心肌肥厚、抑制心肌纤维化、改善心肌重构的作用,血管紧张素1~9作用于血管紧张素Ⅱ受体具有抑制心肌纤维化、改善心肌重构的作用。

（1）临床应用。

1）适应证：①所有左心室收缩功能不全所致的心力衰竭（LVEF<40%），除非有禁忌证或不能耐受治疗。无症状性心力衰竭（NYHA I级）亦应使用，可预防和延缓发生心力衰竭。②适用于慢性心力衰竭（轻度、中度、重度）的长期治疗，不能用于抢救急性心力衰竭或难治性心力衰竭正在静脉用药者，只有长期治疗才有可能降低病死率。需注意疗效常在数周或数月后才出现，即使症状未改善，仍可降低疾病进展的危险性。

2）禁忌证或须慎用 ACEI 的情况：以往使用曾出现过威胁生命的不良反应（如血管性水肿或无尿性肾衰竭）。妊娠及哺乳期患者禁用 ACEI。如果血压较低（收缩压低于 80mmHg）、血清肌酐升高（高于 3mg/dL），双侧肾动脉狭窄或血钾升高（大于 5.5mmol/L）时应当谨慎使用 ACEI。

3）应用方法：治疗前应注意利尿药已维持在最合适剂量。因液体潴留可减弱 ACEI 的疗效；而容量不足又可加重药物的不良反应。ACEI 应用的基本原则是从小剂量开始，如能耐受则逐渐增加剂量，直达最大耐受量或靶剂量并长期维持应用（表 1-4）。一般每隔3~7天剂量倍增 1 次。剂量调整的快慢取决于患者的临床状况。有低血压史、低钠血症、糖尿病、氮质血症及服用保钾利尿药者，递增速度宜慢。开始治疗后 1~2 周应监测肾功能和血钾，以后定期复查。

表 1-4　常用 ACEI 的参考剂量

药物	起始剂量	目标剂量
卡托普利	6.25mg,3 次/天	50mg,3 次/天
依那普利	2.5mg,1 次/天	10mg,2 次/天
培哚普利	2mg,1 次/天	4~8mg,1 次/天
雷米普利	1.25~2.5mg,1 次/天	10mg,1 次/天
贝那普利	2.5mg,1 次/天	5~10mg,2 次/天
福辛普利	10mg,1 次/天	40mg,1 次/天
西拉普利	0.5mg,1 次/天	1~2.5mg,1 次/天
赖诺普利	2.5mg,1 次/天	20~40mg,1 次/天

（2）不良反应：ACEI 的不良反应有两方面，即与血管紧张素抑制有关的不良反应，包括低血压、肾功能恶化、钾潴留；与激肽激活有关的不良反应，如咳嗽和血管神经水肿。其他不良反应如皮疹、味觉异常等亦可发生。

1）低血压：较常见，通常于用药数天或加量时出现，常无症状或仅出现头晕。伴 RAS 高度激活的心力衰竭患者容易出现低血压，临床上可从显著的低钠血症（<130mmol/L）来确定这类患者。一旦出现低血压，首先停用其他扩血管剂。如无明显液体潴留，可减少利尿药或增加食盐摄入。

2）肾功能恶化：在肾灌流降低的情况下，肾小球滤过率的维持主要依赖于血管紧张素介导的出球小动脉的收缩，使用 ACEI 扩张出球小动脉可导致肾小球滤过率降低，需要 RAAS 支持的患者（如 NYHA IV级或低钠血症患者）易发生氮质血症。重度心力衰竭患者使用 ACEI 后 15%~30%出现肌酐显著升高（>0.5mg/dL）；而轻度、中度心力衰竭患者的发生率为 5%~15%。

3)钾潴留:心力衰竭患者使用 ACEI 可能出现高钾血症,严重时可以引起心脏传导障碍。高钾血症一般见于肾功能恶化的患者或同时口服钾盐或保钾利尿药者,特别是糖尿病患者。

4)咳嗽:ACEI 引起咳嗽的发生率为 5%~15%,亚洲人的发生率较高,这也是 ACEI 停药最常见的原因。其特点是无痰,伴有喉部发痒的感觉,通常见于治疗的第一个月,停药后 1~2 周可消失,再次用药则数天内即复发。咳嗽不严重一般可继续应用,如咳嗽持续且患者不能耐受应换用 ARB。

5)血管神经性水肿:使用 ACEI 发生血管神经性水肿的概率不到 1%,黑种人发生率较高。由于可能是致命性的,一旦临床上疑为血管神经性水肿,患者应终生避免应用所有的 ACEI。

4.血管紧张素受体Ⅱ阻滞药(表 1-5)　与 ACEI 不同,ARB 可阻断血管紧张素 Ⅱ 和血管紧张素受体结合,发挥有利的效应。ARB 对缓激肽的代谢无影响,因此不能通过提高血清缓激肽浓度发挥可能对心力衰竭有利的作用,但也不会产生可能与之有关的咳嗽不良反应。

因为 ACEI 改善心力衰竭患者预后证据充分,对以往没有使用过 ACEI 的患者,不宜首先使用 ARB 治疗,耐受 ACEI 的患者不宜换用 ARB 代替,但因其他原因已使用 ARB 且心力衰竭控制良好者不必改用 ACEI。ARB 适用于因为血管性水肿或顽固性咳嗽而不能耐受 ACEI 的患者。与 ACEI 一样,ARB 也可以引起低血压、肾功能恶化和高钾血症。不推荐联合应用 ARB 和 ACEI 治疗心力衰竭。

表 1-5　目前可提供的 ARB 参考剂量

药物	每天剂量(mg)
证明对死亡率/发病率有效	
坎地沙坦	4~32
缬沙坦	40~320
奥美沙坦	10~40
氯沙坦	25~100
厄贝沙坦	150~300
替米沙坦	40~80

5.β 受体阻滞剂　β 受体阻滞剂对心力衰竭治疗有效,包括选择性 β 受体阻滞剂(如美托洛尔和比索洛尔)和全面阻滞肾上腺素能 α_1 受体、β_1 受体和 β_2 受体的 β 受体阻滞剂(如卡维地洛)。

(1)适应证:所有慢性射血分数下降的心力衰竭,NYHA Ⅱ级、Ⅲ级患者,LVEF<40%且病情稳定者均可使用,除非有禁忌证或不能耐受。应尽早开始并在利尿药的基础上加用,尽可能合用 ACEI 或 ARB。NYHA Ⅳ级患者,如病情稳定、无体液潴留、体重恒定,且不需要静脉用药者,可考虑在严密监护下,由专科医师指导使用。

β 受体阻滞剂有强大的负性肌力作用,治疗初期对心功能有抑制作用,但长期治疗(≥3 个月)则可改善心功能,使 LVEF 增加。因此不能应用于急性失代偿性心力衰竭、难治性心力衰竭需静脉使用正性肌力药和因大量液体潴留需强力利尿者。

(2)禁忌证:支气管痉挛性疾病、血压过低、症状性心动过缓(心率<60 次/分)、二度及二度

以上房室传导阻滞(除非已安装起搏器)。

(3)临床应用注意点。

1)β 受体阻滞剂应用须从小剂量开始。如琥珀酸美托洛尔缓释片 12.5mg 每天 1 次,比索洛尔 1.25mg 每天 1 次,第三代 β 受体阻滞剂卡维地洛 3.125mg 开始,每天 2 次。如果患者能耐受,可每隔 2~4 周增加剂量,达到最大耐受量或目标剂量后继续治疗。

2)在剂量递增期间应当注意患者重要生命体征和症状的变化。应测量体重并及时调整利尿药剂量。如患者出现体液潴留而症状很轻或无症状,可增加利尿药剂量并继续使用 β 受体阻滞剂。出现低灌注或是需要静脉使用正性肌力药物,应尽量维持使用 β 受体阻滞剂并密切观察病情变化,不得已的情况下才考虑减量或停药。正性肌力药应使用不依赖于 β 受体的正性肌力药物(如磷酸二酯酶抑制剂、左西孟旦),一旦病情稳定,应尽早恢复使用 β 受体阻滞剂。

3)可根据患者的耐受性、用药后心率下降的情况,并参考临床试验所用的目标剂量确定患者的剂量。一旦达到了合适剂量,应当长期使用。由于 β 受体阻滞剂个体差异很大,治疗应个体化。

4)开始使用 β 受体阻滞剂时可能出现以下不良反应。①体液潴留和心力衰竭恶化:心力衰竭患者在开始使用前应确保患者没有体液超负荷,体液潴留和心力衰竭恶化一般不需要停止治疗,通过强化常规治疗就可以取得较好效果;②乏力:大多不需要治疗,必要时可采取减少 β 受体阻滞剂或伴随的利尿药剂量,但如伴有外周低灌注,则应当停药;③心动过缓和传导阻滞:低剂量时不易发生,但在增量过程中,危险性亦逐渐增加,如心率<55 次/分或出现二度及二度以上房室传导阻滞应减量或停用;④低血压:β 受体阻滞剂,特别是同时阻滞 α 受体的药物,如卡维地洛,可引起低血压,通常无症状,有时可出现眩晕、头晕目眩或视物模糊。卡维地洛扩血管作用常常出现在首次使用或增加剂量的 24~48 小时,而重复使用该剂量时,该不良反应逐渐减退。有容量不足的患者可以减少利尿药剂量而缓解低血压症状。

6.醛固酮受体阻滞剂 心力衰竭时,心室醛固酮(aldosterone,ALD)生成及活化增加,且与心力衰竭的严重程度成正比。醛固酮除引起低镁、低钾外,还可致自主神经功能失调,即交感神经激活而副交感神经活性降低,更重要的是促进心室重构,特别是心肌纤维化,从而促进心力衰竭的发展。醛固酮受体阻滞剂阻断醛固酮的效应。

心力衰竭患者短期应用 ACEI 时,可降低血醛固酮水平,但长期应用,血醛固酮水平却不能保持稳定、持续的降低,即所谓"醛固酮逃逸现象"(ALD escape)。因此,如能在 ACEI 基础上加用醛固酮受体阻滞剂,能进一步抑制醛固酮的有害作用,可望有更大的益处。

近期或当前在休息状态下仍有心力衰竭症状的患者(NYHA Ⅱ~Ⅳ级),使用地高辛、利尿药、ACEI 和 β 受体阻滞剂后不能缓解,可加用小剂量的螺内酯。治疗前,患者血钾应小于 5.0mmol/L,血清肌酐小于 2.5mg/dL,并在治疗期间密切监测这两项指标,减少或停止使用补钾药物。如血钾水平超过 5.4mm01/L,应当降低螺内酯用量。如果出现严重高钾血症或疼痛性乳腺增生症,应当停药。新型的醛固酮受体阻滞剂依普利酮可减少男性乳腺增生的不良反应,能减少收缩性心力衰竭患者和 NYHA Ⅱ级患者的死亡风险和住院风险,对轻度心力衰竭也能获益。

7.窦房结起搏电流(I_f)抑制剂 伊伐布雷定为选择性窦房结 I_f 抑制剂,可以减慢窦性节律,在已优化 ACEI 和 β 受体阻滞剂治疗基础上,对窦性心率大于 70 次/分的收缩性心力衰竭患者有益,能使心血管死亡或心力衰竭住院数量显著减少,改善心力衰竭患者的预后。

8.LC2696 LC2696 是一个由沙库巴曲和缬沙坦两种成分构成、具有脑啡肽酶抑制和血管紧张素I受体阻滞作用的药物。脑啡肽酶负责利钠肽类物质(ANP、BNP、CNP)、胰高血糖素、脑啡肽和缓激肽等物质的降解。LC2696 应用后,BNP 降解减少,血浆中 BNP 水平升高,从而发挥一系列扩张血管、利尿和抗纤维化等作用。在慢性收缩性心力衰竭,能较 ACEI(依那普利)更好改善心力衰竭预后。

(三)HFpEF 的治疗

1.寻找和治疗基本病因 治疗冠心病、高血压和主动脉狭窄,如通过有效控制血压,减轻心肌肥厚、主动脉瓣换瓣术治疗、冠状动脉血管重建术、冠状动脉搭桥术改善心肌缺血等。

2.降低肺静脉压 限制钠摄入量、使用利尿药和硝酸盐以减少静脉回流,但需从小剂量开始避免左心室充盈量和心排血量的明显降低。

3.β 受体阻滞剂 可通过减慢心率、延长舒张期改善舒张功能。它降低高血压、减轻心肌肥厚的作用也对舒张功能的改善有重要作用,特别适用于高血压、冠心病合并房性或室性心律失常时。

4.钙通道阻滞剂 可降低血压,改善左心室舒张早期充盈,减轻心肌肥厚,尽管有一定程度的负性肌力作用,但维拉帕米和地尔硫䓬可通过减慢心率而改善心肌的舒张功能。

5.RAAS 拮抗剂 包括 ACEI、ARB 和醛固酮受体阻滞剂。RAAS 拮抗药不但可降低血压,且对心肌局部的 RAAS 也有直接作用,但缺少改善预后的证据。

6.洋地黄 洋地黄可增加细胞内钙负荷,对左心室舒张功能有弊无利,除心房颤动的患者外,一般不用于 HFpEF 的治疗。如患者并发心房颤动,应尽可能在短期内转复窦性节律,必要时可使用直流电复律。

7.抗心律失常药物 心律失常,尤其是快速性心律失常对舒张性心力衰竭患者的血流动力学常产生很大影响,故预防心律失常的发生对舒张性心力衰竭的患者有重要意义。临床常用的药物以II类、III类和IV类最为常用,可根据不同患者特点选用。

(四)慢性射血分数下降的心力衰竭合并室性心律失常的治疗

1.药物治疗 心力衰竭患者可伴有频发、复杂性心律失常并可能与猝死危险有关,但几乎所有抗心律失常药物的临床试验都显示虽然药物可有效减少室性异位心律但并不降低猝死危险。相反,由于这类药物的负性肌力及致心律失常作用可能使死亡率增高。除 β 受体阻滞剂至今尚未证实抗心律失常药物治疗可显著降低病死率、改善心力衰竭预后。因此对无症状、非持续性室性心律失常不主张积极抗心律失常治疗。对于有记录证实为持续性室性心动过速、心室颤动、曾经猝死复苏的患者,以及伴明显血流动力障碍的短阵室性心动过速患者,III类抗心律失常药物胺碘酮可抑制心律失常且不增加心力衰竭患者的死亡危险性,通常剂量为 0.2g 每天 3 次,口服 5~7 天;然后 0.2g 每天 2 次,口服 5~7 天;随后用 0.2g 每天1 次维持。如治疗有效可试用 0.2g 每天 1 次,每周 5 天,直至减量为 0.2g 隔天 1 次。但胺碘酮对预防心力衰竭猝死或延长生存方面尚无确切的证据。应注意寻找和去除各种可能引起心律失常的原因,如心力衰竭未控制、心肌缺血、低钾血症、低镁血症;药物的致心律失常作用,特别是各种正性肌力药物。

2.植入型心律转复除颤器(implantable cardiovertor-defibrillator,ICD) 见相关内容。

(五)难治性心力衰竭的治疗

症状持续且对各种治疗反应差的充血性心力衰竭称为难治性或顽固性心力衰竭。其治疗包括既往诊断和治疗的重新评估,使用静脉药物治疗及非药物治疗。

1.既往诊断和治疗的重新评估 包括心力衰竭的病因和诱因,尤其是可治疗的病因和使心力衰竭持续的心外因素,如冠心病、心瓣膜病、感染性心内膜炎及甲状腺功能亢进或减退、各类贫血等。

2.静脉血管扩张剂和正性肌力药物 顽固性心力衰竭患者一般需静脉使用正性肌力药物(多巴胺、多巴酚丁胺、米力农或左西孟旦)和血管扩张剂(硝酸甘油或硝普钠)以改善心脏功能、利尿并稳定临床状况。一旦病情稳定,应当采用口服药物改善症状。只有在多次治疗病情仍然不稳定的情况下才考虑连续静脉治疗。需要强调的是,即使是严重心力衰竭的患者,也不主张长期静脉用药。

3.血液净化治疗 明显水钠潴留利尿药效果差者应及早进行血液净化治疗。

4.心脏再同步化治疗(cardiac resynchronization therapy,CRT) 见相关内容。

5.心脏移植 心脏移植是目前治疗顽固性心力衰竭唯一成熟的外科方法。心脏移植适应证主要是心脏功能严重受损的患者,最大运动氧耗量小于15mL/min(或小于预计正常值的50%)或长期依赖于静脉正性肌力药物的患者。目前存在的主要问题是移植心脏的来源,排斥反应,需长期服用免疫抑制剂与巨大的经济负担。

6.体外循环支持装置 可用于严重心脏事件后患者(如心脏部分切除术后休克、心肌缺血)或准备进行心脏移植的患者。左心室辅助设备提供了血流动力学支持,可以植入体内使患者可以走动并出院。

7.干细胞移植 干细胞作为细胞治疗或组织器官替代治疗的种子细胞被寄予厚望,但真正用于临床,尚有许多科学问题亟待解决。

第四节 急性心力衰竭

一、概述

2010年,中国心衰指南将急性心力衰竭(acute heart failure,AHF)定义为心力衰竭的症状和体征急性发作和(或)加重的一种临床综合征。除传统定义的心脏急症,还包括慢性心力衰竭的急性发作或加重、急性发作与加重的右心衰竭,以及非心脏原因所致的急性心功能障碍。急性心力衰竭通常危及患者生命,必须紧急实施抢救和治疗。对于慢性心功能不全基础上加重的急性心力衰竭,若治疗后症状稳定,不应再称为急性心力衰竭。

目前,我国急性心力衰竭的发病率、死亡率缺乏大型流行病学调查的结果。根据发病原因,急性心力衰竭可分为心源性和非心源性两个类型。

(一)心源性急性心力衰竭

1.急性左心衰竭 临床常见的急性左心衰竭多为慢性心力衰竭急性失代偿,约占70%。另外可见于急性冠状动脉综合征、高血压急症、急性心瓣膜功能障碍(主动脉瓣或二尖瓣狭窄、急性缺血性乳头肌功能不全、感染性心内膜炎伴发瓣膜腱索损伤)、急性重症心肌炎、围产期心肌病、严重心律失常(快速型心房颤动或心房扑动、室性心动过速)等。

2.急性右心衰竭　常见病因包括急性右心室梗死、急性大块肺栓塞及右心瓣膜病伴发急性右心衰竭。

(二)非心源性急性心力衰竭

无心脏病患者由高心排血量状态(甲亢危象、贫血、感染性败血症)、快速大量输液导致容量陡增、急性肺静脉压显著增高(药物治疗缺乏依从性、容量负荷过重、大手术后、急性肾功能减退、吸毒、酗酒、哮喘、急性肺栓塞)等引起急性肺水肿。

二、诊断标准

(一)临床诊断

根据急性呼吸困难的典型症状和体征、NT-proBNP升高,一般诊断并不困难。进一步检查明确病因诊断,有助于进行针对性治疗。

1.临床常用的急性心力衰竭严重程度分级

(1)Killip分级:用于急性心肌梗死功能损伤的评价。具体分级方法如下。I级。无心力衰竭;Ⅱ级。有心力衰竭,肺部中下野湿啰音(肺野下 1/2),可闻及奔马律,X线片见肺淤血;Ⅲ级。严重的心力衰竭,有肺水肿,满布湿啰音(超过肺野下 1/2);Ⅳ级。心源性休克、低血压(收缩压≤90mmHg)、发绀、少尿、出汗。

(2)Forrester分级:根据临床表现和血流动力学状态分级,主要用于急性心肌梗死患者,也可用于其他原因急性心力衰竭评价。血流动力学分级根据PCWP或平均肺毛细血管楔压(mPCWP)及心指数(CI):I级 PCWP≤17mmHg,CI>2.2L/(min·m^2),无肺淤血及周围灌注不良;Ⅱ级 PCWP>17mmHg,CI>2.2L/(min·m^2),有肺淤血;Ⅲ级 PCWP<17mmHg,CI≤2.2L/(min·m^2),周围组织灌注不良;Ⅳ级 PCWP>17mmHg,CI≤2.2L/(min·m^2),有肺淤血和组织灌注不良。

(3)临床程度分级:根据皮肤的干湿冷暖和肺部是否有湿啰音分为四个等级:皮肤干暖,无肺部啰音(Ⅰ级);皮肤湿暖伴肺部啰音(Ⅱ级),患者有急性左心衰竭和肺淤血;皮肤干冷伴肺部啰音(Ⅲ级),患者有肺淤血或肺水肿,并有早期末梢循环障碍和组织脏器灌注不良。皮肤湿冷伴肺部啰音(Ⅳ级),此时患者有急性左心衰竭还有心源性休克或其前兆。

2.临床表现

(1)发病急剧,患者突然出现严重呼吸困难、端坐呼吸、烦躁不安、呼吸频率达 30~40 次/分,频繁咳嗽,严重时咳白色泡沫痰或粉红色泡沫痰,患者有恐惧和濒死感。

(2)患者面色灰白、发绀、大汗、皮肤湿冷;心率增快、心尖部第一心音减弱、舒张期奔马律(S$_3$)、P$_2$亢进;开始肺部可无啰音,继之双肺满布湿啰音和喘鸣音;或有基础心脏病相关体征。心源性休克时血压下降(收缩压<90mmHg,或平均动脉压下降>20mmHg)、少尿(尿量<17mL/h)、神志模糊。

(3)急性右心衰竭主要表现为低血压综合征,右心循环负荷增加,颈静脉怒张、肝大、低血压。

3.实验室和辅助检查

（1）心电图：主要了解有无急性心肌缺血、心肌梗死和心律失常，可提供急性心力衰竭病因诊断依据。

（2）胸片：急性心力衰竭患者可显示肺门血管影模糊、蝶形肺门，重者弥漫性肺内大片阴影等肺淤血征。

（3）超声心动图：床边超声心动图有助于评价急性心肌梗死的机械并发症、室壁运动失调、心脏的结构与功能、心脏收缩/舒张功能的相关数据，了解心脏压塞。

（4）脑钠肽检测：检查血浆 BNP 和 NT-proBNP，有助于急性心力衰竭快速诊断与鉴别，阴性预测值可排除急性心力衰竭。诊断急性心力衰竭的参考值：NT-proBNP>300pg/mL；BNP>100pg/mL。

（5）心肌标志物检测：心肌肌钙蛋白（cardiac troponin T,cTnT 或 cardiac troponin I,cTnI）或肌酸激酶同工酶 MB（creatine kinase isoenzymes,CK-MB）异常有助于诊断急性冠脉综合征。

（6）有创的导管检查：安置 Swan-Ganz 漂浮导管进行血流动力学监测，有助于急性心力衰竭的治疗（见 Forrester 分级）。急性冠脉综合征的患者酌情可行冠状动脉造影及血管重建治疗。

（7）其他实验室检查：动脉血气分析，急性心力衰竭时常有低氧血症；酸中毒与组织灌注不足可有二氧化碳潴留。常规检查：血常规、电解质、肝肾功能、血糖、高敏 C-反应蛋白（highly sensitive C-reactive protein,hs-CRP）。

（二）鉴别诊断

急性心力衰竭常需要与重度支气管哮喘相鉴别，后者表现为反复发作性哮喘，两肺满布高音调哮鸣音，以呼气为主，可伴少许湿啰音。还需要与其他原因的非心源性休克相鉴别。根据临床表现及相关的辅助检查、BNP 或 NT-proBNP 的检测，可以进行鉴别诊断并做出正确的判断。心源性急性心力衰竭与非心源性急性心力衰竭鉴别诊断见表 1-6。

表 1-6　心源性急性心力衰竭与非心源性急性心力衰竭的鉴别诊断

参数	心源性急性心力衰竭	非心源性急性心力衰竭
病史	急性心脏病发作	近期没有心脏病史
潜在非心脏病疾病	通常缺乏	存在
体格检查		
S_3奔马律	存在	无,脉搏有力
心排血量状态	低心排血量;皮肤湿冷	高心排血量;皮肤温暖
肺部啰音	湿啰音	干啰音

（续表）

参数	心源性急性心力衰竭	非心源性急性心力衰竭
实验室检查		
心电图	心肌缺血/心肌梗死	正常
NT-proBNP	>300pg/mL	<100pg/mL
心肌标志物	增高	正常
胸片	肺门影扩大,可呈蝴蝶状	肺周围阴影
PCWP	≥18mmHg	<18mmHg

三、诊疗原则

急性心力衰竭因发病急、病情重,治疗上应短期内稳定生命体征,纠正血流动力学异常,避免心力衰竭进一步恶化。另外,应注意去除诱发急性心力衰竭的诱因、尽早针对急性心力衰竭的病因治疗。

急性心力衰竭救治措施应重点减轻心脏前后负荷,纠正血流动力学异常(图1-5)。

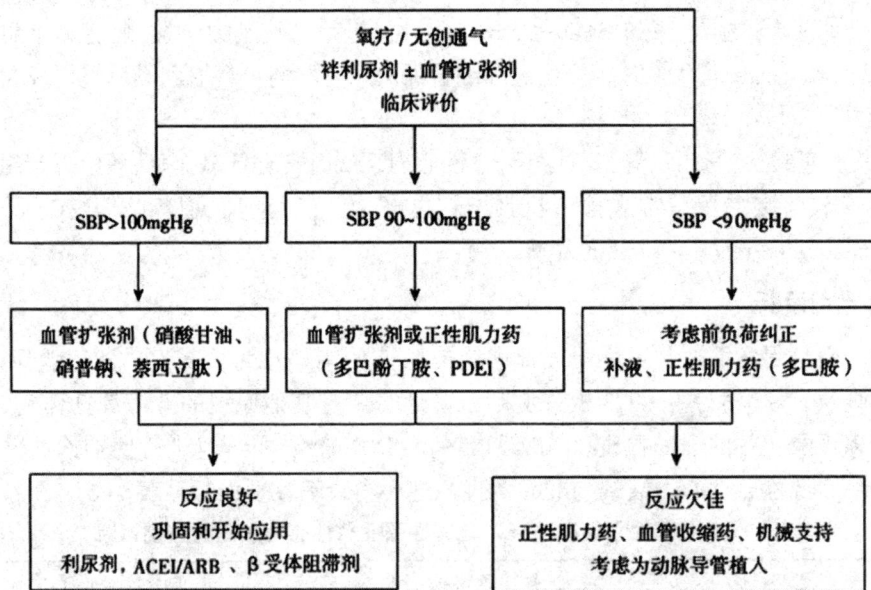

图1-5 根据收缩压不同制定的治疗措施

SBP:收缩压;PDEI:磷酸二酯酶抑制剂;ACEI:血管紧张素转换酶抑制剂;ARB:血管紧张素受体Ⅱ阻滞药。

(一)初始治疗

1.体位 取坐位,双脚下垂,减少静脉回心血量,减轻心脏前负荷。

2.吸氧 开始氧流量为2~3L/min,也可高流量给氧6~8L/min,需要时予以面罩加压给氧或正压呼吸。应用乙醇吸氧(氧气流经50%~70%乙醇湿化瓶),或有机硅消泡剂,使泡沫表面张力降低而破裂,有利于肺泡通气的改善。吸氧后保持动脉血氧饱和度(oxygen saturation in arterial blood,arterial oxygen saturation,SaO_2)在95%~98%。

3.控制出入量　急性心力衰竭患者应严格控制饮水量和输液量,保持每天出入量负平衡约500mL/d,严重肺水肿者可负平衡至1000~2000mL/d,甚至达3000~5000mL/d,但应注意复查电解质并注意有无低血容量。

4.镇静　吗啡是治疗急性肺水肿极为有效的药物,吗啡通过抑制中枢性交感神经,反射性降低外周静脉和小动脉张力,减轻心脏前负荷。吗啡能降低呼吸中枢和咳嗽中枢兴奋性,减慢呼吸和镇咳,松弛支气管平滑肌,改善通气功能。中枢镇静作用还能减轻或消除焦虑、紧张、恐惧等反应。通常采用吗啡3~5mg静脉注射,必要时每隔15分钟重复一次,共2~3次,或5~10mg皮下注射。但应注意低血压或休克、慢性阻塞性肺部疾病、支气管哮喘、神志障碍及伴有呼吸抑制的危重患者禁用吗啡。吗啡的不良反应常见恶心及呕吐,如症状明显,可给予止吐剂。

5.快速利尿　强效袢利尿剂可大量迅速利尿,降低心脏容量负荷,缓解肺淤血。呋塞米20~40mg或托塞米10~20mg,或布美他尼0.5~1mg静脉注射,根据利尿反应调整剂量。若袢利尿剂疗效不佳,可加用噻嗪类和(或)醛固酮受体阻滞剂。

6.解除支气管痉挛　地塞米松10mg静脉注射和(或)二羟丙茶碱250mg静脉注射,持续哮喘时可用氢化可的松或氨茶碱加入5%葡萄糖溶液中静脉滴注,但急性心肌梗死时氨茶碱慎用。

(二)血管活性药物的应用

1.血管扩张剂　降低左、右心室充盈压和全身血管阻力,减轻心脏负荷,缓解呼吸困难。但当患者收缩期血压<90mmHg或存在严重的主动脉瓣及二尖瓣狭窄、肥厚性梗阻型心肌病时禁用。

硝酸酯类:不减少每搏量和不增加心肌耗氧情况下能减轻肺淤血,常用硝酸甘油加入5%葡萄糖溶液中静脉滴注,初始剂量为5~20μg/min,最大剂量为100~200μg/min,密切监测血压,应防止血压过度下降。

硝普钠:对于严重心力衰竭患者和原有后负荷增加者(如高血压或二尖瓣反流),推荐硝普钠从0.3μg/(kg·min)静脉滴注,缓慢加量至1~5μg/(kg·min)。本药适应短期使用,长期应用可引起硫氰酸盐毒性。

2.重组人脑钠肽(rhBNP,奈西立肽)　它通过血管环鸟苷-磷酸受体通路介导血管扩张,利钠、利尿,降低PCWP和肺动脉压,能够适度抑制交感神经系统,醛固酮和内皮素等血管收缩神经激素,对于纠正急性心力衰竭时血流动力学异常具有较好作用。通常负荷量1.5μg/kg静脉注射,再以维持剂量0.0075μg/(kg·min)静脉注射24小时,最常见不良反应为低血压。

3.乌拉地尔　具有外周和中枢双重扩血管作用,可降低血管阻力,降低PCWP,缓解呼吸困难,降低后负荷,增加心排血量。根据患者血压情况给予负荷剂量静脉注射12.5~25mg,再以维持剂量25~400μg/(kg·min)维持。

(三)正性肌力药物

适用于低心排综合征(如症状性低血压),或心排血量降低伴有淤血的患者,可减轻低灌注所致的症状,保证重要脏器的血供。

1.多巴酚丁胺　在急性心力衰竭中短期应用,主要是缓解症状。起始剂量为2~

$3\mu g/(kg \cdot min)$,通常不需要负荷剂量,最大剂量可达 $20\mu g/(kg \cdot min)$,停药前应逐渐减量至停止。多巴酚丁胺可诱发室性或房性心律失常、心动过速,也可诱发冠心病患者胸痛或加重心肌缺血,使用过程中应注意观察。

2.多巴胺 小剂量多巴胺[$<3\mu g/(kg \cdot min)$]可激活多巴胺受体,降低外周血管阻力,增强肾、冠状动脉和脑血流。中等剂量[$3\sim 5\mu g/(kg \cdot min)$]刺激 β 受体,直接或间接增加心肌收缩力及心排血量。大剂量[$>5\mu g/(kg \cdot min)$]则作用于 α 受体导致血管收缩和血管阻力增加,用于维持伴有低血压的心力衰竭患者,但可增加心率,诱发心动过速或心律失常,应注意观察。

3.磷酸二酯酶抑制剂 常用药物为米力农,首剂为 $25\mu g/kg$,稀释后 $15\sim 20$ 分钟静脉注射,继之 $0.375\sim 0.75\mu g/(kg \cdot min)$ 维持静脉滴注。临床也可以直接采用缓慢静脉滴注,尤其对低充盈压患者可避免低血压风险。

4.毛花苷 C 如患者未长期服用地高辛等洋地黄类药物,可首剂给予 0.4mg,以 5%葡萄糖注射液稀释后缓慢注射,$6\sim 8$ 小时后可根据需要再给予 0.2mg 静脉注射,但目前已不主张快速洋地黄化。洋地黄尤其适合于:①低心排血量心力衰竭;②心房颤动快速心室率心力衰竭。使用过程中应注意:急性心肌梗死(发病 24 小时内)、急性心肌炎、低钾血症或二度以上房室传导阻滞者禁用,甲状腺功能减退者也应慎用。

5.其他 钙增敏剂左西孟旦,松弛素,血管升压素 V_2 受体阻滞剂,腺苷受体阻滞剂等需要更多临床证据的支持。

(四)非药物方法的应用

1.主动脉内球囊反搏 主动脉内球囊反搏是一种有效改善心肌灌注且同时降低心肌耗氧量,增加心排血量的治疗手段,适用于心源性休克、血流动力学障碍的严重冠心病(急性心肌梗死合并机械并发症)或顽固性肺水肿等。

2.人工机械通气 急性心力衰竭时由于肺淤血(水肿)、心功能损伤、组织灌注不良,患者会出现不同程度的低氧血症和组织缺氧,人工机械通气维持 SaO_2 在 95%~98%,可以有效防止外周脏器和多器官功能衰竭。

无创通气治疗是一种无须气管插管、自主呼吸触发的机械通气治疗,包括两种方法:持续气道正压通气(continuous positive airway pressure,CPAP)和双相气道正压通气(bi-level positive airway pressure,biphasic positive airway pressure,BiPAP),可进一步减少呼吸做功和提高全身代谢需求。

气管插管机械通气治疗是有创性机械通气,主要用于病情恶化,伴随发生 I 型或 II 型呼吸衰竭者、对无创机械通气无反应的患者,以及继发于 ST 段抬高型急性冠脉综合征所致的肺水肿。

3.血液净化治疗 适于高容量负荷如肺水肿,且对袢利尿剂和噻嗪类利尿剂抵抗者,能够减轻肺水肿和外周水肿,改善血流动力学,且有助于恢复对利尿剂的治疗反应。

4.病因治疗 首先寻找导致急性心力衰竭的发病原因和诱发因素,从根本上缓解和治疗心力衰竭。

(1)急性冠脉综合征并发急性心力衰竭:冠状动脉造影证实为严重左主干及多支血管病变且能够进行介入治疗者,尽早行急诊经皮冠状动脉介入治疗,血运重建可以明显改善心力衰竭。

（2）急性心脏机械并发症：急性心肌梗死后并发心室游离壁破裂、室间隔穿孔、重度二尖瓣关闭不全；或由于心脏瓣膜疾病并发症，如腱索断裂，或感染性心内膜炎导致的瓣膜穿孔引起的急性心脏瓣膜关闭不全；主动脉瓣或二尖瓣的严重狭窄及联合瓣膜病的心功能急性失代偿期，外科手术有助于改善病情。

四、预防和预后

急性心力衰竭住院病死率为3%～4%，严重者达20%，而且出院后60天内因心血管事件导致的再住院率达到30%～50%。慢性心力衰竭和非心源性急性心力衰竭患者避免诱发因素，可以预防急性心力衰竭的发生。急性心肌损害尽早针对病因治疗，可以减轻急性心力衰竭的发生和发展。在急性发作阶段改善患者症状，病情稳定后进行综合治疗措施，可以降低病死率。

第二章　心律失常

第一节　概述

　　心脏不断规律、协调地进行收缩和舒张交替活动是心脏实现泵血功能、推动血液循环的必要条件,而这些机械活动均由心脏的电活动所激发。心脏的电活动起源于窦房结,后者的冲动先扩布到右、左心房,然后到达房室结,沿房室束及左右束支、浦肯野纤维网传导激动心室肌,使得心房和心室顺序收缩和舒张,此为窦性心律。凡由于心脏内冲动的发生与传播不正常而使整个心脏或其一部分的活动变为过快、过慢或不规则,或者各部分活动的顺序发生紊乱时,即形成心律失常。

一、与心律失常有关的心脏解剖和生理

(一)心脏的传导系统解剖

　　心肌按其组织结构和功能特点可粗略地分为两大类型:一类是普通的心肌细胞(又称为工作细胞),占心肌组织的大部分,具有兴奋性和传导性。另一类是特殊分化的心肌细胞,组成心脏的特殊传导系统,它们除具有兴奋性和传导性之外,还具有自动产生节律性兴奋的能力,故又称为自律细胞。心脏特殊传导系统主要包括窦房结(sino-atrial node,SAN)、房室交界(又称房室结区,atrio-ventricular junction,AVJ)、房室束(又称希氏束,His bundle)/左右束支及其分支,以及浦肯野纤维网。窦房结位于右心房与上腔静脉交界处的前外侧,是控制心脏正常活动的起搏点,房室结区(房室交界)位于冠状静脉窦和三尖瓣环之间,Koch 三角区内,向前上延续成房室束。房室束分为穿行部和分叉部,其从房室结延伸出后,穿过中央纤维体(穿行部),越过房室环,走行于膜部室间隔的后缘,至肌部室间隔的顶部先分出左束支(left bundle branch,LBB)的后分支,再分出左束支的前分支(此段称为分叉部),本身延续成右束支。左束支后分支粗短,呈扇形分支,左束支前分支和右束支细长。两侧束支于心内膜下走向心尖方向并再分支,互相交织成网状,并垂直向心外膜侧延伸,称为浦肯野纤维网,深入心室肌内。

　　窦房结主要含有 P 细胞和过渡细胞。P 细胞是自律细胞,位于窦房结中心部分;过渡细胞位于周边部分,不具有自律性。房室结区是心房和心室之间的特殊传导组织,是心房兴奋传入心室的通道,它主要包括以下三个功能区域:房结区、结区和结希区。房结区是房室结双径路传导和形成房室结折返性心动过速的解剖基础;结区相当于光学显微镜所见的房室结,具有传导性,但无自律性,激动传导在结区延迟最明显。房结区和结希区都具有传导性和自律性。心房肌与心室肌之间有纤维环,而房室结和房室束为正常房室间传导的唯一通路。窦房结和房室结区之间存在三条传导途经,分别称为前、中、后结间传导途经。尽管上述结间传导途径的传导速度比心房肌的传导速度快,但这些传导途径并不符合传统概念的"传导束",只是心房内优势传导途经而已。

　　窦房结、房室结和房室束主干多由右冠状动脉供血。房室束分支部分、左束支前分支和

右束支血供来自左冠状动脉前降支,而左束支后分支则由左冠状动脉回旋支和右冠状动脉供血。

(二)心肌细胞的电生理基础

心肌细胞电生理基础为经心肌细胞膜的跨膜离子流。

1.心肌细胞膜 心肌细胞膜上有离子通道,每一种通道只允许一种或数种离子通过,即所谓选择通透性。如快钠通道只允许钠离子通过,慢内向离子流通道可允许钠离子和钙离子通过。心肌细胞膜的选择通透性能使细胞膜内外各种离子浓度存在差别,如心肌细胞膜内钠、钙离子浓度远低于膜外,而钾离子浓度则远较膜外高,形成膜内外不同离子的浓度差(化学梯度)。离子带正或负电荷,膜内外的离子浓度差因而也使膜内外保持一定的电位差(电化梯度)。离子的跨膜转运称为离子流。离子流的方向是以正电荷的流动方向命名的,正离子外流或负离子内流称为外向电流,正离子内流或负离子外流称为内向电流。外向电流导致膜内电位向负电性转化,促使膜复极;内向电流导致膜内电位向正电性转化,促使膜除极。各种不同的离子流是形成心肌膜电位变化的基本原因,而离子是否能跨膜转运取决于相应的离子通道是否开放及其开放的程度。

2.离子通道 心肌细胞膜上的离子通道有两大类:由跨膜电位决定的电压门控通道,以及由各种化学物质(如各种受体的配体)决定的化学门控通道,或称配体门控通道。在动作电位发生机制中,电压门控通道起着主要作用,神经体液介质则可改变化学门控通道的通透性。

按照通道阀门的有无和多少,可将离子通道分为三类。第一类是没有阀门的背景离子流通道,包括钾离子、钠离子、钙离子、氯离子等背景离子流通道,无论在静息或兴奋状态均持续开放,允许有关离子通过。第二类是只有激活门的单门通道,包括某些钾离子通道和浦肯野细胞的起搏离子流通道。激活门开放时离子通道开放,门闭合时通道关闭。第三类是具有激活门和失活门的双门通道,如快钠通道和慢钙通道,依激活门户失活门的开启分别存在静息态、激活态和失活态三种状态。

3.膜电位 心肌细胞膜的内外存在一定的电位差,称为跨膜电位或膜电位,细胞膜内电位较膜外为负的现象,称为极化。静息状态下心肌细胞膜内外离子的电化学梯度促使一定量的离子跨膜转运(背景电流)。非自律细胞处于静息状态时,外流和内流的离子所携带的总电荷量是相等的,因此膜电位是稳定的;而自律细胞到达最大复极电位后,膜电位并不稳定于这一水平,随着自动除极的进行,膜电位逐渐衰减。

4.动作电位 心肌细胞兴奋过程中产生除极和复极的一系列电位变化称为动作电位。按照动作电位特征,尤其是除极速率,可将心肌细胞分为快反应细胞和慢反应细胞。前者包括心房肌、心室肌(非自律细胞)和浦肯野细胞(自律细胞),后者包括窦房结和房室结的结区细胞。快反应细胞的动作电位振幅大、时限长,除极迅速,复极缓慢,传导兴奋的速度快;慢反应细胞动作电位振幅小,除极缓慢,传导兴奋的速度慢。

根据心肌细胞动作电位特征将其分为5期:0期(除极),1期、2期、3期(复极)和4期(静息或电舒张期)(图2-1)。

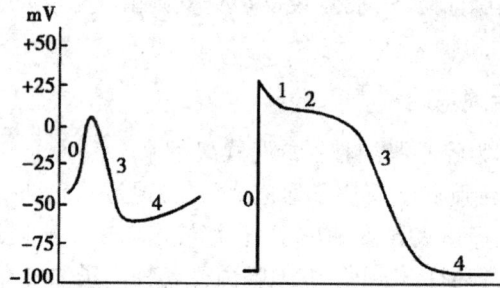

图 2-1　心肌细胞的动作电位、不应期（左）和膜反应曲线（右）

（1）0 期：又称除极相，心肌细胞受阈值刺激（阈电位，threshold potential，TP）兴奋时发生除极，膜内电位由静息电位迅速上升，构成动作电位升支。其幅值为 60~120mV，其中超过零电位的部分称为超射，为 6~30mV。对心室肌等快反应细胞而言，0 期去极化是由细胞膜上的快钠通道开放、Na^+ 快速内流引起的，持续时间仅 1~2ms，而窦房结 P 细胞在 4 期膜电位由最大复极化电位（约 −70mV）自动去极化至 −40mV 时，膜上的钙通道开始开放，Ca^{2+} 的内流使膜的去极化速度加快，形成动作电位的 0 期去极化，钙通道的开放和关闭都比较缓慢，恢复应激状态所需时间亦长，故 P 细胞属于慢反应细胞。两者相应的离子流又分别称为快钠通道和慢钙通道。

（2）1 期：又称快速复极初期，0 期后由于钠通道失活、短暂钾离子外流和氯离子内流，膜电位由 +30mV 迅速下降至 0mV 左右，占时约 10ms，1 期在快反应细胞较明显。

（3）2 期：又称平台期，此期导致复极的外向离子流主要为外向背景钾流与时间依赖钾流和 Na^+-K^+-ATP 泵产生的外向离子流。由于内向整流特性（内向离子流较外向离子流容易通过处于除极状态的细胞膜），钾离子外流受限；平台期的内向离子流为慢钙内流，与外向离子流保持平衡，维持膜电位接近 0mV。此期持续 100~150ms，是心肌动作电位持续时间长的主要原因。窦房结 P 细胞在复极过程中没有明显的 1 期和 2 期。

（4）3 期：又称快速复极末期，随着复极化过程的进行，外向背景钾流从内向整流现象中恢复，再生性外向钾流随时间递增，此时慢钙通道失活，内向离子流减弱至终止，膜内电位由 0mV 左右较快地下降至静息电位水平，完成复极化过程，占时 100~150ms。P 细胞没有明显的 1 期和 2 期，到 0 期末外向离子流和内向离子流达到平衡，以后 Ca^{2+} 通道逐渐关闭，外向的 K^+ 电流则增强，进入 3 期复极化。

自 0 期起始至 3 期结束所需时限称为动作电位时限（action potential duration，APD）。在复极化过程的大部分时间中，心肌细胞不能被新的刺激激活，因而不能发生动作电位，这也是产生不应期的原因。

（5）4 期：在心室肌细胞或其他非自律细胞，4 期膜电位稳定在 −90mV 左右的静息电位水平，由外向背景钾流维持。此外，由于在动作电位期间 Na^+、Ca^{2+} 内流和 K^+ 外流造成细胞膜内外离子分布的改变，4 期中 Na^+-K^+-ATP 泵和 Na^+-Ca^{2+} 交换体排出内流的 Na^+ 和 Ca^{2+}，摄回外流的 K^+，使细胞内外离子浓度梯度得以恢复。自律细胞 3 期复极化到最大复极化电位后即进入 4 期，并立刻开始缓慢自动除极（舒张期除极），达到阈电位水平时则诱发产生一个动作电位。钾外流随时间的进行性衰减是窦房结 P 细胞 4 期除极的最重要的离子基础；

而内向起搏电流是浦肯野细胞4期自动去极化的一个重要离子流。

窦房结和房室结区的动作电位曲线与其他部位不同,具有以下特点:0期除极缓慢,振幅低,1期、2期不明显,4期除极坡度陡,静息膜电位和阈电位均低(静息膜电位在-70～-50mV,阈电位在-40～-30mV,而心室肌等快反应细胞的静息膜电位和阈电位则分别为-90mV和-60mV),动作电位时限短(因无明显平台期)(图2-2)。已证实此两处0期除极是Ca^{2+}和Na^+缓慢内流、K^+缓慢外流所形成的,因而被称为慢反应细胞。其他部位心肌细胞除极由Na^+快速内流形成,因而又称为快反应细胞。慢反应细胞自律性较高,传导性能差,易发生传导障碍;快反应细胞则传导性能可靠。

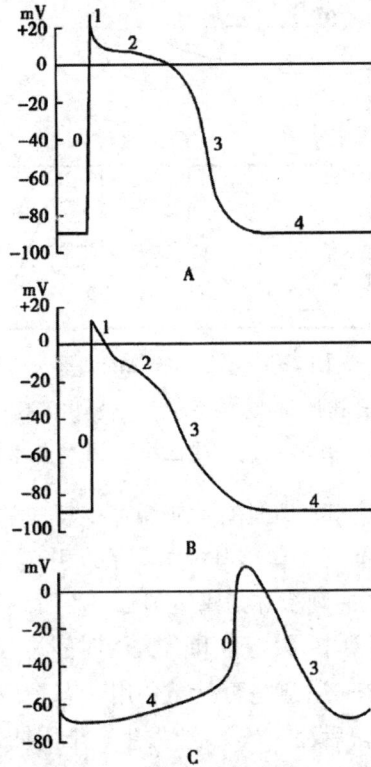

图2-2 不同心肌细胞动作电位曲线

A.心室肌细胞(快反应细胞)的动作电位曲线;B.心房肌细胞(快反应细胞)的动作电位曲线;C.窦房结细胞(慢反应细胞)的动作电位曲线。

随着心肌细胞电生理研究的深入,对心肌细胞膜的离子通道及其离子流的作用又提出一些新概念,分子生物学和遗传性疾病研究了解到了与离子通道相关的一些基因,如*SCN5A*为编码 Nav 1.5 的基因等。

(三)心肌细胞的电生理特性

心肌细胞有自律性、兴奋性、传导性和收缩性,前三者与心律失常关系密切。

1.自律性 具有自律性的心肌细胞包括窦房结、房室交界、希氏束和浦肯野纤维系统的细胞。自动节律的频率(起搏频率)取决于最大舒张期膜电位水平、阈电位水平和4期自动除极速率三个因素。最大舒张期膜电位水平上移(负值变小)、阈电位下移(负值变大)、4期自动除极速率变大,都可使起搏频率加快,自律性增高;反之,自律性低下。其中 4 期自动除极速率对其影响最大(图 2-3)。窦房结细胞的起搏频率最高,约 100 次/分,房室交界细胞的起搏频率为 40~50 次/分,浦肯野细胞为 30 次/分。因此,窦房结是控制正常心脏活动的起搏点(最高起搏点),它所引起的心脏搏动节律称为窦性节律。其他部位的自律细胞其舒张期自动除极未达到阈电位前,已被窦房结下传的冲动所激动,故称为潜在起搏点。

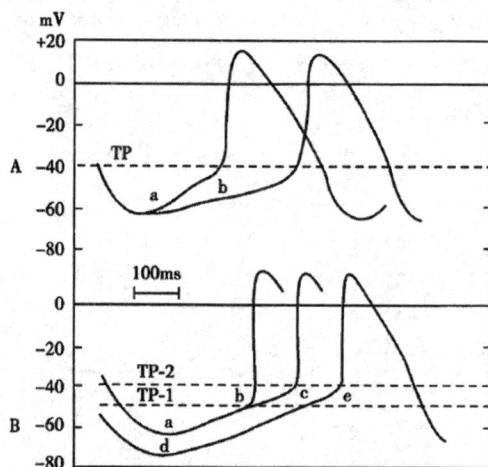

图 2-3　影响自律性的因素

A.4 期自动除极速率由 a→b,自律性降低,起搏频率减慢;B.阈电位负值减小(由 TP-1→TP-2)和(或)舒张期最大复极电位负值增大(由 a→d),自律性降低,起搏频率减慢;TP:阈电位水平。

2.兴奋性　心肌的兴奋性是指心肌具有对刺激产生反应的能力,又称为应激性,其具体表现就是心肌在刺激的作用下能产生动作电位。不足以引起动作电位的刺激称为阈值下刺激,能引起动作电位的最低强度的刺激称为阈值刺激。心肌细胞的兴奋性受下列因素影响。

(1)膜电位:在一个心电周期中,膜电位和有关的时间进程决定了快反应细胞 Na^+ 通道的激活、失活和备用三种状态,Na^+ 通道是否处于备用状态是该心肌细胞当时是否具有兴奋性的前提。心肌在发生一次兴奋后,其兴奋性会发生一个周期性变化。对快反应细胞而言,从 0 期除极到 3 期复极化至-55mV 前,无论多强的刺激也不能产生新的动作电位,这段时间称为绝对不应期。在绝对不应期以后的一段时间内,阈上刺激可引起心肌的局部兴奋,但仍不能产生可以扩布的动作电位,直至复极化至-60mV 以后,刺激才可引起一个新的动作电位,故从动作电位 0 期至复极化到-60mV 这段时间称为有效不应期。从有效不应期完毕(膜内电位约-60mV)至复极化基本完成(-80mV)这一时间内,高于正常阈值的强刺激可引起扩布性兴奋,但其 0 期除极慢,振幅低,动作电位时限短,称为相对不应期。当膜内电位由-80mV 恢复至-90mV 这一时段内,由于膜电位已基本恢复,但其绝对值尚低于静息电位,与阈电位水平差距较小,此时低于阈值的刺激亦可引起细胞兴奋,即兴奋性高于正常的超长期,然后兴奋性恢复正常。此外,在相对不应期开始初期有一个短暂的时间,在此期间应用较强的刺激容易诱发出心脏的纤维性颤动,称易损期。慢反应细胞的有效不应期几乎占动作电位的全部时程,相对不应期可持续到膜电位完全复极化之后,但没有超长期。动作电位时限延长时,不应期也相应延长。心率缓慢、低钾血症和Ⅲ类抗心律失常药物作用都可使动作电位时限延长,不应期也相应延长。

(2)膜反应性:不同膜电位时心肌细胞的除极反应,称为膜反应性,可用膜反应曲线表示。在同一膜电位,心肌细胞0期除极速度快且振幅高的,膜反应性强,兴奋性高,其膜反应曲线左移;反之,则膜反应性弱,兴奋性低,膜反应曲线右移。

(3)静息电位和阈电位间差距:静息电位和阈电位之间差距越小,心肌的兴奋性就越高,反之亦反。

3.传导性 心肌细胞可将兴奋或动作电位沿细胞膜不断向远处扩布的特性称为传导性。衡量心肌细胞传导性的指标是动作电位沿细胞膜传播的速度。影响传导性能的主要因素如下。①动作电位0期除极的速度和幅度。速度越快或幅度越大,传导速度就越快。②邻近未兴奋细胞膜的兴奋性。如邻近细胞静息膜电位与阈电位差距大,兴奋性降低,膜去极化达阈电位水平所需时间延长,传导速度就减慢;若兴奋落在邻近部位的有效不应期,则发生传导阻滞,落在相对不应期或超长期,传导减慢。③心肌纤维的物理性能。细胞直径与细胞内电阻呈反比关系,直径小的细胞内电阻大,传导速度慢,直径大的细胞内电阻小,传导速度快;心肌纤维走向和结构一致者,传导速度快,反之,传导缓慢。浦肯野纤维直径最大,传导速度最快(4000mm/s);房室结区细胞0期除极慢、振幅低,直径小,心肌纤维走向与结构不一致,因而传导速度最慢(20～200mm/s),容易发生传导阻滞。然而冲动在房室交界延搁一段时间(房室延搁)具有重要生理意义,即允许血液从心房进入心室,使心室有足够的时间充分接纳血液,然后进行射血。沿心肌细胞长轴传导的冲动速度快,但容易发生传导障碍;垂直与心肌细胞长轴的冲动传导慢,但传导性能可靠,不易发生传导障碍,这种现象称为各向异性传导。

支配心脏的神经是交感神经和副交感神经。心交感神经节后纤维组成心脏神经丛,支配心脏各个部分,包括窦房结、房室交界、房室束、心房肌和心室肌,其节后纤维末梢释放去甲肾上腺素,可导致窦房结和异位起搏点自律性增高,冲动传导加快,心肌收缩力加强。支配心脏的副交感神经是迷走神经,节后神经纤维支配窦房结、心房肌、房室交界、房室束及其分支。迷走神经末梢释放乙酰胆碱,可减慢4期自动除极速度,降低窦房结自律性;还能延长房室交界不应期,使房室传导速度减慢,心房不应期缩短,心房肌收缩能力减弱等。自主神经在多种心律失常的发生中起着重要作用。

二、心律失常的分类

心律失常分类繁多。按其发生原理可分为冲动起源异常和冲动传导异常两大类;按起源部位则可分为窦性、房性、房室交界性和室性心律失常,常可归纳为室上性和室性心律失常。按心律失常时心率的快慢可分为快速型和缓慢型心律失常。有些学者还提出按心律失常时血流动力学是否稳定、循环障碍的严重程度和预后,将心律失常分为良性和恶性两大类,或分为致命性、潜在致命性和良性三类。以上分类方法分别或联合应用,有助于依据心律失常的不同发生原理、频率及其严重程度,结合个体患者的病因、心功能状态等临床因素,指导医师选择适时而恰当的治疗。

(一)冲动起源异常

1.冲动自窦房结发出 ①窦性心动过速;②窦性心动过缓;③窦性心律不齐;④窦性停搏。

2.冲动自异位节律点发出

(1)被动性异位心律:①房性逸搏及心房自搏心律;②房室交界性逸搏及房室交界性自搏心律;③室性逸搏及心室自搏心律。

(2)主动性异位心律:①期前收缩(分为窦房结性、房性、房室交界性、室性);②阵发性心动过速(分为室上性和室性);③非阵发性心动过速(分为房性、房室交界性和室性);④扑动(分为心房扑动和心室扑动);⑤颤动(分为心房颤动和心室颤动)。

(二)冲动传导异常

1.干扰及干扰性房室分离

2.心脏传导阻滞

(1)窦房传导阻滞。

(2)房内及房间传导阻滞。

(3)房室传导阻滞:①一度房室传导阻滞(P-R间期延长);②二度房室传导阻滞(不完全性房室传导阻滞);③三度房室传导阻滞(完全性房室传导阻滞)。

(4)室内传导阻滞:①左束支阻滞(不完全性、完全性);②右束支阻滞(不完全性、完全性);③分支阻滞(左前分支阻滞、左后分支阻滞)。

(5)各种异常旁路参与传导:如预激综合征。

(三)冲动起源异常与冲动传导异常并存

反复心律和并行心律等。

(四)人工心脏起搏参与的心律

包括起搏器所具有的时间周期、起搏、感知与自身心律的相互影响等。

三、心律失常的发生机制

心律失常的发生机制是与心脏电生理特性密切相关,可分为冲动起源异常和冲动传导异常。实际上,目前临床上尚不能判断大多数心律失常的确切电生理机制,但随着细胞电生理学和分子生物学的技术进展,越来越多的心律失常机制被阐明,甚至确定了其异常的基因、离子通道改变和离子流机制。

(一)冲动起源异常

1.自律性异常 如上述,窦房结的冲动频率最高。在较快的窦性心律下,异位的自律细胞无法释放冲动,只有当窦房结频率减慢或冲动被阻滞时,异位的冲动才有可能夺获心脏,成为异位搏动或异位心律,如当窦率极缓、窦性停搏、窦房阻滞时可出现房性、房室交界性、室性逸搏,或房性、房室交界性、室性逸搏心律,这种情况属于被动性异位搏动及心律。当异位自律细胞的频率超过窦房结频率时,异位自律点发出的冲动可成为心脏的主导节律,如由于自律性增强而致的房性、房室交界性、室性期前收缩,加速性房室交界或心室自主节律、房性或室性快速型心律失常等,这些都属于主动性异位搏动及心律。

异位自律细胞的自律性增高,主要由于其4期自动除极速率加快。此外,原为快反应细胞,在一定病理情况下,由于其细胞膜的极化性能受损,舒张期电位负值降低,快钠通道失活,快反应细胞转变为慢反应细胞,原来不具有舒张期自动除极性能的,此时具有舒张期自动除极性能,由无自律性转为具有自律性,可发放异位搏动,甚至形成异位的自律性心动过速。

2.触发活动　触发活动是一种异常的细胞电活动,其并非细胞膜的 4 期自动除极,而是在动作电位的复极过程中或复极刚完毕后出现的膜电位振荡(膜电位负值减小),称为振荡性后电位或称后除极,后者达到阈电位时则可发生一次新的除极和兴奋反应,从而形成触发活动。如果该异常自律活动后的后除极又引起另一次异常活动,反复循环,自律活动便不要外界的触发就能持续重复发生。触发的电活动可以是正常窦性或其他异常搏动,包括外加的电刺激。触发性心律失常可被电刺激诱发和终止,心动过速的间期与诱发的期前刺激联律间期成正比,对钙通道阻滞剂敏感,并有逐渐减速自行终止的倾向。

根据后除极在动作电位中出现的时相,可分为早期后除极(early after-depolarization, EAD)和延迟后除极(delayed after-depolarization, DAD)。EAD 发生在动作电位曲线的 2 期或 3 期,多发生于心室肥厚、心力衰竭、血浆儿茶酚胺水平增高、细胞外钾离子浓度降低、心肌细胞受牵张等病理状态。EAD 容易发生于动作电位时间及复极时间延长的情况下,而且有长周期依赖性,如心率减慢、期前收缩后代偿间歇等形成的较长心动周期之后容易发生,且振荡幅度更高,容易引起一连串触发活动。DAD 发生在动作电位曲线的 4 期,即于膜电位刚复极完毕之后发生电位振荡,多与洋地黄中毒、细胞外钾离子浓度增高或细胞内钙离子增多有关。DAD 有短周期依赖性,即心动周期越短,后除极振荡电位振幅越高,越容易达到阈电位而产生兴奋,并有利于下一个 DAD 振荡达到阈电位,循环往复,形成快速型心律失常。这种快速型心律失常,易被快速刺激诱发,不易被快速刺激抑制。

(二)冲动传导异常

1.冲动传导障碍　传导障碍主要表现为传导速度减慢和传导阻滞。发生传导障碍的主要机制如下。

(1)心肌组织处于不应期:如前所述,不应期是心肌电生理特性中十分重要的概念。冲动在心肌细胞中连续性传导的前提条件是各部位组织在冲动抵达之前已脱离不应期而恢复到应激状态,否则冲动的传导将发生延迟(适逢组织处于相对不应期)或阻滞(适逢组织处于有效不应期)。

(2)递减性传导:冲动在传导过程中遇到的心肌细胞舒张期膜电位尚未充分复极,其反应将异于正常,0 期除极速度及振幅都减小,引起的激动也较弱,在冲动传导过程中,所引起的组织反应性将依次减弱,传导性能递减。但冲动如能传播到膜电位正常的区域,递减性传导现象便可消失而恢复正常传导。

(3)不均匀传导:冲动在心脏传导时因组织的解剖生理特征致局部传导性能不匀齐而失去同步性,波峰前进速度参差不齐,冲动传导效力减低。

2.传导途径异常　正常情况下,心房和心室之间仅能通过房室结区→希氏束→浦肯野纤维进行房室传导。然而各种类型的旁路参与的房室传导可引起组织激动时间和顺序发生异常,形成不同类型的异常心律。如通过经典的房室旁路下传可形成 P-R 间期缩短、QRS 波出现心室预激波,具有慢传导性的房室旁路下传可形成变异型的心室预激,心房-希氏束旁路下传可形成 P-R 间期缩短但不伴有心室预激波。

3.折返激动和环形运动　冲动在传导过程中,途经解剖性或功能性分离的两条或两条以上径路时,在一定条件下冲动可循环往复,即形成折返激动;折返激动一旦形成,趋向于连续进行,形成环形运动性心动过速。折返激动是心律失常的重要发生机制,临床常见的各种阵发性心动过速、心房扑动或颤动、心室扑动或颤动均与折返激动相关。折返环路、单向阻滞和缓慢传导是折返发生的基本条件。

(1)折返环路:存在解剖上或功能上相互分离的径路(折返环)是折返激动形成的必要条件。冲动从一条途径传出,又从另一条途经返回,这两条途经形成折返的环形径路。这一传导途径可以是成形的解剖结构,如房室结区或其周围的组织内等;但也可以是功能性的传导途径,如普通心肌,只是在电生理功能条件适合时成为折返的径路。功能性折返是由心肌细胞电生理特点的差异所决定的,因此环路的长度是随环路及周围组织的电生理特征改变而变化,一般这种类型环路的折返环细小。

心肌并非是一个均质的合胞体,心肌由许多肌束旋转重叠构成,心外膜面的肌纤维排列与心脏长轴垂直,心内膜面的肌纤维趋向于四周扩散,心肌的这种非均质性排列即为各向异性结构。结构上的各向异性必然产生功能上的各向异性。心肌细胞电活动沿纵向传导速度远快于横向,但易阻滞。因此,动作电位传导速度不仅依赖于细胞的兴奋性和不应期,还依赖于细胞连接的各向异性及心肌微结构的复杂性。因心脏各向异性结构及电活动的各向异性引起的折返称为各向异性折返。在疾病状态下,如心肌梗死后心肌纤维化会导致各向异性程度增加,使折返性心律失常更易发生。

(2)单向阻滞:若两条径路传导能力相同,则冲动从它们的共同入口进入后,分别从两径路下传,两股波峰或汇合从共同出口传出,或在径路中碰撞而抵消,一条径路中的波峰不能从另一条径路中返回原处,不能形成折返活动。当折返环的两条径路中有一条发生单向阻滞,冲动进入折返环后,只能循一个径路前传,而不能从另一径路传播。前传的波峰除了可从共同出口传出,还可从另一径路返回,而发生单向阻滞的径路如能容许激动逆传,则会完成一次折返活动。这一局部传导异常不一定是单向阻滞,如前所述功能性折返径路,当邻近心肌细胞应激性恢复不均导致不应期差别,冲动的波峰会从不应期较短处进行传播,又从不应期较长处绕回,形成折返,不应期长处表现犹如单向阻滞区。期前收缩容易引起不应期不均,而诱发折返激动。

(3)环形径路中有慢传导区,且不应期较短:传导速度缓慢则传导运行时间长,不应期短,则环形径路的应激性和传导性恢复得快,可再次应激传导。如前所述,冲动在前向传导径路中发生延缓(亦可称为慢径),延缓的时间足以使发生单向阻滞部位的组织恢复应激性,冲动得以逆传。因慢径不应期往往较短,故逆传的冲动又可沿慢径前传,从而形成环形运动。由此可见,环形运动之所以能环行不歇,必须是环行冲动的波峰和波尾之间有可激动间歇,即波峰所到之处波峰面临的心肌是可激动的,因此延长有效不应期或减慢传导速度就可能终止折返。

(三)冲动起源异常和冲动传导异常并存

当异位起搏点周围既有传入阻滞,又有传出阻滞,窦房结主导节律点的冲动不能传入异位节律点,异位节律点的冲动亦不能每个都传播出去激动心脏,故异位节律点保持自身独立激动,形成并行心律。异常冲动发生与冲动传导异常相互作用可改变异常冲动的传入或传出阻滞程度,使异常冲动发生加速、减速、拖带或完全抑制,临床上表现为快慢不等的各种心律失常。

四、心律失常的病因

心律失常的病因可分为遗传性和后天获得性。

遗传性心律失常多为基因突变导致的离子通道病,使得离子流发生异常。目前已经明确的遗传性心律失常有长 Q-T 综合征、短 Q-T 综合征、Brugada 综合征、儿茶酚胺敏感性室性心动过速、早期复极综合征等,另有一部分心房颤动、预激综合征患者也发现了基因突变位点。另外,进行性心脏传导疾病、肥厚型心肌病、致心律失常型心肌病和左室致密化不全等心肌病也被认为与遗传有关。2013 年美国心律学会(Heart Rhythm Society, HRS)/欧洲心律协会(European Heart Rhythm Association, EHRA)/亚太心律协会(Asia Pacific Heart Rhythm Society, APHRS)将以前未纳入的特发性室颤(idiopathic ventricle fibrillation, IVF)、心律失常猝死综合征和婴儿不明原因猝死亦包括入内。新指南强调了对各类遗传性心律失常综合征的风险评估,对于临床上确定或者怀疑遗传性心律失常疾病为病因的心源性猝死(sudden cardiac death, SCD)患者或幸存者及其直系亲属,应加强离子通道病和心肌病基因的检测,并在专业临床中心接受评估。对于遗传性心律失常患者的治疗方案各不相同,从药物治疗和生活方式改善到器械植入(ICD)乃至左心交感神经切除术。

后天获得性心律失常中,病因又可分为心脏本身、全身性和其他器官障碍的因素。心脏本身的因素主要为各种器质性心脏病,包括冠心病、高血压性心脏病、风湿性心脏病、瓣膜病、心肌病、心肌炎和先天性心脏病等。全身性因素包括药物毒性作用、各种原因的酸碱失衡及电解质紊乱、神经与体液调节功能失调等。交感与副交感系统两者张力平衡时心电稳定,而当平衡失调时容易发生心律失常。心脏以外的其他器官在发生功能性或结构性改变时亦可诱发心律失常,如甲状腺功能亢进等。此外,胸部手术(尤其是心脏手术)、麻醉过程、心导管检查及各种心脏介入性治疗等均可诱发心律失常。在健康人群中的心律失常也不少见,部分心律失常病因不明。

五、心律失常的诊断

心律失常的诊断主要依靠心电图,其他诊断和评估方法还有心脏电生理检查、运动试验和直立倾斜试验等。对于特殊患者,基因检测也是重要的诊断方法。

体表心电图是诊断心律失常最简便、廉价、准确的方法。心律失常发作时的体表心电图记录是确诊心律失常的最重要依据。最好是记录 12 导联同步心电图,至少应包括较长的 II 或 V_1 导联记录,这有助于疑难、复杂心律失常的准确诊断。用颈动脉窦按摩或其他迷走神经兴奋方法,在快速性心律失常发作过程中记录心电图有助于鉴别诊断。心电图鉴别诊断宽 QRS 波心动过速的方案虽多,但确诊心动过速的性质有时仍有困难。

由于标准 12 导联体表心电图只能做短暂的记录,难以捕捉发作不频繁的心律失常。长时间的心电图记录方法包括动态心电图(Holter 监测)、有线/无线(包括手机)心电监测及可植入型心电事件记录器等。起搏器和 ICD 亦有记录腔内心电图的功能,可通过程控调出这些信息。尤其是新近出现的新型心电监测技术,包括体外事件记录仪、体外循环记录仪和置入型循环记录仪等,提高了监测设备的持续时间和机动性,大大增加了检出心律失常事件的概率,在不明原因卒中、不明原因昏厥、不明原因心悸的诊断中具有重要意义。2009 年欧洲心脏病学会(European Society of Cardiology, ESC)昏厥诊断与处理指南中,对不明原因的反复昏厥患者或有昏厥再发高危因素的患者,置入型循环记录仪均为 I 类适应证,B 级证据。

仔细的病史询问与体格检查也能为心律失常的诊断提供一些线索。发作时有无心悸、脉搏整齐与否等有助于判断心律失常的存在。听诊心音了解心室搏动的快、慢和规则与否，结合颈静脉搏动所反映的心房活动情况能对心律失常做出初步诊断。当心律整齐且在正常范围时，绝大多数为窦性心律，亦可见于房性心动过速伴 2∶1 房室传导，或心房扑动伴 4∶1 房室传导。当心率快速而规则时常为窦性心动过速、室上性心动过速、心房扑动伴 2∶1 房室传导或室性心动过速。一般窦性心动过速心率多在 150 次/分以下，而心率在 150 次/分左右者需考虑心房扑动伴 2∶1 房室传导的可能。心率为 180 次/分左右者，多为阵发性心动过速，心率快速且非常匀齐者多为室上性心动过速；心率快速而略有不齐者，可能为室性心动过速，结合基础心脏疾病及发作时的血流动力学表现有助于两者的鉴别。当心率缓慢且规则时多数为窦性心动过缓，也可能是完全性房室传导阻滞伴房室交界性或室性逸搏，以及室上性节律伴以固定比例（如 2∶1、3∶1）的房室传导关系。不规则的心律中以期前收缩最为常见，亦可以是窦性心律不齐，不完全性房室传导阻滞、窦房阻滞等情况。快而不规则者最常见的是心房颤动、心房扑动，也可见于窦性心动过速伴期前收缩、房性心动过速伴不完全性房室传导阻滞；慢而不规则者以心房颤动伴缓慢心室率、窦性心动过缓伴窦性心律不齐、窦性心律合并不规则窦房或房室传导为多见。心律规整而第一心音强弱不等、大炮音，尤其是伴颈静脉间断不规则增强者，提示房室分离，多见于完全性房室传导阻滞或室性心动过速。当房颤患者心律突然变为匀齐者，除恢复窦律外，尚需警惕房颤伴三度房室传导阻滞、房扑规则传导和室性心动过速（包括加速性室性自主节律）可能。

观察颈动脉窦按摩对快速型心律失常的影响有助于鉴别诊断心律失常的性质，它可使心房扑动者的心室率成倍下降，还可使室上性心动过速转为窦性心律。窦性心动过速一般无效，房性心动过速仅偶尔有效。为避免发生低血压和心搏骤停等意外，颈动脉窦按摩应在平卧位及心电监护下进行，老年人慎用，有脑血管或颈动脉病变者禁用。目前，临床上已很少使用颈动脉窦按摩来诊断和治疗心律失常。

心脏电生理检查是一种创伤性检查，能记录到心电图不能显示的希氏束，测试正常房室传导系统和心房、心室的电生理性能如传导性和不应期等，显示房室活动间关系，确定心律失常性质及起源部位，临床上用于诊断异常和复杂性心电现象，并根据检查的结果指导进一步的射频消融治疗。窄 QRS 波心动过速大多能根据心电图进行鉴别诊断，而电生理检查可明确心动过速的机制。宽 QRS 波心动过速，尤其是伴前向预激者，较难根据心电图与室性心动过速鉴别，电生理检查则能准确鉴别。此外，还能在心律失常发作间歇，应用程序电刺激方法诱发快速性心律失常，了解其发病机制。

心脏电生理检查由两大部分组成：一是在心内不同部位进行程序电刺激。程序刺激是为心电生理检查事先设定的刺激方式。应用不同方式、不同频率的心腔内刺激，体表心电图与心腔内心电图对其进行同步记录，以观察心脏对这些刺激做出的反应。常用的刺激方式包括频率逐渐递增的连续刺激和联律间期逐渐缩短的期前刺激。心脏电生理检查另一重要部分是记录心腔内电活动。将电极导管安放在心脏内任何部位，调整滤波频率和适当的增益，便可以记录到该处局部电位波，其中以希氏束电图最具重要意义。为确定适合发放消融能量的准确位置，需行心内电标测，常用的标测方法包括激动顺序标测、起搏标测及拖带标测。根据标测过程中采用电极的不同，又可以分为双极标测法和单极标测法。近年来推出的三维标测系统（CARTO、Ensite 等）可记录立体的心脏电解剖图，尤其是与 CT 或 MRI 等心脏影像相结合,有助于准确判断心律失常的起源、传导途经和机制,从而指导有效的经导管消融治疗。有创性电生理检查已被公认为大多数快速性心律失常诊断的"金标准",适用于心电图无法确诊的任何心律失常。

心律失常发作间歇期的体检应着重于评价有无高血压、冠心病、瓣膜病、心肌病等器质性心脏病的依据。常规心电图、超声心动图、平板运动试验、心血管造影等检查有助于确诊或排除器质性心脏病。

六、心律失常的预后

心律失常的预后与心律失常本身及其有无器质性心脏病有关。发生于无器质性心脏病基础上的心律失常,包括期前收缩、室上性心动过速和心房颤动,大多预后良好。但低钾血症、长 Q-T 综合征患者发生室性期前收缩,易演变为多形性室性心动过速或心室颤动。预激综合征患者发生心房扑动或心房颤动时心室率往往很快,易引起严重血流动力学甚或心室颤动,但大多可经直流电复律和药物治疗控制发作,并可应用导管消融技术根治。室性快速性心律失常和心率极度缓慢的完全性房室传导阻滞、心室自主节律、严重的病态窦房结综合征等,可迅速导致循环功能障碍而立即威胁患者的生命。房室传导阻滞与三分支阻滞所致的房室传导阻滞的预后有明显差别,前者预后较好而后者预后差,需植入心脏起搏器。发生在器质性心脏病基础上的心律失常,如本身不引起明显血流动力学障碍,预后一般良好;但如基础心脏病严重,尤其是伴有心功能不全或急性心肌缺血者,预后一般较差。

20 年来发展了许多有创和无创性检查方法,旨在预测心肌梗死后心律失常患者的预后、指导抗心律失常药物的应用及作为心源性猝死危险程度分层的依据。这些检查包括24 小时动态心电图、心电图运动负荷试验、心率变异性、Q-T 间期离散度、T 波电交替、平均信号心电图(心室晚电位)、心率振荡、压力发射敏感度以程序电刺激诱发心律失常等。然而长期随访发现它们单独或联合应用,预测心源性猝死的准确率低。心肌受损范围越大和(或)心功能损害程度越严重,抗心律失常药物成功预防心律失常复发的可能性越小,各种预测试验的可靠性越差。

七、心律失常的防治

心律失常是否需要治疗取决于患者有无相关症状及基础心脏疾病。其治疗包括病因治疗、发作时心律失常的控制与预防复发、去除病灶和改良基质等。

一般而言,无器质性心脏病基础,有无明显相关症状的"良性"心律失常,诸如期前收缩等,不需要特殊治疗。

病因治疗包括纠正心脏的病理改变,调整异常病理生理功能,包括心肌缺血、心功能不全、心脏瓣膜病变、自主神经张力失衡等,同时需去除导致心律失常发作的其他诱因,如电解质失衡、药物不良反应等。

从治疗方式上,心律失常的治疗可分为药物和非药物治疗两种方法。

(一)药物治疗

传统上,心律失常采用药物治疗。药物治疗缓慢性心律失常一般选用增强心肌自律性和(或)加速传导的药物,如拟交感神经药(异丙肾上腺素等)和迷走神经抑制药(阿托品等),但存在不良反应及疗效不肯定等弊端。终止和预防快速性心律失常发作可选用各种抗心律失常药物(见后),其基本电生理作用是影响心肌细胞膜的离子通道,通过改变离子流而改变细胞的电生理特性。针对心律失常发生的机制,可将药物的基本电生理作用概括为:降低自律性、减少后除极与触发活动、改变膜反应性而改变传导性、改变动作电位时间及有效不应期而减少折返。

目前,抗心律失常药物广泛使用的仍然是 Vaugham Williams 分类法,根据药物不同的电生理作用分为 4 类。Ⅰ类为膜抑制剂,主要降低心肌细胞对 Na^+ 的通透性,使 0 期除极上升程度及幅度减低,从而减慢传导,同时延长快反应纤维有效不应期,降低 4 期除极速率从而减低自律性,其中Ⅰa 类阻滞程度中等,Ⅰb 类阻滞程度较弱,Ⅰc 类阻滞程度强;Ⅱ类为 β 肾上腺素能受体阻滞剂,主要通过减低或阻断交感神经对心脏的作用,抑制 4 期自动除极速率,延长房室结传导时间;Ⅲ类以阻滞 K^+ 通道为主,主要电生理效应是通过延迟复极时间,延长动作电位间期和有效不应期;Ⅳ类为钙通道阻滞剂,主要通过阻断慢钙通道的开放,抑制慢反应纤维的 0 相后期除极及 2 期复极速率,从而减低传导速度及延长有效不应期。

值得警惕的是,严重心力衰竭、心源性休克,严重肝肾功能损害,严重窦房结功能障碍,二度或三度房室传导阻滞及双分支阻滞等均为上述抗心律失常药物的禁忌证。此外,某些药物尚有其特有的禁忌证,如 β 受体阻滞剂禁用于末梢循环灌注不良、严重的周围血管疾病、支气管哮喘及严重的慢性阻塞性肺疾病患者;胺碘酮则慎用于有甲状腺功能异常史或已有功能异常、碘过敏、Q-T 间期延长者。另外,由于负性肌力等原因,心功能不全患者的抗心律失常药物通常只能选择Ⅱ类和胺碘酮,而急性心肌梗死患者禁用Ⅰc 类药物(CAST 试验)。循证医学证据表明,任何抗心律失常药物均可能存在致心律失常作用,对于多数快速性心律失常长期应用抗心律失常药物治疗虽然可改善患者的症状,但并未改善其预后。几乎所有的抗心律失常药物都不能增加患者生存率,有时还可增加患者的死亡率。因此,只有对于症状严重者方可考虑应用抗心律失常药物。对于抗心律失常药物治疗无效或可能危及患者生命的快速性心律失常应选择 ICD。

实际上,与其他心力衰竭、高血压等药物治疗的迅速发展不同,抗心律失常药物的发展明显滞后。国内目前可应用的抗心律失常药物屈指可数,有些曾经广泛使用的"老药"如Ⅰa 类药物已基本淘汰或无药,因此可供医师选择的药物并不多。然而科学家们始终未停止过探索和开发新的抗心律失常药物。新的抗心律失常药物必须克服传统药物的不足,首先要使抗心律失常与促心律失常作用分离;其次要开发负性肌力作用小的抗心律失常药物,可用于结构性心脏病和心力衰竭患者。初见成效的药物:①多通道阻滞药,如胺碘酮的同类药决奈达隆已被美国 FDA 批准用于房颤治疗;②心房选择性多通道阻滞药,如维纳卡兰被美国 FDA 批准用于房颤治疗;③晚钠电流(I_{NaL})抑制剂,如雷诺嗪被美国 FDA 批准用于心绞痛治疗,同时具有抗房颤和抗室速作用;④选择性起搏电流抑制剂,如伊伐布雷定可用于减慢窦性心率。此外,新型抗心律失常药物多为选择性心房多通道阻滞药,还缺少抗室速,预防猝死的新型药物。

对于房颤患者,尚需根据 CHA_2DS_2-VASc 评分进行栓塞风险评估,对于卒中高危患者给予抗凝治疗。新型口服抗凝药物(如达比加群、利伐沙班、阿哌沙班)已被推荐替代华法林用于非瓣膜病房颤的抗凝治疗,其适用范围一般较华法林小,且在一些合并特殊临床事件中(如急性冠状动脉综合征、必须接受双联抗血小板治疗的冠心病患者等)缺乏相关临床医学证据。加之其主要经过肾脏代谢、缺乏特异性拮抗剂的因素,新型口服抗凝药的应用受到一定限制。

(二)非药物治疗

非药物治疗包括反射性兴奋迷走神经(压迫眼球、按摩颈动脉窦、捏鼻用力呼气和屏气等)、电学治疗(电复律、心脏起搏器植入、ICD和消融术)及外科手术等。

反射性兴奋迷走神经方法可用于终止多数阵发性室上性心动过速,可在药物治疗前或同时采用。

电复律及电除颤疗效迅速、安全可靠,对于血流动力学不稳定的各种快速室上性和室性心律失常,电复律应为首选治疗方式,但防止复发还需应用药物治疗。

心脏起搏器是治疗缓慢型心律失常的唯一可靠的方法,用于治疗症状性心动过缓。近年来随着起搏器技术的不断发展,其适应证亦在不断拓宽,包括双心室同步起搏(CRT)治疗心力衰竭、应用特殊起搏模式治疗血管迷走性昏厥、心房不同部位起搏结合特殊起搏模式减少房颤的发生、双腔起搏纠正梗阻性肥厚型心肌病的血流动力学障碍等,尤其是CRT,它是近年来对宽QRS波心力衰竭治疗的重要疗法,国内已逐渐广泛开展。磁共振成像(magnetic resonance imaging,MRI)兼容性起搏器的诞生打破了植入起搏器或ICD患者接受MRI检查的禁忌,但其对MRI检查部位、静磁场强度、射频磁场能量等仍有一定限制。另外,具有远程监测及无导线起搏器也已开始应用于临床。

植入型心律转复除颤器(ICD)是集抗心动过速起搏技术、电复律/除颤技术、抗心动过缓起搏技术、心律监测技术于一体的治疗器。具有对威胁生命的室性心动过速、心室扑动或颤动自动识别、自动施以阶梯式治疗措施的功能,可有效降低心源性猝死的死亡率。大量临床资料证明,对心源性猝死和(或)持续发作性血流动力学不稳定的室性心动过速的二级预防,ICD的疗效显著优于抗心律失常药物,可改善患者的生存率,故被公认为不可逆病因所致心搏骤停患者的首选治疗。近来的研究提示,对于心源性猝死高危患者作为一级预防植入ICD,亦可明显改善患者预后。但国内ICD的应用,尤其是一级预防远远不足。对于恶性室性心律失常应重在管理。2015年8月ESC年会上公布了新版《室性心律失常(ventricular arrhythmia,VA)管理和心源性猝死(SCD)预防指南》,该指南的重点关注内容为心源性猝死(SCD)的预防。建议尸检用于明确猝死原因;心源性猝死遇难者一级亲属的家庭筛查是一项非常重要的干预措施,它不仅可以识别有风险的家属,对可用的治疗做出建议,还可以充分预防猝死;建议在心搏骤停相对常见的地方制定公众启动除颤方案;建议所有的急性心肌梗死患者早期(出院前)评估LVEF,在心肌梗死后6~12周再次评估LVEF,以评估是否有ICD一级预防的潜在必要;对LVEF保留的心肌梗死患者或其他原因不明的昏厥患者,可以考虑使用带程序性心室刺激的电生理检查;推荐新型计算方程(包含年龄、最大左心室壁厚度、左心房大小、最大左心室流出道压差、是否有SCD家族史、是否有非持续性室速、是否有不明原因的昏厥)用于肥厚型心肌病患者的风险分层;明确阻塞性睡眠呼吸暂停(夜间平均血氧饱和度<93%且夜间最低血氧饱和度<78%)是SCD的独立危险因素。

经导管消融术所采用的能量包括射频、冷冻、激光、化学、微波和超声等,其中应用最广泛的为经导管射频消融术(radiofrequency catheter ablation,RFCA)。RFCA应用心脏电生理检查技术,确定心律失常的类别,找到产生或维持该心律失常的关键部位(如折返环路中的关键部位、自律性或触发活动性心动过速的起源点等),经过导管电极施以射频电流,使局部心肌变性,使该心律失常失去其发生和维持的解剖生理基础,达到治愈的目的。对于预激综合征和(或)房室折返性心动过速、房室结折返性心动过速、心房扑动和房性心动过速等,治疗成功率高、并发症低,已成为反复发作患者的首选治疗。RFCA 对特发性左心室或右心室室性心动过速、束支折返性心动过速等均有较好的治疗效果,但对伴有器质性心脏病的室性心动过速,则必须在抗心律失常药物和植入 ICD 后应用以减少发作。近年来,随着对房颤发生机制认识的深入和导管消融技术的不断完善和改进,导管消融术治疗心房颤动取得了良好的疗效。2014 ACC/AHA/HRS 房颤管理指南中,对于试用至少 1 种 I 类或者 III 类抗心律失常药物疗效不佳或不能耐受的症状性阵发性发颤患者推荐导管消融治疗,为 I 类推荐 A 级证据;而对于症状性持续性房颤,则为 IIa 类推荐 B 级证据。当然房颤导管消融还需考虑各个电生理中心和术者的经验、房颤持续时间、左心房大小、是否合并器质性心脏病等,以提高房颤导管消融治疗的成功率。

经皮/导管左心耳封堵术是近年来发展的通过微创导管术封堵左心耳,以达到预防房颤患者血栓栓塞的新技术,是一种一次性、局部的治疗。经过大量临床试验,左心耳封堵术已被广泛接受作为在口服抗凝药有禁忌的房颤患者预防卒中的一种可选方案。

外科手术治疗心律失常包括切断异常房室旁路或房室交界区的折返环路来治疗阵发性室上速;迷宫手术治疗心房颤动;左侧心脏交感神经切除术治疗先天性长 Q-T 综合征;室壁瘤切除手术治疗相关的室性心动过速等。目前已有不少被介入治疗取代。

随着分子生物学的进展和基因工程技术的进步,基因治疗心律失常亦在探索之中,如通过基因工程的方法进行生物起搏,通过基因敲除技术去除致病基因,治疗遗传性心律失常如长 Q-T 综合征、短 Q-T 综合征、Brugada 综合征等,值得研究和关注。

第二节　窦性心律失常

一、窦性心动过速

正常情况下心脏的冲动起源于窦房结,此时所产生的心律称为窦性心律。正常窦性频率为 60~100 次/分,心电图上 P 波在 I、II、aVF、V_4~V_6 导联直立,aVR 导联倒置,P-R 间期 0.12~0.20 秒。窦性频率>100 次/分称为窦性心动过速,简称"窦速"。常见原因:某些生理情况如运动、活动、饮酒、喝茶;病理情况如发热、贫血、甲状腺功能亢进症、心力衰竭等;某些药物如 β 受体兴奋剂(异丙肾上腺素)和 M 受体阻滞剂(阿托品)等。

(一)诊断标准

1.临床表现　可有心悸、乏力等不适,严重时可诱发心绞痛及心力衰竭。体检发现心率增快,大于 100 次/分。

2.辅助检查　心电图为窦性心律,频率>100 次/分。

3.鉴别诊断　当心率大于 150 次/分时需要与阵发性室上性心动过速相鉴别。

(二)治疗原则

1.以病因治疗和去除诱因为主。

2.必要时可应用 β 受体阻滞剂、维拉帕米/地尔硫䓬或镇静剂。

二、窦性心动过缓

窦性心律,其频率<60 次/分称为窦性心动过缓,简称"窦缓"。常见原因:某些生理情况如运动员睡眠时;病理情况如病态窦房结综合征、甲状腺功能减退、高颅压等;药物如 β 受体阻滞剂、维拉帕米/地尔硫䓬、洋地黄等。

(一)诊断标准

1.临床表现　生理性窦缓常无症状,病理性者除原发病症状外,尚可有心悸、头晕、乏力,甚至昏厥、心力衰竭、低血压休克。体检心率小于 60 次/分,但一般大于 40 次/分。

2.辅助检查　心电图为窦性心律,频率<60 次/分。

3.鉴别诊断　需要与其他心动过缓如房室传导阻滞相鉴别。

(二)治疗原则

1.无症状者无须治疗,以病因治疗和祛除诱因为主。

2.必要时可临时应用 β 受体激动剂、M 受体阻滞剂,严重者需要行心脏起搏治疗。

三、窦房传导阻滞

窦房传导阻滞指窦房结发出的冲动在传导至心房的过程中发生了延缓或阻滞,简称"窦房阻滞"。常见原因有冠心病、心肌炎、窦房结损伤、药物如洋地黄和奎尼丁等。

(一)诊断标准

1.临床表现　可有心悸、头晕、乏力,重者可昏厥。

2.辅助检查　体表心电图不能显示一度和三度窦房阻滞。二度窦房阻滞:①莫氏Ⅰ型,P-P 间期渐短,直至出现长 P-P 间期,长 P-P 间期短于 2 个基本 P-P 间期;②莫氏Ⅱ型,长 P-P 间期为基本 P-P 间期的整数倍,P-R 间期固定。

3.鉴别诊断　需要与窦性停搏和二度房室传导阻滞相鉴别。

(二)治疗原则

参见病态窦房结综合征。

四、窦性停搏

窦性停搏指窦房结在一定时间内停止发放冲动,又称窦性静止。常见原因有冠心病、窦房结病变、服用洋地黄和 β 受体阻滞剂等抗快速心律失常药物。

(一)诊断标准

1.临床表现　取决于窦性停搏时限的长短,可有心悸、头晕、乏力,重者可有黑矇、昏厥。

2.辅助检查　长间期内无 P 波发生,长的 P-P 间期与基本的窦性 P-P 间期无倍数关系。窦性停搏后常出现逸搏或逸搏心律。

3.鉴别诊断　需要与二度窦房阻滞相鉴别。

(二)治疗原则

参见病态窦房结综合征。

五、病态窦房结综合征

病态窦房结综合征指由窦房结及周围组织病变和功能减退而引起一系列心律失常的综合征,简称"病窦综合征"。最常见原因为窦房结退行性变,其他原因有心肌病、代谢性疾病、结缔组织病、冠心病等。

(一)诊断标准

1.临床表现　轻者可有心悸、头晕、乏力,重者可有黑朦、昏厥、心功能不全。

2.辅助检查

(1)常规心电图:①持续而显著的窦性心动过缓(<50 次/分);②窦性停搏和窦房阻滞;③窦房阻滞与房室传导阻滞并存;④心动过缓-心动过速综合征(慢-快综合征)。

(2)动态心电图:除以上心电图异常外,尚有:①24 小时总窦性心率减少(小于 8 万次);②24 小时窦性平均心率减慢(小于 62 次/分);③反复出现大于 2 秒的长间歇;④窦性心率不能随运动等生理需要而相应增加。

3.鉴别诊断　需要与房室传导阻滞相鉴别。

(二)治疗原则

1.无症状者不需要治疗。

2.以下情况应安装心脏起搏器　①慢-快综合征用药有矛盾者;②有与心动过缓相关的严重症状如心力衰竭、昏厥;③心电图反复出现大于 3 秒长间歇。

第三节　房性心律失常

一、房性期前收缩

提前出现的心房激动即为房性期前收缩,又称房性早搏。其发生率随年龄的增加而增加。正常健康人在某些诱因,如疲劳,过度烟酒、喝茶及咖啡等后容易出现,各类器质性心脏病及其他系统疾病如甲状腺功能亢进、缺氧及二氧化碳潴留、电解质紊乱及酸碱平衡失调、洋地黄、抗心律失常药等也是常见原因。

(一)诊断标准

1.临床表现　通常无自觉症状,亦不至于引起严重的循环障碍,频发期前收缩可有明显心悸。心脏听诊可听到心搏提早出现,期前收缩的脉搏微弱或者摸不到。

2.辅助检查　常规心电图:①提前出现异常形态的 P' 波,与窦性 P 波形态不同;②P'-R 间期大于 0.12 秒,P' 波后 QRS 波可正常或畸形(室内差传),亦可 P' 波后无 QRS 波(房早未下传);③多有不完全代偿间歇(期前收缩前后两个窦性 P 波的间距小于正常 P-P 间距的两倍)。

(二)治疗原则

1.无器质性心脏病且无症状者不必治疗,症状明显者可用镇静药、β 受体阻滞剂等。

2.伴器质性心脏病者,以病因治疗和去除诱因为主,不主张长期使用抗心律失常药物。

3.对房性期前收缩可诱发室上性心动过速或房颤者,可选用 β 受体阻滞剂、普罗帕酮、维拉帕米等,但对有病窦综合征或房室传导阻滞的患者应慎重。

二、房性心动过速

连续出现的 3 个或 3 个以上的房性期前收缩称为房性心动过速,简称"房速"。房速多见于器质性心肺疾病患者,如慢性阻塞性肺病、急性心梗、心瓣膜病、心肌炎、心肌病、心包疾病及先天性心脏病等;可发生于心胸外科手术后;也见于无明确器质性心脏病者,称为特发性房速,常见于儿童及青少年。可由心肌缺血、缺氧、洋地黄中毒、代谢紊乱、酗酒等因素诱发。

(一)诊断标准

1.临床表现 短阵房速大多数无明显症状,有时可有心悸。持续性房速患者可有心悸、胸痛、疲乏无力、气促,甚至昏厥等。无休止性房速可引起心动过速性心肌病,可发展为心力衰竭。

2.辅助检查

(1)心电图:①房性 P'波形态与窦性不同;②心房率通常为 100~200 次/分;③发作开始时可有心率逐渐加速(温醒现象);④P'波之间的等电位线存在。心电图(electrocardiogram,ECG)可以用来诊断房速并有助于判断是否需要治疗。也可以用 Holter 记录协助诊断。

(2)特殊检查 心内电生理检查,可以用来明确房速的诊断及其发生机制;确定房速的起源部位、指导导管消融治疗;并可评价房速的预后。

3.鉴别诊断 需要与房室交界区相关的折返性心动过速相鉴别。

(二)治疗原则:

分为药物治疗和非药物治疗,抗心律失常药物仍是房速的主要治疗措施。

1.首先应积极治疗原发心脏病,去除诱发因素。

2.发作时宜选用静脉制剂以有效控制心室率和转复窦性心律。①根据不同的病情选用药物,如合并心功能不全时可用洋地黄类药物,对于无明显心力衰竭者可选用 β 受体阻滞剂、维拉帕米或地尔硫䓬、普罗帕酮等。以上药物效果欠佳者可用胺碘酮。②伴低血压、昏厥、心力衰竭等血流动力学障碍者,首选直流电复律。

3.反复发作的长期药物治疗,目的是减少发作的次数及发作时的心室率。可使用不良反应比较少的 β 受体阻滞剂、维拉帕米或地尔硫䓬。如心功能正常,且无明显心肌缺血时可用普罗帕酮。对于冠心病患者,可首先使用 β 受体阻滞剂,无效时可用胺碘酮或索他洛尔。

4.非药物治疗 射频消融是房速的主要非药物治疗方式。对临床症状明显、药物治疗效果欠佳的持续性和无休止性房速可考虑采用射频消融治疗。

三、心房扑动

心房扑动简称"房扑",是指快速、规则的心房电活动,心房频率常为 250~350 次/分,其发生率约是心房颤动的 1/10。阵发性房扑可发生于无器质性心脏病患者;持续性房扑见于多种疾病,如慢性阻塞性肺源性心脏病(肺心病)、心力衰竭、甲状腺功能亢进、酒精中毒、心包炎等,还可发生于心、胸外科手术后。

(一)诊断原则

1.临床表现 主要取决于发作时心室率的快慢、是否合并器质性心脏病及心功能状态。

如无器质性心脏病、心功能良好且心室率不快时,患者可无明显症状;反之则可出现心悸、气促、乏力、头晕甚至昏厥等症状,在器质性心脏病患者可诱发或加重心力衰竭或引起血压下降,在冠心病患者可诱发心绞痛。体检时心室率可规则或不规则。

2.辅助检查

(1)心电图:①P波消失,代之以锯齿状扑动波(F波),F波频率一般为250~350次/分;②扑动波之间无等电位线;③心室率不规则或规则,取决于房室传导比例是否恒定;④QRS波形态正常或畸形(差传)。

(2)特殊检查:心内电生理检查,可以用来明确房扑的发生机制;确定房扑的起源部位、指导导管消融治疗。

3.鉴别诊断　需要与心房颤动相鉴别。

(二)治疗原则

1.药物复律　可用药物有奎尼丁、普罗帕酮、胺碘酮或索他洛尔等,用药原则同房颤。

2.同步直流电复律　适用于房扑时心室率很快,伴有血流动力学紊乱或伴有胸痛、心功能不全等严重症状时。

3.控制心室率及预防发作　如无复律指征或复律失败,治疗的主要目的是控制心室率。常用的药物有洋地黄类药物、维拉帕米及β受体阻滞剂等。对于伴有心功能不全的房扑患者,应口服地高辛控制心室率,有时房扑可能转为房颤,并在房颤时减慢其心室率。对于无心功能不全的房扑患者,可首选维拉帕米静脉给药或口服。

4.房扑的抗凝治疗　对于持续房扑合并心房增大或心功能不全的患者,应予以华法林抗凝治疗;而对于其他持续性房扑者,应做食管超声检查,如有心房内血栓,也应使用华法林抗凝治疗。房扑持续时间超过48小时的患者,在采用任何方式的复律之前均应抗凝治疗。

5.介入性治疗　即房扑的射频消融,尤其是峡部依赖的房扑,应首选射频消融,成功率约为90%。

四、心房颤动

心房颤动简称"房颤",是临床最常见的持续性心律失常。常见于器质性心脏病如冠心病、心力衰竭、先心病、肺心病等,尤其左心房明显扩大者;在非器质性心脏病也可发生,如甲状腺功能亢进症、酒精中毒及洋地黄中毒等;另有少数房颤找不到明确病因,称为孤立性(或特发性)房颤。房颤的发生率随年龄增大而增加,40岁为0.3%,60~80岁为5%~9%,80岁以上老年人约为10%。房颤对临床的主要危害是增加血栓栓塞的危险,房颤患者与非房颤患者比较,脑卒中的发生率增加5倍,病死率增加2倍。

(一)诊断标准

1.临床表现　常有心悸、胸闷、乏力或气促等症状。无器质性心脏病患者,如心室率不快可无明显症状。但若房颤发生在有器质性心脏病患者,尤其是心室率快而心功能差者,可使心排血量明显降低、冠状动脉及脑部血供减少,导致急性心力衰竭、休克、昏厥或心绞痛发作。重要的是房颤易引起心房内血栓形成,若血栓脱落可引起体循环动脉栓塞,临床上以脑栓塞最常见,常可导致死亡及病残。体检时特征性的发现为第一心音强弱不一、心律绝对不整及脉搏短绌。

2.辅助检查　心电图:①P 波消失,代之以小而不规则的 f 波;②f 波频率为 350~600 次/分;③心室率绝对不规则;④QRS 波形态正常或畸形(差传)。

3.鉴别诊断　需要与心房扑动相鉴别。

(二)治疗原则

1.去除病因　如风湿性心脏病二尖瓣狭窄行球囊扩张、治疗甲状腺功能亢进等。

2.转复及维持窦性心律

(1)电复律:当房颤导致血流动力学障碍,如急性心力衰竭、低血压、心绞痛恶化、心室率过快时应立即电复律。

(2)药物:复律常用Ⅰa类、Ⅰc类及Ⅲ类抗心律失常药物转复并预防复发。①Ⅰa类药物:近年来已很少应用;②Ⅰc类药物:如普罗帕酮,但冠心病,尤其是心肌梗死及心力衰竭患者不适合用此类药物;③Ⅲ类药物:主要有胺碘酮及索他洛尔,胺碘酮对有器质性心脏病者来说是安全的。

3.控制心室率　对于血流动力学稳定、病程较长的慢性房颤、左心房明显扩大或基础病因难去除者,应首选控制心室率治疗。心室率控制的目标一般认为休息时在 60~80 次/分,日常中等体力活动在 90~115 次/分。常用药物包括洋地黄类、β 受体阻滞剂及钙通道阻滞剂。

4.抗凝治疗　房颤最严重、危害最大的并发症是血栓栓塞,是房颤致死及致残的最主要原因之一,是房颤治疗的主要目标。要根据 CHA_2DS_2-VASC 卒中风险评分判断是否需要抗凝,年龄(≥75 岁),合并高血压、糖尿病,既往有过血栓栓塞的患者需要抗凝治疗。目前优先选择新型口服抗凝药,其次也可应用传统的华法林,一般 3~6mg/d,口服,3 天后抗凝水平达到稳定,根据国际标准化比值(international normalized ratio,INR)调整剂量,使 INR 维持在 2.0~3.0。

5.安装起搏器　对于房颤时或房颤转为窦性心律时出现明显心搏长间歇且射频消融失败者,或结合患者有明显心悸、头晕、乏力、胸闷甚至昏厥等症状时,可考虑安装永久心脏起搏器治疗。

第四节　室性心律失常

一、室性期前收缩

室性期前收缩也称室性早搏,是指希氏束分叉以下部位过早发生的,提前使心肌除极的心搏,是一种最常见的心律失常。

1.病因　常见于各种器质性心脏病,如冠心病、心肌病、高血压、心肌炎、风湿性心脏病与二尖瓣脱垂;也可见于心脏结构与功能正常者,精神紧张,过度劳累,过量烟、酒、咖啡等可诱发室性期前收缩。某些药物因素,如洋地黄、奎尼丁、三环类抗抑郁药、抗肿瘤药物也可引起。

2.心电图特征　①提前发生的 QRS 波群,时限常超过 0.12 秒、宽大畸形;②ST 段与 T 波的方向与 QRS 主波方向相反;③室性期前收缩与其前面的窦性搏动之间期(称为配对间期)恒定,后可出现完全性代偿间歇(图 2-4)。

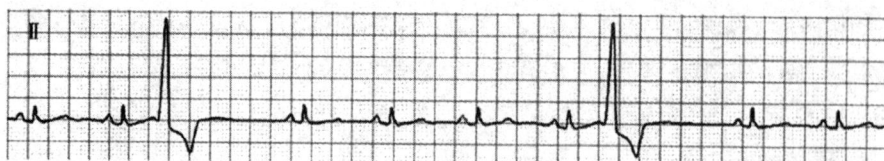

图 2-4 室性期前收缩

Ⅱ导联第 3、第 8 个 QRS 波群提前发生,明显增宽畸形,其前无 P 波,其后有完全性代偿间歇。

室性期前收缩的类型:室性期前收缩可孤立或规律出现。当每个窦性搏动后跟随一个期前收缩称为二联律;每两个窦性搏动后出现 1 个期前收缩为三联律;如此类推。连续发生 2 个室性期前收缩称为成对性期前收缩。连续 3 个或 3 个以上室性期前收缩称为室性心动过速。如期前收缩恰巧插入两个窦性搏动之间,不产生期前收缩后停顿,称为间位性室性期前收缩。同一导联内,形态相同者,为单形性室性期前收缩;形态不同者称多形性或多源性室性期前收缩。

3.临床表现　室性期前收缩常无与之直接相关的症状;患者可感到心悸、颈胸部不适、类似电梯快速升降的失重感或代偿间歇后有力的心脏搏动。部分室性期前收缩可导致心排血量下降及重要脏器血流灌注不足,引发乏力、气促、出汗、头晕、黑矇,甚至诱发心绞痛发作。听诊时,期前收缩后可出现较长的停歇,第二心音强度减弱,仅能听到第一心音。桡动脉搏动减弱或消失。

4.治疗　首先应对患者室性期前收缩的类型、症状及其原有心脏病变做全面的了解;然后,根据不同的临床状况决定是否给予治疗,采取何种方法治疗以及确定治疗的终点。

(1)无器质性心脏病:无明显症状或症状轻微者,不必使用药物治疗。如症状明显者,治疗以消除症状为目的,可选择 β 受体阻滞剂、非二氢吡啶类钙通道阻滞剂、普罗帕酮等,联合使用中成药制剂如参松养心胶囊、稳心颗粒等亦具有减少期前收缩和减轻症状的作用。应特别注意对患者做好耐心解释及关怀,说明这种情况的良性预后,减轻患者焦虑与不安。避免诱发因素,如吸烟、咖啡、应激等。

(2)器质性心脏病:器质性心脏病合并心功能不全者,原则上只处理心脏本身的疾病,不必应用治疗室性期前收缩的药物。如症状明显者,选用 β 受体阻滞剂、非二氢吡啶类钙通道阻滞剂、胺碘酮治疗。

急性心肌缺血合并室性期前收缩患者,首选再灌注治疗,目前不主张预防性应用抗心律失常药物。如在实施再灌注治疗前已出现频发室性期前收缩、多源性室性期前收缩,可应用 β 受体阻滞剂。同时注意纠正诱因,尤其是电解质紊乱如低钾血症、低镁血症。避免使用 Ⅰ a 类抗心律失常药物,尽管其能有效减少室性期前收缩,但由于药物本身具有致心律失常作用可能使总死亡率和猝死的风险增加。

(3)导管消融:对频繁发作、症状明显且药物治疗无效的单形性室性期前收缩或起源于右心室流出道者,可考虑导管消融治疗。

二、室性心动过速

室性心动过速简称"室速",是起源于希氏束分支以下的特殊传导系统或者心室肌的连续 3 个或 3 个以上的异位心搏。

1.病因 室速常发生于各种器质性心脏病患者。最常见为冠心病,其次是心肌病、心力衰竭、二尖瓣脱垂、心瓣膜病等,其他病因包括代谢障碍、电解质紊乱、长 QT 综合征等。偶可发生在无器质性心脏病者,称为特发性室速。其多起源于右心室流出道(右心室特发性室速)、左心室间隔部(左心室特发性室速)和主动脉窦部。少部分室速与遗传因素有关,又称为离子通道病,如长 QT 综合征、Brugada 综合征等。

2.心电图特征 ①3 个或 3 个以上的室性期前收缩连续出现;②心室率常为 100 ～ 250 次/分;③节律规则或略不规则;④心房独立活动与 QRS 波无固定关系,形成室房分离;⑤偶可见心室激动逆传夺获心房。

心室夺获与室性融合波:室速发作时少数室上性冲动可下传心室,产生心室夺获,表现为在 P 波之后,提前发生一次正常的 QRS 波。室性融合波的 QRS 波形态介于窦性与异位心室搏动之间,其意义为部分夺获心室。心室夺获与室性融合波的存在为确立室速诊断提供重要依据。

按室速发作时 QRS 波的形态,可将室速区分为单形性室速和多形性室速。QRS 主波方向呈交替变换者称为双向性室速(图 2-5)。

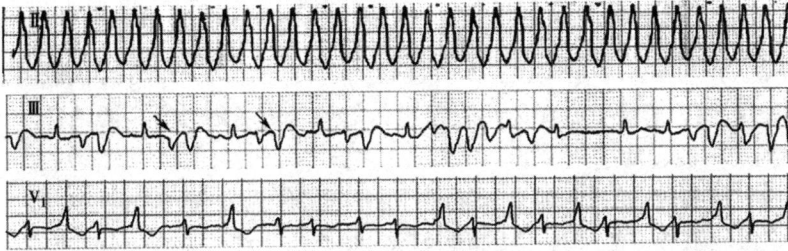

图 2-5 室性心动过速

Ⅱ导联可见一系列快速、增宽畸形的 QRS 波,QRS 波呈一种形态,RR 间期略不规则;Ⅲ导联 QRS 波呈不同形态,为多形性室速;V_1 导联 QRS 波群主波方向出现上、下交替性变换,为双向性室速。

3.临床表现 室速的临床症状视发作时心室率、持续时间、基础心脏病变和心功能状况不同而异。非持续性室速(发作时间短于 30 秒,能自行终止)的患者通常无症状。持续性室速(发作时间超过 30 秒,需药物或电复律始能终止)常伴有明显血流动力学障碍与心肌缺血。临床症状包括低血压、少尿、昏厥、气促、心绞痛等。部分多形性室速、尖端扭转型室速发作后很快蜕变为心室颤动,导致心源性昏厥、心搏骤停和猝死。听诊心律可轻度不规则,第一、第二心音分裂,收缩期血压随心搏变化。

室速与室上性心动过速伴有室内差异性传导的心电图表现十分相似,两者的临床意义与处理截然不同,因此应注意鉴别。心电图如具备室性融合波、心室夺获、室房分离等特征,以及全部心前区导联 QRS 波主波方向呈同向性时为室速。如每次心动过速均由期前发生的 P 波开始,或 P 波与 QRS 波成 1:1 房室比例,刺激迷走神经可减慢或终止的心动过速则为室上性心动过速伴室内差异性传导。也常采用 aVR 单导联对宽 QRS 心动过速波形进行诊断鉴别。

4.治疗 首先应决定哪些患者应给予治疗。目前除了 β 受体阻滞剂、胺碘酮,尚未能证实其他抗心律失常药物能降低心源性猝死的发生率。同时抗心律失常药物本身亦会导致或加重原有的心律失常。目前对于室速的治疗,一般遵循以下原则:无器质性心脏病患者发生非持续性室速,如无症状或血流动力学影响,处理的原则与室性期前收缩相同;有器质性心脏病或有明确诱因应首先给予针对性治疗;持续性室速发作,无论有无器质性心脏病,均给予治疗。

(1)终止室速发作:无显著血流动力学障碍的室速,可选用利多卡因、β受体阻滞剂或胺碘酮静脉推注,但经中心静脉用药会引起低血压,因此用药时要严密监测生命体征。如患者已发生低血压、休克、心绞痛、充血性心力衰竭或脑血流灌注不足等症状,应迅速施行电复律。复律成功后可静脉应用胺碘酮、利多卡因等,防止室速短时间内复发。洋地黄中毒引起的室速,不宜用电复律,应给予药物治疗。

(2)预防复发:应努力寻找和治疗诱发及维持室速的可逆性病变,如缺血、低血压及低血钾等。治疗充血性心力衰竭有助于减少室速发作。窦性心动过缓或房室传导阻滞时,心室率过于缓慢,亦有利于室性心律失常的发生,可给予阿托品治疗或应用人工心脏起搏。

急性心肌缺血合并室速的患者,首选冠状动脉血运重建,也可应用β受体阻滞剂预防室性心律失常。β受体阻滞剂能降低心肌梗死后猝死发生率,其作用可能主要通过降低交感神经活性与改善心肌缺血实现。如果室速频繁发作,且不能被电复律有效控制,可静脉应用胺碘酮。经完全血运重建和最佳药物治疗后,仍反复发作室速或电风暴者,可植入ICD。

ICD植入治疗亦可应用于持续性多形性室速及遗传性心律失常综合征患者。药物治疗后仍反复发作单形性室速或ICD植入后反复电击的患者可考虑导管消融治疗。

5.特殊类型的室性心动过速

(1)尖端扭转型室速:是多形性室速的一个特殊类型,因发作时QRS波群的振幅与波峰呈周期性改变,宛如围绕等电位线连续扭转得名,频率为200~250次/分。当室性期前收缩发生在舒张晚期、落在前面T波的终末部时(R-on-T)可诱发室速。此外,在长-短周期序列之后亦易引发尖端扭转型室速。尖端扭转型室速亦可进展为心室颤动和猝死。本型室速的病因可为先天性、电解质紊乱(如低钾血症、低镁血症)、抗心律失常药物(如Ⅰa类或Ⅲ类)、吩噻嗪和三环类抗抑郁药、颅内病变、心动过缓(特别是三度房室传导阻滞)等。尖端扭转型室速患者,应努力寻找和去除导致QT间期延长的获得性的病因,停用明确或可能诱发尖端扭转型室速的药物。治疗上首先给予静脉注射镁盐。Ⅰa类或Ⅲ类药物可使QT间期更加延长,故不宜应用。先天性长QT间期综合征治疗应选用β受体阻滞剂。药物治疗无效者,可考虑进行左颈胸交感神经切断术,或植入ICD治疗。

(2)加速性室性自主心律(accelerated idioventricular rhythm):亦称缓慢型室速,其发生机制与自律性增加有关。表现为连续发生3~10个起源于心室的QRS波群,心率常为60~110次/分。心动过速的开始与终止呈渐进性,跟随于一个室性期前收缩之后,或当心室起搏点加速至超过窦性频率时发生。由于心室与窦房结两个起搏点轮流控制心室节律,融合波常出现于心律失常的开始与终止时,心室夺获亦很常见。发作短暂,呈间歇性,持续仅数秒至数分钟,常发生于急性心肌梗死的冠状动脉再灌注及复苏过程中。患者一般无症状,亦不影响预后。通常无须进行抗心律失常治疗。

(3)右心室流出道性室速:是起源于右心室流出道的特发性室速,其心电图特征是V_1导联呈左束支传导阻滞图形,额面电轴向下。刺激迷走神经或给予腺苷可终止室速,而运动、应激、异丙肾上腺素和快速或提前的刺激可诱发或延长室速发作,β受体阻滞剂和维拉帕米可抑制室速发作。

三、心室扑动与心室颤动

心室扑动与心室颤动,简称"室扑"和"室颤",为致死性心律失常。常见于缺血性心脏病。此外,抗心律失常药物,特别是引起 QT 间期延长与尖端扭转的药物,严重缺氧、缺血、预激综合征合并房颤与极快的心室率、电击伤等亦可引起。

1.心电图特征 心室扑动呈正弦图形,波幅大而规则,QRS 波呈单形性,频率为 150~300 次/分(通常在 200 次/分以上)。心室颤动的波形、振幅与频率均极不规则,无法辨认 QRS 波群、ST 段与 T 波,持续时间较短,如不及时抢救,一般心电活动可在数分钟内迅速消失。急性心肌梗死的原发性心室颤动,可由于舒张早期的室性期前收缩落在 T 波上触发室速(R-on-T),然后演变为心室颤动。

2.临床表现 包括意识丧失、抽搐、呼吸停顿甚至死亡、听诊心音消失、脉搏触不到、血压亦无法测到。伴随急性心肌梗死发生而不伴泵衰竭或心源性休克的心室颤动,预后较佳,抢救存活率较高,复发率很低。相反,非伴随急性心肌梗死的心室颤动,一年内复发率高达 20%~30%。

第五节 心律失常的药物治疗

一、抗心律失常药物的作用机制

心律失常产生的主要机制包括自律性异常、触发机制和折返激动。药物治疗主要是针对以上心律失常机制。心肌的自律性源于舒张期自动除极,自律性高低与除极时细胞膜电位高低相关。减慢舒张期除极、提高阈电位,都能降低心肌细胞自律性。同时抗心律失常药物还可以通过超极化膜电位,抑制因早后除极和晚后除极导致的触发性心律失常。形成折返激动必须要满足单向传导阻滞区,适当的折返环,一条折返通路传导缓慢三大条件。因此,通过改善传导消除单向阻滞或减慢传导使单向阻滞变为双向阻滞等方法都可以终止折返激动。

二、抗心律失常药物分类

抗心律失常药物有多种分类方法。广泛使用的是改良的 Vaugham Williams 分类,根据药物不同的电生理作用分为 4 类(表 2-1),但一种抗心律失常药物可能有多种不同的生理特性。例如,索他洛尔既有 β 受体阻滞作用,又有延长 QT 间期作用;胺碘酮同时具有Ⅰ类、Ⅱ类、Ⅲ类、Ⅳ类抗心律失常作用,还能阻滞 AngⅡ受体。因此,在 1991 年制订了一个新的分类,称为"西西里岛分类"。该分类根据抗心律失常药物作用的机制,包括药物作用的通道、受体和离子泵进行分类。但是由于过于复杂,该西西里岛分类法难在临床中应用。

表 2-1 抗心律失常药物的分类

类别	作用通道和受体	APD 或 QT 间期	常见药物
Ⅰ类			
Ⅰa	阻滞 I_{Na}++	延长	奎尼丁、丙吡胺、普鲁卡因胺
Ⅰb	阻滞 I_{Na}	缩短	利多卡因、苯妥英、美西律、妥卡尼
Ⅰc	阻滞 I_{Na}+++	不变	氟卡尼、普罗帕酮、莫雷西嗪
Ⅱ类	阻滞 β_1	不变	阿替洛尔、美托洛尔、艾司洛尔
	阻滞 β_1、β_2	不变	纳多洛尔、普萘洛尔、索他洛尔
Ⅲ类	阻滞 I_{Kr}	延长	多非利特、索他洛尔
	阻滞 I_{Kr}、I_{to}	延长	替地沙米
	阻滞 I_{Kr},激活 I_{Na-S}	延长	伊布利特
	阻滞 I_{Kr}、I_{Ks}	延长	胺碘酮、决奈达隆
	阻滞 I_K,交感末梢	延长	溴苄铵
Ⅳ类	阻滞 I_{Ca-L}	不变	维拉帕米、地尔硫䓬
	开放 I_K	缩短	腺苷
	阻滞 M_2	缩短	阿托品
	阻滞 Na/K 泵	缩短	地高辛

注:I_{Na}.快钠内流;I_{Na-S}.慢钠内流;I_K.延迟整流性外向钾流;I_{Kr}.快速延迟整流性钾流;I_{Ks}.缓慢延迟整流性钾流;I_{to}.瞬间外向钾流;β.肾上腺素能 β 受体;M_2.毒蕈碱受体;APD.动作电位时限。

三、各类药物的电生理特性

1. Ⅰ类药物　阻滞快钠通道,降低动作电位 0 相上升速率(V_{max}),减慢心肌传导,有效地终止钠通道依赖的折返。根据药物与钠通道的结合/解离的时间常数可进一步分为Ⅰa、Ⅰb 和Ⅰc:<1 秒者为Ⅰb 类药物;≥12 秒者为Ⅰc 类药物;介于两者之间者为Ⅰa 类药物。在病理状态下、严重心功能不全时及缺血状态下,心肌对Ⅰ类药物特别敏感,尤其对Ⅰc 类药物,易诱发致命性室性心律失常。

2. Ⅱ类药物　阻滞 β 肾上腺素能受体,降低交感神经效应。此类药物能降低 I_{Ca-L} 和起搏电流(I_f),因此能减慢窦性心律,减慢房室结的传导。

3. Ⅲ类药物　钾通道阻滞剂,以阻滞 I_K 为主,偶可增加 I_{Na-S}。此类药物能延长心肌细胞动作电位时限,延长复极时间和有效不应期,有效地终止各种微折返。此类药物也可使动作电位时限延长。钾通道种类很多,与复极有关的有 I_{kr}、I_{Ks}、超速延迟整流性钾流(I_{Kur})、I_{to} 等,它们各有相应的阻滞剂。目前已批准用于临床的Ⅲ类药有胺碘酮、索他洛尔、溴苄铵、多非利特、伊布利特。

4. Ⅳ类药物　钙通道阻滞剂主要阻滞心肌细胞 I_{Ca-L}。Ⅳ类药物减慢窦房结和房室结的传导,减慢房颤的心室率;延长房室结有效不应期,有效地终止房室结折返性心动过速;对早后除极和晚后除极电位及 I_{Ca-L} 参与的心律失常有治疗作用,能终止维拉帕米敏感的室速。

常用的有维拉帕米和地尔硫䓬。

四、抗心律失常药物用法

(一) I 类药物

1.奎尼丁　最早应用的抗心律失常药物,主要用于房颤与房扑的复律、复律后窦性心律的维持和危及生命的室性心律失常。常用制剂为硫酸奎尼丁(每片 0.2g)。应用奎尼丁转复房颤或房扑,首先给 0.1g 试服剂量,观察 2 小时如无不良反应,可以两种方式进行复律:①0.2g,每 8 小时一次,连服 3 天左右,其中有 30% 左右的患者可恢复窦性心律;②首日0.2g,每 2 小时一次,共 5 次;次日 0.3g,每 2 小时一次,共 5 次;第 3 天 0.4g,每 2 小时一次,共 5次。每次给药前测血压和 QT 间期,一旦复律成功,以有效单剂量作为维持量,每6~8 小时给药 1 次。复律前应纠正心力衰竭(心衰)、低血钾和低血镁,且不得存在 QT 间期延长。奎尼丁昏厥或诱发扭转型室速多发生在服药的最初 3 天内,因此复律宜在医院内进行。因其不良反应,现已少用。

2.利多卡因　用于室性心律失常。给药方法:负荷量 1.0mg/kg,3~5 分钟静脉注射,继以1~2mg/min 静脉滴注维持。如无效,5~10 分钟后可重复负荷量,但 1 小时内最大用量不超过 300mg(4.5mg/kg)。在低心排血量状态,70 岁以上高龄和肝功能障碍者维持量为正常的1/2。不良反应表现为语言不清、意识改变、肌肉搐动、眩晕和心动过缓。应用过程中应随时观察疗效和不良性反应。

3.美西律　利多卡因有效者口服美西律亦可有效,起始剂量为 100~150mg,每 8 小时一次,如需要,2~3 天后可增减 50mg。宜与食物同服,以减少消化道反应。神经系统不良反应也常见,如眩晕、震颤、运动失调、语音不清、视物模糊等。有效血浓度与毒性血浓度接近,因此剂量不宜过大。

4.莫雷西嗪　用于室上性和室性心律失常的治疗。口服剂量为 150mg,每 8 小时一次。如需要,2~3 天后可增量每次 50mg,但不宜超过 250mg,每 8 小时一次。不良反应包括恶心、呕吐、眩晕、焦虑、口干、头痛、视物模糊等。

5.普罗帕酮　适用于室上性和室性心律失常的治疗。口服初始剂量 150mg、每 8 小时一次,如需要,3~4 天后加量到 200mg、每 8 小时一次。最大剂量为 200mg、每 6 小时一次。如原有 QRS 波增宽者,剂量不得>150mg、每 8 小时 1 次。静脉注射可用 1~2mg/kg,以 10mg/min 静脉注射,单次最大剂量不超过 140mg。不良反应为室内传导障碍加重,QRS 波增宽,出现负性肌力作用,诱发或使原有心力衰竭加重,造成低心排血量状态,进而室速恶化。因此,心肌缺血、心功能不全和室内传导障碍者相对禁忌或慎用。

(二) II 类药物

艾司洛尔主要适用于房颤或房扑紧急控制心室率,250mg/mL,为静脉注射剂。用法:负荷量 0.5mg/kg,1 分钟内静脉注射,继之以 0.05mg/(kg·min)静脉滴注 4 分钟,在 5 分钟末未获得有效反应,重复上述负荷量后继以 0.1mg/(kg·min)滴注 4 分钟。每重复一次,维持量增加0.05mg。一般不超过 0.2mg/(kg·min),连续静脉滴注不超过 48 小时。用药过程需要监测血压、心率。

（三）Ⅲ类药物

1.胺碘酮　适用于室上性和室性心律失常的治疗,可用于伴有器质性心脏病或心功能不全患者。静脉注射负荷量150mg(3~5mg/kg),10分钟注入,10~15分钟后可重复,随后1~1.5mg/min静脉滴注6小时,以后根据病情逐渐减量至0.5mg/min。24小时总量一般不超过1.2g,最大可达2.2g。主要不良反应为低血压(往往与注射过快有关)和心动过缓,尤其用于心功能明显障碍或心脏明显扩大者,需要监测血压。口服胺碘酮负荷量0.2g,每天3次,共5~7天;0.2g,每天2次,共5~7天,以后0.2g(0.1~0.3g)每天1次维持,但要注意根据病情进行个体化治疗。此药含碘量高,长期应用的主要不良反应为甲状腺功能改变,应定期检查甲状腺功能。在常用的维持剂量下很少发生肺纤维化,但仍应定期摄胸片,以早期发现此并发症。服药期间QT间期均有不同程度的延长。对老年人或窦房结功能低下者,若窦性心率<50次/分宜减量或暂停用药。不良反应还有日光敏感性皮炎、角膜色素沉着,但不影响视力。

2.决奈达隆　2009年分别获美国FDA和欧盟药物评审委员会(The European Agency for the Evaluation of Medicinal Products,EMEA)批准决奈达隆400mg片剂上市,适用于有非持续性房颤病史的窦性心律患者,以降低其因房颤住院的风险。常用剂量为400mg,每天2次口服。在进食状态下,吸收几乎是完全的(70%~100%),故推荐餐中服。稳态半衰期为27~31小时,主要由粪便排出,肾脏为次要途径。用药期间应监测有无减慢心率、心电图QT间期延长的不良反应。特殊人群尤其需注意:决奈达隆的暴露量女性比男性高30%;未见报道评价药代动力学种族差异;中度肝损伤者比正常肝功能者平均决奈达隆暴露量增加1.3倍,尚未见报道评估严重肝损伤对决奈达隆药代动力学的影响;轻度至严重肾功能损伤者与正常肾功能者比较未观察到药代动力学显著差异。

3.索他洛尔　用于室上性和室性心律失常治疗。常用剂量为80~160mg,每天2次。其半衰期较长,由肾脏排出。不良反应随剂量增加,扭转型室速发生率上升。电解质紊乱如低钾、低镁可加重索他洛尔的毒性作用。用药期间应监测心电图变化,当QT≥0.55秒时应考虑减量或暂时停药。窦性心动过缓、心力衰竭者不宜选用。

4.伊布利特　用于转复近期发生的房颤。成年人体重≥60kg者用1mg溶于5%葡萄糖溶液50mL内静脉注射。如需要,10分钟后可重复。成年人体重<60kg者,以0.01mg/kg按上法应用。房颤终止则立即停用。肝肾功能不全者无须调整剂量,用药中应监测QT间期变化。

（四）Ⅳ类药物

1.维拉帕米　用于控制房颤和房扑的心室率。口服80~120mg、每8小时一次,可增加到160mg、每8小时一次,最大剂量480mg/d。静脉注射用于终止阵发性室上速和某些特殊类型的室速。剂量(5~10mg)/(5~10min)静脉注射,如无反应,15分钟后可重复5mg/5min。

2.地尔硫䓬　用于控制房颤和房扑的心室率。静脉注射负荷量为15~25mg(0.25mg/kg),随后5~15mg/h静脉滴注。如首剂负荷量心室率控制不满意,15分钟内再给负荷量。静脉注射地尔硫䓬应监测血压。

3.其他

(1)腺苷:用于终止室上速。用法:3~6mg,2秒内静脉注射,2分钟内不终止,可再以6~12mg,2秒内推注。此药半衰期短,1~2分钟效果消失。严重的不良反应有窦性停搏、房室传导阻滞等,故对有窦房结和(或)房室传导功能障碍的患者不适用。

(2)洋地黄类:用于控制房颤的心室率。毛花苷 C 0.4~0.8mg 稀释后静脉注射,可以再追加 0.2~0.4mg,24 小时内不应>1.2mg;或地高辛 0.125~0.25mg,每天 1 次口服。洋地黄类适用于心功能不全患者,不足之处是对体力活动等交感神经兴奋时的心室率控制不满意。必要时与 β 受体阻滞剂或钙通道阻滞剂同用。

五、抗心律失常药物的促心律失常作用

促心律失常作用是指抗心律失常药物应用过程中,药物剂量或血浆药物浓度低于中毒水平时,出现既往未曾发生过的心律失常,或者原有心律失常恶化。

(一)新出现的持续性心律失常

1.快速心律　①扭转型室速,QT 间期延长;②多形性室速,QT 间期正常;③室颤;④持续性单形室速,间歇性发作;⑤持续性单形室速,不间断性;⑥房扑,1:1 房室传导。

2.心动过缓及传导障碍　①窦房结功能低下;②房室传导阻滞;③明显的 QRS 波增宽。

(二)原有心律失常恶化

1.非持续性转变为持续性。

2.心动过速频率加快。

Ⅲ类药物延长动作电位和 QT 间期,尤其在低血钾或心动过缓时,可发生特异的扭转型室速。洋地黄类药物增加细胞内钙离子浓度,可能诱发后除极电位的触发活动,导致室性心律失常。Ⅰc 类药物用于控制房颤或房扑时,可以延长房内传导,减少心房率,或者使房颤转变为房扑,反而造成更多的心房激动下传,出现 1:1 房室传导,加快心室率。Ⅰc 类药物明显减缓室内传导,可能造成新的室内折返途径,引起持续室速。促心律失常作用的发生明显受整体心脏状况和肝肾功能的影响。据报道,Ⅰ类药物在 LVEF<35%和>35%患者中促心律失常发生率分别为43%和26%。

促心律失常多发生在开始用药24~48 小时,72 小时后渐为减少。若使用易于发生促心律失常的药物,特别是有心肌功能障碍或有诱因的患者,宜于医院内开始给药。确定促心律失常作用前需除外自身心律失常的恶化,以便是确定停药或是加药。发生促心律失常时应及时停药,测定血浆电解质浓度,包括血钾和血镁,并按具体心律失常处理。必要时可心室起搏,严重血流动力学障碍时可以电复律。Ⅰc 类药物造成的不间断性室速处理较难,可给乳酸钠或碳酸氢钠,必要时可试用利多卡因。由于抗心律失常药物具有促心律失常作用,因此要严格掌握药物使用适应证。

第三章 高血压

第一节 原发性高血压

原发性高血压是遗传基因与许多致病性因素相互作用而引起的多因素疾病。在高血压的形成过程中,交感神经兴奋导致心率增快,心肌收缩力增强和心排血出量增加,周围小动脉收缩,外周血管阻力增大可使血压升高;RAAS通过调节水、电解质平衡及血容量、血管张力而影响血压;另外,肾脏功能异常、内分泌功能失调、电解质紊乱及某些微量元素的缺乏也是高血压的重要影响因素。

一、诊断标准

根据《2009年中国高血压治疗指南》对高血压的诊断标准,在未服用抗高血压药物的情况下,18岁以上成年人收缩压≥140mmHg(18.7kPa)和(或)舒张压≥90mmHg(12.0kPa)即可诊断为高血压,并根据血压水平将血压分为以下几种类型(表3-1)。

表3-1 血压水平的定义和分类

分类	收缩压(mmHg)	舒张压(mmHg)
正常	120~129	<84
正常高限	130~139	85~89
1级高血压	140~159	90~99
2级高血压	160~179	100~109
3级高血压	≥180	≥110
单纯收缩期高血压	≥140	<90

注:当收缩压和舒张压分属于不同级别时,采用较高的级别。单纯收缩期高血压则根据收缩压进行分级。

成年人自测血压135/85mmHg(18.0/11.3kPa)为正常值,24小时血压监测白天<135/85mmHg(18.0/11.3kPa),夜间睡眠时<120/75mmHg(16.0/10.0kPa)为正常值,超过上述数据即为血压异常。

1.临床表现

(1)原发性高血压起病隐匿,进展缓慢,病程长。初期较少症状,患者多诉头晕、头胀、失眠、健忘、耳鸣、乏力、多梦、易激动等。部分患者出现了高血压所致的严重并发症和靶器官功能性或器质性损害的相应症状和临床表现时才就医。

(2)并发症:长期的高血压可导致左心室肥厚,心脏扩大及心功能不全。高血压也是动脉粥样硬化及冠状动脉粥样硬化性心脏病的主要危险因素,可合并闭塞性周围血管病及冠状动脉粥样硬化性心脏病;血压突然显著升高可产生高血压脑病,表现为患者剧烈头痛、呕吐、视力减退,甚至抽搐、昏迷。老年高血压患者常合并脑动脉硬化,可出现短暂性脑缺血发作或脑卒中。高血压致肾损害,最终可导致慢性肾衰竭。

（3）高血压预后危险分层:高血压患者的治疗方案,不但要依据其血压水平,还应根据其危险因素(表3-2)或同时存在的其他疾病等因素综合考虑。

表3-2　用于高血压预后危险分层评估的危险因素

常见危险因素

收缩压和舒张压水平

年龄(男性>55岁,女性>65岁)

吸烟

脂质异常:总胆固醇>6.5mmol/L,或LDL胆固醇>4.0mmol/L,或HDL胆固醇男性<1.0mmol/L,女性<1.2mmol/L

早发心血管疾病家族史(男性<55岁,女性<65岁)

腹型肥胖(腹围:男性≥102cm,女性≥89cm)

C-反应蛋白≥1mg/dL

糖尿病:空腹血糖≥7.0mmol/L,餐后血糖≥11.0mmol/L

靶器官损害(并发症)

左心室肥厚:超声心动图,LVMI男性>125g/m^2,女性>110g/m^2

动脉壁增厚及周围血管病:超声颈动脉IMT≥0.9mm或有动脉粥样硬化斑块

肾脏损害:血清肌酐轻度升高(男性115~133μmol/L,女性107~124μmol/L);微量白蛋白尿(30~300mg/24小时;白蛋白/肌酐比值男性≥22mg/g,女性≥31mg/g)

脑血管疾病:缺血性脑卒中、脑出血及短暂性脑缺血发作

心脏疾病:心肌梗死、心绞痛、冠状动脉血运重建及充血性心力衰竭

严重的视网膜病变:出血或渗出,视盘水肿

注:LDL.低密度脂蛋白;HDL.高密度脂蛋白;LVMI.左心室重量指数;IMT.内膜中层厚度。

2.实验室检查

（1）血压测量:如为初诊高血压,应每天测量2次(早晚各测1次),连续监测7天。

（2）动态血压监测:动态血压是诊断和观察高血压治疗效果的最佳方法,并可用以指导治疗。

（3）心电图:主要表现为左胸前导联高电压并可合并T波深倒置和ST段改变。此外,还可出现各种心律失常、左右束支传导阻滞的图形。

（4）超声心动图:主要表现为左心室向心性肥厚,早期常有舒张功能异常,后期心脏呈离心性肥大,心室收缩与舒张功能均有异常。

（5）X线检查:左心室扩大,主动脉增宽、延长、扭曲,心影呈主动脉型心改变,左心功能

不全时可出现肺淤血征象。

二、治疗原则

高血压治疗的总体原则是采取对患者影响最小的治疗方式而最大限度地保护靶器官功能。

1.非药物治疗 减肥、控制体重,超体重是高血压独立危险因素。减肥和控制体重不仅有助于减低血压和减少降压药用量,也能降低冠心病和其他心脑血管疾病及糖尿病的患病率;低盐饮食,高血压患者应将每天钠摄入量控制在 70~120mmol(食盐 1.5~3.0g);体育运动,适当体育锻炼和体力劳动,能缓解精神紧张,也有利于减轻体重控制肥胖;戒烟酒,吸烟和饮酒与高血压明显相关,也是其他心脑血管疾病的重要危险因素,戒烟和适当限酒有利于控制血压。

2.药物治疗 降压药的选择主要取决于药物对患者的降压效果和不良反应。对每个具体患者来说,能有效控制血压并适宜长期治疗的药物就是合理的选择。在选择过程中,还应该考虑患者靶器官受损情况和有无糖尿病,血脂、尿酸等代谢异常,以及降压药与其他使用药物之间的相互作用。目前常用降压药物有六大类,即利尿剂、β 受体阻滞剂、钙通道阻滞剂(calcium channel blocker,CCB)、ACE Ⅰ、Ang Ⅱ受体阻滞剂和 α 受体阻滞剂。

(1)利尿剂:利尿剂使细胞外液容量降低、心排血量降低,并通过利钠作用使血压下降。单独使用首选药治疗轻度高血压,尤其适用于老年人收缩期高血压及心力衰竭伴高血压的治疗,也可与其他降压药合用治疗中度、重度高血压。利尿剂包括噻嗪类、袢利尿剂和保钾利尿剂三类。

1)噻嗪类利尿剂:氯噻嗪 125~500mg,每天 1 次;氯噻酮 12.5~25mg,每天 1 次;氢氯噻嗪 12.5~50mg,每天 1 次;吲达帕胺 1.25~2.5mg,每天 1 次。噻嗪类利尿剂长期应用可引起低钾血症、高血糖、高尿酸血症和高胆固醇血症,因此糖尿病及高脂血症患者应慎用,痛风患者禁用。

2)袢利尿剂:呋塞米 20~80mg,每天 1~2 次;托拉塞米 2.5~10mg,每天 1 次。袢利尿剂作用迅速,但过度作用可致低血钾、低血压。保钾利尿剂多与噻嗪类利尿剂合用以减少低钾血症的发生。

3)保钾利尿剂:多联合袢利尿剂使用,醛固酮受体阻滞剂,如螺内酯或依普利酮,最佳适应证是用于醛固酮增多所致高血压患者,螺内酯 25~50mg,每天 1~2 次;依普利酮 50~100mg,每天 1~2 次;氨苯蝶啶 50~100mg,每天 1~2 次。

(2)β 受体阻滞剂:β 受体阻滞剂通过降低心排血量、抑制肾素释放并通过交感神经突触前膜阻滞使神经递质释放减少,从而使血压下降。β 受体阻滞剂降压作用缓慢,适用于轻度、中度高血压,尤其是心率较快的中青年患者或合并心绞痛、心肌梗死后的高血压患者。

1)选择性 β 受体阻滞剂:美托洛尔 50~150mg,每天 2 次;美托洛尔缓释剂 50~100mg,每天 1 次;阿替洛尔,25~100mg,每天 1 次;比索洛尔 2.5~10mg,每天 1 次。

2)非选择性 β 受体阻滞剂:普萘洛尔 40~160mg,每天 2 次;长效普萘洛尔 60~180mg,每天 1 次。

3)α、β 受体双重阻滞剂:卡维地洛 12.5~50mg,每天 2 次;拉贝洛尔 200~800mg,每天 2 次。β 受体阻滞剂对心肌收缩力、房室传导及窦性心律均有抑制,可引起血脂升高、低血糖、末梢循环障碍、乏力及加重气管痉挛。因此充血性心力衰竭、支气管哮喘、糖尿病、病态窦房结综合征、房室传导阻滞、外周动脉疾病患者不宜用。

(3)钙通道阻滞剂:抑制细胞外 Ca^{2+} 的跨膜内流,降低血管平滑肌细胞内游离 Ca^{2+},而使血管平滑肌松弛。钙通道阻滞剂还能减弱血管收缩物质如去甲肾上腺素及血管紧张素Ⅱ的升压反应。钙通道阻滞剂降压迅速,作用稳定,可用于各种程度的高血压,尤适用于老年高血压或合并稳定型心绞痛患者。钙通道阻滞剂包括维拉帕米、地尔硫䓬及二氢吡啶类三种类型,作用时间上分短效、长效或缓(控)释剂型,临床上用于降压治疗多选用长效或缓(控)释剂型。

1)二氢吡啶类:硝苯地平控释片 30~60mg,每天 1 次;硝苯地平缓释片 20~40mg,每天 2 次;尼卡地平缓释片 60~120mg,每天 2 次;尼索地平 10~40mg,每天 1 次;尼群地平 10~20mg,每天 1~2 次;尼莫地平缓释片 30~60mg,每天 2 次;伊拉地平 2.5~10mg,每天 2 次;非洛地平 2.5~20mg,每天 1 次;氨氯地平 2.5~10mg,每天 1 次。

2)非二氢吡啶类:地尔硫䓬缓释剂 120~540mg,每天 1 次;长效维拉帕米 120~360mg,每天 1 次。

钙通道阻滞剂可引起心率增快、充血、潮红、头痛、下肢水肿等,缓释、控释或长效制剂不良反应有所减少。维拉帕米和地尔硫䓬抑制心肌收缩及自律性和传导性,因此不宜在心力衰竭、窦房结功能低下或心脏传导阻滞患者中应用。

(4)ACEI:通过抑制血管紧张素转换酶使血管紧张素Ⅱ生成减少,同时抑制激肽酶使缓激肽降解减少,两者均有利于血管扩张,使血压降低。ACEI 对各种程度的高血压均有一定降压作用,对伴有心力衰竭、左心室肥大、心肌梗死后、糖耐量减低或糖尿病肾病蛋白尿等合并症的患者尤为适宜。

临床常用 ACEI:卡托普利 25~100mg,每天 2 次;依那普利 2.5~40mg,每天 1~2 次;福辛普利 10~40mg,每天 1 次;赖诺普利 10~40mg,每天 1 次;培哚普利 4~8mg,每天 1~2 次;雷米普利 2.5~20mg,每天 1 次。

ACEI 最常见的不良反应是干咳,可能与体内缓激肽增多有关,停药后即可消失。最严重的不良反应是血管神经性水肿,但十分少见。高血钾、妊娠、肾动脉狭窄患者禁用。

(5)血管紧张素Ⅱ受体阻滞剂:通过对血管紧张素Ⅱ受体的阻滞,有效地阻断血管紧张素对血管收缩、水钠潴留及细胞增生等不利作用。适应证同 ACEI,但不引起咳嗽反应。血管紧张素Ⅱ受体阻滞剂减压作用平稳,可与大多数降压药物合用。

临床常用制剂:厄贝沙坦 150~300mg,每天 1 次;氯沙坦 25~100mg,每天 1 次;替米沙坦 20~80mg,每天 1 次;缬沙坦 80~320mg,每天 1 次;坎地沙坦 8~32mg,每天 1 次。

血管紧张素Ⅱ受体阻滞剂加利尿剂复合制剂:厄贝沙坦 150mg+氢氯噻嗪 12.5mg(商品名安博诺)1 片,每天 1 次;氯沙坦 50mg+氢氯噻嗪 12.5mg 或 25mg(商品名海捷亚)1 片,每天 1 次。

(6)α受体阻滞剂:选择性 $α_1$ 受体阻滞剂通过对突触后 α 受体阻滞,对抗去甲肾上腺素的动静脉收缩作用,使血管扩张、血压下降。非选择性类如酚妥拉明,主要用于嗜铬细胞瘤。$α_1$ 受体阻滞剂能安全、有效地降低血压,不影响血糖、血脂代谢。主要的不良反应为直立性低血压,尤其老年患者用药需谨慎。

α$_1$受体阻滞剂:多沙唑嗪1~16mg,每天1次;哌唑嗪2~20mg,每天1次;特拉唑嗪1~20mg,每天1~2次。

中枢性α$_2$受体阻滞剂:可乐定0.1~0.8mg,每天2次;可乐定贴片0.1~0.3mg,1周1次;甲基多巴250~1000mg,每天2次。

(7)周围交感神经抑制剂和直接血管扩张剂:此类药物虽有一定的降压作用,但常可出现直立性低血压等不良反应,且尚无心脏、代谢方面保护作用的循证医学证据,因此不宜长期服用。

周围交感神经抑制剂:利血平0.05~0.25mg,每天1次。

直接血管扩张剂:肼屈嗪25~100mg,每天2次。

(8)药物的联合应用:联合疗法有两种情况,一是每种降压药剂量固定,药厂做成复合制剂。另一种情况是两种药物或两种以上药物联合使用。联合疗法的优点是几种药物取长补短增强疗效,同时减少或抵消不良反应。

联合用药的选择:ACEI+利尿剂;利尿剂+β受体阻滞剂;钙通道阻滞剂+β受体阻滞剂;ACEI+钙通道阻滞剂。另外,也可以考虑β受体阻滞剂+α受体阻滞剂,β受体阻滞剂+ACEI,氢氯噻嗪+钙通道阻滞剂,氢氯噻嗪+保钾利尿剂,还可以考虑ACEI+血管紧张素Ⅱ受体阻滞剂。

3.高血压合并几种特殊情况的治疗

(1)高血压脑病:患者多为长期高血压,因过度劳累、紧张和情绪激动等因素导致血压突然急剧升高,造成高颅压或脑水肿,临床上可出现头痛、呕吐、烦躁不安、视物模糊、黑矇、抽搐、意识障碍,甚至昏迷等症状。

治疗原则:应尽快降压,降压速度视原有基础血压情况而定。通常将升高部分血压下降25%~30%,然后维持数小时甚至数天再逐渐降至正常,切勿过快过度降压,避免出现脑血流低灌注。降压药物首选硝普钠,开始剂量为20μg/min,视血压和病情可逐渐增至200~300μg/min。近年来应用乌拉地尔或硝酸甘油代替硝普钠,取得良好效果。由嗜铬细胞瘤所致高血压危象,可首选酚妥拉明5~10mg快速静脉注射,有效后静脉滴注维持。制止抽搐可用地西泮、苯巴比妥钠等。此外,如颅内压增高或出现脑水肿,应给予脱水、利尿等处理以降低颅内压和减轻脑水肿。往往需待病情稳定后方可改为口服降压药,并积极控制诱发因素。

(2)急进型高血压:患者短期内血压突然升高且持续不降,常突然头痛、头晕、视物模糊、心悸、气促等,病情发展迅速,易引起心、脑、肾等重要靶器官的损伤及并发症。患者舒张期血压常>130mmHg,可出现眼底出血、渗出和视盘水肿,若由继发性高血压所致者尚有相应临床表现。

治疗原则:急进型高血压若无心、脑、肾的严重并发症,则可采用口服降压药较缓慢降压,通常1~2周可把血压降至(140~150)/(95~100)mmHg,避免降压过多过快,造成脑供血不足和肾血流量下降而加剧脑缺血和肾功能不全。若患者出现高血压脑病、高血压危象或左心衰竭,则必须采用注射方法迅速降压,待血压降至安全范围(150~160)/(95~100)mmHg后,再过渡到用口服降压药维持,并将血压控制在<140/90mmHg。

(3)高血压合并左心衰竭:高血压是心力衰竭的主要病因之一,长期的高血压可导致左心室肥厚及心脏扩大,不但影响左心室舒张期顺应性,后期还可引起左心室收缩功能障碍,进而发生左心衰竭。

治疗原则:高血压合并左心衰竭的治疗关键是尽快降低心脏前、后负荷,降低血压。降压药物首选 ACEI,如出现咳嗽等不良反应,可选用血管紧张素Ⅱ受体阻滞剂替代。β受体阻滞剂通过抗交感过度兴奋作用,不但具有降压作用也有利于轻中度心力衰竭的治疗。利尿剂是高血压合并心力衰竭常被选用的药物,首选袢利尿剂。钙通道阻滞剂一般不用于高血压合并明显心力衰竭者,除非血压难以控制,但宜选用二氢吡啶类氨氯地平或非洛地平。如患者血压显著升高的同时伴有明显心力衰竭症状,可选用硝普钠或硝酸甘油静脉用药,以快速纠正心力衰竭。

(4)高血压合并肾功能不全:高血压患者均有不同程度肾功能损害,尤其长期高血压且血压未控制者更易发生肾功能不全。

治疗原则:①应选用增加或不明显减少肾血流量、降压作用温和而持久的降压药;②一般宜从小剂量开始,逐渐加量,达到目标血压后改用小剂量维持;③避免使用有肾毒性作用的药物;④经肾脏代谢或排泄的降压药,剂量应控制在常规剂量的 1/2~2/3;⑤伴肾功能不全的高血压患者,血压不宜降得过低,一般以降到 140/90mmHg 左右为宜;⑥双侧肾动脉狭窄和高钾血症者应避免使用血管紧张素转换酶抑制剂或血管紧张素Ⅱ受体阻滞剂。高血压合并肾功能损害者一般选用钙通道阻滞剂,常与β受体阻滞剂合用。

(5)高血压合并哮喘或慢性阻塞性肺病:高血压并非哮喘或慢性阻塞性肺病的致病原因,但临床上此两种情况经常同时存在。在治疗时要避免使用易诱发哮喘的降压药物。

治疗原则:首选钙通道阻滞剂,其次可选用α受体阻滞剂、肼屈嗪类等。避免使用β受体阻滞剂,尤其是非选择性β受体阻滞剂,以免加重支气管痉挛。利尿剂、血管紧张素转换酶抑制剂也应慎用,必要时可用血管紧张素Ⅱ受体阻滞剂。

(6)高血压合并脑血管意外:高血压患者因情绪激动、过度紧张或疲劳引起血压突然升高,导致已病变的脑血管破裂出血,临床表现为突然剧烈头痛、呕吐,局灶性者可能出现轻度偏瘫或癫痫样发作,重者迅速意识障碍或昏迷。

治疗原则:出血量较小者可采取内科治疗,出血量较大者及时行开颅手术或行脑立体定向手术清除血肿。急性期降压应小心谨慎,不宜降压过快过低。并发蛛网膜下隙出血者收缩压降至 140~150mmHg 即可,脑出血者使收缩压降至 150mmHg 左右为宜。颅内压增高者应及时降低颅内压,首选甘露醇脱水,利尿剂降低血容量。出血量较大者为防止血肿进一步扩大,可用止血剂如巴曲酶。缺血性脑梗死一般不宜降压治疗,除非血压非常高。对于急、慢性脑血管痉挛,一般可用钙通道阻滞剂,也可用血管紧张素转换酶抑制剂及血管紧张素Ⅱ受体阻滞剂等。

(7)妊娠期高血压:多发于≤20 岁或≥35 岁的孕妇,原有高血压、肾炎、糖尿病者,精神过分紧张、羊水过多、双胞胎或巨大儿葡萄胎等亦是常见诱发因素。临床表现为妊娠 20 周后出现血压升高,轻者血压≥140/90mmHg 伴蛋白尿≥300mg/24 小时尿;重者收缩压≥160mmHg 或舒张压≥110mmHg,蛋白尿≥2.0g/24 小时尿。

治疗原则:首先应注意休息,精神放松,必要时可给予镇静剂。一般不急于降压,如血压明显升高者,降压首选钙通道阻滞剂,α、β受体阻滞剂拉贝洛尔,直接血管扩张剂肼屈嗪等,必要时静脉滴注硝普钠快速降压。严重者如伴有抽搐应立即给予解痉止抽药物,如硫酸镁。妊娠期高血压在使用降压药时必须严密观察,避免血压大幅波动和降得太低影响胎儿血供,一般将血压控制在 130/85mmHg 为宜。妊娠期重度高血压,ACEI 和血管紧张素Ⅱ受体阻滞剂应属禁忌,若药物治疗无效,应终止妊娠。

4.围手术期高血压 由于患者对疾病、手术的恐惧可使原无高血压的患者血压升高,原发性高血压者血压进一步升高。

治疗原则:对原无高血压者或血压轻度、中度升高者可不急于降压,部分患者在情绪稳定或麻醉后血压多降至正常。如血压过度升高,可经静脉应用硝酸甘油、乌拉地尔或硝普钠等快速把血压降到合适水平。对于选择性手术者宜将血压控制在正常或略为偏高(140~150)/(90~95)mmHg 为宜。原有高血压者术前 1 周可应用 ACEI、血管紧张素 Ⅱ受体阻滞剂、钙通道阻滞剂或 β 受体阻滞剂将血压维持在正常偏高水平。

第二节 继发性高血压

继发性高血压是指因某些确定的疾病或原因引起的血压升高,约占所有高血压的5%。尽管继发性高血压所占比例并不高,但由于高血压患者基数庞大,其实际发生数量相当可观。在有效去除原因或控制原发疾病后,作为继发症状的高血压通常可以得到治愈或有效缓解,因此在临床实践中,需对继发性高血压的病因进行及时识别并正确处理,从而提高整体人群的血压控制率。

国外资料报道,继发性高血压在一般高血压人群中的患病率为5%~10%,尽管所占比例不高,但绝对人数仍相当多。在欧洲中度、重度高血压人群中为31%;法国巴黎一项1997—2001 年的调查显示:内分泌性高血压占 14.6%;中国有一项研究报道在所有住院的高血压患者中,继发性高血压占14%。近年来,随着诊断技术的不断提高,对继发性高血压的检出率有逐年增高的趋势。

常见的继发性高血压病因分类:肾性高血压、内分泌性高血压、主动脉缩窄、妊娠期高血压疾病和其他(表3-3)。

表 3-3 常见继发性高血压病因分类

肾性高血压	肾实质疾病
	肾动脉狭窄
内分泌性高血压	原发性醛固酮增多症
	嗜铬细胞瘤和副神经节瘤
	库欣综合征
	甲状腺功能亢进症
	甲状旁腺功能亢进症
心血管病变	主动脉缩窄
妊娠期高血压疾病	妊娠期高血压
	子痫前期
	子痫
其他	睡眠呼吸暂停综合征

一、诊断思路及程序

对高血压患者进行每一种继发性高血压的每项鉴别诊断措施几乎是不可能的,事实上也是不必要的。因此,对高血压患者进行鉴别诊断时,应该有一定的思路,即对具有不同临床特点的高血压患者,想到引起高血压的不同病因,再采取某些特殊的检查方法加以排除或证实,从而使病因诊断得以明确。临床上凡遇到下列情况时,要进行全面详尽的筛选检查:中度、重度血压升高的年轻患者;症状、体征或实验室检查有怀疑线索,如肢体脉搏波动不对称性减弱或消失;药物联合治疗效果差,或者治疗过程中血压曾经控制良好但近期内又明显升高;对于应该敏感的降压药物不敏感或对某种降压药物极其敏感。目前诊断技术发展迅速,为提高鉴别诊断水平提供了科学依据,但永远不能忽视基本的病史询问、体格检查及常规化验,因为这是诊断的基础。

1.病史采集 ①高血压家族史;②高血压患病时间,最高、最低及平时血压水平;③高血压类型,是持续型或阵发型;④夜尿增多及周期性瘫痪史;⑤多汗、心悸及面色苍白史;⑥尿痛、尿急、血尿、贫血及水肿史;⑦女性一定要清楚妊娠期间的血压情况,避孕药服用史及第二性征发育史;⑧男性要了解吸烟、饮酒史和精神、工作、睡眠等特点;⑨高血压患者对不同类型降压药的反应。

2.体格检查 首次接受诊治时或病情变化时应详细接受系统的内科全面查体并注意以下几个问题。①平卧位测四肢血压;②详细检查周围血管搏动情况;③观测体形、面色及四肢末梢温度;④皮肤多汗及四肢血管情况;⑤面部及双下肢水肿情况;⑥第二性征的发育情况;⑦心率、心律及心脏杂音;⑧血管杂音;⑨眼底检查。

3.注意以下常规化验 ①血常规和尿常规;②生化检验;③餐后2小时血糖浓度测定。

另外,还应进行心电图、超声心动图、肝胆胰脾肾及肾上腺B超检查及胸部X线片等。24小时血压监测在继发性高血压筛选检查中也有重要意义。各种继发性高血压患者,24小时血压波动有其特殊性。例如,肾动脉狭窄所引起的高血压,其特点是持续血压升高,不出现夜间睡眠中血压下降规律,且对药物治疗也无明显降低;睡眠呼吸暂停综合征可使血压昼夜节律消失。

通过对临床资料的综合分析,应按继发性高血压有关原发疾病进行临床特点组合,想到引起相关继发性高血压的疾病。再联系各种继发性高血压疾病的临床特点,初步确定某种继发性高血压的可疑对象,再通过进一步的生化试验和特殊检查对某种继发性高血压疾病进行排除和确诊。

二、肾性高血压

肾性高血压是指由肾脏病变或缺如导致的高血压,是继发性高血压的主要原因之一,主要包括肾实质性高血压和肾血管性高血压,此外也包括某些可导致水钠潴留的罕见单基因遗传病(如 Liddle 综合征、Gordon 综合征、表观盐皮质类固醇激素过多综合征等)。

(一)肾实质性高血压

肾实质性高血压是指由肾脏实质病变引起的血压增高,是继发性高血压最常见类型,临床表现为不同类型肾脏病变导致的肾功能不全合并较难控制的血压升高。引起肾实质性高血压的常见病因:急慢性肾小球肾炎、肾小管-间质疾病(如慢性肾盂肾炎、梗阻性肾病)、继发性肾病(如狼疮肾炎、糖尿病肾病)、多囊肾等。肾脏实质性病变导致高血压的机制包括水钠潴留、RAAS过度激活、交感神经系统亢进等,而高血压又能进一步加重肾脏病变,形成恶性循环,所以肾实质性高血压的预后较原发性高血压差。

1.诊断 肾实质性高血压的诊断需首先了解患者的肾脏病史,尤其是蛋白尿、血尿或肾功能异常与高血压出现的先后顺序。对于与原发性高血压伴肾脏损害难以区分者,如果条件允许可行肾穿刺组织学检查明确。常用实验室与器械检查:尿常规、尿白蛋白/肌酐比值、24小时尿蛋白定量、尿蛋白电泳、肾脏和肾血管B超、肾脏CT和MRI等。

2.治疗 肾实质性高血压患者应给予严格限制钠盐摄入(钠盐<6g/d或更低)。降压治疗的血压目标为130/80mmHg,可选用ACEI/ARB、CCB、α受体阻滞剂、β受体阻滞剂等降压药物。对于有蛋白尿的患者,首选ACEI/ARB类以延缓肾功能恶化。

(二)肾血管性高血压

肾血管性高血压,主要是由肾动脉狭窄(renal artery stenosis,RAS)所致,是指单侧或双侧肾动脉主干或分支狭窄引起的高血压,在高血压人群中的患病率为1%~2%。其致病机制为肾动脉狭窄导致肾脏灌注减少,从而激活了RAAS引起高血压。尽早解除狭窄可以使血压恢复正常。

1.临床分型 肾动脉狭窄主要分为动脉粥样硬化性和非动脉粥样硬化性两类。动脉粥样硬化性肾动脉狭窄约占总数的80%,多见于有多种心血管病危险因素的老年人。非动脉粥样硬化性肾动脉狭窄主要包括多发性大动脉炎、纤维肌性发育不良等,多见于青年人,女性患病居多。

2.临床表现 肾动脉狭窄的临床表现主要有狭窄导致的高血压和缺血性肾脏病。此外,动脉粥样硬化性和大动脉炎性肾动脉狭窄常伴有肾外表现,前者可出现冠状动脉粥样硬化心脏病、脑卒中和外周动脉粥样硬化等,后者可出现无脉症等。

(1)肾血管性高血压:因肾动脉狭窄而引起的高血压常有如下特点:①血压正常者(特别是青年女性)出现高血压后迅速进展;②原有高血压患者(主要是中老年患者)血压迅速恶化,舒张压明显升高;③突然进展的血压增高常难以控制;④约15%患者因血醛固酮增多表现为低血钾;⑤单侧肾动脉狭窄所致高血压,若长时间不能得到控制,还可引起对侧的肾脏损害(高血压肾硬化症)。

(2)缺血性肾脏病:主要表现为肾功能进行性减退。首先出现夜尿增多、尿比重和渗透压降低等远端肾小管浓缩功能障碍,随后出现肾小球滤过率下降、血肌酐升高等肾小管功能障碍。后期可出现肾脏体积变小,尤其是肾动脉狭窄侧。

3.诊断 肾动脉狭窄的诊断包括病因学诊断、解剖学诊断及病理生理学诊断,完整的诊断是合理治疗方式选择的基础。病因学诊断主要是判断肾动脉狭窄是动脉粥样硬化或是非动脉粥样硬化性的。肾动脉狭窄的解剖学诊断主要依靠B超和彩色多普勒超声、计算机体层血管成像(computed tomography angiography,CTA)、磁共振血管成像(magnetic resonance angiography,MRA)及肾动脉造影等,可以提供狭窄部位、程度、范围、与腹主动脉的关系等。病理生理学诊断的目的是判断是否存在肾血管性高血压和缺血性肾病,主要方法有RAAS激活评估(包括外周和双肾静脉肾素活性测定、卡托普利肾显像实验等)、肾功能及血流动力学评估等。

4.治疗　肾动脉狭窄治疗应在病因学诊断、解剖学诊断及病理生理学诊断的基础上,干预病因并在某些情况下进行血管重建,减少终末期肾病或肾血管性高血压靶器官损害的发生。药物降压是肾性高血压的基础治疗,而何种情况下采用介入治疗进行肾动脉狭窄的血运重建仍有争议。目前,一般推荐经皮介入治疗作为肾动脉血管重建的首选方法,包括经皮球囊成形术和支架成形术,对不同病因的肾动脉狭窄患者来说首选治疗方法有所区别:对于动脉粥样硬化肾动脉狭窄患者,常规选择支架成形术可有效减少再狭窄的发生率;而对于非动脉粥样硬化患者,单纯经皮球囊成形术效果较好,且目前尚无植入支架的长期研究报道。

三、主动脉缩窄

主动脉缩窄(coarctation of the aorta,CoA)是先天性继发性高血压的一个重要病因,总发病率占先天性心脏病的5%~8%,男性患病率是女性的2~5倍。主动脉缩窄目前病因尚未明确,其主要病理结构改变为主动脉邻近动脉导管处的局限性狭窄。主动脉缩窄可单独发生,也常合并其他先天性心血管畸形(如二叶式主动脉瓣、室间隔缺损、二尖瓣畸形、肺静脉异位引流等)或出现在某些先天性综合征(如 Turner 综合征、Shone 综合征等)的表现中。主动脉缩窄导致高血压发生的病理生理机制目前尚不完全清楚。目前认为除狭窄近端血供范围因机械因素产生血流压力增高外,RAAS 过度激活和交感神经系统亢进也参与高血压的形成。

(一)临床分型

主动脉缩窄的病理分型根据缩窄发生的部位分为导管前型和导管后型。导管前型又称婴儿型或复杂型,多合并其他先天性心血管畸形,缩窄段位于动脉导管近心端的主动脉峡部且缩窄程度较重,导致远端血流明显受阻,胸主动脉内血流很大一部分来源于动脉导管的分流;导管后型又称成人型或单纯型,多见于动脉导管已经闭合的成年人,缩窄段位于动脉导管远心端的主动脉峡部狭窄且缩窄程度较轻。

(二)临床表现与诊断

导管前型主动脉缩窄的临床表现为胸主动脉以下动脉血压饱和度明显减低、心力衰竭等,出生后如动脉导管闭合,则常迅速发生心源性休克甚至死亡;导管后型主动脉缩窄主要是缩窄近心端压力增高的临床表现,如难以控制的高血压、上下肢血压差大、左心室后负荷增高导致充血性心力衰竭等。

早期诊断对主动脉缩窄极为重要。体检主要表现为上肢血压增高且下肢血压明显低于上肢、胸背部听诊杂音、下肢动脉搏动明显减弱等。上下肢动脉压力差>20mmHg,并结合相应的影像学检查结果,即可诊断主动脉缩窄。二维超声心动图为主动脉缩窄筛查的常规手段,可直接观察到缩窄的部位、程度、范围、是否合并其他先天性心血管畸形等,彩色多普勒可以探测到缩窄部位的血流速度,计算压力阶差。心脏 CT 和 MRI 可以直观显示主动脉峡部缩窄和动脉导管情况,并可以显示缩窄的部位、程度、范围、与动脉导管的位置关系等。主动脉造影是主动脉缩窄的诊断"金标准",能清楚显示缩窄的部位、程度、范围、侧支循环形成、动脉导管是否开放等。

(三)治疗

治疗手段主要为外科手术和介入治疗,而非药物控制,手术方式的选择主要根据患者的年龄、缩窄的程度、合并其他畸形情况等。目前认为,无创血压提示上肢血压比下肢高20mmHg 的主动脉缩窄患者,若同时合并上肢血压升高(>140/90mmHg)、运动后血压异常反应或明确左心室肥厚等情况,应推荐进行治疗;而无合并血压阶差或高血压的主动脉缩窄患者,可考虑进行治疗。

1.外科手术　外科手术是治疗主动脉缩窄合并其他心血管畸形的最有效方法,目的是切除病变的缩窄端并重建血运,现已经发展为多种术式,如广泛端-端吻合术、补片主动脉成形术、人工血管转流术等。手术建议尽早进行,目前认为最优手术时机在 2~5 岁。

2.介入治疗　主动脉缩窄的介入治疗方式分为球囊扩张血管成形术和血管内支架成形术。1982 年,Lock 等首次提出了球囊扩张血管成形术可替代外科治疗主动脉缩窄。当时此介入治疗方法仅用于外科手术治疗主动脉缩窄后再发缩窄的患者,以减少重复外科手术的风险,但是对于初次发现主动脉缩窄的患者,球囊扩张血管成形术后有更高的再狭窄率和主动脉瘤形成风险。1993 年,Mullins 等首次提出血管内支架成形术可用于治疗主动脉缩窄。由于支架植入可以防止主动脉弹性回缩,相对于单纯的球囊扩张血管成形术,血管内支架成形术有较好的早期和中期降压作用,且对主动脉壁的损伤较小、主动脉瘤形成率较低。由于支架内径适应主动脉随患者年龄增长而增大,故血管内支架成形术多用于年龄较大儿童或成人主动脉缩窄患者。近年来,主动脉缩窄覆膜支架的发明进一步减少了介入治疗并发症的发生,使得血管内支架成形术在年龄较大儿童或成人患者中逐渐成为一线治疗方案。

(四)预后

未经治疗的主动脉缩窄患者预后差。西方数据表明,婴儿期后仍能存活的主动脉缩窄患者(主要是导管后型)平均寿命为 34 岁,而75%的患者在 43 岁之前死亡,其死亡原因主要有充血性心力衰竭、主动脉夹层破裂、心内膜炎等。对于接受外科手术或介入治疗的单纯主动脉缩窄患者,仍需要长期监测术后血压水平,除留意再缩窄的发生外,一部分患者的血压可能仍高于正常水平,推荐的口服降压药物包括 β 受体阻滞剂、ACEI/ARB 等。

四、内分泌性高血压

内分泌性高血压是由内分泌疾病导致的高血压,是继发性高血压的主要原因之一,主要包括肾上腺相关疾病、甲状腺和甲状旁腺相关疾病、垂体相关疾病等。本节主要介绍原发性醛固酮增多症、嗜铬细胞瘤和副神经节瘤、库欣综合征。

(一)原发性醛固酮增多症

原发性醛固酮增多症(primary aldosteronism,PA)是醛固酮自主性高分泌引起的一系列临床综合征,包括高血压、低血钾、心肌肥厚、肾功能不全等。原发性醛固酮增多症是最常见的一种内分泌性继发性高血压,总发病率约占高血压患者的 5%,国内的筛查数据显示其在难治性高血压中其发病率高达 7.1%,而西方数据中该比例更高。

1.临床分型　原发性醛固酮增多症主要分为 5 型,即醛固酮瘤(约占 35%)、特发性醛固酮增多症(约占 60%)、原发性肾上腺皮质增生、家族性醛固酮增多症和分泌醛固酮的肾上腺皮质癌。分型诊断依靠影像学、双侧肾上腺静脉取血等检查。

(1)醛固酮瘤:是指肾上腺皮质具有分泌功能的腺瘤,占所有原发性醛固酮增多症的35%左右。一般单侧发病,表现为 1cm 左右肾上腺肿块,双侧肾上腺静脉取血提示肿块侧具有醛固酮分泌优势。

（2）特发性醛固酮增多症：病因不明，占所有原发性醛固酮增多症的60%左右。一般表现为双侧肾上腺增生，也可能出现肾上腺影像学形态正常或单侧结节样改变，双侧肾上腺静脉取血提示双侧醛固酮分泌过多。

（3）原发性肾上腺皮质增生：病因不明，占所有原发性醛固酮增多症的2%左右。单侧发病，表现为肾上腺皮质增生，双侧肾上腺静脉取血提示增生侧具有醛固酮分泌优势。

（4）家族性醛固酮增多症：分为Ⅰ型、Ⅱ型、Ⅲ型和Ⅳ型四种类型，均为常染色体显性遗传，总数占所有原发性醛固酮增多症的1%以内。Ⅰ型又称糖皮质激素可抑制性醛固酮增多症，其致病基因为CYP11B1（编码11β-羟化酶）和CYP11B2（编码醛固酮合成酶）形成的融合基因，导致正常应在球状带表达的醛固酮合成酶在束状带表达且受促肾上腺皮质激素（adrenocorticotropic hormone, ACTH）调控，表现为早发的高血压且可被小剂量地塞米松所抑制。Ⅱ型致病基因为CLCN2（编码电压门控氯离子通道2）突变，导致球状带氯离子通道开放率增加从而诱导醛固酮合成酶产生，表现类似肾上腺腺瘤或增生型的原发性醛固酮增多症，但呈家族性发病。Ⅲ型致病基因为KCNJ5（编码内向整流钾通道4）突变，导致束状带钾通道对K$^+$选择性降低，从而影响细胞的极化状态最终使醛固酮分泌增多，表现为儿童时期严重高血压、低钾血症和严重靶器官损害。Ⅳ型又称异位醛固酮分泌瘤或癌，致病基因为CACHA1H（编码T型门控钙通道的α亚基），导致球状带细胞膜电位去极化从而使醛固酮分泌增多，表现为明显的高醛固酮血症，但无肾上腺的影像学改变。

（5）分泌醛固酮的肾上腺皮质癌：是指肾上腺皮质具有分泌功能的癌，除分泌过量醛固酮外，常合并糖皮质激素和雄激素分泌增多，占所有原发性醛固酮增多症的1%以内。一般单侧发病，癌肿直径常有5cm以上并伴有坏死，双侧肾上腺静脉取血提示癌肿侧具有醛固酮分泌优势。

2.临床表现　原发性醛固酮增多症的典型临床表现为高血压伴低血钾，此外长期高醛固酮血症可导致心脏、肾脏等靶器官损害。

（1）高血压：一般为原发性醛固酮增多症的初发症状，患者常因血压控制不佳就诊，部分患者表现为难治性高血压。长期血压控制不佳可导致靶器官损害的症状。

（2）低血钾：有相当一部分患者虽然排钾增加，但未达到低钾血症的程度，也可能表现为周期性或在药物诱因下产生的低钾血症。低血钾的主要表现为肌无力，周期性瘫痪、心律失常、糖耐量降低、儿童生长发育障碍等。

（3）靶器官损害：心肌肥厚是心脏损害的最常见表现。肾脏损害则表现为多尿、烦渴，部分患者可表现为肾功能不全。

3.诊断　原发性醛固酮增多症完整的诊断应包括筛查试验、确诊试验和定位诊断。此外，对于考虑家族性醛固酮增多症的患者，基因分型诊断是必要的。

（1）筛查试验：目前推荐将血浆醛固酮/肾素浓度比（aldosterone to renin ratio, ARR）作为首选筛查指标，考虑行筛查试验的指征：①难治性高血压；②高血压伴低血钾；③高血压伴肾上腺意外瘤；④早发的高血压家族史或早发脑血管意外伴高血压家族史；⑤高血压伴原发性醛固酮增多症家族史。在进行筛查试验前，需注意：①纠正低钾血症；②维持正常钠盐摄入；③减少药物影响。

（2）确诊试验：筛查试验阳性患者可以通过如下四种确诊试验进一步诊断，包括口服高钠饮食、氟氢可的松试验、生理盐水输注试验和卡托普利试验。

（3）定位诊断：确诊原发性醛固酮增多症应进行定位诊断，以进行分型并确定治疗方案。首先，采用肾上腺 CT 检查明确是否存在单侧或双侧的腺瘤、结节、增粗，如有上述阳性提示，则应进一步行双侧肾上腺静脉取血明确有无优势分泌侧。

4.治疗　原发性醛固酮增多症的治疗方案需根据患者的分型和定位诊断选择（表 3-4），对于醛固酮瘤或单侧肾上腺增生，首选手术治疗，如患者无法耐受，可给予药物治疗。特发性醛固酮增多症和糖皮质激素可抑制性醛固酮增多症，首选药物治疗。分泌醛固酮的肾上腺皮质癌发展迅速，易出现转移，应尽早行手术根治。

表 3-4　不同类型原发性醛固酮增多症的治疗方案选择

分型	一线治疗	二线治疗
单侧肾上腺病变（醛固酮瘤、单侧肾上腺增生）	腹腔镜下单侧肾上腺切除	螺内酯、依普利酮、阿米洛利、醛固酮合成酶抑制剂
双侧肾上腺病变（特发性醛固酮增多症）	螺内酯、依普利酮、阿米洛利、醛固酮合成酶抑制剂	腹腔镜下单侧肾上腺切除
糖皮质激素可抑制性醛固酮增多症	小剂量糖皮质激素	螺内酯、依普利酮、阿米洛利、醛固酮合成酶抑制剂

（二）嗜铬细胞瘤和副神经节瘤

嗜铬细胞瘤和副神经节瘤（pheochromocytoma and paraganglioma，PPGL）是分别起源于肾上腺髓质或肾上腺外交感神经链的肿瘤，可合成和分泌大量儿茶酚胺，引起患者持续性或阵发性血压增高，并可导致心脏、肾脏等靶器官损害。嗜铬细胞瘤和副神经节瘤总发病率占高血压患者的 0.2%～0.6%，而在肾上腺意外瘤中约占 5%。嗜铬细胞瘤和副神经节瘤的特征性免疫标志物是嗜铬蛋白 A，但判断肿瘤是否为恶性并无特征性组织病理标志，当非嗜铬组织中存在转移病灶时则定义为恶性，占疾病总数的 10%～17%。

1.临床分型

（1）嗜铬细胞瘤：指起源于肾上腺髓质的肿瘤，占嗜铬组织肿瘤的 80%～85%，单侧多见，瘤体直径为 2～8cm，肿瘤可合成和分泌去甲肾上腺素和肾上腺素，以去甲肾上腺素为主。少数如家族型嗜铬细胞瘤可以分泌肾上腺素为主。

（2）副神经瘤：指起源于肾上腺外交感神经链的肿瘤，占嗜铬组织肿瘤的 15%～20%，多起源于胸、腹部和盆腔的脊椎旁交感神经链，也可来源于沿颈部和颅底分布的舌咽、迷走神经的副交感神经节。一般仅可合成和分泌去甲肾上腺素，主动脉旁嗜铬体也可分泌肾上腺素。

2.临床表现　嗜铬细胞瘤和副神经节瘤的主要临床表现为儿茶酚胺分泌所致的高血压和其他并发症，由于肿瘤组织分泌特性的不同，其临床表现不同。

（1）高血压：患者的高血压可表现为持续性或阵发性。其中约 50% 的患者伴有持续性的高血压，也可在此基础上合并阵发性加重。阵发性高血压发作主要是大量儿茶酚胺突然释放所致，一般有头痛、心动过速、大汗的"三联征"，严重者因高血压危象导致进行性的重要靶器官损害，称嗜铬细胞瘤危象。此外，患者常出现直立性低血压，多见于晨起时，与儿茶酚胺导致的循环血量不足有关。

（2）心脏损害：长期儿茶酚胺作用可导致心脏损害，表现为左心室肥厚、心律失常、心肌梗死和心力衰竭等。

3.诊断　早期诊断对嗜铬细胞瘤和副神经节瘤极为重要。对于以下情况的患者，应考虑行生化检验：①难治性高血压；②曾有阵发性高血压发作；③高血压伴肾上腺意外瘤；④早发的高血压家族史；⑤高血压伴嗜铬细胞瘤和副神经节瘤家族史。生化检验的目的是测定血、尿儿茶酚胺及其代谢产物（如甲氧基肾上腺素、甲氧基去甲肾上腺素和香草扁桃酸）的浓度。其中甲氧基肾上腺素和甲氧基去甲肾上腺素因仅在瘤体内代谢，故为特异性标志物。

当生化检验提示阳性结果后，需行定位诊断。采用肾上腺 CT 检查明确是否存在肾上腺肿瘤，MRI 可显示颈部和颅底的肿瘤或转移瘤。此外，间碘苄胍显像、^{18}F-氟代脱氧葡萄糖正电子发射体层显像（18F-fluorodeoxyglucose positron emission tomography，^{18}F-FDG-PET）等检查可进一步明确肿块的分泌活性或寻找转移灶。

4.治疗　确诊嗜铬细胞瘤和副神经节瘤后应尽早切除肿瘤，术前采用 α 受体阻滞剂2周控制血压和增加血容量，以防围手术期出现的血压大幅波动而危及生命。对于无法手术的恶性嗜铬细胞瘤和副神经节瘤，可采用核素治疗或化疗，目前也有酪氨酸激酶抑制剂和免疫治疗正在进行临床试验。

（三）库欣综合征

库欣综合征，又称皮质醇增多症，是指各种原因导致的高皮质醇血症引起的一系列临床症状，表现为高血压、向心性肥胖、满月脸、水牛背、皮肤紫纹、毛发增多、血糖增高等。

1.临床分型　按其病因可分为 ACTH 依赖型和非依赖型两种。

（1）ACTH 依赖型库欣综合征

1）库欣病：占库欣综合征的 60%~70%，指垂体 ACTH 分泌过多，伴肾上腺皮质增生，垂体多伴有微腺瘤。

2）异位 ACTH 综合征：占库欣综合征的 15%~20%，指垂体以外的肿瘤分泌大量 ACTH，伴肾上腺皮质增生。

（2）非 ACTH 依赖型库欣综合征

1）肾上腺皮质腺瘤：占库欣综合征的 10%~20%，指肾上腺可生成皮质醇的腺瘤，单侧多见，瘤体直径为 2~4cm。腺瘤仅分泌过量糖皮质激素，可抑制 ACTH，因此常伴腺瘤以外同侧肾上腺及对侧肾上腺皮质萎缩。

2）肾上腺皮质癌：占库欣综合征的 10%~20%，指肾上腺可生成皮质醇的癌肿，直径为 5~6cm 或更大，呈浸润性生长且易早期转移。

3）非 ACTH 依赖的双侧肾上腺小结节性增生：又称原发性色素性结节性肾上腺皮质病，多见于儿童或青年，家族性表现为 Carney 综合征。

4）非 ACTH 依赖的双侧肾上腺大结节性增生：表现为双侧肾上腺明显增大，包含多个直径 5cm 以上的结节。

2.临床表现　库欣综合征的主要表现是糖皮质激素长期过度分泌，导致蛋白质、脂肪、糖、电解质代谢紊乱，可伴有其他激素分泌异常，典型表现为向心性肥胖、满月脸、水牛背、四肢瘦小、多血质、皮肤紫纹，伴高血压、血糖升高、继发性糖尿病、骨质疏松、水肿等。部分轻症患者表现不典型,需结合实验室检查诊断。

大部分库欣综合征的患者有高血压表现,且常因高皮质醇血症的持续存在而控制不佳。此外,由于库欣综合征合并的其他代谢紊乱,高血压的靶器官损伤出现较早。

3.诊断　库欣综合征的完整诊断应包括筛查试验、确诊试验和定位诊断。

(1)筛查试验:对于以下情况的患者,应考虑行库欣综合征的筛查:①出现库欣综合征的临床表现,尤其是高血压伴有典型症状;②青年患者出现与年龄不相符的症状,如骨质疏松、高血压等;③儿童身高百分位数下降而体重增加;④高血压伴肾上腺意外瘤。筛查主要通过血清皮质醇昼夜节律和24小时尿游离皮质醇等检查,以明确体内存在过量的皮质醇。

(2)确诊试验:如筛查结果提示异常,应进行小剂量或大剂量地塞米松抑制试验来明确库欣综合征的诊断。

(3)定性诊断:进一步的定性诊断可明确库欣综合征的具体病因。通过测定 ACTH 可区分是否为 ACTH 依赖型。若为 ACTH 依赖型库欣综合征,则需行大剂量地塞米松抑制实验、鞍区 MRI、肺部影像学、双侧岩下窦取血试验鉴别库欣病和异位 ACTH 综合征。若为非 ACTH 依赖型库欣综合征,则需行大剂量地塞米松抑制实验、肾上腺 CT 等影像学检查明确诊断。

4.治疗　库欣综合征的治疗方案需根据患者的病因和定位诊断选择(表 3-5),治疗目的是尽可能恢复正常的血浆皮质醇水平,同时处理因脂肪、糖、电解质等代谢紊乱造成的不良结果。

表 3-5　不同病因库欣综合征的诊断和治疗要点

病因	血浆 ACTH	大剂量地塞米松抑制实验	影像学特征	治疗方案
库欣病	清晨略高,晚上不下降	多数能被抑制,少数不能被抑制	垂体微腺瘤,两侧肾上腺增大	垂体瘤切除
异位 ACTH 综合征	明显增高	多数不能被抑制,少数能被抑制	原发肿瘤表现,两侧肾上腺增大	原发肿瘤治疗
肾上腺皮质腺瘤	降低	不能被抑制	显示肾上腺瘤	腺瘤切除
肾上腺皮质癌	降低	不能被抑制	显示肾上腺癌	争取早期手术切除
非 ACTH 依赖的双侧肾上腺增生	降低	不能被抑制	显示肾上腺增生伴结节	双侧肾上腺切除、术后激素替代治疗

五、妊娠期高血压疾病

妊娠期高血压疾病是妊娠期特有的疾病,其患病率占孕妇的 5%~10%,可导致胎盘破裂、脑卒中、弥散性血管内凝血、多器官功能衰竭、胎儿生长受限等并发症,是孕产妇、胎儿死亡的主要原因之一。

1.分类与临床表现　目前妊娠期高血压疾病分为 4 类,包括妊娠期高血压、子痫前期和子痫、妊娠合并慢性高血压和慢性高血压并发子痫前期。

（1）妊娠期高血压：妊娠期高血压是指妊娠 20 周后首次出现的高血压［收缩压≥140mmHg 和（或）舒张压≥90mmHg］，并于产后 12 周内恢复正常，尿蛋白检测阴性。当收缩压≥160mmHg 和（或）舒张压≥110mmHg 时称为重度妊娠期高血压。

（2）子痫前期和子痫：子痫前期是指妊娠 20 周后出现收缩压≥140mmHg 和（或）舒张压≥90mmHg，且伴有下列任一项：①尿蛋白≥0.3g/24 小时，或尿蛋白/肌酐比值≥0.3，或随机尿蛋白≥(+)；②无蛋白尿但伴有以下任何一种器官或系统受累：心、肺、肝、肾等重要器官，或血液系统、消化系统、神经系统的异常改变，胎盘-胎儿受到累及等。当血压和（或）尿蛋白水平持续升高，发生母体器官功能受损或胎盘-胎儿并发症的风险也增高，子痫前期孕妇出现下列任一项可诊断为重度子痫前期：①血压持续升高，收缩压≥160mmHg 和（或）舒张压≥110mmHg；②持续性头痛、视觉障碍或其他中枢神经系统异常表现；③持续性上腹部疼痛及肝包膜下血肿或肝破裂表现；④肝酶异常，血谷丙转氨酶或谷草转氨酶水平升高；⑤肾功能受损：尿蛋白>2.0g/24 小时、少尿或血肌酐>106μmol/L；⑥低蛋白血症伴腹腔积液、胸腔积液或心包积液；⑦血液系统异常，血小板计数呈持续性下降并低于 $100×10^9$/L、微血管内溶血；⑧心力衰竭；⑨肺水肿；⑩胎儿生长受限或羊水过少、胎死宫内、胎盘早剥等。

子痫是指在子痫前期基础上发生不能用其他原因解释的抽搐。子痫是妊娠期高血压疾病最严重的阶段，前驱症状短暂，表现为抽搐、面部充血、口吐白沫、深昏迷，随后深部肌肉僵硬并迅速发展成全身高张阵挛惊厥，有节律地肌肉收缩和紧张，持续 1~1.5 分钟，期间患者呼吸动作停止。发作后抽搐停止、呼吸恢复、意识恢复，但患者易激惹和烦躁。

（3）妊娠合并慢性高血压：是指既往存在高血压或在妊娠 20 周前发现收缩压≥140mmHg 和（或）舒张压≥90mmHg，妊娠期无明显加重；或妊娠 20 周后首次诊断高血压并持续到产后 12 周以后。

（4）慢性高血压并发子痫前期：是指妊娠合并慢性高血压的孕妇，出现下列任一项：①孕 20 周前无蛋白尿，孕 20 周后出现尿蛋白≥0.3g/24 小时或随机尿蛋白≥(+)；②孕 20 周前有蛋白尿，孕 20 周后尿蛋白定量明显增加；③出现血压进一步升高。

2.治疗 对于妊娠期高血压疾病，治疗的目的是控制病情、延长孕周、保证母体器官和胎儿安全。

（1）一般处理：妊娠期高血压孕妇可居家或住院治疗；非重度子痫前期孕妇应评估后决定是否住院治疗；重度妊娠期高血压、重度子痫前期及子痫孕妇均应住院监测和治疗。一般处理包括保证休息和营养，必要时可给予镇静。

（2）降压治疗：对于收缩压≥160mmHg 和（或）舒张压≥110mmHg 的高血压孕妇应进行降压治疗；收缩压≥140mmHg 和（或）舒张压≥90mmHg 的高血压患者也可进行降压治疗。目标血压如下：孕妇未并发器官功能损伤，收缩压应控制在 130~155mmHg 为宜，舒张压应控制在 80~105mmHg；孕妇并发器官功能损伤，则收缩压应控制在 130~139mmHg，舒张压应控制在 80~89mmHg。降压过程力求血压下降平稳，不可波动过大，且血压不可低于 130/80mmHg，以保证子宫-胎盘血流灌注。子痫前期或子痫则需要紧急降压。

常用降压药物有 α 受体阻滞剂、β 受体阻滞剂、CCB 和中枢性肾上腺素能受体阻滞剂等药物。妊娠期一般不使用利尿剂降压，以防有效循环血量减少；不推荐使用阿替洛尔和哌唑嗪；硫酸镁不作为降压药使用；禁止使用 ACEI/ARB。

（3）子痫处理：子痫发作时的紧急处理原则包括控制抽搐、控制血压、纠正缺氧和酸中毒并适时终止妊娠。硫酸镁是治疗子痫及预防复发的首选药物。一般在抽搐控制 2 小时可考虑终止妊娠。

<h2 style="text-align:center">第三节　顽固性高血压</h2>

对于顽固性高血压的定义,过去学术界一直没有统一意见,直到 2003 年美国高血压预防、检测、评估与治疗的全国联合委员会第 7 次报告对顽固性高血压诊断标准做出明确规定:顽固性高血压是指高血压患者接受至少 3 种不同机制的降压药治疗后,血压仍高于目标值。在所给降压药中,至少包括一种利尿药,且每种药物剂量比较合适。需要 4 种药物才能控制的高血压,也被列为顽固性高血压。

一、流行病学

由于医疗研究单位无统一的诊断标准及筛选程序不一,导致了顽固性高血压的患病率难以确定,顽固性高血压的实际患病率更是难以阐明。大多数学者认为在高血压人群中顽固性高血压占 5% 以上,其患病率伴随高血压严重程度的增加而上升。在美国国民健康营养状况调查中,正在接受治疗的高血压患者中仅有 53% 患者血压控制在 140/90mmHg 以下。高血压控制率低是目前所面临的一大难题,顽固性高血压是其中一个主要原因。美国 Framingham 心脏研究的横断面分析表明,48% 高血压患者在药物治疗后血压可控制在 140/90mmHg 以下,其中 75 岁以上患者血压达标仅占 40%。按照美国高血压防治指南 JNC7 推荐的降压标准,高危人群如糖尿病(diabetes mellitus,DM)、慢性肾脏病(chronic kidney disease,CKD)患者,其血压未达标比例更高,如 NHANES 研究中,仅 37% CKD 患者控制在 130/80mmHg 以下,25% DM 患者控制在 130/80mmHg 以下。在我国,目前还没有顽固性高血压相关的大规模流行病学调查,据估计顽固性高血压占高血压患者的 5%~20%,在专科就诊的患者中可能高达 25%~30%。

著名的 HOT 研究结果表明,在高血压人群中,服用 3 种或 3 种以上的抗高血压药物治疗,93% 的患者能将舒张压控制在 90mmHg 以下,约 7% 的患者达不到理想水平,那么这部分患者已属于顽固性高血压。

在预测血压难以控制的因素中,年龄是最主要的因素,年龄越大,收缩压越不容易控制。75 岁以上的老年人能满意控制血压的患者仅占 1/4 左右。舒张压控制不满意的因素中,最重要的是肥胖,有 1/3 的肥胖患者不能满意地控制舒张压。而我国成年人超重率高达 22.8%,肥胖率为 7.1%。有研究显示,与高盐摄入相比,肥胖是更为强烈的因素。

二、病因与发病机制

1.不健康的生活方式　研究证实,高血压患者非药物治疗与药物治疗紧密结合,才能取得最佳降压效果。非药物治疗也就是生活方式的改善。

(1)肥胖:与高血压关系密切,超重和肥胖是高血压最重要的危险因素之一。在 Framingham 的研究中,70% 的男性高血压和 60% 的女性高血压可直接归因于肥胖。同时肥胖也是部分高血压患者血压顽固、不易控制的重要原因之一。2008 年 4 月,美国心脏协会公布的《顽固性高血压指南》中指出:"高龄和肥胖是顽固性高血压的两项强危险因素。随着患者年龄和体重的增加,这种情况变得更为常见。"因此,减轻体重对降低血压和减少对降压药的应用有明显益处。

(2)减少钠盐摄入:高盐(高钠)摄入是国际上公认的高血压危险因素之一。大量动物实验、人群调查及干预研究均证实,膳食钠摄入量与血压呈正相关。高钠摄入是导致血压升高最重要的环境因素之一。高钠饮食在顽固性高血压患者中也很常见,特别是对钠盐敏感的患者。限钠盐饮食(每天食盐量小于6g),同时补充足量的钙、钾、镁对降低高血压有益。

(3)戒烟、限酒:吸烟是高血压发病的独立危险因素,吸烟和心血管疾病密切相关。有研究显示,吸烟能使血压上升5~10mmHg,并使心率每分钟加快10~20次。因此,高血压患者应该戒烟,戒烟后半年心血管危险的发生率就会改善。文献报道,在吸烟的高血压患者中顽固性高血压患者占42%,明显高于不吸烟的对照组(25%)。其原因是烟中有害成分通过肝脏P450酶系统加速对β受体阻滞剂降解,而影响其降压效果。此外,烟中的尼古丁还可以通过阻断β_2受体的扩张血管作用,使α受体引起缩血管作用增强。大量饮酒可以升高血压,这种升压作用直接来源于乙醇,所以无论饮什么样的酒,其中的乙醇起同样的作用。大量饮酒不仅升高血压,还会干扰某些降压药物的疗效,增加高血压患者治疗的困难。酗酒是顽固性高血压的特征之一。有研究表明:减少饮酒量可以明显降低血压,并使顽固性高血压发生率明显下降。中华营养学会建议成年男性饮用纯乙醇量每天不应超过25g,成年女性不应超过15g。

2.继发性高血压未得到处理 据不完全统计,10%~30%的顽固性高血压属于继发性高血压,因此在顽固性高血压的诊断中应注意筛查继发性高血压,如肾动脉狭窄、原发性醛固酮增多症、嗜铬细胞瘤、阻塞性睡眠呼吸暂停综合征。这些疾病特别是嗜铬细胞瘤对高血压药物治疗反应很差,而表现为顽固性高血压。老年性高血压患者要注意排除甲状腺功能减退症。肾动脉狭窄是典型的继发性高血压的病因,年轻患者多数是大动脉炎或纤维肌性发育不良所致,诊断并不困难,但老年患者,尤其是合并高血压、高脂血症和糖尿病患者,绝大多数为肾动脉粥样硬化所致。原发性醛固酮增多症在顽固性高血压中的发生率高达17%~22%。血浆醛固酮/肾素浓度比作为筛选试验具有较高敏感度和特异性,阻塞性睡眠呼吸暂停综合征近期才被归入继发性高血压范畴,但其在高血压患者中有着较高的发病率,如果睡眠呼吸暂停不能有效解决,其高血压控制常常很困难,是顽固性高血压的常见病因之一。

3.精神因素 随着社会的发展,生活节奏日益加快,在竞争如此激烈的社会中,人们压力可想而知,精神处于高度紧张中。大量研究证明应激可引起高血压,不少高血压患者工作时血压升高,中午和夜间休息时血压正常。此类血压升高常伴心动过速,心动过速是高血压患者交感神经激活的重要标志。精神压力引起的血压过度反应:在美国血液学学会(American Society for Hematology,ASH)年会上,阿根廷学者报道由精神压力引起收缩压增高≥25mmHg,或舒张压增高≥15mmHg,或平均血压增高≥20%者称为血压过度反应。此类高血压患者应用降压药物不一定奏效,导致顽固性高血压,而给予抗抑郁、焦虑治疗后血压较易控制。

4.药物因素 由药物引起的血压升高,称为药源性高血压。可以引起血压升高的药物主要有口服避孕药、单胺氧化酶抑制药、糖皮质激素作用的药物及甘草类。

(1)口服避孕药:是育龄女性最基本的避孕措施,但部分女性在服用避孕药后有升高血压的潜在危险,其发生率在18%以下,停药后血压可逐渐恢复正常。目前认为避孕药所致的血压升高与雌激素含量过高有关。因为雌激素可增加肾素分泌,引起血浆中血管紧张素Ⅱ

浓度升高,而血管紧张素Ⅱ可使血管收缩,促进钠进入细胞内,并可使醛固酮分泌增加,水钠潴留,引起血压升高。对此类高血压的治疗,主要是停服避孕药,改用其他避孕措施。

(2)单胺氧化酶抑制药:这类药物包括各种胺类抗抑郁药如帕吉林及呋喃唑酮等,它主要是拮抗单胺氧化酶及其他酶类,不利于细胞内外的儿茶酚胺灭活,即阻碍肾上腺素和去甲肾上腺素的失活,而使血管收缩作用增强。临床主要表现有心悸、全身血管搏动、剧烈的头痛、面色潮红、出汗、血压升高。有的表现为危象,如极度衰竭、血压明显升高、半身不遂、昏迷甚至死亡。大部分高血压危象消失后并不伴有明显后遗症。治疗的关键在于预防,即不用这类药物。

(3)糖皮质激素作用的药物:通过水钠潴留、允许作用、促进血管紧张素原的产生及诱发动脉粥样硬化的形成引起血压升高。

(4)甘草类:甘草制剂可通过干扰糖皮质激素代谢,增加血液中糖皮质激素浓度而发挥盐皮质激素样活性。甘草酸及甘草次酸的化学结构与皮质激素很相似,它们本身也可与盐皮质激素受体结合。

(5)其他药物:非甾体抗炎药,如吲哚美辛等,因能使体内的前列腺素生成减少,致血压升高;损害肾脏的药物所致的高血压,如非那西汀;直接引起血管收缩的药物,如麦角胺、毒扁豆碱及有关碱类。一部分顽固性高血压患者是由于服用了上述升高血压的药物,导致血压顽固不降,应避免使用上述可以引起血压升高的药物。

5.假性顽固性高血压

(1)血压测量技术问题:许多人认为测量血压的方法很简单,但能正确测量血压的人数仅占少数。2002年北京国际高血压学术研讨会上,美国一位教授在关于血压测量的专题讲座上提到,他的研究小组在美国国内医护人员中所做的调查发现,无论是在校医学生,还是住院医师、主治医师,能规范进行血压测量的比例均在10%以下。可见不规范测量血压的人数占绝大多数。那么,如何才能正确测量血压呢?

1)被测量者需注意的事项:①检查前5分钟内不要做体位变动,安静休息,精神放松。测量前30分钟内避免受寒、用力、疼痛、疲劳、进食、吸烟和饮咖啡等,应排空膀胱;②体位。被测量者取坐位,最好坐靠背椅;裸露右上臂,肘部置于与心脏同一水平。若疑有外周血管病,首次就诊时应测双臂血压。

2)测量环境的要求:①检查室温度适当,理想的室内温度应在21℃左右;②安静无噪声环境。

3)测量者需注意的事项:①最好选择符合计量标准的水银柱式血压计进行测量。若使用机械式气压表或符合国际标准的电子血压计,需与水银柱式血压计同时测值校正。②将袖带贴缚在被测者上臂,袖带松紧以能容纳两手指为宜。袖带下缘应距肘窝2.5cm。袖带与心脏在同一水平。③将听诊器的胸件置于肘窝肱动脉处,不可塞于袖带下(常犯的错误)。不论被测者体位如何,血压计均应放在心脏水平。④袖带大小应合适,袖带气囊至少应包裹80%上臂。大多数人的臂围为25~35cm,宜使用宽13~15cm、长30~35cm规格的气囊袖带,肥胖者或臂围大者应使用大规格袖带,儿童用较小袖带。⑤测量时快速充气,气囊内压力应达到桡动脉搏动消失并再升高30mmHg,然后以恒定速率(2~6mmHg/s)缓慢放气。心率慢时放气速率也应较慢。获取舒张压读数后快速放气至零。

以上任何一个环节有问题,都将导致血压测量不准确,如患者胳膊较粗时,检查袖带是否短。有些老年人肱动脉明显硬化,难以被血压计的气囊压迫而阻断血流,那么测得的血压值(收缩压)高于实际血压。

(2)白大衣高血压:是指有些患者在诊室测量血压时血压升高,但在家中自己测血压或24小时动态血压监测时血压正常。这是患者见到穿白大衣的医师后出现精神紧张、焦虑,使血管收缩,增加外周阻力,从而导致血压上升。这在顽固性高血压患者中较常见,女性和老年人中较易发生。24小时动态血压监测可以避免此种情况发生。

(3)患者服药依从性较差:我国的高血压知晓率仅为30.2%,说明对高血压及心血管疾病防治健康教育普及水平有待提高。高血压号称"沉默的杀手",发病时间漫长,早期无明显症状。从而导致了患者对高血压的严重性认识不足,不重视服药的规律性。另外,还有些患者工作繁忙,加之服药的复杂性导致未按时服用药物;有些因为经济原因;有些由于药物的不良反应,如头痛、头晕、恶心、呕吐、乏力,特别是之前没有症状的患者服药后反而出现了上述不适,患者难以接受,自行停药。造成了血压控制不理想,久之发展为顽固性高血压。

(4)治疗方案不恰当:选用了不合理的治疗方案,联合用药不恰当及非个体化用药方案是导致顽固性高血压的因素之一,一部分医师对降压药的药理作用了解不足,不能合理选择药物。血压观察是终生和连续的过程,因此自测血压是提高疗效必不可少的环节。自测血压可以改善患者对药物的顺应性及依从性。一项研究表明,大于2/3的顽固性高血压患者伴有血浆容量负荷增高。因此,在顽固性高血压患者中,控制钠盐摄入及增加利尿药有助于更好地控制血压。小剂量利尿药长期应用不会引起交感神经系统激活,常常可以加强降压效果。根据患者具体情况采用作用机制不同的降压药物合理联合应用,尽可能选用长效降压药,提高患者对药物的顺应性和依从性。

三、病理生理特点

顽固性高血压的病因复杂多样,有些原因尚不清楚,病理生理也较复杂。患者经历了从轻度高血压到中度、重度高血压的进展过程。大、小动脉重构促进高血压的进展和心血管疾病的发生,血管重塑是顽固性高血压的病理基础。有学者认为,高血压时小动脉结构变化可能有两种形式:①向心性重构,即血管外层和管腔减小、中层/管腔比值增加、中层的截面积不变;②肥厚性重构,即中层厚度侵犯管腔内,导致中层截面积和中层/管腔比值增加。高血压时,在血管细胞增生、凋亡、炎症和纤维化等复合作用下,增加细胞基质整联蛋白和改变血管的几何形状,以致血管结构改变。长期血管收缩可以诱导血管平滑肌细胞围绕小血管管腔排列,使收缩血管的结构被包埋,小血管重构的早期是适应性的过程,随着病情的发展,最终变为适应不良和失代偿,促进高血压靶器官损害和心血管疾病的发生。

高血压发病机制十分复杂,中枢神经系统功能紊乱导致交感神经递质释放,肾素-血管紧张素系统异常激活,均可引起血管强烈收缩升高血压和血管重构。国内有学者发现,39例顽固性高血压患者血液中抗血管紧张素Ⅰ受体抗体阳性率为46.2%,血管紧张素Ⅱ增高占46.2%,抗血管紧张素Ⅰ受体抗体阳性或血管紧张素Ⅱ增高两者总检出率为82.1%;在普通高血压患者中抗血管紧张素Ⅰ受体抗体检出率仅为10.5%,说明抗体产生可能继发于血管损害。一些资料显示,高血压的发生、发展与神经内分泌异常、自身免疫应答也有关系。

四、诊断

严格按照顽固性高血压定义确定顽固性高血压并不难。要找出引起顽固性高血压的原因,如确定继发性高血压各原发性疾病是有一定困难的,需要到高血压专科诊疗,或者临床医师到高血压专科接受培养,提高对顽固性高血压诊疗水平,再进行对顽固性高血压患者的诊疗,会给患者带来更多的益处。

1.正确测量血压是重中之重。

2.重视 24 小时动态血压监测,通过 24 小时动态血压监测可以识别"白大衣高血压"和"白大衣效应"。

3.排除继发性高血压。虽然继发性高血压的病因广泛,涉及学科众多,但是在平时的诊治过程中,医师不可能从头到脚,从内到外地进行鉴别诊断。虽然诊断技术的发展迅速,但不能忽视基础病史的询问、体格检查及常规的化验,因为这些是诊断的基础。

五、顽固性高血压的处理

高血压患者在一般降压药物治疗或大剂量联合药物治疗 1 个月以上,血压仍持续增高,此时要仔细分析病情,找出其原因,从而有针对性地治疗。

1.加强健康教育 很多顽固性高血压患者是由不健康生活方式引起的,患者未限制烟酒、高脂饮食、高钠饮食、不控制体重等均导致血压难以控制;自行选择的药物不恰当,剂量不足,联合应用不恰当,或服药依从性差,未遵从医嘱坚持药物治疗,骤然自行减药或停药及未采用有效的非药物治疗等,血压当然难以控制;服用了有升高血压的药物,血压也难以控制。在临床上,上述因素消除之后大部分高血压患者血压是可以控制在正常范围的。但患者要想纠正以上不足,一定要有健康的知识,而健康知识获得要靠医师的健康教育。所以临床医师一定要动员患者坚持健康生活方式。每位医师有很多令人信服的案例,患者戒烟限酒、低盐饮食、减肥后血压得到理想控制。

2.正规测血压 由于血压测量不规范导致的假性顽固性高血压患者在接受正规的测量血压后就会当场排除。因情绪及精神因素可引起"白大衣效应"及"白大衣高血压"导致血压值升高,在医师诊室是难以判断的,可让患者在家测血压或接受动态血压监测提供诊断依据。

3.寻找继发性高血压的证据 对于顽固性高血压患者一定要由高血压专科医师或专门从事高血压诊疗工作的医师或相关专科的医师查找高血压原因。同时根据其继发原因对因治疗,使患者高血压得到病因治疗。

(1)原发性醛固酮增多症:是导致顽固性高血压最常见的继发性高血压病因之一。该疾病是由于肾上腺皮质发生病变从而分泌过多醛固酮,导致水钠潴留,血容量增多,肾素-血管紧张素的活性受抑制,典型临床表现为顽固性高血压、低血钾为主要特征的综合征。造成原发性醛固酮增多症的病因有肾上腺醛固酮腺瘤(adrenal aldosterone-producing adenoma,APA)、原发性肾上腺皮质增生(primary adrenal cortical hyperplasia,PAH)、特发性肾上腺皮质增生(idiopathic adrenal cortical hyperplasia,IAH)、糖皮质激素治疗敏感性醛固酮增多症(glucocorticoid-remediable aldosteronism,GRA)、肾上腺醛固酮腺癌等。腺瘤和腺癌应首选手术治疗。APA 应及早手术治疗,术后大部分患者可治愈。PAH 单侧或次全切除术亦有效,但术后部分患者症状复发,所以近年来多采用药物治疗。IAH 及 GRA 宜采用药物治疗。凡确诊 IAH、GRA 及手术治疗效果欠佳的患者,或不愿手术、不能耐受手术的 APA 患者均可用药物治疗。

醛固酮受体阻滞剂:螺内酯是治疗原醛的首选药物,剂量从 60mg/d 逐渐增加至 120mg/d。用药后血压在 1~4 周方可满意降至目标水平,因顽固性高血压患者多数病程较长,常合并全身动脉粥样硬化及脏器损害,通常需要与一种或两种其他类型降压药物联合应用。与 ACEI 或 ARB 联合应用时,可能会引起高钾血症。最初严密观察患者的血钾、血尿素氮和肌酐,前 2 周每 3 天检查 1 次,之后可每 2 周检查 1 次,若正常可每 1~2 个月检查 1 次。GRA 是一种基因异常所致的原发性醛固酮增多症,用地塞米松治疗效果满意,而用醛固酮受体阻滞剂则效果差,但用药期间应定期检测电解质的变化。

(2)嗜铬细胞瘤:大多数良性嗜铬细胞瘤患者,可手术切除肿瘤得到根治。而未被诊断者有巨大的潜在危险,可在药物、麻醉、分娩、手术等情况下诱发高血压危象或休克。此外,有部分嗜铬细胞瘤为恶性,早期诊断、切除肿瘤可减少转移的发生。嗜铬细胞瘤定性及定位诊断明确后,应及早手术治疗。不需要急诊手术的患者应做充分的术前准备,最好是病情被良好控制后再行手术治疗,避免术中出现高血压危象而危及生命。手术前确诊后应立即药物控制,以防出现高血压急症。主要药物为长效 α 受体阻滞剂,包括酚妥拉明、哌唑嗪、特拉唑嗪。

(3)肾血管性高血压:肾血管超声及 CTA 是诊断肾动脉狭窄较敏感的方法,根据其狭窄的程度确定治疗方案,包括经皮肾动脉球囊成形术、支架植入术等。血管紧张素转换酶抑制药和血管紧张素 Ⅱ 受体阻滞剂对于双侧肾动脉狭窄或孤立肾并肾动脉狭窄者禁用。而单侧肾动脉狭窄的患者是否能用存在学术争论。ACEI 或 ARB 扩张了肾小球出球动脉但前端有动脉狭窄,必然导致肾小球缺血,该侧肾会继续萎缩。但在临床实践过程中单侧肾动脉狭窄的患者在使用此类药物后血压可得到较好的控制,而肾功能无恶化趋势,所以作者认为单侧肾动脉狭窄的患者应在密切监测尿量、肌酐及电解质的前提下谨慎使用。

(4)肾实质疾病:对于肾脏疾病引起的继发性高血压,控制血压,保护肾脏是核心,可选用血管紧张素转换酶抑制药、血管紧张素 Ⅱ 受体阻滞剂、钙通道阻滞剂。这些药物作用机制虽然各不相同,但都显示出明显降低血压及不同程度地减少尿蛋白和延缓肾功能恶化的治疗作用。大多数慢性肾小球疾病患者都存在钠平衡失调所致的容量扩张和水钠潴留,在控制水盐摄入的同时适当应用小剂量利尿药,作为肾性高血压的治疗基础。

4.药物的合理选择 很多患者的血压难以控制是因为未应用利尿药。有研究发现,顽固性高血压患者都存在一定程度隐性体液潴留,增加利尿药的剂量后可改善血压的控制。另外一项研究也发现使用利尿药、增加利尿药的剂量或根据肾功能调整利尿药之后,血压可明显改善。大多数患者应用噻嗪类利尿药后能满意地控制血压。慢性肾脏疾病患者(肌酐清除率<30mL/min)需要应用袢利尿药控制血压。大多数患者需要联合降压药物治疗,从药物机制上考虑,联合应用不同类降压药物是合理的,已应用多种降压药物但血压仍不能控制的患者加用醛固酮抑制药有效。联用≥3 种药物时需要个体化,考虑患者以前是否有过药物不良反应、血压控制不好的原因、并存疾病(如 DM 和 CKD)和药物费用问题,因此不能标准化。

当确定为治疗不当引起的顽固性高血压的时候,应停用原治疗方案,重新开始新治疗方案,打断恶性循环。每种类型的降压药均包含数种不同的药物,同种类型的不同降压药其降压效果均有所不同,如硝苯地平和尼莫地平均属于钙通道阻滞剂,但前者的降压作用要显著强于后者,所以在选择药物时不仅要严格按照联合降压方案用药,还要根据患者血压升高程度选择相应降压药。旧的复方制剂在保护脏器功能方面虽然目前尚无大规模的循证医学资料,但在经济贫乏的地区仍然不失为治疗顽固性高血压的药物。另外需要重视的问题是长效降压药物一定要观察到足疗程,如大多数长效降压药最大的降压效果在用药后2~3周出现,所以观察的时间不能少于2周。在用常规剂量的药物不能发挥满意的降压效果时要果断地加大剂量至最大,如仍不能控制,应加用静脉注射降压药,最有效的是硝普钠,根据血压水平调整剂量,及时打断恶性循环,待血压稳定在目标水平后序贯口服药物维持。在选择口服药物的同时,需注意药物不良反应,加强对患者的健康宣教,提高患者对药物和非药物治疗的依从性、顺应性。

第四章 肾小球肾炎

第一节 急性肾小球肾炎

急性肾小球肾炎即急性感染后肾小球肾炎,简称"急性肾炎",是一种常见的肾脏病。急性起病,以血尿、蛋白尿、高血压、水肿、少尿及肾功能损伤为常见临床表现,又称之为急性肾炎综合征。病理变化以肾小球毛细血管内皮细胞和系膜细胞增生性变化为主。本病可由多种病因引起,常出现于感染之后,目前仍以急性链球菌感染后肾小球肾炎(acute poststreptococcal glomerulonephritis, APSGN)最为常见。本病预后尚好,临床与病理完全恢复的可见于92%的儿童、60%的成年人。此外,尚可见于其他细菌或病原微生物感染之后,这些感染后可出现急性肾炎综合征,少数可能出现急进性肾炎、肾病综合征等。本章着重描述最常见的急性链球菌感染后肾炎。

本病主要发生于儿童。成年人,特别是老年患者病情较重。随着对急性链球菌感染的早期诊断和控制,本病的患病率已明显下降。但在一些经济较落后的欠发达地区仍有较高患病率。据2005年英国伦敦的一个报道,本病在一些发展中国家占儿童住院急性肾衰竭患者的21%(4.6%~51.6%)。

本病属中医学"水肿"中的"风水""阳水"和"溺血"等范畴。"水肿"一词最早见于《素问·水热穴论》:"肺为喘呼,肾为水肿"。而《金匮要略·五脏风寒积聚病篇》中的"热在下焦则尿血",是急性肾炎血尿证候的记载。

一、病因病机

1.中医 急性肾炎系由于患者肾脏本虚,复感六淫之邪或疮毒等邪内侵,肺脾肾三脏功能失调,水液代谢失常,气机阻滞,水湿留滞肌肤,流注三焦而引发水肿、尿血、少尿等一系列表现。

(1)六淫外袭:六淫之中以风为祸首,寒、湿、热邪多依附于风而侵袭人体,故有"风为百病之长"之说。《素问·金匮真言论》曰"北风生于冬,病在肾",风寒之邪,或风热,或风湿,或风湿热毒外袭,内舍于肺,导致肺失宣降,上不能宣散水精以泽皮毛,下不能通调水道转输膀胱,以致水液内停,风水相搏,风遏水泛而成水肿。《素问·水热论》云:"勇而劳甚则肾汗出,肾汗出逢于风,内不得入于脏腑,外不得越于皮肤,客于玄府,行于皮里,传为胕肿,本之于肾,名曰风水。"风邪侵袭,风遏水阻,故排尿而有泡沫(蛋白尿);《诸病源候论》说:"风邪入于少阴则尿血。"说明风邪入侵也是出现血尿的主要原因之一。

(2)疮毒内陷:疮毒多为湿热毒邪,蕴积壅滞于皮肤肌肉。若疮毒之邪从皮毛内归于肺,则肺失宣降,水道不通,从肌肉内归于脾,则脾失健运,不能运化水湿,水湿不行,外溢于肌肤四肢,可发生肾炎水肿,诚如《济生方·水肿》云:"有少年血热生疮,变为肿满";若皮肤疮毒,循太阳膀胱经内入于肾,火热病邪,结于下焦,膀胱气化失司,故小便热涩不畅;热灼脉络,则为血尿。《金匮要略》云:"热在下焦,则尿血。"

（3）肾元亏虚：本病的发生除了外邪侵袭、肺脾受损，更重要的是肾元亏虚。肾为先天之本，脾胃为后天之本。肾元亏虚可因先天不足而来，亦可因后天饮食失节、劳逸不当、调理失宜，先有脾胃虚弱，后有肾元不足，此即所谓后天不能充养先天所致。脾肾先虚，外邪侵袭，内外两因相合，水液不得正常代谢而停于体内，外溢肌肤则发为水肿。肾元亏虚，精微外泄，可见蛋白尿。《素问·水热论》云："肾者，至阴也。至阴者，盛水也……肾何以能聚水而生病……曰：肾者胃之关也，关门不利，故聚水而从其类也。"《诸病源候论》说："风水者……风气内入，还客于肾。""脾虚又不能制于水，故水散溢皮肤，又与风湿相搏，故云风水也。"

2.西医

（1）病因：APSGN 多由感染诱发，以 A 组 β 溶血性链球菌最为常见，依据链球菌细胞壁 M 蛋白免疫性质的不同可将其分为若干型，其中 1 型、2 型、3 型、4 型、18 型、25 型、49 型、55 型、57 型和 60 型为致肾炎菌株。1 型、4 型是咽峡炎后 APSGN 的主要致病菌株，脓皮病后 APSGN 多见于 49 型，而 2 型、55 型和 57 型则与猩红热后 APSGN 有关。此外，β 溶血性链球菌 C 组和 G 组感染后偶可发生 APSGN。

关于致病链球菌抗原的研究众多，近年来的主要进展是两种主要的致病链球菌抗原成分的发现：肾炎相关链球菌纤溶酶受体和链球菌热原性外毒素 B。

肾炎相关链球菌纤溶酶受体（nephritis-associated plasmin receptor，NAPIr）是一种具有三磷酸甘油脱氢酶活性的纤溶酶结合蛋白，作为可能的肾炎致病抗原备受关注。APSGN 患者的早期组织活检中可以检测到 NAPIr 沉积。有报道显示，92%的 APSGN 患者及 60%无并发症链球菌感染患者的恢复期血清中检测到 NAPIr 抗体。国外报道肾小球 NAPIr 阳性的 APSGN 患者中有显著肾小球纤溶酶活性，而阴性患者中未发现。肾小球纤溶酶和 NAPIr 在肾组织内的一致性分布证实了 NAPIr 的肾炎致病性与其纤溶酶结合活性相关。目前认为 NAPIr 被链激酶激活，与肾小球结合，捕获纤维蛋白溶酶，从而造成肾小球基膜损害。也有学者认为 NAPIr 通过激活补体途径，产生肾小球基膜局部炎症，促进内皮下免疫复合物沉积。

最近备受关注的另一个致病抗原是链球菌热原性外毒素 B（streptococcal pyrogenic exotoxin B，SpeB）。SpeB 是由化脓性链球菌分泌的阳离子外纤溶酶结合受体。其酶原前体 SpeB 是由肾炎致病链球菌所分泌。多个独立的研究均提示，在大多数 APSGN 患者恢复期血清中发现高 SpeB 抗体滴度，并且肾小球内也检测到 SpeB。SpeB 沉积于肾小球基膜上皮侧，而且存在于 APSGN 特征性的驼峰，与免疫球蛋白和 C3 共定位，形成原位免疫复合物，证明高 SpeB 是 APSGN 的主要致病抗原。

（2）发病机制：目前 APSGN 的发病机制仍不十分清楚。这是由于人类是 A 组链球菌唯一的宿主和携带者，因此制备适当的动物模型较为困难。目前，已有的研究结果认为可能的致病机制为：①抗原-抗体免疫复合物沉积于肾小球并激活补体，或者抗原直接种植于肾小球；②链球菌片段与肾脏结构之间的分子模拟机制；③正常的肾脏结构的改变引发的自身免疫反应；④链球菌相关的肾小球纤溶酶活性。

1）免疫复合物的作用：APSGN 的基本发病机制是免疫复合物在肾小球的沉积，这种沉积类似于兔子急性血清病模型。①循环免疫复合物：67%的 APSGN 患者可通过 C1q 结合测定方法检测到血清循环免疫复合物水平。然而，循环免疫复合物在无并发症的 A 组链球菌感染患者中同样出现，并且循环免疫复合物水平与 APSGN 的临床表现并不相关。有专家发现 C3 的沉积要比 IgG 早，说明旁路途径激活了补体，或者是经典途径的非免疫性活化及凝集素途径。因此，免疫成分沉积的顺序不支持预先形成的免疫复合物在肾小球的沉积。②原位免疫复合物：SpeB 与免疫球蛋白和 C3 共定位，形成原位免疫复合物，进而进一步致病。

2）补体活化作用：①补体旁路途径激活在发病机制中发挥着更为重要的作用。血清补体检查及肾小球免疫荧光沉积类型说明旁路途径的 C3 活化在 APSGN 中占优势。典型的免疫沉积为 IgG、C3、备解素和 C5。这些沉积均不包含经典途径的成分 C1q 和 C4。C5b-9（膜攻击复合物）及其调节蛋白（S 蛋白），代表着补体活化的最终产物，定位于 C3 的分布区域，说明补体是在原位活化的而不是在循环中即沉积之前活化的。②一些患者可能存在经典途径的活化，其证据是起病后前 2 周内有一过性的血清 C1q、C2 和（或）C4 水平的下降和循环 C1-抑制因子-C1r-C1s 复合物或 C4d 片段的出现。这些发现说明了经典途径的活化，反映了急性期循环免疫复合物的形成，而有别于肾小球免疫沉积。

3）细胞免疫与炎症：免疫复合物在肾小球沉积，可激活补体系统，趋化炎症细胞，尤其是中性粒细胞积聚，这些炎症细胞和病变的肾小球细胞可产生一系列炎症介质，如细胞因子、活性氧等，使肾小球内发生弥散性炎症反应，并可出现毛细血管内凝血。此外，CD4$^+$淋巴细胞和单核细胞亦可在肾小球和肾间质浸润，动物实验证实，单核细胞浸润与蛋白尿存在时间关系，且抗巨噬细胞血清和细胞毒药物环孢素治疗可消除蛋白尿，提示细胞免疫在 APSGN 发病机制中亦起关键作用。上述免疫反应还可启动一些非免疫因素，如激肽释放酶和前列腺素使肾小球毛细血管通透性增加、尿蛋白排泄增多等，也参与了 APSGN 的发病过程。

4）纤溶酶的作用：因为链球菌的多种成分都具有将纤溶酶与肾小球结合的生物活性，故与纤溶酶结合可能是链球菌多种组分或产物引发 APSGN 的最后共同途径，随后引发补体活化、单核细胞趋化、肾小球基膜降解等最终致病。

5）自身免疫机制：除链球菌本身成分直接参与发病外，自身免疫在 APSGN 的发病中可能也发挥一定作用，其依据是部分患者血清中可检出高滴度的类风湿因子及肾活检组织中有抗-IgG 抗体沉积。抗-IgG 抗体的产生可能是链球菌通过其神经氨酸酶的作用，使自身免疫球蛋白脱氨酸化，从而诱发自身免疫反应。

二、临床表现

本病临床表现轻重不一，80%患者表现为亚临床型，呈一过性镜下血尿，重者可呈少尿型急性肾衰竭表现。

1.潜伏期 大部分患者有前驱感染史（咽部或皮肤），轻者可无感染的临床表现，仅抗链球菌溶血素"O"滴度上升。肾炎的严重程度并不取决于前驱感染的严重程度。链球菌感染后 7~20 天开始出现临床症状，此时原发感染灶的临床表现大部分已消失。潜伏期亦可能较短，约 1/5 患者为 4~7 天。皮肤感染者潜伏期较长，一般为 14~21 天，但超过 3~4 周者极少见。

在链球菌感染过程中亦可有一过性轻度蛋白尿及镜下血尿。这是一般发热性疾病时的尿改变，与细菌的红斑毒素作用于肾小球基膜有关。

2.一般表现

（1）血尿：常为起病的第一个症状，几乎全部患者均有血尿，其中肉眼血尿出现率约 40%，尿色呈均匀的棕色浑浊或洗肉水样，但无血凝块，酸性尿中红细胞溶解破坏常使尿呈酱油样棕褐色,数天至 1~2 周即可消失。严重血尿患者排尿时尿道有不适感及尿频,但无典型的尿路刺激症状。

(2)蛋白尿:患者尿蛋白阳性(常规定性方法)。蛋白尿一般不重,在 0.5~3.5g/d,常为非选择性蛋白尿。仅约不到 20% 的患者尿蛋白在 3.5g/d 以上,多为成年患者,常常病程迁延和(或)预后不良。大部分患者尿蛋白数天至数周内阴转。

血尿可持续存在数月,大多于 1 年内痊愈。长期不愈的蛋白尿、血尿提示病变持续发展或发生了其他肾小球疾病。

(3)水肿:亦常为起病早期症状,出现率为 70%~90%,60% 以上呈疾病的主要表现。轻者为早起眼睑水肿,呈所谓"肾炎面容",严重时可延及全身。凹陷性不明显,体重可较病前增加 5kg 以上。少于 20% 的患者出现肾病综合征。大部分患者于 2 周左右可自行利尿、消肿。如水肿或肾病综合征持续发展,常提示预后不佳。

水肿主要是由于原发性肾性钠及水潴留。全身毛细血管病变引起毛细血管通透性增加、低蛋白血症及心力衰竭等因素均可加重水肿。

(4)高血压:见于 80% 左右患者,老年人更多见。多为中等度的血压增高,也可见严重的高血压。舒张压上升者占 80% 以上,但很少患者超过 120mmHg(16kPa),常不伴高血压眼底改变。

高血压的原因也主要与水钠潴留、血容量扩张有关。高血压与水肿的程度常平行一致,并且随着利尿而恢复正常。血浆肾素水平一般不升高,醛固酮分泌正常或下降。如血压持续升高 2 周以上无下降趋势者,表明肾脏病变较严重。而且持续性高血压亦加重肾功能损害,应给予及早治疗。

(5)少尿:大部分患者起病时尿量<500mL/d。可由少尿引起氮质血症。2 周后尿量渐增,肾功能恢复。只有少数患者(不足 5%)由少尿发展成为无尿,提示可能呈新月体肾炎病变。

(6)肾功能损伤:常有一过性氮质血症,血肌酐及尿素氮轻度升高,较严重者出现急性肾衰竭。经利尿数天之后,氮质血症即可恢复正常。少数患者虽经利尿后肾功能仍不能恢复,预后不佳。肾小球滤过功能一过性受损,而肾血流量正常,所以肾脏滤过分数相应下降,这是急性肾炎的典型改变。肾小管功能的受累较轻,肾小管的葡萄糖最大转运速率(maximal rate of transport of glucose,T_{m-G})和肾小管对氨基马尿酸(para-aminohippurate,PAH)最大排泌量(maximal tubular PAH excretory capacity,T_{m-PAH})轻度下降或正常,尿钠及尿钙下降,钠排泄分数<1%,肾衰竭指数<1,尿浓缩功能正常。

(7)全身表现:患者常有疲乏、厌食、恶心、呕吐(与氮质血症不完全成比例)、嗜睡、头晕、视物模糊(与高血压程度及脑缺血、脑水肿有关)及腰部钝痛(因肾实质肿大,肾被膜紧张,牵扯感觉神经末梢所致)。仅偶有个例与风温热并存。

3.并发症

(1)心力衰竭:程度不等的心力衰竭,见于半数以上有临床表现的急性肾炎患者,尤以成年人及老年人为多见,可能原有一定程度的心脏病,如冠心病。有肺瘀血、肝瘀血等左、右心衰竭的典型表现,心脏扩大(主要是心腔扩张,而不是心肌肥厚),可有奔马律。发生原因主要是循环血容量急骤增加,而不是心肌病及高血压。因为:①病理解剖心肌病变很轻微,几乎没有心肌坏死及炎症细胞浸润等严重的组织学改变;②急性肾炎时血压一般不太高,正常心脏可以耐受这样的血压波动而不会出现心力衰竭。

（2）脑病：儿童患者较多见，发生率为5%～10%。表现为剧烈头痛、呕吐、嗜睡、神志不清、黑矇，严重者有阵发性惊厥及昏迷，常常因此而掩盖了急性肾炎本身的表现。由于患者血压并不特别高，且持续时间较短暂，因此眼底改变一般都不明显，仅有视网膜小动脉痉挛表现。严重时亦可出现视网膜出血、渗出，视盘水肿。急性肾炎时脑病的发生原理尚不完全清楚。虽然高血压与脑病常同时存在，但它在脑病发生中所起的作用尚不能肯定，可能与中枢神经小血管炎有关。

（3）急性肾衰竭：由于重视限水、限盐及利尿措施，目前心力衰竭及脑病的发生率下降，救治成功率较高，因此急性肾炎的主要严重并发症为在55岁以上的患者中约60%出现GFR下降，常伴高血钾；而儿童及青年中发生率较低。

三、临床诊断

（一）疾病诊断

1.诊断要点

（1）多于溶血性链球菌感染（也可见于其他病原体感染）1～4周（一般10～14天）后发病，起病急。

（2）呈急性肾炎综合征表现，即短期内出现尿异常、水肿及高血压，部分患者尚出现短暂氮质血症。尿异常包括少尿、血尿（为肾小球源性血尿，可出现肉眼血尿）、蛋白尿（少数患者可出现大量蛋白尿）、白细胞尿（尿微生物培养阴性）及管型尿（常见颗粒管型及红细胞管型）。

（3）急性期血清补体C3下降，并于8周恢复正常（部分非链球菌感染除外）。

（4）B超检查双肾大小正常。

（5）病理类型为毛细血管内增生性肾小球肾炎。

说明：符合上述（1）～（4）项基本可诊断为本病，有第（5）项可确诊为本病。

当临床诊断困难时，急性肾炎综合征患者需考虑进行肾活检以明确诊断、指导治疗。肾活检的指征为：①少尿1周以上或进行性尿量减少伴肾功能恶化者；②病程超过2个月而无好转趋势者；③急性肾炎综合征伴肾病综合征者。

2.辅助检查

（1）尿液检查：几乎所有患者都有尿红细胞，主要为肾小球源性红细胞，有时可见红细胞管型，提示肾小球有出血渗出性炎症，是急性肾炎的重要特点。尿沉渣还常见肾小管上皮细胞、白细胞，但并非感染。偶见透明和颗粒管型。尿蛋白通常为+～+++，尿蛋白多属非选择性，大多数<3g/24h。尿常规一般在4～8周大致恢复正常。约半数成年人患者、大部分儿童尿蛋白4～6个月后转阴；1年后大部分成年人患者尿蛋白转阴。少数镜下尿红细胞可迁延1～2年。

（2）血液化验：约半数患者有轻度正色素正细胞性贫血，血红蛋白可稍低，一般为100～120g/L，是因血容量扩大，血液稀释所致。因利尿消肿后血红蛋白迅速恢复正常。也可能与红细胞生成减少，红细胞存活期缩短有关。白细胞计数可正常或增高，此与原发感染灶是否继续存在有关。红细胞沉降率增快，一般在30～60mm/h（魏氏法），2～3个月恢复正常。血浆蛋白可因血液稀释而轻度下降，在蛋白尿达肾病水平者，血白蛋白下降明显，并可伴一定程度的高脂血症。部分患者可有一过性氮质血症,血中尿素氮、肌酐增高。不限水量的患儿,可有轻度稀释性低钠血症。此外患儿还可有高血钾及代谢性酸中毒。血液中纤维蛋白原、Ⅷ因子和纤溶酶活性增高,大分子的纤维蛋白复合物常在严重患者出现。Ⅷ因子(纤维蛋白稳定因子)下降,尿中药纤维蛋白降解产物(fibrin degradation product,FDP)增加,表明急性肾炎时肾脏中存在着小血管内凝血和纤溶作用。

(3)血补体测定:除个别患者外,肾炎病程早期血总补体及 C3 均明显下降,6~8 周后恢复正常。C3 测定对急性肾炎的鉴别诊断和非典型急性肾小球肾炎的诊断具有重要意义,是肾炎综合征患者不可缺少的检查项目。血补体下降程度与急性肾炎病情轻重不明显相关,但低补体血症持续 8 周以上,应怀疑膜增生性肾炎或其他系统性疾病如膜增生性肾炎、冷球蛋白血症或狼疮肾炎等。

(4)病灶细菌培养及血清免疫学检查:急性肾炎发病后自咽部或皮肤感染灶培养出 β 溶血性链球菌的阳性率约 30%,早期接受青霉素治疗者更不易检出。链球菌感染后可产生相应抗体,常借检测抗体证实前驱的链球菌感染。如抗链球菌溶血素"O"抗体(antistreptolysin O,ASO),其阳性率达 50%~80%,通常于链球菌感染后 2~3 周出现(>1∶200),3~5 周滴度达高峰,50%患者半年内恢复正常。判断其临床意义时应注意,其滴度升高表示近期有过链球菌感染,与急性肾炎的严重性无直接相关性;经有效抗生素治疗者其阳性率减低,皮肤感染灶患者阳性率也低。尚可检测抗链球菌脱氧核糖核酸酶 B(anti-deoxyribonuclease B,ADNaseB)及抗透明质酸酶(anti-hyaluronidase,anti-HAse),并应注意于 2~3 周后复查,如滴度升高,则更具诊断价值。

ADNaseB 测定是当前最有协助诊断价值的指标之一,在脓皮病引起的急性肾小球肾炎中,ADNaseB 阳性率高于 ASO,且年龄越小阳性率越高,可达 92%,此法目前国内未广泛开展。

(二)中医证型诊断

1.风水泛滥型

(1)临床表现:发病迅速,突然出现眼睑及面部水肿,继而延及四肢及全身皆肿。偏于风寒者,伴见恶寒无汗,肢节酸楚,咳嗽气喘,小便不利,舌质淡,苔薄白,脉浮紧;偏于风热者,兼有发热恶风,咳嗽咽痛,口干而痛,小便黄少,舌边尖微红,苔薄黄,脉浮数或滑数。

(2)辨证要点:起病急,颜面及四肢或全身水肿,尿少,恶寒,无汗,肢节酸楚,舌质淡,苔薄白,脉浮紧,或发热恶风,咳嗽。苔薄黄,脉滑数。

2.湿毒浸淫型

(1)临床表现:身发疮痍,甚者溃烂,恶风发热,眼睑水肿,迅发全身,尿少色赤。舌红,苔薄黄或黄腻,脉浮数或滑数。

(2)辨证要点:身发疮痍,皮肤溃烂,尿少色赤。舌红苔黄,脉数。

3.水湿浸渍型

(1)临床表现:肢体水肿,延及全身,按之没指,身重困倦,胸闷纳呆,泛恶。舌质淡,舌体胖大,苔白腻,脉沉缓。

(2)辨证要点:身重困倦,胸闷纳呆,泛恶。舌质淡,舌体胖大,苔白腻,脉沉缓。

4.湿热内壅型

(1)临床表现:全身水肿,尿少色黄,心烦急躁,口苦口黏,脘闷恶心,腹胀便秘,或大便黏滞不爽。舌红,苔黄腻,脉滑数。

(2)辨证要点:尿黄,口苦口黏,腹胀便秘。舌红苔黄腻,脉滑数。

5.下焦热盛型

(1)临床表现:尿血鲜红或呈洗肉水样,小便频数有灼热感,常无尿痛,心烦口渴,腰酸腿软,或伴水肿。舌红少苔,脉细数。

(2)辨证要点:尿呈洗肉水样,小便频数,心烦口渴。舌红少苔,脉细数。

6.阴虚湿热型

(1)临床表现:身倦乏力,腰背酸胀,面红烦热,口干咽痛,小便色黄,镜下血尿,大便不畅。舌红,苔薄黄或少苔,脉细数。

(2)辨证要点:腰酸乏力,面红烦热,口干咽痛。舌红,苔薄黄或少苔,脉细数。

(三)鉴别诊断

1.发热性蛋白尿　急性感染发热期蛋白尿时绝无水肿及高血压,热退后尿异常迅速消失。在菌血症或败血症时,细菌播散引起的肾小球感染病灶称之为"感染性肾小球肾炎"。感染控制后,尿异常迅速消失。

2.过敏性紫癜性肾炎或狼疮性肾炎　这两种病多有明显皮肤病损,同时多有关节酸痛或关节炎症状,前者束臂试验强阳性,后者血中狼疮细胞及抗双链 DNA 抗核抗体阳性。

3.慢性肾小球肾炎急性发作　有慢性肾炎病史,常在上呼吸道感染后 3~5 天发作,潜伏期短,贫血,低白蛋白血症及高脂血症较明显,尿少而尿比重较低,肾功能持久性损害。

4.急进性肾炎　发病过程与本病很相似,但患者呈进行性少尿、无尿及急骤发展的肾衰竭,终至尿毒症。急性肾炎综合征 1 个月以上不见缓解时,需及时行肾活检以与本病相鉴别。

四、中西医结合治疗

(一)中医治疗

1.辨证论治

(1)发病期治疗

1)风寒型:症见恶寒发热,恶风,汗出,全身酸痛,咳嗽气喘,小便不利,口淡不渴,舌苔薄白,脉浮紧。

治则:疏风散寒,宣肺行水。

方药:麻黄汤合五苓散加减。麻黄 5g,桂枝 3g,杏仁 10g,白术 12g,茯苓 30g,泽泻 15g,猪苓 15g,甘草 6g,生姜 3 片。

加减:若咳喘较甚,加葶苈子、白芥子降气平喘;若汗出恶风,卫阳虚者,可用防己黄芪汤加减。

2)风热型:症见发热恶寒,咽喉红肿疼痛,咳嗽,咯黄痰,口干口渴多饮,尿短赤,舌红,脉浮滑数。

临床所见一般先出现眼睑水肿,继而四肢及全身皆肿,来势迅速。血尿较明显,尿蛋白量一般,尿常规可见颗粒管型或细胞管型。血常规检查白细胞计数可升高,红细胞沉降率加快。

治则:疏风清热,宣肺行水。

方药:越婢加术汤加减。麻黄 9g,生姜 9g,白术 9g,大枣 9g,牛蒡子 9g,连翘 9g,菊花 9g,

石膏(先煎)18g,甘草5g,蝉蜕3g。

加减:若尿少色赤或见血尿,加白茅根、大小蓟清热利尿,凉血止血;若咳喘较甚,加杏仁、前胡降气止咳;若汗出恶风,卫阳虚者,可用防己黄芪汤加减;若尿频、尿急、尿痛,加生地黄、萹蓄、竹叶、瞿麦养阴清热,凉血利尿。

3)热毒型:症见眼睑水肿,延及全身,一般肢体水肿较轻,小便不利,发热,口干苦不欲饮,舌红,苔薄黄或黄腻,脉滑数。多有皮肤湿疹疮疡,蛋白尿、血尿明显,可见管型。血常规检查示白细胞计数升高,分类中性增高,红细胞沉降率加快。

治则:清热化湿,解毒利水。

方药:麻黄连翘赤小豆汤合五味消毒饮加减。金银花20g,野菊花15g,蒲公英15g,紫花地丁15g,紫背天葵15g,连翘12g,赤小豆12g,太子参12g,芦根12g,麻黄6g。

加减:若湿盛皮肤糜烂者,加苦参、土茯苓燥湿清热;若风盛皮肤瘙痒者,加白鲜皮、地肤子疏风止痒;若血热红肿甚者,加丹皮、赤芍清热凉血消肿;若大便不通,加大黄、芒硝通腑泄热;若水肿甚者,加茯苓皮、大腹皮利水消肿。

4)脾虚型:症见全身水肿,按之没指,倦怠乏力,胃纳欠佳,小便短少,舌淡,苔白腻,脉沉缓。蛋白尿为主,红细胞或白细胞较少,血压正常。

治则:健脾化湿,解毒利水。

方药:五皮饮合胃苓汤加减。生姜皮9g,桑白皮9g,陈皮9g,大腹皮9g,茯苓皮9g,桂枝9g,黄芪15g,苍术15g,厚朴15g,泽泻15g,白术15g,猪苓15g,红花6g,甘草6g。

加减:若上半身肿甚,加麻黄、杏仁、葶苈子宣肺泄水;下半身肿甚,加川椒、防己散湿邪,利水消肿;心阳不振,水气凌心而致心悸不安,胸闷,形寒肢冷,肿势较重,舌暗苔白,脉结代,可用真武汤加丹参、枳壳等温阳利水;若浊毒内蕴,神倦欲睡,泛恶,小便极少,加附子、大黄、半夏解毒降浊。

5)阴虚型:症见水肿较轻,尿赤,面色潮红或晦暗,体倦失眠,口干或有五心烦热,盗汗,舌红苔少或薄黄,脉细数或弦细。一般有慢性扁桃体炎病史;尿常规以血尿为主,有少量蛋白,血压升高。

治则:养阴清热,凉血解毒利水。

方药:知柏地黄汤加减。熟地黄12g,茯苓12g,山药12g,泽泻12g,太子参12g,丹参12g,白茅根12g,山茱萸9g,丹皮9g,黄檗9g,知母9g。

加减:若有乏力气虚,可加太子参、生黄芪;咽部充血,经常有咽痛加金银花。

(2)恢复期治疗:此期已无明显临床症状,治疗重在巩固疗效,根据临床表现分为2型。

1)脾气虚弱:症见舌淡,苔薄黄,脉弱或沉细,无明显临床症状,水肿不显,尿常规正常或仅有微量蛋白及红细胞。

治则:健脾益气。

方药:参苓白术散加味。党参15g,茯苓15g,白术15g,山药15g,薏苡仁15g,扁豆15g,甘草6g,砂仁6g,丹参10g,女贞子10g,墨旱莲10g,陈皮6g,黄芪20g。

加减:若下肢肿甚,加泽泻、车前子利尿消肿;若有中气下陷者,加重党参、黄芪的量,并加升麻以提中气;畏寒肢冷,加肉桂温补阳气;食欲缺乏,加焦三仙。

2)湿热未尽,正气已虚:症见乏力,舌光红,苔白腻,尿常规常有红细胞或蛋白。

治则:益气养阴,清化湿热。

方药:生脉饮合四妙汤加味。薏苡仁 15g,党参 15g,麦冬 15g,五味子 9g,黄檗 12g,苍术 12g,牛膝 12g,白茅根 10g,半枝莲 10g,苦参 10g,白花蛇舌草 10g。

加减:若易外感,加玉屏风散,若咽痛,加百合、玄参、麦冬、桔梗等以宣肺。

2.中成药

(1)肾炎清热片:适用于急性肾炎早期风热患者,每次 4~5 片,每天 3 次。

(2)肾复康片:用于急性肾炎和慢性肾炎急性发作,每次 4~6 片,每天 3 次。

(3)百令胶囊和金水宝:适用于急性肾炎有正虚征象者,每次 2 粒,每天 3 次。

(4)六神丸:适用于急性肾炎有热象者,每次 5~10 粒,每天 3 次,口服。

(5)肾宁散:适用于急性肾炎属阳水证有热象者,每次 20 粒,早、晚各一次,口服。

3.外治

(1)穴位注射

选穴:肾俞、中极、涌泉、足三里等。

操作:20%当归注射液,选肾俞、中极、涌泉穴,消毒后用四号半针头刺入 10~30mm,注入药液 0.1~0.3mL;或板蓝根注射液,选中极、足三里、涌泉穴,消毒后四号半针头刺入,轻轻提插,得气后注入药液 0.3~0.5mL,每天 1 次,随病情好转而减少穴位数目。

(2)针刺疗法

选穴:肺俞、偏历、外关、合谷、三焦、阴陵泉。

操作:阳水时选肺俞、偏历、外关、合谷用泻法,三焦、阴陵泉用平补平泻法,留针 15~20 分钟。水肿后期如水毒射肺凌心,出现喘促、发绀等症,可辨证选用内关、人中、十宣、太冲、中脘、气海、血海等穴位,除十宣放血外,余穴位用泻法。

(3)推拿疗法

选穴:肾俞、京门、风池、三焦俞、阴陵泉等。

操作:患者取俯卧或仰卧位,用一指禅法、掌根或鱼际揉法,选合适的穴位进行推拿,每穴 2~5 分钟或用掌根揉法,在腰部肾区反复推拿 5~10 分钟,每天可推拿 1~2 次。

(4)敷贴法

急性肾炎水肿时可用田螺 4 个,大蒜 5 个,车前子 10g,研+饼贴脐(可用纱布包覆,如刺激大时去之);或紫皮独头大蒜 1 枚去皮,蓖麻子 60~70 粒去壳,共捣糊(忌久放),分两份敷涌泉穴。

(5)沐浴疗法

1)鲜浮萍,药量不拘,煎洗,得汗为佳,忌受凉,用于急性肾炎初起以头面为主的水肿。

2)麻黄、防风、紫苏、羌活、浮萍、生姜各 15g,煎汤遍身擦浴,用于无汗尿闭的风水泛滥。

(二)西医治疗

本病是一种自限性疾病。因此基本上是对症治疗,主要环节为预防和治疗水钠滞留,控制循环血容量,从而达到减轻症状,预防致死性并发症的目的,以及防止各种加重肾脏病变的因素,促进病肾组织学及功能的修复。

1.休息　急性起病后必须基本卧床休息,直至肉眼血尿消失,利尿消肿,血压恢复正常(大约 2 周)。当各种临床表现均已恢复,仅尿检未完全恢复时,可以适当活动,但应密切随诊,勿劳累,如病情恶化,则应继续卧床休息。

2.饮食　应给予富有维生素的低盐饮食,蛋白质入量保持约 1g/(kg·d)。不加分析地控制蛋白质入量,对于肾单位的修复不利;过高的蛋白摄入则增加肾脏负担。有水肿及高血压者,应免盐或低盐(食盐 2.0~3.0g/d),直至利尿开始。水肿重且尿少者,应控制入水量(相当于尿量加不显性失水量)。出现肾功能不全、氮质血症者,应限制蛋白质入量,给予高质量蛋白质(含必需氨基酸的蛋白质,如牛奶、鸡蛋等),以达到既减轻肾脏排泄氮质的负担,又保证一定营养的目的。患者应同时限制钾入量。

3.对症治疗

(1)利尿:经控制水、盐入量后,水肿仍明显者,应加用利尿药。常用噻嗪类利尿药,必要时可用髓袢利尿药,如呋塞米及布美他尼等。此二药于肾小球滤过功能严重受损、肌酐清除率<10mL/min 的情况下,仍可能有利尿作用。呋塞米用量有时需 400~1000mg/d,应注意大剂量呋塞米可能引起听力及肾脏的严重损害。渗透性利尿药可增加血容量,加重心、脑并发症,不宜采用。

(2)降压药物:一般情况下利尿后即可达到控制血压的目的,降压效果出现于利尿后 7~10 天后。必要时可用钙通道阻滞剂(如硝苯地平 20~40mg/d)及肼屈嗪、哌唑嗪以增强扩张血管效果。

(3)高钾血症的治疗:注意限制饮食中钾摄入量,应用排钾性利尿药均可防止高钾血症的发展。必要时可用透析治疗。

(4)控制心力衰竭:主要措施为利尿、降压,必要时可应用酚妥拉明或硝普钠静脉滴注,以减轻心脏前后负荷。如限制钠盐摄入与利尿仍不能控制心力衰竭时,可应用血液滤过脱水治疗。洋地黄类药物对于急性肾炎合并心力衰竭效果不肯定(因为此时心肌收缩力并不下降),不作常规应用,仅于必要时试用。

4.感染灶治疗　在急性肾炎治疗中,对于已无感染灶时应用青霉素或大环内酯类等针对链球菌的抗生素至今尚无肯定意见。大部分学者观察到,在肾炎起病之后又无活动性感染时应用抗生素治疗,对于肾炎的病情及预后没有作用。

但是,在病灶细菌培养阳性时,应积极应用抗生素治疗,有预防病菌传播的作用。扁桃体切除术对急性肾炎的病程发展亦无肯定的效果。对于急性肾炎迁延 2 个月至半年以上,或病情常有反复,而且扁桃体病灶明显者,可以考虑做扁桃体摘除术。手术时机以肾炎病情稳定、无临床症状及体征、尿蛋白<(+)、尿沉渣红细胞<10 个/高倍视野,且扁桃体无急性炎症为宜。术前后应用青霉素两周。

5.透析治疗　本病于以下两种情况时应用透析治疗:①少尿性急性肾衰竭,特别呈高血钾时,如肾脏活检确诊本病,则以透析治疗维持生命,配合上述对症治疗,疾病仍可自愈;②严重水潴留,引起急性左心衰竭者。此时利尿效果不佳,对洋地黄类药物反应亦不佳,唯一有效措施为透析疗法超滤脱水,可使病情迅速缓解。尚有应用糖皮质激素,非甾体抗炎药的。

(三)中西医结合治疗

中医治疗本病有一定的优势,除非有较严重的并发症,一般均可通过常规服中药而获愈。中药主要是通过疏风宣肺、清热解毒、活血化瘀、利水消肿等法,以达到祛邪扶正,调节脏腑失司,促进病肾早日修复的目的。在如下情况下可考虑用西药配合。

1.水肿在用中药后效果不显,或出现心力衰竭征象。

2.局部感染严重,病灶明显者,可早期足量应用抗生素。

3.出现严重并发症如左心衰竭、高血压脑病、急性肾衰竭等。

第二节 慢性肾小球肾炎

慢性肾小球肾炎简称"慢性肾炎"(chronic glomerulonephritis,CGN),是由多种原因引起的原发于肾小球的一组免疫性疾病,病理类型多样,预后不尽相同。临床特点为起病隐匿,可有一段时间的无症状期,但尿常规检查有不同程度的蛋白尿、红细胞及管型尿。病程长,呈缓慢性进展,多数患者有程度不等的腰酸、疲乏、水肿、高血压及肾功能损害。随着病情的进一步发展,少则2~3年,多则20~30年,健存肾单位越来越少,纤维组织不断增生,肾脏萎缩。其病顽固,反复发作,迁延不愈,最终导致肾衰竭,预后很差。

慢性肾炎是内科多发病之一,任何年龄均可发病,但好发于青少年。1982年全国13个省市自治区中188697人接受尿检普查,泌尿系统疾病的检出率是2.25%,其中肾小球肾炎者占21.63%,以14~20岁组最高。对1398例慢性肾脏病导致死亡病因分析,发现慢性肾炎占首位,为64.10%,就肾脏病而言,慢性肾炎的发病率仅次于肾盂肾炎。

中医文献中虽无慢性肾炎这一名称,但可以找到类似于慢性肾炎临床表现的一些病证。水肿是该病的主要临床症状,故慢性肾炎的大部分内容可归于"水肿"的范围。当水肿不明显,而以疲乏无力、腰痛、头晕、蛋白尿及血尿等为主要表现时,可归于"虚劳""腰痛""眩晕""尿血"等范围内。

一、病因病机

1.中医 水不自动,赖气以功,水行则为气,气滞化为水,人体水气代谢是在肺的通调、肃降,脾的运化、转输,肾的温化、蒸动等生理功能协调下完成的。所以,慢性肾炎与肺、脾、肾三脏关系最大,同时与三焦、膀胱亦有关系。

(1)病因

1)外感:①劳汗当风,风湿外袭,邪客玄府,肺失开阖,通调失司,水溢肌肤,而成水肿(阳水)。肺合皮毛,功主宣化气机,通调水道,为水之上源,寒湿之邪外袭,则肺气失宜,皮毛开合失常,汗液不得外泄,而肺气不能肃降,水气下行受阻,泛于肌肤,产生水肿。应当知道,风湿之邪,虽先袭肺,阻碍水气的通调,但必与肾的虚实有关。《素问·水热穴论》指出:"勇而劳甚,则肾汗出,肾汗出,逢于风……传为跗肿,本之于肾。"②疮毒内攻,凡咽喉肿烂,身患疮痍,未知表解宣透,或误行洗浴、凉遏等,以致热毒不得外散,内陷入肾,小便不利,变为肿满,本型多起于青少年。热毒伤肾而成水气;③水湿浸渍,居处卑湿,涉水冒雨,冲犯雾露、衣着冷湿、汗出渍衣,以致水湿渗注经络,壅塞三焦,浸淫腑脏,脾受湿困,不能制水输布,水气独归于肾,肾失渗泄,水溢肌肤,产生水肿。水湿浸渍之证,也可能有内伤健运,脾气受困,内外相召为病。

以上都是外感引起的水肿,虽然病因不同偏伤各异,但肺、脾、肾功能的某一环失调,都势必导致三焦水道壅塞而成为水肿。

2)内伤:①饮食失节,长期恣啖酒醴膏粱,或饥饿,或饮冷太过,以致脾失健运,湿热内蕴,津液不化,聚留为水,水邪溃肾,引起关门不利,产生水肿。《景岳全书·水肿》说:"大人小儿素无脾虚泄泻等证,而忽尔通身水肿,或小便不利者,多以饮食失节,或湿热所致。"②久病劳伤,李梴《医学入门·水肿》云:"阴水多因久病或产后,久病者盖谓久病喘、咳、疟、痢,或误服凉药以致肿者,危证也。"劳伤指饥饿、劳役、营养不良,脾胃元气损伤,土不制水或房劳色欲太过,真元暗损,命门火衰,不制阴寒,水邪泛滥,产生水肿。

(2)病机

1)三脏相干,以肾为主:《内经》说水肿病机"其本在肾,其末在肺"(《素问·水热穴论》),"诸湿肿满,皆属于脾"(《素问·至真要大论》),"三阴结,谓之水"(《素问·阴阳别论题》)。大意是认为与肺、脾、肾三脏功能失调有关,此说历代一脉相承,并有发挥。明代李中梓《医宗必读·水肿》说:"脾土主运行,肺金主气化,肾水主五液。凡五气所化之液悉归于肾,五脏所化之气悉属于肺,转输二脏,以制水生金者悉归于脾,故水肿不外此三经也。"可见水肿之病或可表现为荣卫运行不畅,三焦壅塞不利,膀胱气化不行,但它们都是脾、肺、肾三脏失调而后气滞为水之殃害所及。其病机在于三脏失调。

三脏中无论哪一环节失调,均可成肿。但就病情而论,所伤一脏者轻,二脏、三脏并失者重;新病伤肺为标,急,较易治;脾肾旧病为本,缓,较难治。

阳水之病,多由脾、肺二脏气结不行,输布失常,水气日蓄,浸灌表里,无所不到;阴水多由脾肾虚衰,输泄蒸化无权,水不化气、气滞为水。

2)水肿以阳气损伤为主:《景岳全书·水肿》:"凡欲辨水气之异者,在欲辨阴阳耳,若病在气分(阳水),则阳证阴证皆有之;若病在水分(阴水)则多为阴证。盖水之与气,虽为同类,但阳旺则气化水,即为精;阳衰则气不化,而精即为水……此水肿之病,所以多属阳虚也。"所以从病机属性而论,阳水(水分)诸证,多伤外感风寒水湿之邪,肺失通调,脾因湿困,湿热壅结等,以气滞不行为主。阴水(气分)则多为阳用不敷,水浊内聚,盖脾阳不振则气失输布,肾阳不足则水失蒸化,所致气不化水之证,总以阳虚为多。所以,水肿病与饮证一样,病机以水为阴邪、伤害阳运为多见。

3)阳水也可能转阴:阳水阴水亦可转化,阳水转阴为比较常见的转归。阳水表证,误治失治,或不守禁忌,病情发展,脾肾元气损耗,运作制水排泄功能日见低下,津液不能化为精气,反而凝为水浊,以致水肿久稽(阴水)。

4)脾虚肾败,本虚标实:水肿证以精血皆化为水,多属虚败之证,而水精之所以不化,责归脾肾。《济生方·水肿》认为,分而言之,病因三脏相干,合而言之,总由"阴脏之害,而病本皆归于肾"。脾肾虚败,而精不化气,气不化水的结果,必然更加重水浊内淤。所以,水肿后期,多数转归成为脾肾虚弱,水精内败为淤浊,不能排泄,本虚标实之挟杂证候。

此外,脾肾虚败,则收摄蛰藏功能失职,也常见有水肿既退,而水精下泄,久之未摄固补虚,而成为慢性劳损之候的。

2.西医 大多数慢性肾炎的病因不清楚,尽管急性链球菌感染后肾炎迁延不愈,病程超过一年可转化为慢性肾炎,但大部分慢性肾炎并非由急性肾炎演变而来。其病理变化通常认为与免疫介导有关,体液免疫(循环免疫复合物和原位免疫复合物)在肾炎发病机制中作用已得到公认,细胞免疫在某些类型肾炎中重要作用也得到肯定。遗传和免疫遗传因素在人体对肾小球肾炎的易患性,疾病的严重性和治疗反应上的重要性,近年来已受到普遍关注。在慢性肾炎发病机制上存在免疫因素和非免疫因素两类。

（1）免疫因素：①循环免疫复合物（circulating immune complex，CIC）沉积引起的肾小球肾炎，内外性抗原刺激机体产生抗体，在血液中形成免疫复合物，沉积于肾小球系膜区或内皮下，引起组织损伤；②原位免疫复合物（immune complex，IC）所指的肾小球肾炎，外源性种植抗原（抗体）或肾小球固有抗原与循环中相应抗原（抗体）结合在肾脏局部形成免疫复合物；③细胞免疫在肾小球肾炎发病中具有一定的作用。此外，在免疫机制基础上存在的炎症介质（如补体、白细胞介素、活性氧、多肽生长因子和细胞因子等）参与，亦可导致肾小球损伤。

（2）非免疫因素：①肾小球内血流动力学改变，多种因素致肾小球预硬化。健存肾单位血流动力学改变，毛细血管内压及肾小球滤过率过度增加，促进肾小球进一步硬化；②肾小球系膜基质合成增加。肾小球内压升高，可增加系膜细胞合成Ⅰ型、Ⅱ型、Ⅳ型胶原，层粘连蛋白增加，因此肾小球内压升高，可导致系膜细胞机制的改变，形成肾小球硬化；③肾内动脉硬化。慢性肾炎长期伴有高血压，它可影响肾小球毛细血管内静水压，导致肾小球高滤过，加速肾动脉硬化，而肾动脉硬化进一步引起肾脏缺血，进而加速肾脏损害；④脂质代谢异常。慢性肾炎患者常伴有脂类代谢异常，而现代研究表明脂类代谢异常是肾小球硬化的机制之一。

3.中西医结合　随着免疫学的发展，肾小球肾炎的发生与免疫反应的密切相关性日益受到人们的重视。在中西医结合领域，中医证型与免疫学指标相关性研究倍受关注。

（1）与体液免疫指标的关系：毛良发现慢性肾炎患者IgG、IgA含量在阳虚证明显低于阴虚证，IgM、C3含量在阳虚证与阴虚证2组间无差异。刘宝厚对130例慢性肾炎患者血清lg测定分析发现，肺脾气虚和脾肾阳虚患者IgG、IgA含量明显低下，IgM值明显升高，与正常人相比有显著差异；肝肾阴虚证IgM值明显降低；IgM值在三证之间均有明显差异，但阳虚证与阴虚证之间差异更为显著。血清C3低下和尿C3阳性者以脾肾阳虚最多，肝肾阴虚次之，肺脾气虚最少，三证之间差异显著。

（2）与细胞免疫指标的关系：吴正治等运用细胞化学方法及显微分光度技术，对慢性肾炎患者外周血淋巴细胞及单核细胞的α-醋酸萘酯酶（acid α-naphthyl acetate esterase，ANAE）定性定量检测，结果表明肾虚证存在细胞免疫功能低下，且肾阳虚与肾阴虚各自特点主要表现在T细胞亚群的变化上，肾阳虚证辅助性T细胞降低，而肾阴虚突出表现为抑制性T细胞低下。肾阳虚者单核细胞ANAE活性显著低于肾阴虚，提示在整体上肾阳虚的细胞免疫状态、单核吞噬细胞的免疫活性均低于肾阴虚。据此可认为免疫调节的异常似可作为肾阳虚和肾阴虚的佐证。戴勇等对40例肾虚患者NK活性和IL-2活性及表达的研究指出肾虚者不管肾阳虚或肾阴虚，其外周血NK活性和IL-2及IL-2R活性均低于正常对照组，尤其以肾阳虚更为显著。并发现正常对照组NK活性与IL-2活性呈直线相关，而肾虚患者则无明显相关，表明免疫调节网络紊乱，此构成肾虚患者细胞免疫紊乱的特征。

（3）与红细胞免疫及其他的关系：莫穗林等对慢性肾炎中医分型与外周血C3β受体活性相关性研究发现，E-C3b-R下降顺序依次为肺肾气虚、气阴两虚、肝肾阴虚、脾肾阳虚，表明不同证其红细胞免疫功能状态不同。而欧阳永红等对87例慢性肾炎患者进行中医辨证，探讨慢性肾炎同异型红细胞免疫的改变表明，RBC-C3b、RBC-ICR、IgG、IgM、C4均降低，改变有自肾气虚、肾阳虚、肾阴虚逐渐加重的趋势，并认为气阴两虚是慢性肾炎的终末阶段。

刘慰祖等测定 200 例慢性肾炎患者补体旁路激活途径的活性（AP-H$_{50}$），发现 42.5% AP-H$_{50}$ 低于正常，以湿热证低下明显，指出 AP-H$_{50}$ 可作为判断外邪和预后的参考指标。刘宏伟等测定了 81 例原发性肾小球疾病肾小球内补体成分 C3 和 C1q 的沉积情况，并探讨其与中医分型的关系，结果显示肾小球补体 C3 沉积阳性者与中医阴虚和气阴两虚密切相关，而与阳（气）虚关系不密切，同时肾小球内沉积的 C3 和 C1q 与中医之湿热密切相关，湿热组与非湿热组有非常显著的差异，从而提示 C3 和 C1q 在肾小球内沉积情况可作为湿热的一项客观指标。

二、临床表现

1.症状

（1）水肿：大多数患者有不同程度的水肿，轻者仅表现在面部、眼部和组织松弛部，重则遍及全身，并可有胸腔积液、腹腔积液。

（2）腰痛：轻者腰部酸软，重者腰痛，劳累后加重，部位以脊肋角为主。

（3）尿的异常改变：是慢性肾炎患者必有的症状。尿量变化与水肿程度及肾功能状态有关，少尿、无尿致水钠潴留，临床上可出现水肿。尿蛋白含量不等，一般在 1~3g/d，亦可呈大量蛋白尿（>3.5g/d）。尿沉渣中常有颗粒管型和透明管型，伴有轻度至中度血尿，偶有肉眼血尿。

（4）高血压：大多数患者迟早会出现高血压，可持续性升高，亦可呈间歇性，表现为头胀、头晕、头痛、失眠、记忆力减退。持续性血压增高不仅可加速肾功能恶化，还可使心肌受损。

（5）肾功能不全：慢性肾炎的肾功能损害主要表现为 GFR 下降，肌酐清除率减低，但由于多数患者就诊时未降到正常值的 50% 以下，因此血清肌酐、尿素氮可在正常范围内，临床不出现氮质血症等肾功能不全的症状。继之，则出现肾小球功能不全，如尿浓缩功能减退。到慢性肾炎的后期，被毁损的肾单位增多，GFR 下降至正常值的 50% 以下，此时在应急状态下（如外伤、出血、感染、手术或药物损害等），肾脏负担加重，则可发生尿毒症症状。

（6）贫血：慢性肾炎可有轻度到中度以上贫血，多数与肾内红细胞生成素减少有关，至终末期肾炎，则出现严重贫血。

此外，慢性肾炎的患者易有急性发作倾向，每在疾病相对稳定的情况下，由于呼吸道感染或其他突然的恶性刺激，在短期内（3~5 天甚至 1~2 天）病情急骤恶化。这时患者出现大量蛋白尿，甚至肉眼血尿、管型尿增加，明显水肿和高血压，以及肾功能恶化。经适当的处理，病情可以缓解，基本上恢复到原来水平，但亦可能因此导致疾病进展，进入尿毒症阶段。

2.体征　患者可有贫血貌，唇甲苍白，眼睑及颜面甚至双下肢水肿，严重者可有胸腔积液、腹腔积液。

3.并发症　慢性肾炎患者抵抗力较低，容易发生呼吸道、泌尿道及皮肤等感染，发生感染后可无明显症状，治疗也较为困难，应予注意。

（1）感染：长期蛋白尿导致蛋白质大量丢失、营养不良、免疫功能紊乱，易并发各种感染，如呼吸道、泌尿道及皮肤感染等。感染作为恶性刺激因素，常诱发慢性肾炎急性发作，使病情进行性加重。尽管目前已有多种抗生素可供选择，但若治疗不及时或不彻底，感染仍是导致慢性肾炎急性发作的主要原因，应予以高度重视。

（2）肾性贫血：慢性肾炎晚期出现肾实质损害，可并发血液系统多种异常，如贫血、血小板功能异常、淋巴细胞功能异常和凝血机制障碍等。其中贫血是最为常见的并发症。贫血的主要原因有：①红细胞生成减少。肾功能不全导致肾脏分泌的红细胞生成素不足，骨髓生成红细胞减少；②红细胞破坏增多。肾衰竭时，尿毒症毒素在体内蓄积，红细胞代谢发生障碍而易于破坏发生溶血，导致贫血；③失血。大约25%的晚期肾衰竭患者可出现明显的出血，加重贫血。

（3）高血压：慢性肾炎肾功能不全期，常出现严重的心血管并发症，如高血压、动脉粥样硬化、心肌病、心包炎及肾功能不全等，其原因主要是慢性肾炎的肾衰竭期（chronic renal failure，CRF）本身发展过程代谢异常引起的。据统计高血压发病率达70%~80%，需要肾脏替代治疗的患者则几乎均有高血压，其中3/4患者用低盐饮食和透析即能控制高血压，另外1/4的患者用透析去除体内过剩的钠和水后，血压反而升高。此外，CRF患者高血压有其固有的特征，表现为夜间生理性血压下降趋势丧失，部分可为单纯性收缩期高血压。

三、临床诊断

（一）疾病诊断

1.诊断要点　①起病缓慢，病情迁延，临床表现可轻可重；②有水肿、高血压、蛋白尿、血尿及管型尿等表现中的一项或数项；③病程中可有肾炎急性发作，常因感染（如呼吸道感染）诱发，发作时可出现类似于急性肾炎的表现。有些患者可自发缓解；④可有不同程度肾功能减退；⑤多次尿液检查尿常规显示尿蛋白微量到大量，伴或不伴镜下血尿，尿蛋白定量>150mg/d。

2.病理分型　慢性肾小球肾炎包含着多种病理类型，而各种病理类型的临床表现、治疗及预后均不尽相同，故明确为慢性肾小球肾炎后仍应通过肾活检进一步明确病理诊断。慢性肾炎根据大部分肾小球的主要病变，可分为下列几种类型：①系膜增生性肾小球肾炎；②局灶-节段性肾小球硬化；③膜性肾病；④膜增生性肾小球肾炎；⑤增生硬化性肾小球肾炎。

3.辅助检查

（1）尿液检查：尿常规显示尿蛋白±~++++，或者25~500mg/dL，常伴有镜下血尿，红细胞管型，尿红细胞形态学检查提示畸形红细胞为主，尿蛋白定量大于150mg/d；尿渗透压降低，尿液 N-乙酰-β-氨基葡萄糖苷酶（N-acetyl-β-glucosaminidase，NAG）、β_2微球蛋白水平上升。

（2）血液检查：血常规早期变化不明显，肾功能不全者可见正色素正细胞性贫血，红细胞沉降率明显加快；血液生化检查可见血浆白蛋白降低，血胆固醇轻度增高，血清尿素氮和肌酐早期基本正常，随病情加重尿素氮、血肌酐逐步增高，血清补体C3正常。

（3）B超检查：早期双肾大小形态正常，随疾病进展，双肾缩小，肾脏回声增强，肾皮质变薄或肾内结构紊乱。

（4）肾脏病理学检查：肾脏穿刺活检获得的肾组织进行病理学检查，根据其病理类型不同，可见相应的病理改变。

（二）证型诊断

1.肺肾气虚型

（1）临床表现：面浮肢肿，面色萎黄，少气乏力，易感冒，腰脊酸痛。舌淡苔白润，舌边有齿痕，脉细弱。

（2）辨证要点：面浮肢肿，少气乏力，易感冒。舌淡，边有齿痕，苔白润，脉细弱。

2.脾肾阳虚型

（1）临床表现：水肿明显，面色苍白，畏寒肢冷，腰脊酸痛或胫酸腿软，足跟痛，神疲，纳呆或便溏，性功能异常（遗精、阳痿、早泄）或月经失调。舌嫩淡胖，有齿印，脉沉细或沉迟无力。

（2）辨证要点：水肿明显，畏寒肢冷，纳呆便溏。舌淡胖有齿印，脉沉迟无力。

3.肝肾阴虚型

（1）临床表现：目睛干涩或视物模糊，头晕耳鸣，五心烦热，口干咽燥，腰背酸痛或梦遗或月经不调。舌红少苔，脉弦细或细数。

（2）辨证要点：头晕耳鸣，五心烦热，口干咽燥。舌红少苔，脉细数。

4.气阴两虚型

（1）临床表现：面色无华，少气乏力或易感冒，午后低热或手足心热，口干咽燥或长期咽痛，咽部暗红。舌质偏红，少苔，脉细或弱。

（2）辨证要点：面色无华，易感冒，手足心热，咽干。舌红少苔，脉细。

（三）鉴别诊断

1.慢性肾小球肾炎与急性肾小球肾炎相鉴别　慢性肾小球肾炎急性发作时易与急性肾小球肾炎相混淆，但前者常可询及既往肾病病史，多于感染为诱因后的 1~2 天即出现临床症状，且多有较重的贫血及持续性高血压，故常伴有心脏及眼底改变，尿比重固定，尿中有时见宽大的肾衰竭管型，B 超检查有时可见肾脏体积缩小。而急性肾小球肾炎患者既往无肾病病史，常于链球菌感染后 1~3 周出现血尿、水肿、高血压，尿检查有肾小球性红细胞、红细胞管型，不同程度蛋白尿，血中补体 C3 一过性降低。

2.慢性肾炎与慢性肾盂肾炎相鉴别　慢性肾盂肾炎患者常于晚期出现较大量的蛋白尿和高血压，有时与慢性肾小球肾炎很难鉴别。但慢性肾盂肾炎多见于女性患者，详细询问常有泌尿系统感染的病史。多次尿沉渣检查和尿细菌培养对有活动性感染的慢性肾盂肾炎有诊断价值。该类患者肾功能的损害多以肾小管损害为主，且发生早于氮质血症，其氮质血症和尿毒症较轻，同时进展缓慢。而慢性肾小球肾炎则与此相反，肾小球功能损害较明显，往往要到病程后期才出现肾小管功能不全。此外，慢性肾小球肾炎患者肾盂造影无异常发现，而慢性肾盂肾炎患者其静脉肾盂造影和放射性核素肾图及肾扫描会发现两侧肾脏损害不对称。

3.慢性肾小球肾炎高血压型与原发性高血压继发肾损害的鉴别　由于慢性肾小球肾炎常为隐匿性，可以不出现肾脏病的表现，或仅有轻度的尿检异常，突出表现为血压升高，而易被误诊为原发性高血压。此时必须详细询问病史、年龄、高血压与肾功能损害的时间顺序。慢性肾小球肾炎多发生在青壮年，高血压继发肾损害发生较晚。是高血压在先还是蛋白尿在先，对鉴别诊断起主要作用。在高血压继发肾损害者，无原发性肾脏病的证据，蛋白尿的量常较少，罕见有持续性血尿和红细胞管型，但小管间质损害较明显。肾穿刺活检常有助于二者的鉴别。

四、中西医结合治疗

（一）中医治疗

1.辨证论治　慢性肾小球肾炎于临床往往可见正虚与邪实并存，多以正虚为本邪实为标,临床辨证分型颇为不易,故多采用以正虚为主兼顾邪实的临床分型。根据1986年第2届全国中医肾病学术会议讨论修订的辨证分型方案,临床多采用本证及标证的辨证方法。

（1）本证

1）肺肾气虚证

主症:面浮肢肿,面色萎黄,少气无力,易感冒,腰脊痛,舌淡苔白润,边尖有齿印,脉细弱。

辨证:肺主肃降,通调水道,肾主水之气化,肺肾气虚则三焦水道失于通调,水之气化不利,水湿内停溢于肌肤而见面浮肢肿;肺肾之气无以上承,故见面色萎黄,肺主气,职司卫外,肾主纳气,肺肾气虚故少气乏力而易感冒;肾主骨,腰为肾府,肾气不足,故腰府失荣,不能主肾,故见腰脊酸软而疼痛。舌淡、苔白润,有齿痕及脉细弱,皆为肺肾气虚而有水湿内停之象。

治则:补肺益肾。

方药:益气补肾汤加减。人参、白术、山萸肉各10g,黄芪15g,茯苓20g,炙甘草6g,大枣2枚。

加减:兼有外感表证者,宜先解表,兼风寒者可用麻黄汤加减,兼风热者可用银翘散加减;若患者头面肿甚,咽干咽痛者,可用麻黄连翘赤小豆汤;若水气壅滞,遍及三焦,水肿甚,尿少,大便干结者,应通阳泻肺利水,可用己椒苈黄丸合五苓散加减,尿蛋白多者可加芡实、金樱子,尿中红细胞多者加旱莲草、白茅根、茜草。

方解:方中以人参、黄芪为主药,补益肺肾之气,抗御外邪侵袭,防止感冒发生;取山药、山萸肉平补肾气为辅,以助主药补肾之力;佐以白术、茯苓、大枣补益后天脾胃之气,以化生气血,培补肺肾之气,是取培土生金,补后天以养先天之意;使以炙甘草既可助主药以补肺肾之气,又可调和诸药。诸药合方,共奏补肺益肾之功,可使正气坚固,邪不侵袭,适用于慢性肾小球肾炎患者肺肾气虚,易受外感六淫之邪侵袭,而使水肿等证发作或加重者。

2）脾肾阳虚证

主症:水肿明显,面色㿠白,畏寒肢冷,腰脊酸痛或腿软,足跟痛,神疲,纳呆或便溏,性功能失常(遗精、阳痿、早泄)或月经失调,舌嫩淡胖,有齿印,脉沉细或沉迟无力。

辨证:人体的水液代谢要靠肾阳的蒸腾气化,脾阳的运化敷布来完成,脾肾阳气虚弱,则水湿不运,气化失常,从而导致水湿停聚,流溢周身,故周身高度水肿;阳气不能温煦,故见畏寒肢冷,面色㿠白;肾主骨,腰为肾之府,脾为后天之本,气血生化之源,主肌肉四肢,脾肾阳虚则化源不足,腰失所养,四肢不充,故见神疲倦怠,腰脊酸痛或颈酸腿软,足跟疼痛;脾主运化,脾阳不足,运化乏力,故见纳食呆滞,大便溏薄;肾主生殖,肾阳不足,精失固摄,故见遗精、阳痿、早泄,女子月经不调等,舌脉之象均为脾肾阳虚不足所致。

治则:温补脾肾。

方药:附子理中丸加减。党参15g,附子、白术各10g,干姜、炙甘草各6g。

加减:若肾阳虚甚,形寒肢冷,大便溏薄明显者,可加肉桂、补骨脂以助温补肾阳之力;水肿明显者,可用实脾饮合真武汤以温阳利水;伴有胸腔积液而咳逆上气不能平卧者,可加用葶苈大枣泻肺汤,泻肺行水,下气平喘;若伴腹腔积液者,可加用五皮饮以利其水,甚则可加黑白丑,甘遂以逐肠间水邪;若脾虚甚者,可加生黄芪以补气行水。

方解:本方为理中丸加附子而成,方中用党参甘温入脾,补中益气,强壮脾胃是为君药;

由虚致寒,寒者热之,干姜辛热,温中而扶助阳气,故以为臣;脾虚则生湿,故以甘苦温之白术为佐,燥湿健脾;三药一补一温一燥,配合甚当;再用炙甘草为使,补中扶正,调和诸药,共奏温中祛寒,补气健脾之功;更入附子大辛大热,温补肾阳,则成温补脾肾之方,用于治慢性肾小球肾炎脾肾阳虚,水湿不得阳气难能气化者,可获治病求本之效。

3)肝肾阴虚证

主症:目睛干涩或视物模糊,头晕耳鸣,五心烦热,口干咽燥,腰脊酸痛,梦遗或月经不调,舌红,少苔,脉弦细或细数。

辨证:肝开窍于目,肾开窍于耳,肝肾阴虚,耳目失养,肝阳上亢,上扰清窍,故见目睛干涩或视物模糊,头晕耳鸣;肝肾阴虚,阴津不能上承,故见口干咽燥;阴虚则虚火内扰,故见五心烦热,肝肾阴虚,虚火内扰,精关不固,肾精外泄,腰府失养,故见腰脊酸痛,梦遗或月经不调。至于舌红,少苔,脉弦细或细数等,皆为肝肾阴虚,虚火内扰之象。

治则:滋养肝肾。

方药:杞菊地黄丸加减。熟地黄24g,山萸肉、山药各12g,泽泻、牡丹皮、白茯苓各9g,枸杞子20g,菊花10g。

加减:肝阴虚甚者,可加当归、白芍以加强养肝阴之力;兼心阴虚者,可加柏子仁、炒枣仁、五味子以养心安神;兼肺阴虚者,可加天冬、麦冬、五味子以养肺滋阴;兼有肝阳上亢者,可加天麻、钩藤、僵蚕等以平肝潜阳;兼有下焦湿热者,可加知母、黄檗、石韦等以清热利湿;伴血尿者,可去熟地黄,加生地黄、大蓟、小蓟、白茅根以清热凉血止血;若大便干结者,可加生大黄以泻热通便。

方解:方中以熟地滋肾填精为主;辅以山萸肉养肝肾而涩精,山药补益脾阴而固精,三药合用,以达到并补三阴之功,这是补的一面。又配茯苓淡渗脾湿,以助山药之益脾,可收补后天以益先天之功;泽泻清泄肾火,并防熟地之滋腻;丹皮清泄肝火,并制山萸肉之温;三药共为佐使,这是泻的一面;各药合用,使之滋补而不留邪,降泄而不伤正,补中有泻,寓泻于补,相辅相成,是通补开合之方剂。更用枸杞子滋补肝肾,菊花清肝明目;合而成方,共奏滋养肝肾之功,适用慢性肾小球肾炎病久伤阴,肝肾之阴不足者。

4)气阴两虚证

主症:面色无华,少气乏力或易患感冒,午后低热或手足心热,口干咽燥或长期咽痛、咽部暗红,舌质偏红,少苔,脉象细或弱。

辨证:患者久病耗气,阴血亦伤,气虚则无以充达周身抗御外邪,故见少气乏力而易患感冒;血虚则无以荣华其面,故见面色无华,阴虚不足,不能制阳,故生内热而见阴虚火旺之证,因其热来自阴分,故见午后低热而手足心热;肾之经脉喉咙夹舌而行,肾阴不足,肾之经脉失濡,故见口干咽燥或长期咽痛,咽部暗红等症;至于舌、脉乃为气阴两虚营血不足,舌脉失养之象。

治则:益气养阴。

方药:参芪地黄汤加减。人参、山萸肉、丹皮各10g,黄芪30g,生地黄24g,山药、泽泻、茯苓各20g。

加减:若大便干者,可加玄参、柏子仁、生大黄等,以清热润肠通便;若口干咽燥、干咳少痰、小便短赤、大便干者,可改用人参固本丸加减;若咽痛日久,咽喉暗红者,可加沙参、麦冬、桃仁、赤芍等,以活血养阴;若兼见纳呆腹胀者,可加砂仁、木香等,以理气和胃;若兼心气虚者,可加麦冬、五味子等,以养心气;若肾气虚甚者,可加菟丝子、覆盆子等,以养肾气。

方解:本方即六味地黄汤加人参、黄芪而成,取六味地黄汤补益肝肾之阴,加人参、黄芪大补元气以培元固本,合而成方,共奏气阴双补之效。适用于慢性肾小球肾炎后期,水肿极轻或无水肿,表现出一派虚弱之象者。

(2)标证

1)兼外感证

主症:兼风寒者可见微恶风寒,或伴发热,骨节酸痛,舌质淡,苔薄白,脉浮紧等;夹风热者可见发热恶风,咳嗽,咽喉肿痛,口干而渴,小便短赤,舌边尖微红,苔薄黄,脉浮数等。

辨证:风寒之邪袭于太阳之表,卫阳被遏,经气不舒,正邪交争于肌表,故见发热而微恶寒,骨节酸痛、舌质淡、苔薄白、脉浮紧等,均为风寒袭表之象。风热之邪性属温邪,风热郁表则恶风发热;温邪上受,首先犯肺,肺气被扰,失于清肃,故见咳嗽;肺热伤津,肺之门户失润,热毒壅结咽喉,故有口干而渴、咽喉肿痛,热盛伤津损络,津液匮乏而肾络受伤,故见小便短少而赤;至于舌尖边红,苔薄黄,脉浮数等,皆属风热外袭,邪在肌表之征。

治则:宣肺解表。

方药:麻黄汤加减,麻黄、杏仁各9g,桂枝6g,炙甘草3g。

加减:患者若为风热表证,可改用银翘散加减治疗;若头面部水肿甚者,可改用越婢加术汤以宣肺、利水、消肿。

方解:方中以麻黄发汗解表以散风寒,宣利肺气以通水道,为君药;辅以桂枝发汗解肌,温经散寒,既助麻黄发汗解表,又除肢体疼痛,杏仁宣畅肺气,助麻黄通利水道,为佐药;炙甘草调和诸药,为使药。四药配伍,共奏宣肺解表之效,可解在表之寒,开郁闭之肺气,使表邪得散,肺气宣通,自然邪去而气道通,诸证悉除。

2)兼水湿证

主症:全身中度以上水肿或有胸腔积液、腹腔积液。

辨证:慢性肾小球肾炎水肿的发生主要与脾肾二脏有关,外感六淫伤肺可以使之加重;肾主水之气化,脾主运化水湿,肺主肃降通调水道,各种原因导致肺、脾、肾功能失调,均可使水道不通,水湿不运,气化不行,终致水湿内聚为患,溢于肌肤而为水肿,甚则流注胸腹而为胸腔积液、腹腔积液。

治则:利水消肿。

方药:五皮饮加减。生姜皮6g,桑白皮15g,陈皮10g,大腹皮15g,茯苓皮30g。

加减:若腰以上肿甚兼风邪者,当加防风、羌活以散风除湿;腰以下肿甚为水湿下注者,当加防风、生薏苡仁以利水消肿;兼寒者,酌加制附子、干姜以温阳行水;兼热者,酌加川木通、滑石以利湿清热。

方解:方中以茯苓皮为君,利水渗湿,兼以健脾以助运化;以生姜皮辛散水饮,桑白皮肃降肺气,通调水道,共为臣药,可助主药以增利水之力;水湿阻滞,则气机不畅,故再加大腹皮、陈皮理气兼以除湿为佐使。五药相合,共奏利水消肿之效。

3)兼湿热证

主症:皮肤疖肿、疮疡,咽喉肿痛,脘闷纳呆,口干不思饮,小便黄赤,灼热或涩痛不利,舌苔黄腻,脉濡数或滑数。

辨证:湿热之邪壅滞肌肤、咽喉,血腐肉败,经络阻滞,故见皮肤疖肿,疮疡,咽喉肿痛;湿热蕴积于中,脾胃气机受阻,运化失常,津不上承,故见脘闷纳呆,口干而不思饮;湿热之邪流注下焦膀胱,气化不利,肾络受伤,故见小便黄赤,灼热或涩痛,不利。湿热蕴积于内,外象于舌、脉,故见舌苔黄腻,脉濡数或滑数。

治则:清利三焦湿热。

方药:龙胆泻肝汤加减。龙胆草(酒拌炒)、柴胡、甘草各6g,泽泻12g,车前子(炒)、川木通、生地黄(酒拌炒)、栀子(炒)、黄芩(酒炒)各9g,当归尾3g。

加减:方中川木通用治慢性肾小球肾炎时多用通草代之,以清利湿热而不伤肾功能;湿热蕴积上焦,见咯吐黄痰甚者,可用杏仁滑石汤加减;湿热中阻,以痞满腹胀为主者,可用黄连温胆汤加减;湿热蕴结下焦,以尿频、尿急、尿痛、尿灼热为主者,可用八正散加减;热毒较甚,咽喉肿痛明显者,可用银蒲玄麦甘桔汤加减。

方解:方中以龙胆草清泻肝胆实火,除下焦湿热,为君药;黄芩、栀子苦寒泻火,助龙胆草以清利湿热,共为臣药;泽泻、川木通、车前子协助君药清利湿热,使之从小便而出,湿热中阻,易伤阴血且能滞血,故用当归活血,生地黄养血益阴,柴胡疏畅气机,更以甘草调和诸药,共为佐使;各药合用,泻中有补,清中有养,既能清湿热,又能养阴血,湿热自清,则诸证可解。

4)兼血瘀证

主症:面色黧黑或晦暗,腰痛固定或呈刺痛,肌肤甲错或肢体麻木,舌质紫暗或有瘀斑、瘀点,脉象细涩。

辨证:瘀血阻滞、血液运行不畅,面部及肢体皮肤不能得到血液的正常营养,故见面色黧黑或晦暗,肌肤甲错或肢体麻木;腰为肾府,瘀血阻滞于肾或腰部,气血运行受阻,不通则痛,故见腰痛固定或刺痛;至于舌、脉皆为瘀血之象。

治则:活血化瘀。

方药:血府逐瘀汤加减。柴胡、当归、生地黄、牛膝各10g,川芎、桔梗各5g,赤芍、枳壳、桃仁、红花各6g,甘草3g。

加减:患者虚实皆重,可按正虚辨证于方中加入丹参、赤芍、泽兰、红花等活血化瘀之品;若兼气虚、阳虚者,可改用桂枝茯苓丸加味,以益气活血。

方解:本方是桃红四物汤合四逆散加味而成,方中当归、川芎、赤芍、桃仁、红花活血祛瘀;牛膝祛瘀血、通血脉且能引瘀血下行,为方中之主要组成部分;柴胡疏肝解郁,升达清阳,桔梗、枳壳开胸行气,使气则血行;生地黄凉血清热,配当归又能养血润燥,使祛瘀而不伤阴血,甘草调和诸药,为方中次要组成部分。本方不仅可行血分之瘀滞,又能解气分之郁结,活血而不耗血,祛瘀又能生新,合而用之,使瘀去气行,则瘀血兼证可除,适用于慢性肾小球肾炎兼有瘀血且阴虚血虚者,临床多与扶正之剂配合使用。

5)兼湿浊证

主症:纳呆、恶心或呕吐,身重困倦或精神萎靡,舌淡红,苔白腻,脉濡。

辨证:久病水湿不化,酿生湿浊,湿浊中阻,困遏脾土,脾失健运,气血生化不足,不能充身,故见纳呆,身重困倦,精神萎靡;湿浊阻滞,气机逆乱,脾胃升降反常,胃气上逆,故恶心、呕吐。

治则:温阳泄浊。

方药:温脾汤加减。大黄10g,人参、干姜、附子各6g,甘草3g。

加减:若恶心呕吐较甚者,可加姜半夏、陈皮、姜竹茹以和胃降逆;若血肌酐、尿素氮升高明显者,可配合生大黄、蒲公英、六月雪、煅牡蛎等保留灌肠,也可于方中加六月雪等以泄温降浊。

方解:方中附子温壮脾阳以散寒凝,大黄荡涤泻下而祛湿浊,共为主药,以温阳泄浊;干姜、人参、甘草,共为辅佐,以助附子温补阳气;甘草并能调和诸药,又为使药。诸药合用,共奏温补阳气,化湿泄浊之剂,尤其适用于慢性肾小球肾炎后期有湿浊之证者,可与扶正之剂配合使用。

2.中成药

(1)黄葵胶囊:清热利湿。适用于脾肾气虚兼湿热者,每次5粒,每天3次。

(2)火把花根片:清热利湿,适用于脾肾气虚兼湿热者,每次4~6片,每天3次。

(3)百令胶囊:滋补肝肾,适用于肝肾阴虚、气阴两虚,每次5粒,每天3次,口服。

(4)肾炎五味片:清热利湿,适用于各型兼湿热者,每次4片,每天3次,口服。

(5)雷公藤多苷片:清热利湿,适用于各型兼湿热者,20mg,每天3次,口服。

(6)正清风痛宁缓释片:祛风湿止痛,适用于各型兼湿热者,每次2片,每天3次,口服。

3.古今效验方

(1)六味地黄丸(钱乙):熟地黄15g,山茱萸10g,山药20g,茯苓15g,泽泻15g。水煎服。适用于肝肾阴虚型慢性肾炎者。

(2)消蛋白汤(吴九如等):由黄芪、丹参、络石藤、覆盆子、土茯苓、蝉蜕、白僵蚕、金荞麦、木蝴蝶。水煎服。适用于慢性肾炎者。

(3)脾肾双补方(王亿平):生黄芪、薏苡仁各30g,白术、山药、续断、芡实、金樱子、生地黄、丹参、川芎各10g。水煎服。适用于脾肾气虚夹血瘀型慢性肾炎者。

4.外治法

(1)穴位注射

选穴:双侧足三里、肾俞、血海或三阴交,各穴位交替使用。

药物常选用以下几种:当归注射液2~4mL穴位注射,每天1次,10天为1个疗程;丹参注射液2~4mL穴位注射,每天1次,10天为1个疗程。黄芪注射液2~4mL穴位注射,每天1次,10天为1个疗程。

(2)穴位敷贴

选穴:双侧肾俞。

方药:益肾膏(协定处方)。生附子15g,淫羊藿15g,血竭10g共研为细末,醋调成糊状,外敷。

(3)中药药浴治疗:生麻黄30g,桂枝30g,细辛30g。煎水洗浴,每天1~2次,每次15~30分钟,10天为1个疗程,可连续2个疗程。

(二)西医治疗

1.一般治疗 患者无明显水肿,高血压、血尿和蛋白尿不严重,无肾功能不全表现,可以自理生活,甚至可以从事轻微劳动,但要防止呼吸道感染,切忌劳累,勿使用对肾脏有毒性作用的药物。有明显高血压、水肿者或短期内有肾功能减退者,应卧床休息,并限制食盐的摄入量至2~3g。对尿中丢失蛋白质较多,肾功能尚可者,宜补充生物效价高的动物蛋白,如鸡蛋、牛奶、鱼类和瘦肉等,已有肾功能减退者(内生肌酐清除率在30mL/min左右),应适量限制蛋白质在 30g 左右,必要时加口服适量必需氨基酸。

2.对症治疗

(1)利尿:有水肿的慢性肾炎患者,常应用利尿药物以减轻症状,常用的利尿药有噻嗪类利尿药(如双氢克尿噻),亦可与保钾利尿药螺内酯或氨苯蝶啶合用。水肿重者,可用强利尿药如呋塞米等。如水肿严重,血浆白蛋白明显下降<15g/L 者,可给予血浆、血浆白蛋白等以提高血浆胶体渗透压后加用利尿药以加强利尿效果。

1)双氢克尿噻:每次 25mg,每天 3 次。

2)呋塞米:每次 20mg,每天 3 次,水肿严重者可静脉给药。

3)螺内酯:每次 20mg,每天 3 次。

4)氨苯蝶啶:每次 50mg,每天 3 次。

(2)积极控制高血压:有高血压的慢性肾炎患者,往往病情恶化较快。所以控制血压对这些患者是非常重要的治疗措施。但降压不宜过快或过低,以防肾血流量迅速减少,加重肾功能损害。常用的降压药物可以联合使用。

1)ACEI:近年来通过大量动物试验和肾炎患者有对照的临床观察已证实,该药物除有肯定的降压疗效外,还可降低肾小球内压,有肯定的延缓肾功能恶化、降低尿蛋白(20% ~ 40%)和减轻肾小球硬化的作用。临床上常用的 ACEI 有甲巯丙脯氨酸,一般剂量为每次 25~50mg,每天 1 次;不含巯基的依那普利,其作用时间长,常用剂量为每次 5~10mg,每天 1 次。ACEI 降低球内压,保护或稳定肾功能的主要机制为:①扩张肾小球动脉,因出球小动脉扩张较入球小动脉扩张更为显著,故而降低球内压,减轻肾小球高血流动力学。双盲法的研究报道,服用依那普利组和服用安慰剂的对照组慢性肾功能不全患者,接受 2 年治疗,明显显示依那普利能延缓肾功能恶化和减少尿蛋白;②血管紧张素Ⅱ刺激近端肾小管铵的产生,而 ACEI 降低血管紧张素Ⅱ水平和(或)升高血钾而降低铵的产生,有利于减轻肾脏肥大和避免过多铵产生后通过旁路径激活补体而诱发肾小管间质病变。

2)血管紧张素Ⅱ受体(AT1 型)阻滞剂:可以阻断内源性及外源性的血管紧张素Ⅱ所产生的各种药理作用,包括促使血管收缩和醛固酮释放等。本品可选择性作用于 AT1,不影响其他激素受体或心血管中重要的离子通道的功能,并不抑制降解缓激肽的血管紧张素转换酶(激肽酶Ⅱ),不影响血管紧张素Ⅱ及缓缴肽的代谢过程。临床应用氯沙坦钾 50~100mg,每天 1 次,治疗 4 周后,结果查明,该药对肾脏病患者的高血压有显著的降压作用(收缩压和舒张压均下降,P<0.05),其机制是氯沙坦钾高选择性作用于血管紧张素Ⅱ受体(AT2 型),对全身血管有扩张作用和抗醛固酮分泌,从而发生降压作用。研究结果还显示氯沙坦钾对肾脏病的尿蛋白有降低作用,治疗前后有显著性差异(P<0.05),其作用机制是氯沙坦钾抑制AT2,可使肾小球出球小动脉松弛,降低肾小球毛细血管压力,减低蛋白尿而延缓肾脏病进展。研究还显示氯沙坦钾具有一定的降血尿酸作用,该药能抑制近曲小管对尿酸的重吸收,致血尿酸水平下降。

3)钙通道阻滞剂:不少的临床研究证实钙通道阻滞剂,如硝苯地平(每次 5~15mg,每天 3 次)等治疗高血压和延缓肾功能恶化有较为肯定的疗效。研究认为钙通道阻滞剂尽管有轻微的扩张入球小动脉作用,但因它明显降低全身血压的作用,使未受累或仅部分受累的肾小球高血流动力学状况得到改善,高代谢状况得到改善,此外,钙通道阻滞剂减少氧消耗,抗血小板聚集,通过细胞膜效应减少钙离子在间质沉积和减少细胞膜过度氧化,从而达到减轻肾脏损伤及稳定肾功能作用,临床报道短期(4周)或长时间(1~2年)用钙通道阻滞剂治疗慢性肾功能不全的肾炎患者,并未发现任何肾小球损伤作用,却清楚证明它与ACEI有十分类似的延缓肾功能恶化的疗效。与ACEI不同处为它一般无降尿蛋白作用。应该指出部分学者认为钙通道阻滞剂对肾功能的影响仍有必要做更长期的观察。

4)β-受体阻滞剂:如美托洛尔(50mg/d)、阿替洛尔(50mg/d)对肾素依赖性高血压有较好的疗效。β-受体阻滞剂有减少肾素作用,该药虽降低心排血量,但不影响肾血流量,故也用于治疗肾实质性高血压。应该注意,某些β-受体阻滞剂,如阿替洛尔和奈羟心安,脂溶性低,自肾脏排泄,故肾功能不全时应注意调整剂量和延长用药时间。

(3)激素和细胞毒性药物:国内外对慢性肾炎是否应用激素和(或)细胞毒性药物尚无统一看法,一般不主张应用。认为如患者肾功能正常或仅轻度受损,肾脏体积正常,尿蛋白≥2.0g/24h,病理类型为轻度系膜增生性肾炎,轻微病变等病变较轻者,如无禁忌证可试用激素和细胞毒性药物,无效者逐步撤去。

1)糖皮质激素:微小病变和轻度系膜增生性肾炎患者对糖皮质激素的治疗反应比小儿要差,一般疗程为6~20周,有效率在80%左右。目前多应用泼尼松或泼尼松龙。后者较前者昂贵几倍,而且在肝功能正常者,前者都变成后者而起作用,所以一般用前者即可。用量用法很不一致,有的分次服用,有的一次服用,有的隔天顿服。国内常用法为开始剂量为40~60mg/d,分3~4次或清晨1次顿服,维持8~12周。有效者(在用药后1周左右出现利尿,2周左右尿蛋白明显减少,甚至消失)逐渐减药,每2~3周减少原用药量的5%~10%。减至每天10~15mg时,可以改为隔天顿服(将2天总量隔天晨1顿服用),继续减量至最小有效量,维持6~12个月。本药治疗成功的关键在于开始用量要足够,大剂量诱导用药时间要充分,有效者减药速度要慢。此类疾病治疗中的主要难点是复发率高,按上述经典疗法随访36个月,复发率高达31%,而且有报道完全缓解出现快者复发也早,而6个月内复发者就会有反复发作的可能。为此,建议应缓慢撤药,延长疗程可减少复发。有报道40岁以上患者足量用药需持续16~20周才能取得缓解。

2)细胞毒类免疫抑制剂:此类药物单独用于治疗慢性肾炎疗效逊于糖皮质激素。但对于"激素依赖型"和"激素抵抗型"者与糖皮激素联合治疗,对其有辅助作用,常用药物:环磷酰胺,每天100~150mg,分2~3次口服。或200mg每天或隔天静脉注射1次。总量为6~8g。超过此总量并不能提高疗效,但明显增加不良反应。环孢素A,首始剂量为每天3~5mg/(kg·d),然后调整剂量达到该药血中谷浓度在100~200ng/L,一般疗程为3~6个月,长期使用有肝肾毒性。

3.对氮质血症处理

(1)休息:短期内出现氮质血症或第一次出现,或在近期有进行性升高者,均应卧床休息、限制过多活动。

(2)饮食与营养:对无明显水肿和高血压者不必限制水分和钠盐摄入,适当增加水分以增加尿量十分重要。对轻度、中度氮质血症患者,不限制蛋白质摄入,以维持体内正氮平衡,特别是每天丢失蛋白质量较多的患者更应重视。对大量蛋白尿伴轻度氮质血症时,可增加植物蛋白如大豆等。重度氮质血症或近期内进行性氮质血症者,适当限制蛋白质摄入。

（3）关于尿量与尿渗透浓度：一般慢性肾炎氮质血症患者尿渗透浓度常在 400mOsm/L 或其以下。若每天尿量仅 1L，则不足排出含氮溶质，故应要求尿量在 1.5L 或 1.5L 以上，适当饮水或喝淡茶可达到此目的，必要时可间断服用利尿药。

（4）控制高血压：慢性肾炎氮质血症和肾实质性高血压常提示预后不良，持续或重度肾心高血压又可加重氮质血症。用一般降压药虽可降低外周血管阻力但不一定能降低肾小球内血管阻力，肾小球入球和出球小动脉阻力增强使肾小球滤过功能降低。钙通道阻滞剂（如硝苯地平等）能否降低肾小球内压力保护肾功能尚有异议，现已公认 ACEI 不仅降低外周血管阻力，它尚可抑制组织中肾素-血管紧张素系统，降低肾小球出球小动脉张力，改善肾小球内血流动力学改变的作用，ACEI 尚使组织内缓激肽降解减少，缓激肽扩张效果增强。缓激肽尚可刺激细胞膜磷脂游离出花生四烯酸，促进前列腺素生成和增强血管扩张的效应。ACEI 尚抑制血管紧张素 Ⅱ 对肾小球系膜细胞收缩作用，这些作用机制反映在肾组织内，可改善肾小球内血流动力学。对中度、重度高血压，心脏肥厚患者使用 ACEI 尚可减少或抑制血管紧张素 Ⅱ 促心肌、血管平滑肌增生肥大和血管壁中层增厚的作用，此对防止慢性肾炎高血压患者血管壁增厚和心肌细胞增生肥大十分有助。但 ACEI 引起肾小球出球小动脉张力降低，有时可使 GFR 下降，故在氮质血症时使用 ACEI 剂量不宜过大，且应密切观察肾功能，更不宜使用保钾利尿药，以免发生高钾血症。常用药物为卡托普利每次 12.5~25mg，每天2~3 次；或贝那普利（洛汀新）每天 1~2 次，每次 10mg，或依那普利 10mg，每天1 次；或西那普利 2.5~5mg，每天 1 次。贝那普利、西那普利与依那普利为长效 ACEI，若未能控制高血压可加用氨氯地平（络活喜）5~10mg，每天 1~2 次。

（5）肾病综合征治疗过程中出现氮质血症的处理：慢性肾炎肾病型水肿期和水肿消退期 GFR 常有不同程度降低。它与下列因素有关：①病理活动性病变程度；②肾间质水肿；③肾小球超滤系数减少；④血容量减少（7%~38%患者）；⑤较大量激素应用引起体内高分解代谢；⑥对肾脏有损害药物的应用；⑦间质性肾炎；⑧肾静脉血栓形成。临床上及时判断原因常不容易，除①⑥⑦项须及时处理外，其他若无感染情况，有时需耐心等待，不能过分积极；合并急性间质性肾炎，无论是疾病本身免疫反应、药物过敏反应，使用短程偏大剂量激素常可降低氮质血症，应及时处理。

（6）抗凝治疗：陕西省中医医院对 400 多例各种病理类型肾小球肾炎伴高凝状态及肾内纤维蛋白样坏死者联合应用肝素 50~80mg/d 和尿激酶2 万~8 万 U/d 静脉滴注（2~8 周）的治疗，肾功能常有不同程度的改善，无一例发生严重的出血。对顽固性或难治性肾静脉血栓形成者，经肾动、静脉插管技术注射尿激酶 20 万单位治疗肾静脉血栓形成，取得良好疗效。

（7）高尿酸血症的处理：少数慢性肾炎氮质血症患者合并高尿酸血症。血尿酸增高与内生肌酐清除率降低并不成比例，说明高尿酸血症不是氮质血症的结果，使用别嘌呤醇降低血尿酸可改善肾功能，但剂量宜小，用药时间要短，减药要快，不宜用增加尿酸排泄的药物。

（8）其他：肾小球肾炎时肾组织中浸润的炎症细胞可产生大量氧自由基，肾小球系膜细胞受到免疫复合物、膜攻击复合物和血小板激活因子等刺激也可产生活性氧。氧自由基可直接损伤或通过膜脂质过氧化反应破坏肾小球基膜、上皮细胞。此外，许多肾小球疾病患者抗氧化能力低下，表现为血抗氧化酶如血清超氧歧化酶减少和抗氧化剂维生素 B_2、维生素 E 及锌和硒等降低。因此，临床上如何抑制肾组织氧自由基产生，是否应用抗氧化剂、用哪种抗氧化剂为好均值得进一步观察和积累经验。慢性肾炎肾病综合征常伴有不同程度高脂血症。已知高胆固醇血症特别是低密度脂蛋白,可引发肾组织产生脂质过氧化物,加速肾小球硬化和肾小管损伤。提高血白蛋白水平可降低血脂浓度。

(三)中西医结合治疗

1.结合要点

(1)辨证与辨病结合:这方面的结合是充分发挥中西医学的各自长处,所以在临床实用中,不应偏重一方,关键在于有机结合。如慢性肾炎的病因病理与免疫反应、炎症、微循环障碍有关,所以往往选用清热解毒、活血化瘀的中药,但辨证却并不完全属于热毒,或血瘀证,所以临床在辨证基础上结合辨病加用部分清热解毒,或活血化瘀药,而不宜脱开辨证,单纯根据辨病选用中药治病。

(2)中药与西药合用:合用时应清楚目的,中药、西药各自的优缺点,优势互补,相得益彰。对于慢性肾炎往往单纯用中药治疗,如果效果不好,或患者尿中查出 C_3、α-巨球蛋白等大分子物质,就选择中西药结合治疗。在用西药泼尼松、免疫抑制剂治疗时,中药的目的是在治疗的同时减轻不良反应,保证治病病程完成,在有效后帮助撤减西药和巩固疗效,在无效时,就以中药治疗为主,保护肾功能,延缓病程进展。

2.方案选择

(1)火把花根片合贝那普利:治疗组火把花根片 5 片,每月 3 次,贝那普利 10mg,每天 1次,对照组饭后单纯服用火把花根片 5 片,每天 3 次,疗程均为 6 周。51 例患者随机分成治疗组 31 例,对照组 20 例。结果显示:联合应用火把花根片和贝那普利治疗慢性肾炎在降低尿蛋白方面,二者有叠加作用;在对肾功能方面,二者有互补作用,且对肝功能及血常规无明显影响。说明联合使用火把花根片和贝那普利治疗慢性肾炎在减少蛋白尿及保护肾功能明显优越于单纯使用火把花根片。

(2)雷公藤多苷合双嘧达莫和卡托普利:雷公藤多苷每天 1.5mg/kg;双嘧达莫每次50mg,每天 3 次;卡托普利每次 25mg,每天 3 次,平均疗程(2.1±1.1 个月),对有感染、酸碱及水电解质失衡的患者,给予相应治疗。经三联治疗后,患者血清肌酐清除、平均血压均较治疗前显著降低($P<0.001$),24 小时尿蛋白定量亦显著下降($P<0.01$),而贫血明显改善,血红蛋白上升($P<0.05$),表明患者的肾小球炎症活动得到有效的控制。疗程结束时 3 例患者(其中 2 例 B 超示双肾萎缩)的 24 小时尿蛋白定量及肾功能与治疗前无明显改善,表明该方案对肾脏病变严重者的疗效欠理想。治疗过程中 2 例患者发生粒细胞计数下降,经短暂停用雷公藤多苷,加用升白细胞药物治疗后恢复正常。5 例出现胃痛、恶心,加用多潘立酮及硫糖铝治疗后缓解。无 1 例发生皮疹、肝功能损害及出血。雷公藤多苷合双嘧达莫加卡托普利三联治疗慢性肾小球肾炎,兼顾了抑制淋巴系统异常的免疫反应,减轻肾小球炎症活动,改善肾小球血流灌注状况,降低肾小球基膜通透性,防止或减少肾小球内微血栓形成等。表明了慢性肾小球肾炎发展机制的多因素性及协同治疗的重要性,亦表明了一些学者单独应用三联中之一的药物未能取得理想疗效的可能原因。故该方案不失为现阶段治疗有明显肾炎活动(如伴大量蛋白尿等)而双肾实质尚未萎缩的慢性肾小球肾炎较为有效、安全的方法。

(3)依那普利合黄芪注射液:氨氯地平组予以口服氨氯地平 5~10mg/d;依那普利组口服依那普利 10~20mg/d,均为早晨 1 次顿服;联合治疗组给予依那普利 10~20mg/d 及静脉注射黄芪注射液 20mL(每毫升相当于黄芪生药 4g),每天 1 次。全部患者以 1 个月为 1 个疗程。结果显示,依那普利组及联合治疗组综合疗效优于氨氯地平组,尤以依那普利加黄芪疗效更为显著。联合组明显减少尿蛋白排出量,促进蛋白合成,提高血清白蛋白,利尿消肿,在尿蛋白减少的同时,体重指数也有所改善。提示,依那普利联合黄芪治疗慢性肾小球肾炎可进一步提高临床疗效。

(4)三子三草汤合西药:西药治疗方法两组基本相同,均给予依那普利每次 5mg,每天 2 次,必要时根据血压变化情况调整剂量;维生素 E 每次 100mg,每天 3 次,多烯康每次 1.35g,每天 3 次,雷公藤多苷 1.5mg/(kg·d),分 3 次服用,最大疗程为 6 个月。

治疗组:加用自拟三子三草汤,方用菟丝子、女贞子、金樱子各 20g,益母草、夏枯草、仙鹤草各 30g,黄芪 60g,桑螵蛸、泽兰各 15g。血肌酐、尿素氮升高者加用大黄、砂仁各 6g,生牡蛎 20g;大黄用量以每天排 2~3 次稀软便为宜,具体用量应随症加减。尿红细胞在(++)或更多时加用白茅根 30g,生地榆、旱莲草各 12g。血压高于 22.0/14.0kPa,面色潮红、脉弦紧者加用怀牛膝、天麻、钩藤各 12g,生牡蛎、泽泻各 20g。贫血者加用当归、太子参各 15g,枸杞子 12g。每天 1 剂煎服,服药 7 天后停药 3~5 天。平均疗程为 8~12 个月。

疗效观察:对照组显效 5 例(18%),有效 9 例(32%),无效 12 例(43%),恶化 2 例(7%),总有效率 50%;治疗组显效 18 例(35%),有效 23 例(45%),无效 8 例(16%),恶化 2 例(4%),总有效率 80%。两组差异明显(P<0.05)。治疗组患者经 1 年治疗后总疗效血红蛋白、三酰甘油、胆固醇、尿蛋白排出量及肌酐清除率均优于采用相同西药治疗的对照组患者,提示在目前情况下运用中西医结合的方法治疗慢性肾小球炎是一种值得推荐的方法。

(5)中药联合泼尼松:中药基本方为黄芪、赤小豆各 30g,白茅根 20g,生地黄、泽泻、益母草、丹参各 15g,枣皮 12g,车前子、大腹皮、茯苓、淮山、丹皮各 10g,蝉蜕 6g,并加红花;兼肾阳虚者,加熟附子、肉桂;兼脾阳虚者去生地加干姜、鸡内金;兼肝肾阳虚,肝阳上亢者,加钩藤、菊花、牛膝、首乌、枸杞子、女贞子等,兼血虚者,加当归。若有外感须辨证以散邪解表之品治疗,表证解后再用基本方加减治疗,每天 1 剂,20 天为 1 个疗程,一般用 1~3 个疗程,以后用六味地黄丸或肾气丸善后调理。激素:不管接诊前曾用过多大量,入院后一般用 30~40mg 泼尼松,于 8:00~10:00 饭后顿服,当尿蛋白持续 1 周阴性开始减量,每周递减 5mg 后维持治疗持续 3 个月以上。抗感染:用青霉素 320 万 U 加入 5%葡萄糖盐水 250mL 做静脉滴注,每天 2 次,1 周为 1 个疗程,一般用 2~3 个疗程,体质差并反复感染或合并其他感染如肺炎等,可适当延长用药时间。结果 15 例中有 13 例完全缓解,其中 12 例停药后 2 年无复发,1 例停药 3 年无复发,基本缓解 2 例。住院时间最短 42 天,最长 88 天,平均住院 62 天,尿蛋白转阴最快 8 天,最慢 32 天,平均 25 天。

(6)多种中西药:对照组,采用减低免疫反应,扩血管抗凝为主综合治疗,对患有高血压者可酌用卡托普利,尼群地平或硝苯地平。①泼尼松 30~50mg/d,有效后减量,10~15mg/d,口服维持;②雷公藤多苷,30~60mg/d,分 3 次口服;③藻酸双酯钠,200~300mg/d,分 3 次口服;④维生素 E,200mg,每天 3 次口服。治疗组:在对照组的基础上加用中药汤剂,运用扶正固本、活血祛瘀的治法组方:益母草、黄芪各 30g,党参、丹参、白术各 15g,川芎、红花、山萸肉各 12g。每天煎服 1 剂,连续服用汤剂或改用丸散剂,维持用药 2~6 个月,以巩固疗效,若脾肾阳虚可加用茯苓、菟丝子、仙灵脾、制附子;肺脾气虚者可加用山药、茯苓、百合、升麻;肝肾阴虚者可加用首乌、旱莲草、龟板、女贞子;气阴两虚者可加用玄参、生地黄、麦冬、黄精;急性发作者可不用或减量用黄芪、党参、山萸肉,并加用白茅根、蒲公英、金银花、白花蛇舌草;

尿少肿甚者可酌用车前子、猪苓、大腹皮、泽泻等。疗程最短的 2.6 个月,最长的 18 个月,平均为5.85±1.96 个月。结果治疗组缓解率为 77.96%(46/59),对照组为 51%(25/49);总有效率治疗组为 93.22%(55/59),对照组为 79.59%(39/49),经统计学处理,均有显著性差异。治疗组临床观察未发生明显的不良反应,仅个别患者有轻度消化道症状。对照组服药期间出现消化道症状的有 12 例,库欣综合征与月经不调各 2 例,白细胞减少和转氨酶升高 1 例。从本组患者疗效结果可以看出,运用中西医结合治疗慢性肾炎,它们不仅在治疗上有协同作用,充分发挥药物的临床效益,而且可标本兼顾,扬长避短,既增强体质,提高抗病能力又减少某些药物的不良反应。

第五章　泌尿系统感染

泌尿系统感染又称尿路感染（urinary tract infection，UTI），是由各种病原体入侵泌尿系统引起的疾病。按部位分为上尿路感染和下尿路感染。上尿路感染包括肾盂肾炎、输尿管炎，下尿路感染包括膀胱炎、尿道炎。肾盂肾炎又分为急性肾盂肾炎和慢性肾盂肾炎。尿路感染临床以尿频、尿急、尿痛，偶有血尿、腰痛为主要症状，部分患者可有寒战、发热、恶心、呕吐等，也可见到尿失禁和尿潴留。慢性肾盂肾炎晚期则可引起慢性肾衰竭。

尿路感染是常见的感染性疾病，很多微生物侵入尿路均可引起尿路感染，但以大肠埃希菌最多，占47.9%，其次为副大肠埃希菌、变形杆菌、产碱杆菌、产气杆菌、铜绿假单胞菌及厌氧杆菌等。变形杆菌、产气杆菌、铜绿假单胞菌常见于再感染患者。极少数可由真菌、原虫、病毒所引起。早期感染常为单一病菌，慢性期或有梗阻情况下可出现混合感染。尿路感染可发生于所有人群，多见于女性，尤其是育龄期女性。据国内普查3万多女性结果，其发病率为2.05%。

尿路感染的途径分为上行感染和血行感染。绝大多数尿路感染由粪源性病原体上行感染引起，即经尿道、膀胱、输尿管、肾盂而到达肾脏髓质，可累及单侧或双侧。正常人一般不会感染，但是尿路器械的使用、性交引起的尿道损伤、排尿终末时后尿道尿液的反流等因素有可能导致细菌进入膀胱。少数尿路感染是由血中病原体到达肾脏引起的。正常肾脏能抵御血源性细菌等常见尿路感染致病菌的侵袭，但是当肾脏结构受损时，如尿路梗阻、瘢痕或肾小管内药物沉积引起肾内梗阻、血管异常、钾缺乏、多囊肾、糖尿病、应用止痛药、肾脏损害等，肾脏防御能力下降，泌尿系感染易发。

古医籍中未见本病名记载，据其临床表现及病机特点，可以归纳到中医学的"淋证""腰痛""血淋""劳淋"的范畴。

一、病因病理

本病病位在肾与膀胱，如巢元方所谓"肾虚而膀胱热故也"，以肾虚为本，膀胱热为标。热邪常是本病起始致病因子，但热邪之为病，常以炎上为其特征，而本病之病位在于下焦，故热邪导致本病的条件必须是"热在下焦"，由此其常与湿邪相伴随，常见患者感受湿热疫毒之气，或多食辛热肥甘之品，或嗜酒太过之后，酿成湿热下注膀胱；或恼怒伤肝，气郁化火，肝郁不舒，火郁于下焦；或是他脏之热，下注膀胱。盖膀胱系州都之官，乃水聚之处，气化则能出。热邪注入下焦，膀胱气化不利，热与水结，酿致湿热内聚。所以本病早期证候以下焦湿热为主。若久病，湿热耗伤正气，或因年老体虚，素体孱弱，加之劳累过度，房事不节，均致脾肾亏虚，而成慢性过程。若湿热之邪未净，而正气已亏，则形成虚实夹杂之证。正虚无力驱邪，湿热又胶黏难清，故病情常反复，迁延不愈，历经多年乃至数十年，终致脾肾阳衰，浊邪弥漫三焦，而成癃闭关格之证。

二、临床表现

1.症状

（1）泌尿系统症状：膀胱刺激征（尿频、尿急、尿痛）、腰痛和（或）下腹部痛，偶可有血尿，甚至肉眼血尿。

（2）全身感染症状：可出现寒战、发热、头痛、恶心、呕吐、食欲不振等；也可无明显全身感染症状，少数患者可仅出现腰痛、低热。

2.体征　可有下腹部压痛，或肾区压痛、肾区叩击痛，肋脊角及输尿管点可有压痛。

三、辅助检查

尿白细胞增多，尿细菌培养阳性；部分患者可伴有血白细胞计数升高。

四、鉴别诊断

1.全身性感染疾病　注意尿路感染的局部症状，并行尿细菌学检查，鉴别不难。

2.肾结核　肾结核膀胱刺激征多较明显，晨尿结核杆菌培养阳性，尿沉渣可找到抗酸杆菌，静脉肾盂造影可发现肾结核 X 线征，部分患者可有肺、生殖器等肾外结核病灶。肾结核可与尿路感染并存，如经积极抗菌治疗后，仍有尿路感染症状或尿沉渣异常者，应考虑肾结核。

3.尿道综合征　本征仅有膀胱刺激征，而无脓尿及细菌尿，多见于中年女性，尿频较排尿不适更突出，有长期使用抗生素而无效的病史。

五、中医证治枢要

1.清热解毒，利水通淋是基本大法　本病初起，热毒壅盛、湿热互结，清热解毒、利水通淋为急性期主要治疗法则，临床症状改善较快，但尿培养细菌转阴较慢，故用药原则上应守"效不更方"之宗旨，在临床症状改善后仍需续用药 1~2 周，不必多虑清热伤阴之弊。在慢性泌尿系感染急性发作期亦应以本法为主，宗"急则治其标"之经旨，驱邪后缓扶其虚。

2.反复发作者需要兼顾扶正　本病中后期常有正气亏虚征象，同时尚兼湿热余邪未尽之候，此时虽需祛邪，清热利湿解毒，但湿热毒邪之祛除，尚需人体正气的扶助，如肾和三焦的气化作用，有助湿热余邪的祛除和尿液的正常排泄。若脾肾气虚不复，则无以祛邪外出。在补益脾肾之际，当注重肾和三焦气化的调节和温化。在肝气郁滞证中，虽正虚不明显，但其疏泄之职失司，也会影响膀胱气化和小便通利，故应注意疏肝调气的配合应用，如牛膝、桂枝、乌药、小茴香等药常用，旨在增强肾和膀胱的气化功能。借此以驱邪外出，使湿热毒邪得以外泄，气化尽快恢复正常运转。此外，湿热蕴久易耗阴，因此滋阴清热更为临床所常用。

六、辨证施治

1.膀胱湿热

主症：以膀胱、尿道刺激症状为主，小便短数、频急、灼热刺痛，排尿困难，尿少，少腹拘急长痛，腰痛。苔黄腻，脉滑数或濡数。

治法：清热泻火，利水通淋。

处方：八正散加减。川木通 6g、车前子 20g（包）、萹蓄 15g、瞿麦 15g、六一散 15g（包）、酒军 10g、炒栀子 10g、甘草 10g、石韦 15g。

方解：在本病急性发作期绝大多数表现为此证，予本方多能取效。方中大黄清热解毒泻浊，保持大便通畅，有利于湿热下趋。大便秘结，腹胀者还可用芒硝 6~10g 冲化或同煎，枳实 10g 以助通腑泄热；发热症重者可加金银花 30g、水牛角粉 15g、炒草果 10g，以加强清热解毒祛湿之效；恶寒发热，呕恶者，加柴胡 15g、黄芩 12g、半夏 10g 以和解降逆。血尿明显者加白茅根 30g、小蓟 30g、藕节 30g、生地黄 15~30g 以凉血止血；小便涩滞不畅加入乌药 6g、琥珀粉3g(分冲)。

2.少阳郁热

主症:寒热往来,口苦口干,小腹胀痛不适,小便热涩浑浊。苔薄黄,脉弦数。

治法:和解少阳,清利下焦。

处方:柴苓汤加减。柴胡10~15g,黄芩10g,茯苓15g,炒白术10g,泽泻15g,知母10g,黄柏10g,萹蓄15g,瞿麦15g,白头翁15~30g,滑石15g,白花蛇舌草30g,石韦20g,甘草6g。

方解:本证为膀胱湿热毒邪极盛,上犯少阳,致少阳郁热,故现寒热往来、口苦口干、小便热涩浑浊等。治疗当用柴苓汤加减。可加半枝莲、马齿苋、野菊花、红藤、连翘、土贝母等以通利膀胱,清热解毒,和解少阳。若热毒入血,弥漫三焦,又当急则治其标,用黄连解毒汤合五味消毒饮,以清热泻火解毒。高热,腰痛,肉眼血尿明显者,可用犀角地黄汤合小蓟饮子或四生丸加减治疗,以水牛角粉易犀角。肝郁气滞明显,或见排尿艰涩、癃闭,可用沉香散加减治疗,可加木香、青皮、乌药、小茴香开郁破气。有刺痛感,尿有血块等血瘀征象者,可加桂枝、酒军、土鳖虫、桃仁或川牛膝、红花、赤芍等。

3.虚实夹杂证　慢性肾盂肾炎属中医"劳淋"范畴,为本虚标实之证,在治疗时当分清标本的轻重缓急。标急者,先予治标,标证缓解再予治本。标证不急者,可采用标本兼治。正虚者适当加用固肾之药,以复其正气。

(1)气阴两虚,湿热留恋

主症:小便频急,淋涩不已,反复发作,遇劳尤甚,伴头晕耳鸣,乏力多汗,腰酸软,手足心热。舌红苔少,脉细。

治法:益气养阴,清热利湿。

处方:清心莲子饮加减。太子参、生黄芪、麦冬、石莲子、萹蓄、石韦、地骨皮、生地黄、茯苓各15g,黄芩、炒蒲黄、仙鹤草、六一散各10g,丹参、白茅根、小蓟各30g,车前子20g(包),生甘草6g。

方解:清心莲子饮主用于劳淋中的"心劳",由于思虑劳心而发病,气阴不足,兼湿热未清,虚实夹杂,可用本方益气养阴,交通心肾,佐以清热利湿。方中用太子参、生黄芪益气,麦冬养阴,石莲子交通心肾,黄芩、地骨皮、甘草清热,茯苓、车前子导湿热从小便而出。有热者加柴胡、炒栀子。小肠有热,舌尖红赤,尿痛者合导赤散,或可加莲子心6g,灯芯草6g,淡竹叶10g。兼有下焦虚寒或排尿涩滞不畅者,可加肉桂10g,制附子10g,小茴香6g。

(2)肝肾阴虚,湿热未尽

主症:头晕耳鸣,腰膝酸软或酸痛,咽干口燥,尿频而短,小便涩痛,或伴低热,乏力,女性月经量少或愆期。舌红,苔薄黄或苔少,脉弦细或细数。

治法:滋养肝肾,清利湿热。

处方:滋水清肝饮加减。柴胡10g,当归10g,白芍10g,生地黄25g,山茱萸10g,山药10g,丹皮10g,泽泻10g,甘草6g。

方解:此证属劳淋中"肾劳"以阴虚为主者。与素体肝肾阴虚或久病热淋伤阴,病情缠绵,或房劳过度损伤肝肾之阴有关。以腰痛绵绵,小便频数,尿热涩,疼痛不甚,头晕耳鸣,舌红少苔等为证候特征。临床兼见尿路刺激症状者,诊断不难,临床也常见尿培养无致病菌或见革兰阴性杆菌的情况,此时治疗当滋补肝肾之阴,兼清利湿热。当随阴虚及下焦湿热证之轻重主次配伍。若阴虚内热明显者,可重用生地黄30g,酌加青蒿15g,白薇15g,胡黄连12g;

肾阴虚明显者,可用知柏地黄丸合猪苓汤加减;肝阴虚为主者,可用滋水清肝饮合二至丸、四物汤加减。湿热明显时,可加野菊花15g、红藤20g、石韦20g。

（3）脾肾阳虚,湿热未清

主症:畏寒肢冷,神疲乏力,每因劳累则有腰腿酸痛,小便淋漓不尽,或有轻度浮肿,或有尿频数、尿急、尿热,排尿涩痛不畅,因寒或劳累易诱发。舌胖质黯,苔白黏腻,脉沉细尺弱。

治法:温化肾气,兼清热利湿。

处方:金匮肾气丸或合八正散加减。熟地黄15g,山药15g,山茱萸10g,泽泻15g,茯苓15g,丹皮10g,桂枝6g,附子10g,川牛膝15g,车前子20g(包)、川木通6g,萹蓄15g,酒军6g,炒栀子10g,滑石15g(包)、菟丝子20g,乌药6g。

方解:此证属劳淋中"肾劳"以阳虚为主者。与素体脾肾阳虚或久病热淋伤阴耗气,病情缠绵,日久阴损及阳,导致脾肾阳虚,或房劳过度损伤肾阳有关。本证属中医"冷淋"范畴。戴思恭谓:淋证"进冷剂愈甚者,此是冷淋,宜地髓汤下附子八味丸。有因服五苓散等药不效者,用生料鹿茸丸却愈,此证病于下元虚冷之故……若因思虑用心过度致淋,辰砂妙香散,吞威喜丸,或妙香散合五苓散"（《证治要诀·淋》）。寒凝气滞较著者,可用寒淋汤。《三因极一病证方论》提出治疗冷淋的生附散(生附子、滑石、瞿麦、木通、半夏、生姜、灯芯草)可资借鉴。小便频数明显者可用《景岳全书》的巩堤丸加减治疗。

七、特色经验探要

1.清热解毒法的运用　本病初起,热毒壅盛、湿热互结,清热解毒、利水通淋为急性期主要治疗法则,临床症状改善较快,但尿培养细菌转阴较慢,故用药应守"效不更方"之宗旨,在临床症状改善后仍持续用药1~2周,不必多虑清热伤阴之弊。即使在慢性泌尿系感染急性发作期亦应以本法为主,宗"急则治其标"之经旨,先驱邪后扶正。

2.扶正祛邪法的运用　本病中后期常有正气亏虚征象,同时尚兼湿热余邪未尽之候,此时虽需祛邪,以清湿热,但湿热之外泄尚需正气之气化,现脾肾气虚,则无以祛邪,故治此当运用扶正以驱邪之法,即扶正祛邪,在补益脾肾之际,当重在加强其气化通利之力,牛膝、桂枝等药常用。在肝气郁滞证中虽是气郁,尚非明显正虚,但其疏泄之职受阻,故也以理气为主,均旨在加强正气气化之力,借此以驱邪外泄,但清利下焦湿热之药也需配伍,则可助一臂之力,相辅相成,相得益彰。

八、西医治疗

1.一般治疗　发热或症状明显时应卧床休息。宜多饮水以增加尿量,促进细菌和炎症分泌物的排泄。给予足够热量及维生素。

2.抗菌治疗　主要为针对病原体的治疗,一般首选对革兰阴性杆菌有效的抗生素,但应顾及革兰阳性菌感染。常用抗菌药有头孢类、喹诺酮类。若全身症状明显,应选用注射给药,疗程一般急性患者为10~14天,慢性患者为半年至1年。

3.祛除诱因　对尿路感染尤其是慢性肾盂肾炎,首先应积极寻找易感因素并尽力祛除。如解除尿路梗阻、提高机体免疫力等,以免复发。对孕妇应避免用影响胎儿发育的药物。无症状性细菌尿者,应进行正规抗菌治疗。

九、中西医优化选择

1.中西结合可取长补短　在急性期,西药治疗本病均有较好的疗效,但治疗不彻底,常可形成慢性、隐匿性，导致今后反复发作，在此中西医结合，可相互配合，取长补短，常取用西药之抗生素，尤其尿培养阳性，对细菌敏感的抗生素，以杀灭或抑制细菌，控制病情变化，以中药清热通淋为辅，清热解毒药可助西药抗生素一臂之力，而利水通淋之药则发挥清洁泌尿道作用，有助于病情的修复。有时，主用强有力的抗生素后，单用利水通淋的中药，也可起到协同或后续清除余邪的作用。

2.慢性尿路感染应以中药为主，适时配合中药　对慢性疾病，尿路感染或反复发作的尿路感染，西药虽一时缓解症状，但很难根治。欲根治就必须长期使用抗生素，其缺点主要表现在：①抗药性，常使后期的抗感染治疗变得无效；②反复更换抗生素，损伤人体正气，影响胃肠功能；③导致菌群失调，以致念珠菌感染等更棘手问题发生，最后仍不能获得根治；④正气越伤，感染越难解决。此次如放弃抗生素，较长期尤其在慢性尿路感染急性发作时开始使用中药滋阴利水、清利湿热，很多情况下使慢性尿路感染长期不发作或仅有小发作，这是中药明显优于西药之处。具体用药时，虽以补为主，但需注意通利，以清补为主，不宜滋腻，在补肾的基础上，适当加用2~3味清热解毒中药，如野菊花、白茅根、蒲公英等，感染症状明显时适当配合抗生素、呋喃妥因等，对尿菌转阴有一定作用，对肾功能也起到保护作用，可防止或减少肾衰竭的发生。

第六章 肾衰竭

第一节 急性肾衰竭

急性肾衰竭(acute renal failure,ARF)是由各种原因使双肾排泄功能在短期内(数小时至数周)迅速减退,使肾小球滤过功能下降低达正常值的50%以下而引起的临床综合征;其临床主要表现为血尿素氮和肌酐的迅速升高并引起水、电解质及酸碱失衡及急性尿毒症症状(全身系统症状)。急性肾衰竭发生在原有的慢性肾病合并肾功能不全基础上,肌酐清除率较前下降15%以上,常伴有少尿(<400mL/d),也可以无少尿表现。

近年来随着急救医学和介入技术的不断发展,急性肾衰竭的临床及基础研究取得较大进步,血液净化技术也逐渐完善,但至今急性肾衰竭的病死率仍高达49%~71%。因此,近年来国际肾脏病和急诊医学界趋向将急性肾衰竭改称为急性肾损伤(acute kidney injury,AKI),其基本出发点是早期诊断和治疗急性肾损伤,在肾功能开始下降,甚至肾脏组织学有损伤,生物标志物改变而肾小球滤过率(GFR)尚正常的阶段将之识别、前期干预,以期改善AKI的预后。因此,近年来有关AKI的临床和基础研究正成为肾脏病学的研究热点。

本病属中医学"癃闭""关格"等范畴。本病起病急,来势凶猛,变化迅速。

一、病因病机及发病机制

(一)中医

中医认为本病病位在肾及膀胱,与肺、脾、肝及三焦关系密切。由水肿、淋证和腰痛等病证,反复发作,或迁延日久,脾肾阴阳衰惫,膀胱气虚不能气化,而致湿浊毒邪内蕴。脾肾阴阳衰惫是本,湿浊内聚成毒是标,病理上表现为本虚标实,虚实夹杂。发病原因是多方面的,最常见的原因有外邪侵犯,湿热蕴结,寒湿阻滞,脾肾阳虚,肾元亏虚及药物损伤等。

1.湿热蕴结 过食辛辣肥腻,酿湿生热,湿热不解,下注膀胱,或湿热素盛,肾热下移膀胱,或下阴不洁,湿热侵袭,膀胱湿热阻滞,气化不利,小便不通,或尿量极少;或因误服或过量服用药物或毒物,或因各种毒虫如毒蛇、毒蜂咬伤,急伤肾阳,膀胱气化小利,或损伤肾阴,水府枯竭而致尿少。

2.肺热气壅 肺为水之上源。热邪毒邪袭肺,肺热气壅,肺气不能肃降,津液输布失常,水道通调不利,不能下输膀胱;又因热气过盛,下移膀胱,以致上下焦均为热气闭阻,气化不利,而致尿少。

3.脾气不升 劳倦伤脾,饮食不节,或久病体弱,致脾虚清气不能上升,则浊气难以下降,小便因而不通,而致尿少。故《灵枢·素问》曰:"中气不足,溲便为之变。"

4.肾元亏虚 年老体弱或久病体虚,肾阳不足,命门火衰,气不化水,是以"无阳则阴无以化",而致尿不得出;或因下焦炽热,日久不愈,耗损津液,以致肾阴亏虚,水府枯竭,而致尿少。

5.肝郁气滞 七情所伤,引起肝气郁结,疏泄不及,从而影响三焦水液的运行和气化功能,致使水道通调受阻,而致尿少。

6.尿路阻塞　瘀血败精,或肿块结石,阻塞尿道,小便难以排出,因而形成癃闭,如《景岳全书·癃闭》所说:"或以败精,或以槁血,阻塞水道而不通也。"

(二)西医

急性肾衰竭有广义和狭义之分。广义的急性肾衰竭可分为肾前性、肾性和肾后性三类;狭义的急性肾衰竭是指急性肾小管坏死(acute tubular necrosis,ATN)。本章主要以 ATN 为代表进行叙述。

肾前性急性肾衰竭的常见病因包括血容量减少(如各种原因的液体丢失和出血)、有效动脉血循环量减少和肾内血流动力学改变等。肾后性急性肾衰竭的特征是急性尿路梗阻,如结石、肿瘤或前列腺增生等。肾性急性肾衰竭有肾实质损伤,常见的是肾缺血或肾毒性物质(包括外源性毒素,如生物毒素、化学毒素、抗菌药物、造影剂等和内源性毒素,如血红蛋白、肌红蛋白等)损伤肾小管上皮细胞。一些原发或继发性肾小球病、血管病和小管-间质病也可引起急性肾衰竭。近年来,抗菌药物及重症感染引起的急性肾衰竭发病率逐渐增高,应引起重视。

ATN 的主要始动因素为缺血和(或)中毒,有或无慢性肾脏病基础者均可发生。ATN 的发病机制至今仍未完全阐明,涉及肾血流动力学改变、肾毒素或肾缺血-再灌注所致肾小管上皮细胞损伤,导致肾小管上皮细胞极性丢失,随即脱落至管腔中,与尿蛋白或红细胞等形成管型,继而阻塞肾小管腔等,导致 GFR 下降。

(1)缺氧/缺血、肾毒性物质:可引起近端肾小管损伤,其损伤的程度决定于启动因素的严重程度,如损伤轻微,可发生亚致死性可逆性功能紊乱或小管上皮细胞凋亡,重者可引起细胞发生坏死,并导致小管对钠重吸收减少,管-球反馈增强肾小球血流量减少,小管管型形成导致小管梗阻,管内压增加,GFR 下降。小管严重受损、基底膜断裂可导致肾小球滤过液的反漏,通过受损的上皮或小管基底膜漏出,致肾间质水肿和肾实质进一步损伤。

(2)血管因素:肾缺血既可通过血管作用使入球小动脉内皮细胞内钙超载,从而对血管收缩刺激和肾交感神经刺激敏感性增加,导致肾自主调节功能紊乱、血管舒缩功能紊乱和内皮损伤,也可产生炎症反应。血管内皮损伤和炎症反应均可引起血管收缩因子(如内皮素、肾内肾素-血管紧张素系统、血栓素 A_2 等)产生过多,而血管舒张因子,主要为一氧化氮(NO)、前列腺素(PGI_2、PGE_2)合成减少,引起收缩血管因子/舒张血管因子失衡。这些变化可进一步引起血流动力学异常,包括肾血浆流量下降,肾内血流重新分布表现为肾皮质血流量减少,肾髓质充血等,这些均可引起 GFR 下降。

(3)炎症介质的参与:近年的实验研究发现,缺血性急性肾衰竭也可启动炎症的级联反应,通过炎症反应损伤血管内皮细胞,导致内皮细胞肿胀,肾小球毛细血管袢血流量减少;也可通过小管细胞产生炎症介质(IL-6、IL-18、TNF-α、TGF-β)等使内皮细胞受损,并诱导细胞间黏附分子 1(intercelluar adhesion molecule 1,ICAM-1)和 P 选择素等黏附分子增加,使白细胞黏附及移行至内皮细胞增加,启动炎症反应导致肾组织进一步损伤,GFR 下降。

二、病理

由于病因及病变的严重程度不同,病理改变可有显著差异。肾小球可基本正常,肾小管轻者仅见小管细胞刷状缘丢失,重者可见肾小管灶状或片状坏死,基底膜裸露或断裂,管腔可见管型,管型由未受损或变性的上皮细胞、细胞碎片、Tamm-Horsfall 蛋白和色素组成,还可见间质炎症细胞浸润、间质水肿和小管上皮细胞再生。如基底膜完整性存在,则肾小管上皮细胞可迅速再生,否则上皮细胞不能再生。

缺血性急性肾衰竭病变的分布为节段性,呈不均匀,肾小管基底膜常可见断裂;而肾毒性急性肾衰竭形态学变化最明显的部位在近端肾小管的曲部和直部,病变的分布为均匀,常见不到肾小管基底膜断裂,肾小管上皮细胞坏死不如缺血性急性肾衰竭明显。

三、临床表现

(一)症状与体征

ATN 按其病因分为缺血性和肾毒性。但临床上常是多因素,如发生在危重疾病时,它综合包括了脓毒病、肾脏低灌注和肾毒性药物等因素。

临床病程典型可分为 3 期。

1.少尿期　患者常在遭受缺血、创伤和中毒后 1~2 天出现少尿(<400mL/d)或无尿,典型的为 7~14 天;但也可短至几天,长至 4~6 周。GFR 保持在低水平。少尿期长者肾损害重,超过 1 个月以上者,提示有广泛肾皮质坏死;但也有些患者可没有少尿,尿量在 400mL/d 以上,称为非少尿型急性肾衰竭,其病情大多较轻,预后较好。然而,不论尿量是否减少,随着肾功能减退,临床上均可出现尿一系列毒症表现,如水、电解质和酸碱平衡紊乱等。

(1)水钠潴留:表现为全身水肿,血压升高,肺水肿、脑水肿和心力衰竭常危及生命,为主要死因之一。

(2)高钾血症:除肾排泄钾减少外,代谢性酸中毒、组织分解过快也是主要原因。在严重创伤、烧伤等所致横纹肌溶解引起的 ATN,有时每天血钾可上升 1.0~2.0mmol/L,或其以上。它是急性肾衰竭最主要的死因之一。

(3)低钠血症:主要由严重水潴留引起的稀释性低钠,或钠摄入过少及利尿排钠过多引起。

(4)代谢性酸中毒:主要因为肾排酸能力减低,又因急性肾衰竭常合并高分解代谢状态,使酸性产物明显增多。严重的酸中毒因中枢抑制性神经递质 γ-氨基丁酸增多,甚至可致患者昏迷。

2.多尿期　少尿期后尿量逐渐增加,当每天尿量超过 500mL 时,即进入多尿期。最高尿量可达 3~6L/d,甚至达 10L/d 以上。此时血尿素氮、肌酐逐渐下降,尿毒症症状随之好转。此期持续 1~3 周。

3.恢复期　进入多尿期后肾小管上皮细胞出现再生、修复,肾小管完整性逐渐恢复。肾功能逐渐恢复,肌酐清除率逐渐升高。血尿素氮、肌酐开始下降,随后肾小管的浓缩稀释和酸化功能亦逐渐恢复。少尿型患者开始出现利尿,在不使用利尿剂的情况下,每天尿量可达 3~5L,或更多,则表明患者进入多尿期;通常持续 1~3 周,继而逐渐恢复。少数患者可最终遗留不同程度的肾脏结构和功能缺陷。

(二)急性肾衰竭的全身并发症

(1)消化系统症状:食欲减退、恶心、呕吐、腹胀、腹泻等,严重者可发生消化道出血;常是患者就诊的主要症状。

（2）呼吸系统症状：除感染的并发症外,因过度容量负荷,尚可出现呼吸困难、咳嗽、气促、胸痛等症状。

（3）循环系统症状：多因尿少和未控制饮水及液体,以致容量负荷增多,出现高血压及心力衰竭、肺水肿等表现;因毒素滞留、电解质紊乱、贫血及酸中毒引起各种心律失常及心肌病变。

（4）神经系统症状：出现衰弱无力、头痛、嗜睡、意识障碍、躁动、谵妄、抽搐、昏迷等神经系统症状。

（5）血液系统症状：可有出血倾向及轻度贫血现象。

（6）感染：是急性肾衰竭另一常见而严重的并发症。在急性肾衰竭同时或在疾病发展过程中还可合并多个脏器衰竭,此类患者病死率可高达70%。

（三）实验室与有关检查

1.血液检查　可有轻度贫血,大多为稀释性;血肌酐和尿素氮进行性上升,血肌酐每天平均增加≥44.2μmol/L,高分解代谢者上升速度更快,每天平均增加≥176.8μmol/L。血清钾浓度升高,常大于5.5mmol/L。血pH常低于7.35。碳酸氢根离子浓度多低于20mmol/L。血清钠浓度正常或偏低。血钙降低,血磷升高。血胱抑素C浓度也常增高。为排除免疫系统疾病,可查相关免疫学指标如抗核抗体、ds-DAN抗体、抗中性粒细胞胞质抗体(antineutrophil cytoplasmic antibody,ANCA)等。

2.尿液检查　ATN尿中有形成分少,尿蛋白多为±~+,常以小分子蛋白为主,24小时尿蛋白量在2g以下;可见少量的红细胞尿、白细胞尿、管型(上皮细胞管型和颗粒管型);尿比重降低且较固定,多在1.015以下;尿渗透浓度低于350mmol/L,尿与血渗透浓度之比低于1.1;尿钠含量增高,多>40mmol/L;肾衰指数和滤过钠分数常大于1。

3.影像学检查　超声显像对排除尿路梗阻是一无创、简易和有力的工具。肾脏体积正常或增大、皮髓质分界清楚有利于急性肾衰竭的诊断。必要时可做逆行性或下行性肾盂造影,CT血管造影、MRI或发射型计算机断层成像(emission computerized tomography,ECT)、数字减影血管造影(digital subtraction angiography,DSA)对检查血管有无阻塞有帮助,其中DSA是"金标准";但须警惕造影剂加重肾损伤,应权衡利弊或提前预防。

4.肾活检　在排除了肾前性及肾后性原因后,没有明确致病原因(肾缺血或肾毒素)的肾性急性肾衰竭都有肾活检指征。肾活检可明确包括急性肾小球肾炎、系统性血管炎、急进性肾炎、急性过敏性间质性肾炎和狼疮性肾炎等肾脏疾病,为明确诊断、制定治疗方案及判断预后提供有益的帮助。但此时肾活检出血、肾周血肿、动-静脉瘘风险较大,应把握好指征,术前做好准备,最大限度减少并发症。

四、诊断与鉴别诊断

（一）临床诊断要点

根据缺血或中毒病史、相应的临床表现、实验检查血清肌酐和尿素氮水平增高及影像学双肾大小正常或增大,急性肾衰竭的诊断一般不难。但应十分注意慢性肾脏病基础上的急性肾衰竭(慢+急)。

近年来,为更利于早期诊断、改善急性肾衰竭的预后,提出了AKI的概念。2005年,急性肾损伤网络(acute kidney injury network,AKIN)提出 AKI 定义:不超过 3 个月的肾脏功能或结构方面的异常,包括血、尿、组织检测或影像学方面的肾损伤标志物的异常。其诊断标准:肾功能的突然减退(在 48 小时内),表现为血肌酐升高绝对值 ≥ 26.4μmol/L(0.3mg/dL);或血肌酐较基础值升高≥50%;或尿量减少[尿量<0.5mL/(kg·h),时间超过6 小时]。具体的分期标准见表 6-1。

表 6-1　AKI 的分期标准

分期	血清肌酐标准	尿量标准
1 期	绝对升高 ≥26.4mmol/L(0.3mg/dL)或相对升高 150%~200%	<0.5mL/(kg·h)(时间>6 小时)
2 期	相对升高 200%~300%	<0.5mL/(kg·h)(时间>12 小时)
3 期	相对升高>300%或在 354μmol/L(4mg/dL)基础上再急性升高≥44μmol/L(0.5mg/dL)	少尿[<0.3mL/(kg·h)]×24 小时或无尿×12 小时

因血肌酐影响因素众多,且敏感性较差。故血肌酐并非最佳的肾损伤标志物。寻找其他特异性和敏感性更好的 AKI 生物标志物对于早期诊断治疗有重要意义。目前已发现一些有价值的肾损伤生物标志物,如肾损伤分子-1、中性粒细胞明胶酶相关脂质运载蛋白、白细胞介素-18(IL-18)、钠-氢交换子 3、尿富含半胱氨酸蛋白 61 等,但尚需进一步研究。

(二)鉴别诊断

值得注意的是,目前全国的一些医务工作者趋向将急性肾衰竭的误诊为慢性肾衰竭,从而延误了急性肾衰竭的治疗,给患者带来了不利的影响。因此,临床上,急性肾衰竭首先应与慢性肾衰竭相鉴别。其次是区分肾前性和肾后性;最后与其他肾性急性肾衰竭相鉴别。

1.与慢性肾衰竭的鉴别　慢性肾衰竭具有以下特点:有慢性肾脏病病史,平时有多尿或夜尿增多现象;患者呈慢性肾病面容、贫血严重,有尿毒症性心血管系并发症、肾性骨病或神经病变;B 超显示双肾缩小,结构紊乱。据此易于鉴别。

2.与肾前性少尿的鉴别

(1)补液试验:发病前有容量不足、体液丢失等病史,体检发现皮肤和黏膜干燥、低血压、颈静脉充盈不明显者,应首先考虑肾前性少尿,可试用输液(5%葡萄糖溶液 200~250mL)和注射袢利尿药(呋塞米 40~100mg),以观察输液后循环系统负荷情况。如果补足血容量后血压恢复正常,尿量增加,则支持肾前性少尿的诊断。低血压时间长,特别是老年人伴心功能欠佳时,补液后无尿量增多者应怀疑肾前性氮质血症已过渡为 ATN。

(2)尿液诊断指标:见表 6-2。

3.与肾后性少尿的鉴别　有导致尿路梗阻的原发病,如结石、肿瘤或前列腺增生;突发完全无尿或间歇性无尿,梗阻一旦解除,尿量增多,血尿素氮、肌酐降至正常;如膀胱出口处梗阻,则膀胱区因积尿而膨胀,叩诊呈浊音;超声显像和 X 线检查等发现双肾增大,有肾盂、肾盏、输尿管的扩张。据此可考虑肾后性少尿。

表 6-2　ATN 与肾前性少尿的尿液鉴别诊断

诊断指标	肾前性	ATN	诊断指标	肾前性	ATN
尿沉渣	透明管型	颗粒管型	尿钠溶度(mmol/L)	<20	>40
尿比重	>1.020	<1.010	肾衰指数△	<1	>1
尿渗透量浓度(mmol/L)	>500	<300	钠排泄分数*	<1	>1

注:△ 肾衰指数 $=\dfrac{\text{尿钠}}{\text{尿肌酐/血肌酐}}$;* 尿排泄分数 $=\dfrac{\text{尿钠/血钠}}{\text{尿肌酐/血肌酐}}$。

4.与其他肾性急性肾衰竭的鉴别　应注意与原发性和继发性肾小球疾病如急性肾小球肾炎、IgA 肾病、狼疮性肾炎、过敏性紫癜肾炎相鉴别;鉴别急性间质性肾炎、系统性血管炎、溶血尿毒综合征、双侧肾动静脉血栓等引起的急性肾衰竭。通常根据各种疾病所具有的特殊病史、临床表现、实验室检查异常及对药物治疗的反应可做出鉴别诊断。肾活检常可帮助鉴别。

五、治疗与预后

(一)中医辨证分型治疗

中医治疗本病,应按少尿期和恢复期分期治疗。少尿期以热毒炽盛,湿热蕴结,邪陷心肝,内闭外脱等实证为多,治疗以清热解毒,清营凉血,通腑泄浊,平肝息风,利湿消肿为主,兼顾正气;恢复期则因邪伤正气,气阴不足,脾肾亏虚为主,治疗以益气养阴,补益脾肾为主,如邪未祛除,兼顾驱邪。

1.少尿期

(1)湿热蕴结

证候特点:尿少、尿黄甚无尿,遍体水肿,皮肤绷急光亮,胸脘痞闷,烦热口渴,恶心欲呕,不思饮食,偶有头痛,或大便干结。舌红苔黄腻,脉沉数或濡数。

治则:分利湿热,和胃降逆。

方药:疏凿饮子合温胆汤加减(羌活、秦艽、大腹皮、茯苓皮、生姜皮、泽泻、木通、椒目、赤小豆、商陆、槟榔、陈皮、半夏、竹茹、枳实)。

加减:如腹满不减,大便不通,可合己椒苈黄丸;兼有尿痛、尿血,湿热下注膀胱,可加小蓟、白茅根;如肿势严重,兼见气粗喘满,不能平卧,转用葶苈大枣泻肺汤合五苓散加杏仁、防己、通草。

(2)热毒炽盛

证候特点:尿量急骤减少甚至无尿,或见全身水肿,高热烦躁,全身乏力,恶心、呕吐,口渴喜饮,或伴皮肤鲜红斑或紫红斑,可见瘀点、瘀斑或血疱;伴有或见口舌糜烂,大便干结。舌质红、红绛或紫黯,苔黄腻或黄干,脉弦数或洪数。

治则:清热解毒,泻火凉血,兼以化瘀。

方药:清瘟败毒饮加减[犀角(或以水牛角代)、桔梗、石膏、黄芩、知母、赤芍药、玄参、连翘、甘草、丹皮、栀子、鲜竹叶]。

加减:兼有大便不通,腹胀满,加大黄、芒硝;如水肿盛,加滑石、泽泻;如兼有咳嗽,气喘,加桑白皮,地骨皮,桔梗。如热盛风动,可加用安宫牛黄丸或紫雪丹。

（3）水湿侵滞

证候特点:尿量减少,或无尿,按之没指,小便短少,身体困重,胸闷,纳呆,泛恶,苔白腻,脉沉缓。

治则:健脾化湿,通阳利水。

方药:五皮饮合胃苓汤(桑白皮、陈皮、大腹皮、茯苓皮、白术、生姜皮、苍术、厚朴、泽泻、猪苓、肉桂)。

加减:如肿甚喘甚,可加麻黄、杏仁、葶苈子。

2.多尿期及少尿期

（1）脾肾气虚证

证候特点:尿多,倦怠乏力,气促懒言,纳呆腹胀,腰膝酸软,夜尿清长,大便薄溏,脉细,舌淡苔薄。

治则:补脾益肾。

方药:参苓白术散合右归丸加减(党参、茯苓、白术、淮山药、薏苡仁、熟地黄、山茱萸、杜仲、当归、枸杞子、菟丝子)。

加减:气虚明显者加黄芪;脾阳不足,便稀频加炮姜、补骨脂;肾阳虚弱,畏寒肢冷加仙茅、淫羊藿;尿频,夜尿多者加益智仁、乌药。

（2）气阴两虚证

证候特点:尿多,小便清长。动则乏力短气,腰膝酸软,手足心热,口干喜饮,或口干不欲多饮,舌质略红有齿痕,苔薄,脉象沉细而数。

治则:益气养阴。

方药:六味地黄汤合生脉饮加减(熟地黄、山茱萸、党参、茯苓、淮山药、丹皮、泽泻、麦天冬、五味子)。

加减:气虚明显者加黄芪,或改用补中益气汤;阴虚内热者加知母、黄檗;尿频者加桑螵蛸、金樱子、芡实。

（二）中成药治疗

1.百令胶囊　为发酵虫草菌粉,功用:补肺肾,益精气。主要治疗肺肾两虚引起的咳嗽,气喘,腰背酸痛。每次 5~15 粒,每天 3 次。

2.尿毒清颗粒　主要的作用有通腑降浊、健脾利湿、活血化瘀。每次 5g,每天 3 次,睡前加服 10g。

3.海昆肾喜胶囊　成分为褐藻多糖硫酸酯,功用:化浊排毒。每次 2 粒,每天 3 次;2 个月为 1 个疗程。餐后 1 小时服用。

（三）古今效验方治疗

1.二豆解毒化瘀汤(范红云)

组方:赤小豆、绿豆各 500g,蜈蚣 3 条,丹参 30g,黄芪 30g,桑白皮 30g,益母草 15g,泽兰 15g,当归 10g,生甘草 10g,重楼 10g,首乌 20g。

服法:水煎服。

功效:清热解毒,益气活血,适用于蜂蜇伤致急性肾衰竭者。

2.活血化瘀解毒汤(周嫦昆)

组方:益母草 10g,白茅根 30g,连翘 10g,法半夏 10g,茯苓 18g,竹茹 10g,车前子 15g(布包),大黄 10g(后下),黄连 10g,丹参 18g,苏叶 10g。

服法:水煎服。

功效:清热解毒,活血化瘀,和胃降逆。

加减:如气虚明显,加黄芪、淮山药。

3.大黄附子汤《删补名医方论》

组方:大黄 10g,附子 10g,细辛 3g。

服法:水煎服。

功效:温阳通便。

4.通腑化瘀滋阴汤(杨运喜)

组方:生大黄(后下)30~60g,芒硝(冲)20~30g,丹参 30~60g,丹皮 10~15g,赤芍药 15~20g,桃仁 12~15g,生地黄 30~45g,玄参 30~45g,麦天冬 20~30g,白茅根 60~120g。

服法:水煎服。

功效:滋阴通下,活血化瘀。

5.复方大黄灌肠液(蒙木荣)

组方:大黄 6~15g,生牡蛎 20g,附子 10g,蒲公英 30g,丹参 15g。

服法:水煎,灌肠用,每日 1 次。

(四)外治

1.针灸疗法

选穴:肾俞、足三里、三阴交、太溪、然骨、大钟、照海。

操作:如消化道症状重,加双侧内关、中脘;瘀血阻络者加肝俞、期门、三阴交。太溪、然骨、大钟、照海、内关、肝俞、期门采用泻法;肾俞、足三里、中脘、三阴交采用补法,主穴加灸。

2.敷贴　大蒜软膏(大蒜油 4.8mL,二甲亚砜 60mL,芒硝 400g,麝香 0.03g,甘油 200mL,大黄 300g,蒸馏水 800mL,羧甲基纤维素 70g 调成),将其分成两份,并分别贴敷于双侧肾区。

(五)西医治疗

急性肾衰竭的治疗包括非透析治疗和透析治疗。

1.少尿期的治疗

(1)非透析治疗

1)控制原发病或致病因素:早期干预治疗急性肾衰竭首先要纠正可逆的病因。对于各种严重外伤、心力衰竭、急性失血等都应进行相关治疗,包括输血,等渗盐水扩容,处理血容量不足、休克,纠正心力衰竭,进行有效的抗感染治疗等;积极纠正水、电解质和酸碱平衡失调;如因血栓形成,则需溶栓和抗凝治疗。值得重视的是,停用影响肾灌注或肾毒性的药物对于抢救急性肾衰竭成功至关霞要。

2)利尿冲刷治疗:在血容量恢复、休克纠正后如尿量仍不增加,提示小管上皮细胞已受损伤。应及时应用呋塞米、托拉塞米等祥利尿剂冲刷肾小管,防止管型堵塞,降低管内压,增加 GFR。

但在一项大剂量呋塞米的随机、双盲、安慰剂对照的多中心试验中证实它对已发生的、需透析的急性肾衰竭患者生存率和肾功能恢复无效。因此当使用后尿量并不增加时,应停止使用以防不良反应发生。

一度流行在急性肾衰竭时应用小剂量多巴胺[$0.5 \sim 2\mu g/(kg \cdot min)$],认为它可扩张肾血管,增加肾血浆流量而增加尿量,但没有循证医学证据表明其在预防或治疗急性肾衰竭上有效。加之使用小剂量多巴胺也会增加包括心律失常、心肌缺血、肠缺血(伴革兰阴性菌菌血症发生增加)等危险,故临床上已不推荐使用。在容量控制治疗中应用袢利尿药可能会增加尿量,从而有助于清除体内过多的液体。

3)维持体液平衡:每天补液量为显性失液量加上非显性失液量减去内生水量。由于非显性失液量和内生水量估计常有困难,因此每天大致的进液量,可按前一天尿量加500mL计算。发热患者只要体重不增加可适当增加进液量。

4)饮食和营养:急性肾衰竭因限制入量会出现营养不良,应增加热能摄入量,对于有高分解代谢或营养不良及接受透析的患者蛋白质摄入量可放宽。补充营养维持机体的营养状况和正常代谢,这有助于损伤细胞的修复和再生,提高存活率。急性肾衰竭患者每天所需能量应为每千克体重147kJ(35kcal),主要由糖类和脂肪供应;尽可能地减少钠、钾、氯的摄入量。不能口服的患者需静脉营养补充必需氨基酸、脂肪乳及葡萄糖。

5)高钾血症:是少尿期的主要死因。血钾超过6.5mmol/L,心电图表现为QRS波增宽等明显的变化时,应予以紧急处理:①钙剂(10%葡萄糖酸钙$10 \sim 20$mL)稀释后静脉缓慢(5分钟)注射;②5%碳酸氢钠静脉滴注,按5.0mL/kg可提高CO_2结合力4.5mmol/L计算患者所需补充的量。以纠正酸中毒并同时促进钾离子向细胞内流动;③50%葡萄糖溶液$50 \sim 100$mL加普通胰岛素$6 \sim 12$U缓慢静脉注射,可促进糖原合成,使钾离子向细胞内移动;④口服离子交换(降钾)树脂($15 \sim 30$g,每小时3次)。以上措施无效,或为高分解代谢ATN的高钾血症患者,透析是最有效的治疗。

6)代谢性酸中毒:应及时治疗,如HCO_3^-低于15mmol/L,可选用5%碳酸氢钠$100 \sim 250$mL静脉滴注。对于严重酸中毒患者,应立即开始透析。

7)感染:是常见并发症,也是死亡主要原因之一。应尽早使用抗生素,根据细菌培养和药物敏感试验选用对肾无毒性或毒性低的药物,并按肌酐清除率调整用药剂量。

8)对脓毒血症合并急性肾衰竭患者的一些干预性治疗:包括针对存在的血管内皮细胞损伤,肾小球内微血栓的抗凝;维持平均动脉血压≥65mmHg;维持血细胞比容≥0.30;严格控制血糖;在脓毒血症难治性休克患者适度应用糖皮质激素及尽可能缩短机械通气时间,均为降低脓毒血症急性肾衰竭死亡率的治疗措施。

9)其他治疗:对于中毒引起的急性肾衰竭,也可适当应用谷胱甘肽清除氧自由基,通过抗氧化作用可保护肾小管上皮细胞。其他如钙通道阻滞剂、维生素E等也可酌情应用。

(2)透析治疗:透析疗法是抢救急性肾衰竭最有效的措施。有尿毒症症状,凡保守治疗无效,出现下列情况者应进行透析:①少尿或无尿2天以上;②血肌酐升高达442μmol/L以上,或血尿素氮升高达21mmol/L;③高钾血症,血钾>6.5mmol/L;④CO_2结合力<13mmol/L,或实际碳酸氢盐<15mmol/L;⑤急性肺水肿和脑水肿先兆;⑥有高分解状态,每天血尿素氮升高>10.1mmol/L,血肌酐升高>176.8μmol/L,血钾升高>1.0mmol/L,碳酸氢根下降>2.0mmol/L;⑦非少尿者急性肾衰竭出现以下任一情况:体液过多、球结膜水肿、心脏奔马律、血钾>5.5mmol/L或心电图疑有高血钾存在。其优点是：①对容量负荷过重者可清除体内过多的水分；②清除尿毒症毒素。③纠正高钾血症和代谢性酸中毒以稳定机体的内环境；④有助于液体、热量、蛋白质及其他营养物质的摄入；⑤有利于肾损伤细胞的修复和再生。

急性肾衰竭的透析治疗可选择腹膜透析、间歇性血液透析或连续性肾脏替代治疗(continuous renal replacement therapy, CRRT)。腹膜透析无须抗凝和很少发生心血管并发症，适合于血流动力学不稳定的患者，适宜于在基层开展，但其透析效率较低，且有发生腹膜炎的危险，在重症急性肾衰竭已少采用。血液透析的优点是代谢废物的清除率高、治疗时间短，但易有心血管功能不稳定和症状性低血压，且需要应用抗凝药，对有出血倾向的患者增加治疗的风险。CRRT包括连续性动静脉血液滤过和连续性静-静脉血液滤过等一系列方法，适用于多器官功能衰竭患者，具有血流动力学稳定，每天可清除水 10~14L 或更多，保证了静脉内高营养。但要注意监护，注意肝素用量。有关急性肾衰竭的肾脏替代治疗方法，至今尚无足够资料提示间歇性血液透析更好还是 CRRT 更好，但在血流动力学不稳定的患者使用 CRRT 较为安全。

2.多尿期的治疗　多尿期开始时，由于肾小球滤过率尚未恢复，肾小管的浓缩功能仍较差，治疗仍应维持水、电解质和酸碱平衡，控制氮质血症和防止各种并发症。已施行透析的患者，仍应继续透析。多尿期 1 周左右后可见血肌酐和尿素氮水平逐渐降至正常范围，饮食中蛋白质摄入量可逐渐增加，并逐渐减少透析频率直至停止透析。

3.恢复期的治疗　一般无须特殊处理，注意休息，加强营养，定期随访肾功能，避免使用对肾有损害的药物。

(六)预后

须重视 ATN 急性肾衰竭的防治工作，尽快纠正可逆因素，开展充分的早期透析治疗，以及根据不同病因、病情制定个体化的透析方案及选择不同的透析方式。近年调查结果显示急性肾衰竭病死率有下降趋势。ATN 的结局与并发症的严重程度密切相关，如无并发症的 ATN 病死率为 7%~23%，而手术后或危重病合并多器官功能衰竭的 ATN 病死率高达 50%~80%，病死率随衰竭器官数的增加而增加。急性肾衰竭如能存活出院，长期存活率好。近年研究发现有部分急性肾衰竭患者肾功能不能完全恢复，特别是原有 CKD 的患者，这也是导致终末期肾病的一个主要原因。

第二节　慢性肾衰竭

慢性肾衰竭是在各种慢性肾脏病基础上缓慢出现肾功能进行性减退直至衰竭的一种临床综合征。临床上以 GFR 下降，代谢产物潴留，水电解质和酸碱平衡失调为主要表现。临床上以糖尿病肾病、高血压肾病、慢性肾炎、肾盂肾炎引起者最为常见，肾前性及肾后性疾病引起的较少见。根据 GFR 把肾功能受损的程度分为 3 期，慢性肾衰竭早期、中期、晚期，分别相当于 CKD 的 3 期[GFR 30~59 mL/(min·1.73 m^2)]、4 期[GFR 15~29 mL(min·1.73 m^2)]和 5 期[GFR<15 mL/(min·1.73 m^2)]。临床表现轻重不一，前两期除原发病症状外，多无特异症见，只有当进入尿毒症期时，才有贫血、胃肠道、呼吸道及神经精神系统症状，但为时已晚，因此对本病要特别重视早期发现，及时治疗。根据慢性肾衰竭临床表现，中医常按"关

格""癃闭""溺毒"等病证进行辨治。

一、病因病理

本病多继发于多种慢性病,特别是慢性肾病的基础上发展而成。病位在肾,且常累及心、肝、脾、胃等脏腑。脾肾亏虚、湿毒内停是其发病的基础病理,外感六淫、饮食失节、劳倦、房事等则是其常见的诱发因素,其病机演变不外虚实交错变化。初期多为脾肾气虚或气阴两虚,水湿不化,证情尚轻;继则气伤及阳,阴伤及血,导致阴阳气血俱虚,湿浊益甚,气滞血瘀,气机逆乱升降失常,最后湿浊酿毒,夹瘀堵塞三焦,夹痰蒙蔽心窍,化火伤阴劫液,深入营血;或引动肝风,或上凌心肺,阴竭阳亡,危象毕至。

二、诊断

由于慢性肾衰竭早期症状不明显,加之肾脏具有较强的代偿能力,故早期不易诊断,易于忽略。对有慢性肾炎病史者,应提高警惕,争取早期诊断。本病临床表现较为复杂,涉及各系统。如疲乏无力、食欲不振、恶心呕吐、表情淡漠、头晕头痛及常见的高血压、贫血等,晚期可出现广泛性出血倾向、谵妄抽搐、严重电解质紊乱、少尿甚至无尿等危险征象。

其他实验室指标可出现:红细胞计数常在 $2 \times 10^{12}/L(2 \times 10^6/mm^3)$ 以下,为正常细胞正色素性贫血。尿比重降低并固定于 1.010,酚红排泄率极度下降,B超双肾可见肾实质明显萎缩。

此外,对慢性肾衰竭还必须做出病因诊断,主要依据病史、体检及必要的实验室检查以查明病因。确定病因对于治疗和预后的判断颇为重要。在进行诊断时应注意以下几点。

(1)某些患者的慢性肾脏疾病呈隐匿经过,当这种患者因急性应激反应状态(如外伤、感染等)致原处于代偿期或失代偿期的肾功能迅速恶化,显示出尿毒症表现,这时尿毒症易为上述诱发疾病所掩盖而被漏诊,有时还会认为是突然发生的急性肾衰竭,应注意区别。

(2)当慢性肾衰竭患者以厌食、恶心、贫血、乏力、神经精神系统症状为主诉时,如果不仔细询问病史,未考虑到慢性肾衰竭的可能,则往往误诊或漏诊,以致得不到及时治疗。

(3)肾脏病患者,短期内出现症状加重,肾功能急剧恶化,应寻找其原因和可逆因素,不能单凭肾功能测定结果,草率诊断为终末期尿毒症。

(4)当诊断有疑时,应行肾脏B超检查,了解肾脏体积大小,如果病肾已萎缩,支持终末期的诊断;如果双肾大小正常,甚至增大,除多囊肾外,应及时行肾穿刺活检,了解肾脏病理改变及其损害程度,及采取积极的治疗措施。

三、鉴别诊断

1.高血压脑病　高血压脑病亦有呕吐、昏迷、抽搐等表现,但发生迅速,血压剧增,可伴有暂时性瘫痪、失语及失明等,而血尿素氮、肌酐、二氧化碳结合力等检查多正常。

2.糖尿病酮症酸中毒　糖尿病酮症酸中毒可有食欲不振、恶心、嗜睡及昏迷等表现,可根据糖尿病史、血糖增高、尿酮体、尿糖阳性等与本病相鉴别。

3.再生障碍性贫血　再生障碍性贫血患者以贫血、鼻衄、皮肤瘀斑为主要表现者易与本病相混淆。但慢性肾衰竭多有肾脏病史,血压高,血白细胞多不减少,进一步查尿及血液化学检查易鉴别。

四、中医证治枢要

1.扶正祛邪法是治疗肾衰竭的根本法则　慢性肾衰竭的基本病理为脾肾衰败,水湿、湿热、瘀血内蕴是病机的关键;其演变过程是因实致虚,继而在虚的基础上产生实邪。治疗时应标本兼顾。因此,扶正祛邪法应是治疗肾衰竭的根本法则,具体应用时可根据情况,急则治其标,缓则治其本,或标本并重,扶正祛邪兼施。一般单纯扶正或祛邪则均不利于本病的治疗。

2.扶正应根据实际情况有所侧重　慢性肾衰竭由久病迁延而来,往往正气衰败,其正虚以脾肾为主,后期涉及五脏俱虚。因此,扶助正气在本病治疗过程中必须贯彻始终。强调治疗时应维护肾气和其他内脏功能,以求增一分真阳,多一分真阴。至于正虚一般初期多为气阴两虚,继则气伤及阳,阴伤及血,导致阴阳两虚,营血亏虚,在具体治疗时须根据不同情况选用益气养阴、温补脾肾、补气养血等法。

3.重视调理脾胃　疾病发展到慢性肾衰竭阶段,临床脾胃虚弱症状如食欲不振、恶心、呕吐等出现得早而且普遍,况且脾胃为后天之本、气血生化之源,脾胃虚弱,更导致肾气不足。故此,调理脾胃为治疗本病重要的一环,所谓有胃气则生,无胃气则死,慢性肾衰竭也不例外。

4.扶正与祛邪应把握轻重缓急　由于脏腑虚损,导致水湿、湿热、瘀血的产生,而这些病理产物又耗损正气、伤害脏腑,只有阻断这一恶性循环,才可防止疾病的进一步发展及恶化。因而在治疗慢性肾衰竭时,必须在扶正的同时注意祛邪,邪祛正始能安,祛湿泄浊、清热利湿解毒、活血化瘀之法最为常用。当表现为邪毒内盛,出现呕恶、尿闭、嗜睡、昏迷惊厥、出血等危重证候时,又当急则治标,采用泄浊开窍、息风止血等法,待病情缓解后再扶正祛邪兼顾。在应用祛邪法时,要注意衰其大半而止,不可一味攻伐,导致正气更衰。

五、辨证施治

1.脾肾气(阳)虚

主症:面色㿠白,倦怠乏力,气促,纳少,腹胀,腰膝酸痛,畏寒肢冷,便溏溲少,夜尿频多。舌质淡,边有齿痕,苔薄白或腻,脉沉细。

治法:益气健脾补肾。

处方:香砂六君子汤合仙茅、淫羊藿化裁。生黄芪30g,党参20g,云苓15g,白术15g,木香10g,陈皮10g,仙茅10g,淫羊藿10g,半夏10g,补骨脂15g,菟丝子15g。

方解:此型常见于慢性肾衰竭早期,临床以正虚为主,邪实之象不明显。治疗用药注重扶持正气,然而补气不可壅中留邪,温肾亦不可过用温燥,免伤阴血,更不可早投寒凉以攻下,以损伤阳气,加重病情。

若阳虚水气不化出现周身浮肿,腰以下肿甚,按之没指,党参以肾气丸之意,加入桂枝、车前子、牛膝、大腹皮;水气势甚,凌心射肺出现喘咳、心悸、端坐、胸闷痛者,可加入葶苈子、苏子、白芥子以泻肺逐饮;食少纳呆,加山楂、焦三仙以消食化滞;易感冒者,可合用玉屏风散益气固表;合并外感时,宜先治外感,可用参苏饮加减治疗,然后再图根本。

2.脾肾气阴两虚

主症:面色少华,气促乏力,腰膝酸软,手足心热,口干唇燥,大便稀或干,尿少色黄,夜尿清长。舌淡有齿痕,脉象沉细。

治法:益气养阴。

处方:参芪地黄汤加减。党参15g,生芪30g,熟地20g,山药15g,枸杞子15g,山萸肉15g,云苓15g,泽泻10g,白芍15g,当归15g,白花蛇舌草30g,双花20g,佛手10g。

方解:此型在慢性肾衰竭中较常见,虽以气阴两虚为本,但多易招致风热外袭,故治疗用药时,除以益气养阴为主外,须合用清热解毒之品,防其热化,否则病邪更为缠绵。另外,熟地黄等滋腻壅滞之品用量不宜太大,方中可适当佐以行气宽中之品。

方中参芪合六味地黄汤益气养阴,有阳生阴长之妙;归、芍、枸杞助阴血;白花蛇舌草、双花清热解毒利湿;加入佛手一味,既可杜绝大队滋阴之壅滞,又可助脾胃以运化,以升清降浊。

若是脾虚为主者,见面色少华,纳呆腹满,大便溏薄等,可配用香砂六君子丸以益气健脾;以肾气虚为主,症见腰酸膝软,小便清长者,配以金匮肾气丸;若系肾阴不足,五心烦热或盗汗,小便黄赤者,合用知柏地黄丸以滋阴清热;外感风热者,见咽喉肿痛或发热,加入双花、连翘、玄参等清热解毒之品;气阴不足,心悸气促者,合用参脉饮以益心气,养心阴。

3.肝肾阴虚

主症:手足心热,头晕耳鸣,目涩咽干,腰膝酸软,便干,尿少色黄。舌质红苔少,脉细数。

治法:滋阴补肾。

处方:一贯煎加减。北沙参15g,麦冬15g,生地黄20g,当归15g,白芍15g,枸杞子15g,女贞子15g旱莲草15g,丹皮10g,丹参10g,柴胡10g,生牡蛎20g(先煎)。

方解:此型患者常伴有高血压,治疗时必须及时控制高血压的发展,减轻高血压对肾脏的损伤。

方中用北沙参、麦冬、生地黄、枸杞子、女贞子、旱莲草滋补肝肾之阴液;当归、白芍养血以柔肝;柴胡、丹皮以疏肝气,清肝火;生牡蛎潜阳。诸药合用,补中有泻,泻中寓补,相辅相成,补虚而不碍邪。临床若以头晕胀痛、心烦易怒等肝阳上亢为主症者,则以天麻钩藤饮加减,若以肝血不足为主者,则须用四物汤合逍遥散加减。

4.阴阳两虚

主症:神疲乏力,畏寒肢冷,腰膝酸软,手足心热,小便黄赤。舌质淡,体胖大有齿痕,脉象沉细。

治法:阴阳并补。

处方:金匮肾气丸加减。熟地黄20g,山药15g,山茱萸10g,云苓10g,泽泻10g,丹皮10g,附子10g,桂枝10g,菟丝子15g,淫羊藿15g。

方解:此型患者,阴阳俱伤,病情较重,变化多端,治疗用药必须慎重,防止过用峻猛及苦寒败胃之剂,且已有浊邪内生,变证蜂起,辛散燥烈之品竭阴伤阳,犯之则阴阳离决,生命危殆,故当慎之。

方中六味地黄汤补肾之阴,桂枝、附子、淫羊藿、菟丝子温补肾阳。诸药合力,虽温而不燥,补而不腻,阳生阴长,平衡相济。

5.脾胃虚弱,湿浊阻滞

主症:面色淡黄,体倦无力,形体消瘦,腹胀,食欲缺乏,泛恶呕吐,便秘或溏。舌质淡,苔薄腻,或厚腻,脉沉细无力。

治法:健脾养血,化浊和胃。

处方:归芍六君子汤合厚朴温中汤加减。当归 15g,白芍 15g,党参 20g,白术 15g,云苓 15g,陈皮 15g,砂仁 6g,厚朴 15g 草果仁 10g,川军 6g,冬瓜皮 20g,槟榔 15g。

方解:此证常见于慢性肾衰竭的氮质血症期。此时本虚标实,虚实夹杂,治疗必须虚实兼顾,应恰当地处理好正虚与邪实的关系。

方中以四君子汤益气健脾,资气血生化之源;当归、白芍养营血;陈皮、砂仁、厚朴、草果仁化浊和胃理气;川军、槟榔泻浊通腑;冬瓜利水,使湿浊之邪从小便而去。大黄通导之力较强,此时正气虽不足,但方中有四君子汤扶助正气,故适量用之无妨。全方补泻兼施,补不碍邪,攻不伤正,共奏健脾养血,化浊和胃之功。若气血不足明显,表现为头晕体倦、心悸气促等症,应去川军、槟榔、草果仁、冬瓜皮,加熟地黄、枸杞、菟丝子补益精血。

6.秽浊中阻,化热上逆

主症:头晕,胃脘胀痛,纳呆腹胀,口干,恶心呕吐,心烦失眠,便秘,口臭,口有氨味,小便清白。舌胖色淡,质灰少津,苔厚腻,脉弦数或弦滑。

治法:通腑化浊,祛湿清热。

处方:燥湿化浊汤加减。草果仁 12g,醋制大黄 10g,半夏 10g,藿香 15g,槟榔 12g,茵陈 20g,黄芩 10g 陈皮 10g,苏梗 10g。

方解:本方以草果仁、半夏、藿香燥湿化浊;大黄、槟榔通腑降浊;黄芩、茵陈苦寒泄热。若湿重于热,症见周身困重乏力,面色淡黄,纳呆腹满,恶心欲吐,可用三仁汤加减,宣畅气机,利湿清热。尿毒症出现精神症状,呈半昏迷或昏迷状态,牙龈溃破,舌淡等,可加入清热解毒之剂。若湿热痰浊,蒙蔽心包,症见神昏谵语,语无伦次,烦躁不安,或喉中痰鸣,大便不爽,小便短少黄赤,舌红,苔黄厚腻,少津,脉弦滑者,可用菖蒲郁金汤加僵蚕,清热解毒,豁痰开窍。

7.邪热入血,血瘀络阻

主症:面色晦暗,精神萎靡,皮肤瘙痒,恶心呕吐,头痛心烦,口干,口唇紫黯,尿少或清长,便秘,甚至烦躁不宁。舌质紫,有瘀斑,脉弦滑。

治法:清热解毒,活血化瘀。

处方:解毒活血汤加减。葛根 30g,桃仁 15g,红花 15g,连翘 20g,赤芍 15g,丹参 15g,生地黄 15g,丹皮 15g 大黄 10g,川连 10g,枳壳 15g,佛手 10g。

方解:本型常见于慢性肾衰竭的后期,邪浊壅盛,正气匮乏,若不急挫其势,危证立至,治疗用药更须小心,最好采用中西医结合治疗。方中用桃仁、红花、枳壳、赤芍、生地黄,取桃红四物汤之义,活血养血;易川芎为枳壳,取行气除胀消痞之功。瘀血作为慢性肾衰竭的病理产物,同时又是一个致病因素,长期作用于机体,使病机复杂化,迁延难愈。大量病理实验证明,毛细血管内皮细胞增生、血小板聚集、纤维蛋白渗出、新月体形成均与瘀血有关,使用活血药确能改善肾实质内瘀滞,改善血液循环,抑制间质纤维化,延缓肾衰进展。

若湿热瘀毒壅结,可加大黄;若出现恶心、食欲缺乏、苔厚腻,可加草果仁;若面色晦暗或黧黑,皮肤瘙痒,或舌有瘀斑,可加丹参。

六、特色经验探要

1.关于贫血的治疗　慢性肾衰竭的各个阶段都伴有不同程度的贫血,其临床表现为面色无华、头晕目眩等,贫血程度常与肾功能受损程度相一致。中医认为其病机主要为久病脾肾衰败,气血耗伤所致,治疗单纯用养血之剂收效甚微,必须从中焦脾胃着手,恢复其运化之功能为首务,而且必须辅以补肾。处方可选归芍六君子汤加减:红参、白术、茯苓、当归、白芍、半夏、陈皮、菟丝子、枸杞子等。方中红参一味不可用党参代替,用党参则效果不佳。在纠正贫血时应注意渐滋慢补,不可为图一时之功,而用滋腻厚重之品,反致湿困中焦。

2.关于降肌酐、尿素氮　血肌酐和尿素氮的测定为临床上常用的反映肾功能的指标,尿素氮受饮食等的影响较大,而肌酐则很少受其他因素的干扰,故较为准确可靠。常用以下措施来降低肌酐、尿素氮在体内的潴留。

(1)调理脾胃法:在慢性肾衰竭过程中,脾胃症状出现较早而普遍,由于脾胃虚弱,纳运失司,升降紊乱,水湿壅滞,导致恶心呕吐、纳呆腹胀等症状,这些症状的轻重与肾功能受损的程度及血尿素氮数值的高低基本一致,因此采用调理脾胃,斡旋中州之法能够有效地改善脾胃功能,改善全身症状,从而达到降低血肌酐、尿素氮,恢复肾功能的目的。临床常选归芍六君子汤等。

(2)降浊法:慢性肾衰竭时肾脏的排泄与调节功能严重障碍,致使氮质等的代谢产物潴留体内,从而出现一系列临床症状。中医认为这些毒素源于脾肾衰败,湿浊壅滞,应用降浊法可以有效地促进有毒物质的排出,保护残余肾功能。常用的降浊法有:①燥湿和胃化浊法,方用平胃散合越鞠丸加减;②解毒活血降浊法,方取解毒活血汤加减。

(3)通腑法:以中药大黄为主的复方,煎水保留灌肠,以通腑泻浊,对于降低肌酐、尿素氮,改善临床症状及肾功能有肯定的疗效。常用方:大黄 30g,蒲公英 30g,牡蛎 30g,槐花 30g,肉桂 15g。煎成 150mL,保留灌肠,每天 1 次。

3.关于尿毒症脑病症状的治疗　尿毒症晚期常出现脑部症状,表现为头痛、嗜睡、昏迷、抽搐,若遵循内科常法,按肝风内动施治,一般不易取效,此乃肾病及肝,浊邪上壅,清窍被蒙,邪实是本病关键,治疗必须立足于解毒降浊,补肾养肝息风,配合应用,或可挽救。

七、西医治疗

1.一般治疗　在肾功能不全或代偿期,应积极治疗原发病,防止发展成为尿毒症。在氮质血症期除应积极治疗原发病外,要减轻工作量,避免受凉、受湿和过劳,防止感冒,不使用损害肾脏的药物,并给予良好的医疗监护。已出现尿毒症症状的患者,应休息和治疗。

2.饮食疗法　食物要易于消化,富含维生素,保证供给足够的热量,采用优质低蛋白饮食,以禽蛋及乳类为主,辅以肉类、鱼类。主食最好采用小麦淀粉,以减少非必需氨基酸的摄入。

3.必需氨基酸疗法　慢性肾衰竭时,血浆必需氨基酸减少,非必需氨基酸增多,血非蛋白浓度因而上升。可利用非蛋白氮合成蛋白质,降低血尿素氮,纠正负氮平衡。

4.纠正酸中毒　代谢性酸中毒(metabolic acidosis,MA)是 CRF 的常见并发症,处理措施主要是补充碳酸氢钠。阴离子间隙(anion gap,AG)正常或轻度增高的 MA,其酸中毒主要因为 HCO_3^- 丢失所致,故需要补充碳酸氢钠,使血 pH 恢复正常。AG 明显增高的 MA,需排除乳酸和酮体所致的 MA(可代谢生成,补碱可诱发不良反应),首先宜积极治疗原发病。一般情况下,血 pH>7.2 时,建议口服碳酸氢钠;pH<7.2 时应静脉滴注碳酸氢钠;必要时行透析治疗,透析是纠正 MA 最有效的方法。MA 合并低钙血症的患者,补充碳酸氢钠纠正酸中毒时,要及时补充钙以免游离钙向结合钙转移诱发低钙性抽搐。

5.纠正水、电解质平衡失调　防治水钠潴留,需适当限制钠摄入量。个别水肿严重的患者,可适当应用袢利尿剂,如呋塞米、布美他尼、托拉塞米等。肌酐清除率>220μmol/L者不宜应用噻嗪类利尿剂及保钾利尿剂,因这两类药物此时疗效甚差。必要时应及时给予血液净化治疗。对低钠血症的处理,需认真分析不同原因,只对真性缺钠者谨慎补充钠盐。轻中度低钠血症一般不必积极补钠。

CRF患者应避免食用含钾量高的食物和水果;避免使用含钾高或减少尿钾排泄的药物(包括含钾高的中药汤剂);如因病情需要输血时,避免使用库存血。一旦出现高钾血症,宜根据情况,用氯化钙或葡萄糖酸钙拮抗钾的毒性,用碳酸氢钠等碱性药物或葡萄糖促进钾的转移,用降血钾树脂或排钾利尿药促进钾的排泄,如药物治疗无效,应及时进行血液净化治疗纠正高钾血症。

6.纠正矿物质和骨代谢异常　建议在CRF初诊时至少检测1次血钙、血磷、甲状旁腺激素、碱性磷酸酶活性。CRF早期可限制磷摄入,靶目标值全段甲状旁腺激素(intact PTH,iPTH)35~70 ng/L、血钙2.1~2.55 mmol/L、血磷0.87~1.48 mmol/L;CRF中期,应用骨化三醇或帕立骨化醇等活性维生素D制剂及磷结合剂,靶目标值iPTH 70~110 ng/L,血钙、血磷靶目标同CRF早期;CRF晚期,应用骨化醇/维生素D衍生物/钙敏感受体激动剂,必要者可考虑甲状旁腺切除,靶目标值iPTH 150~300 ng/L,血钙2.1~2.37 mmol/L、血磷1.13~1.77 mmol/L。

7.透析疗法　尿毒症患者经保守治疗无效,血肌酐≥770μmol/L(8.0mg/dL)或内生肌酐清除率<10%;或伴严重高钾、心力衰竭等情况时,即应进行透析治疗。

8.肾移植　肾移植的适应证如下。

(1)慢性肾衰竭其内生肌酐清除率<10%。

(2)内生肌酐清除率>10%,但并发顽固的严重高血压、多发性神经病变及继发性甲状旁腺功能亢进等。

(3)年龄<50岁,无重要脏器如心、肺、肝、脑等及下泌尿道的重要病变者。

(4)病变局限于肾脏本身者。

八、中西医优化选择

对慢性肾衰竭的治疗,国外由于透析与肾移植的开展,延长了存活期,但尚不能从根本上解决问题。目前,中西医对此病均无特殊效果。综合起来看,中西医有机配合,疗效优于单纯的西药或中药。在慢性肾衰竭的早期、中期,中医通过扶正祛邪,补益脾肾,调补气血阴阳,减少或祛除水湿、湿热、瘀血,改善慢性肾衰竭的临床症状,提高了机体的免疫力,保护了残存的肾单位,使受损的肾功能在某种程度上得到恢复,优于西医疗法。

1.中医治疗本病的长处主要表现

(1)运用通腑降浊、清热利湿、补脾益肾等措施,使慢性肾衰竭患者体内尿素氮、肌酐等有毒物质得以排出体外,邪去正安,保护了残存的肾功能。

(2)合理运用活血化瘀药,可以改善肾脏的瘀血状态,增加肾脏的血液供应,有利于受损肾的恢复,而且可抑制血小板凝集,起到利尿、降尿素氮的作用。

(3)对贫血的治疗不是采用一味蛮补之法,而是通过调理脾胃、化湿行气、解毒降浊、补益脾肾等法综合调理。

（4）通过扶正祛邪，调整阴阳，纠正失衡，提高了机体免疫力，改善了全身状况，减少了感染机会和并发症。

但中医疗法的缺点在于治疗手段单一，如患者恶心、呕吐，汤水难下时，则中医疗法很难开展。且在慢性肾衰竭的末期，出现重度酸中毒、高钾血症、心力衰竭时，中药尚难针对性地予以及时纠正，此时采用西医的对症治疗措施，则发挥了中西医结合的优势。

2.治疗慢性肾衰竭的最佳途径　在肾功能不全代偿期和氮质血症期，以中医辨证施治为主，结合西医之特长，弥补中医之不足，一般在中医治疗无效或病势危重时，应考虑合并使用西药，常用于下列情况。

（1）继发感染时需配合抗生素治疗，及时控制感染，以防生变。

（2）出现尿闭者，应及时运用利尿药或其他措施，使尿素氮得以排泄，否则危及生命。

（3）出现心力衰竭时，限制水、钠，应用利尿药，减轻心脏负担，注射洋地黄制剂以纠正心力衰竭，必要时进行透析治疗。

（4）严重的水、电解质紊乱，酸中毒时，应用西药予以纠正。

（5）贫血或出血严重者，可输入少量新鲜血液。为防止肾性骨病的发生，应及时补充钙剂。

第七章　肾病综合征

肾病综合征(nephrotic syndrome,NS)是一组由各种原因导致的临床综合征,是常见的肾小球疾病。临床特征:①大量蛋白尿;②低蛋白血症;③水肿;④血脂升高。其中大量蛋白尿、低蛋白血症为诊断肾病综合征的必备条件。

本病按病因分为原发性肾病综合征和继发性肾病综合征。本篇讨论的原发性肾病综合征是在除外继发性肾病综合征的可能后,原发于肾小球的以"三高一低"为主要临床表现的疾病。可见于各年龄段,但以2~50岁多见。男性多于女性,且与生活水平、生活环境有一定关系。

本病属中医学"水肿"范畴,与"腰痛""虚劳"等有密切关系。水肿最早见于《黄帝内经》,书中称为"水",并根据不同症状分为风水、石水、涌水;《灵枢·水胀》篇对其症状做了详细的描述,如"水始起也,目窠上微肿,如新卧起之状,其颈脉动,时咳,阴股间寒,足胫肿,腹乃大,其水已成矣。以手按其腹,随手而起,如裹水之状,此其候也。"

第一节　概述

一、病因病机

(一)中医

中医认为本病病位在肾,与肺、脾、三焦关系密切,发病原因是多方面的,最常见的原因有风邪外袭、湿毒浸淫、水湿浸渍、饮食不当及禀赋不足、久病劳倦,影响肺脾肾三脏功能,使肺失通调,脾失转输,肾失开阖,三焦气化不利等而出现体内水液潴留,泛滥肌肤,即可发为水肿。

1.风邪外袭,肺失通调　风邪外袭,内舍于肺,肺失宣降通调,上则津液不能宣发外达以营养肌肤,下则不能通调水道而将津液的代谢废物变化为尿,以致风遏水阻,风水相搏,水液潴留体内,泛滥肌肤,发为水肿。

2.湿毒浸淫,内归肺脾　肺主皮毛,脾主肌肉。痈疡疮毒生于肌肤,未能清解而内归肺脾,脾伤不能生津,肺伤失于宣降,以致水液潴留体内,泛滥肌肤,发为水肿。《济生方·水肿》谓:"又有年少,血热生疮,变为肿满,烦渴,小便少,此为热肿。"

3.水湿浸渍,脾气受困　脾喜燥而恶湿。久居湿地,或冒雨涉水,水湿之气内侵;或平素饮食不节,过食生冷,均可使脾为湿困,而失其运化之职,致水湿停聚不行,潴留体内,泛滥肌肤,发为水肿。

4.饮食不当,损伤脾胃　饮食不节或饮食不洁 ,饮食偏嗜,过食肥甘,嗜食辛辣,久则湿热内盛,三焦壅滞,"三焦者,决渎之官,水道出焉。"湿热内侵,久羁不化;或湿郁化热,湿热内盛,使中焦脾胃失其升清降浊之能,三焦为之壅滞,水道不通,以致水液潴留体内,泛滥肌肤,发为水肿;或因生活饥馑,过饱过饥,营养不足,脾气失养,以致脾运不健,脾失转输,水湿壅滞,发为水肿。《景岳全书·水肿》:"大人小儿素无脾虚泄泻等证,而忽而通身水肿,或小便不利者,多以饮食失节,或湿热所致。"

5.禀赋不足,久病劳倦　先天禀赋薄弱,肾气亏虚,膀胱开合不利,气化失常,水泛肌肤,发为水肿。或因劳倦纵欲无节,生育过多,久病产后,损伤脾肾,水湿输布失常,溢于肌肤,发为水肿。

6.瘀血阻滞,三焦不利　久病入络导致瘀血内生,水行不畅,水气停滞,发为水肿,往往水肿顽固难愈。

因此,各种病因影响机体,造成肺失通调,三焦水道失畅;脾失转输,水液输布失常;肾失开阖,水液代谢紊乱,生化之源不足,肾之精气外泄,泛滥而成本病。病位与肺脾肾有关,主要在肾。病性以肾为本,以肺为标,以脾为制。临床证候则阳水多实,阴水多虚,虚实错杂。而阴水与阳水在一定条件下可相互转化。《景岳全书·肿胀》所云:"凡水肿等证,乃肺脾肾三脏相干之病。盖水为至阴,故其本在肾;水化于气,故其标在肺;水唯畏土,故其制在脾。今肺虚则气不化精而化水,脾虚则土不制水而反克,肾虚则水无所主而妄行。"

(二)西医

肾病综合征的发生原因及机制尚未完全清楚,肾病综合征根据病因分为原发性及继发性两大类,可由多种不同病理类型的肾小球疾病所引起。任何引起肾小球毛细血管滤过膜损伤的疾病都可导致肾病综合征。在排除继发性肾病综合征的可能性后,方可诊断为原发性肾病综合征。

原发性肾病综合征:需排除继发性肾病综合征;儿童多见于微小病变型,老人多见于膜性肾病,青少年多为系膜增生性肾炎、系膜毛细血管性肾炎、局灶性节段性肾小球硬化。

继发性肾病综合征:儿童要注意先天性肾病综合征,其次为过敏性紫癜性肾炎、乙型肝炎相关性肾炎;青年尤其女性要注意系统性红斑狼疮性肾炎;中老年患者要注意糖尿病肾病、肾淀粉样变性、多发性骨髓瘤、淋巴瘤或实体肿瘤性肾病,以及药物、感染、遗传等继发性因素。

原发性肾病综合征发病机制如下。

1.微小病变性肾病及局灶节段性肾小球硬化

(1)免疫功能异常:微小病变性肾病患者,尤其是儿童,绝大多数对糖皮质激素治疗敏感;病情发作或复发往往与体内免疫系统的活化(感染、过敏、疫苗接种等)有关;本病可以继发于淋巴细胞异常性疾病(霍奇金淋巴瘤、非霍奇金淋巴瘤);患者肾活检病理显示肾小球结构基本正常,免疫病理和电镜检查均未发现有免疫复合物在肾脏沉积,部分患者肾间质中淋巴细胞浸润增加。上述临床和病理表现均表明微小病变性肾病的发生与机体免疫功能异常有关。其中细胞免疫可能起更重要的作用。当然,体液免疫异常的问题同样存在。如这类患者血清 IgG 水平很低,而且与蛋白尿的程度不成比例,这种变化与机体免疫系统功能紊乱之间的关系同样受到人们的关注。

T 细胞功能异常,释放细胞因子(循环因子)导致足细胞损伤与患者蛋白尿的形成有关。

微小病变性肾病儿童中发病率高的现象促发人们对胸腺功能在该病发生中的作用进行了研究。胸腺是 T 细胞分化成熟的主要场所,研究表明微小病变性肾病患者 T 细胞功能改变与胸腺功能异常导致 T 细胞成熟障碍有关。近期的研究工作进一步证实微小病变性肾病与 T 细胞的发育成熟状态有关,未成熟分化的 T 细胞是导致足细胞损伤的主要原因。

(2)足细胞病变的形成:足细胞是肾小球滤过膜的一道重要屏障。它不仅参与构成滤过膜的机械屏障和电荷屏障,而且在维持肾小球毛细血管袢的正常开放、缓解静水压的冲击力、合成肾小球基底膜基质及维护肾小球基底膜代谢平衡中起重要作用。此外,足细胞还分泌血管内皮细胞生长因子,调控内皮细胞功能。因此,足细胞损伤不仅带来自身功能与结构异常,还将波及肾小球基底膜、内皮细胞和系膜细胞,导致肾小球结构功能破坏和肾小球硬化的发生。

微小病变性肾病和局灶性节段性肾小球硬化症(focal segmental glomerulosclerosis,FSGS)患者足细胞足突广泛融合是其超微结构的主要特点。足突融合首先表现为足突宽度增加,裂孔消失。融合的足突与肾小球基底膜粘连,足突下间隙面积减小,GFR 下降。除足突融合外,足细胞损伤有 3 种表现形式:①足细胞发生退行性变,数目减少,导致硬化性病变;②壁层上皮细胞反应性增生;③足细胞去分化,细胞增生,导致塌陷型 FSGS 的发生。

(3)循环因子:最早人们又将其称为血管通透因子。该观点的提出得益于一些非常有价值的临床观察。FSGS 患者在接受肾移植于术后可以复发。典型的患者表现为术后 24 小时内出现大量蛋白尿,若在肾移植 1~4 周行肾活检,绝大多数患者肾组织病理基本正常,仅在电镜下观察到足突融合。如果患者蛋白尿持续缓解,在术后 2~11 个月再次肾活检,肾小球表现出 FSGS 样病变,其中有部分患者表现为塌陷型 FSGS。将肾移植后复发 FSGS 患者的血清注射入大鼠体内能够诱导出蛋白尿。另外,两个临床现象也提示循环因子在 FSGS 发病中的作用。据报道一位患 FSGS 的母亲妊娠分娩,婴儿出生时就伴有蛋白尿和低蛋白血症,但出生 2 周后蛋白尿消失。一例 20 岁患微小病变性肾病的男性患者因脑出血突然死亡后,其 2 个肾脏分别移植给了 2 例原发病不是肾小球疾病的患者,这两位患者术后 6 周内尿蛋白逐渐减少并消失,肾活检病理也恢复正常。上述临床现象不仅为进一步研究循环因子在 FSGS 发病中的作用提供了依据,也促发人们试图摸索用血浆置换和免疫吸附治疗这类患者。

目前,对循环因子的来源和性质还很不清楚。一些研究认为 T 细胞功能紊乱、细胞因子的异常释放可能是循环因子的来源之一。研究发现将患者的血清与淋巴细胞共培养,其上清液中 IL-2、α-干扰素和 IL-8 水平明显升高,将该上清液注射至大鼠体内能诱导出蛋白尿。

2.膜性肾病

(1)上皮侧免疫沉积物的形成机制:膜性肾病肾小球基底膜(glomerular basement membrane,GBM)上皮侧免疫沉积物的形成有 3 种可能:①肾小球足细胞表面分子作为抗原,触发机体免疫反应,致原位免疫复合物形成;②外源性抗原(分子量小,带正电荷)种植在上皮侧,致原位免疫复合物形成;③循环免疫复合物在肾小球毛细血管内解离,穿过 GBM,再次在上皮侧形成免疫沉积物。

(2)肾小球损伤机制如下。

1)补体膜攻击复合物(C5b-9):上皮侧抗原抗体反应,免疫复合物形成导致补体活化。作为补体活化的终末产物,C5b-9 在膜性肾病肾小球损伤中起重要作用。在补体活化过程中,C5 在 C5 转换酶作用下裂解产生 C5b,后者与 C6 及 C7 结合形成 C5b-9 复合物。在与 C8 和 C9 分子结合后,C5b-9 能插入细胞膜脂质双层结构中。红细胞等无核细胞在此情况下较易溶解,然而有核细胞如足细胞,可以通过胞饮作用摄取 C5b-9,细胞膜很快得以修复。

C5b-9可由此穿过足细胞的胞质,到达鲍曼囊腔内随尿排出。因此,膜性肾病患者尿液中可检出 C5b-9。足细胞在这个过程中被活化,释放出活性氧,进而启动脂质过氧化反应,降解肾小球基底膜的结构蛋白,产生蛋白尿。

2)足细胞相关蛋白:自1998 年第 1 个裂孔膜蛋白裂隙素(nephrin)被发现,足细胞相关蛋白的研究成为肾脏病研究的一个全新领域。足细胞相关蛋白根据其分布和功能的不同,可以分为裂孔膜蛋白、基底膜区蛋白、顶膜区蛋白和细胞骨架蛋白。

3)足细胞的损伤:足突裂孔膜是肾小球滤过膜的最后一道屏障,其正常功能的发挥有赖于足细胞相关蛋白和足细胞本身结构的完整性。C5b-9 入足细胞后,可以破坏裂隙素与足细胞膜的锚定结构,使足细胞裂孔膜蛋白复合体结构解离。

3.膜增生性肾小球肾炎和致密物沉积病

(1)Ⅰ型膜增生性肾小球肾炎:循环免疫复合物沉积、经典补体途径持续激活是Ⅰ型膜增生性肾小球肾炎的重要发病机制。此外,细胞免疫、肾脏固有细胞激活后参与免疫病理、细胞因子和炎症介质以及遗传因素等方面在疾病发生、发展过程中也起一定的作用。

1)循环免疫复合物的形成与体液免疫:在肾小球肾炎发病机制中,体液免疫起重要作用。依据:①半数左右的Ⅰ型膜增生性肾小球肾炎患者血清中可检测到免疫复合物;②肾小球及血清内出现冷球蛋白;③免疫荧光显示,多种免疫球蛋白沉积于肾小球毛细血管壁内皮下及系膜区;④患者体内经典补体途径持续激活;⑤继发性Ⅰ型膜增生性肾小球肾炎的原发疾病,多为免疫复合物介导的疾病,如系统性红斑狼疮、乙型肝炎或丙型肝炎、分流性肾炎等;⑥在动物实验中,异种球蛋白反复输入家兔体内,家兔产生获得性免疫反应,可以成功复制出Ⅰ型膜增生性肾小球肾炎动物模型。

综上所述,抗原激发体内免疫反应产生抗体,形成循环免疫复合物,沉积于肾小球毛细血管壁内皮下及系膜区,并激活补体及释放各种炎症介质,导致肾小球损伤,为Ⅰ型膜增生性肾小球肾炎免疫复合物发病机制。

2)补体与肾炎因子:

A.从 C1q-C1r-C1s 开始的经典途径:抗原-抗体复合物为主要激活物,参与经典途径活化的补体成分,依次为 C1、C2、C4 和 C3,形成 C3 与 C5 转化酶的级联酶促反应,是抗体介导的体液免疫应答效应的主要方式。

B.从 C_3 开始的旁路途径:又称替代激活途径,激活不依赖于抗体,由 B 因子、D 因子和 P 因子参与,直接由微生物或外源性异物激活 C3,形成 C3 与 C5 转化酶,从而激活补体级联酶促反应的活化途径。

C.甘露聚糖结合凝集素活化途径:由血浆中药甘露聚糖结合的凝集素,直接识别多种病原微生物表面 N-氨基半乳糖或甘露糖,进而依次活化、MASP-2、C4、C2、C3,形成和经典途径相同的 C3 与 C5 转化酶,激活补体级联酶促反应的活化途径。

3)细胞免疫:也会诱发肾小球损伤,但它在疾病发生、发展中的确切作用和机制,尚须进一步研究。有报道称膜增生性肾小球肾炎患者体内淋巴细胞毒抗体滴度升高,而淋巴细胞毒抗体可调控淋巴细胞亚群和 T 辅助细胞。也有研究发现,自然杀伤细胞活性降低、抗体依赖性细胞介导的细胞毒作用,在膜增生性肾小球肾炎发生、发展过程中亦有一定的作用。

4)肾脏固有细胞及炎症介质:肾小球损伤启动后,一些致炎症介质可激活肾固有细胞。其中系膜细胞是对各种刺激产生反应最活跃和最敏感的肾小球固有细胞。当受有害因子刺激后可产生增生反应,继而产生多种细胞因子(如白细胞介素、细胞生长因子等)和血管活性物质(组胺、5-羟色胺等),介导炎症性损伤。细胞外基质的量和成分发生变化时,也可促进肾小球固有细胞和浸润细胞活化和增生。补体的活化、肾组织循环中性粒细胞浸润、细胞因子的合成、蛋白溶解酶的释放、凝血级联反应激活和前炎症介质的产生等,均可引起肾组织损伤,并已在动物实验中证实。

(2)Ⅲ型膜增生性肾小球肾炎:主要病因与发病机制与Ⅰ型膜增生性肾小球肾炎相似,亦为免疫复合物沉积所引起的肾小球损伤,同时存在补体系统代谢异常,部分患者体内可检测出终末肾炎因子。

(3)致密物沉积病:本类型与以上二型的发病机制不同,多与免疫复合物沉积无关,而是由于体内存在补体活化调节异常,补体旁路途径异常活化的结果。触发补体系统功能紊乱的因素有 C3 肾炎因子、H 因子功能下降,以及其他如遗传因素等。

4.从肾病综合征各个特征性症状的角度,分述其发病机制。

(1)大量蛋白尿:在正常生理情况下,肾小球滤过膜具有分子屏障及电荷屏障作用,当出现肾病综合征时,这些屏障作用受损,肾小球上皮细胞,即足细胞损伤,致使原尿中蛋白含量增多,当其增多明显超过近曲小管回吸收量时,形成大量蛋白尿。在此基础上,系膜细胞及基质收缩异常,肾内血流动力学改变,凡增加肾小球内压力及导致高灌注、高滤过的因素(如高血压、高蛋白饮食或大量输注血浆蛋白)均可加重尿蛋白的排出。此外,还与肾小球的滤过率、肾素-血管紧张素系统的活性等有关。

(2)血浆蛋白变化:肾病综合征时大量清蛋白从尿中丢失,促进白蛋白肝脏代偿性合成增加,同时由于近端肾小管摄取滤过蛋白增多,也使肾小管分解蛋白增加。当肝脏白蛋白合成增加不足以克服丢失和分解时,则出现低白蛋白血症。此外,肾病综合征患者因胃肠道黏膜水肿导致饮食减退、蛋白质摄入不足、吸收不良或丢失,也是加重低白蛋白血症的原因。除血浆白蛋白减少外,血浆的某些免疫球蛋白(如 IgG)和补体成分、抗凝及纤溶因子、金属结合蛋白及内分泌素结合蛋白也可减少,尤其是肾小球病理损伤严重,大量蛋白尿和非选择性蛋白尿时更为显著。故患者易产生感染、高凝、微量元素缺乏、内分泌紊乱和免疫功能低下等并发症。

(3)水肿:肾病综合征时低白蛋白血症、血浆胶体渗透压下降,使水分从血管腔内进入组织间隙,是造成肾病性水肿的基本原因。近年的研究表明,约 50% 患者血容量正常或增加,血浆肾素水平正常或下降,提示某些原发于肾内钠、水潴留因素在肾病综合征水肿发生机制中起一定作用。

(4)高脂血症:高胆固醇和(或)高三酰甘油血症、血清中低密度和极低密度脂蛋白浓度增加,常与低蛋白血症并存。其发生机制与肝脏合成脂蛋白增加和脂蛋白分解及利用减弱相关,目前认为后者可能是导致高脂血症更为重要的原因。

二、临床表现

(一)症状与体征

临床症状多在感冒后 1~4 周,出现蛋白尿、血尿、水肿、高血压、乏力、食欲缺乏、腰痛、周身酸痛,甚至咳喘、腹胀、便溏等临床症状;水肿常为逐渐起病,多见于踝部,凹陷性水肿,晨起眼睑颜面水肿,逐渐发展至全身,甚至出现胸腔积液、腹腔积液、心包积液、阴囊水肿。

约30%的患者可出现高血压。营养不良如皮肤苍白、肌肉萎缩、毛发干枯等。肾病综合征的临床特点与病理生理有密切关系。

(二)病理类型及其临床特征

引起原发性肾病综合征的肾小球病的病理类型有以下5种,它们的病理及临床特征如下。

1.微小病变型肾病(minimal change nephrosis,MCD)　光镜下肾小球基本正常,近曲小管上皮细胞可见脂肪变性。免疫病理检查阴性。特征性改变和本病的主要诊断依据为电镜下有广泛的肾小球脏层上皮细胞足突融合消失。

本型好发于少年儿童,尤以2~6岁幼儿多见,占儿童发病的80%~90%,占成年人的10%~20%。男性多于女性,儿童高发,60岁后发病率又呈现一小高峰。血尿发生率低(约为15%伴有镜下血尿),无肉眼血尿,一般不出现持续性高血压及肾功能减退(严重水肿时可有一过性高血压及氮质血症,利尿后即消退),30%~40%患者可能在发病后数月内自行缓解,90%的患者对激素治疗敏感,治疗后2周左右开始利尿,尿蛋白可在数周内迅速减少至阴性,血浆白蛋白逐渐恢复正常水平,最终可达临床完全缓解,但本病复发率高达60%,若反复发作可能转变为系膜增生性肾小球肾炎,进而转变为局灶性节段性肾小球硬化。一般认为,成年人的治疗缓解率和缓解后复发率均较儿童低。

2.系膜增生性肾小球肾炎(mesangial proliferative glomerulonephritis,MSPGN)　光镜下可见肾小球系膜细胞和系膜基质弥漫增生,依其增生程度可分为轻度、中度、重度。免疫病理检查可将本组疾病分为IgA肾病及非IgA系膜增生性肾小球肾炎。前者以IgA沉积为主,后者以IgG或IgM沉积为主,均常伴有C3于肾小球系膜区,或系膜区及毛细血管壁呈颗粒状沉积。电镜下在系膜区可见到电子致密物。

本型在我国发病率很高,占原发性肾小球疾病肾活检患者的30%~50%(IgA及非IgA又各占50%)。本病好发于青少年,男性多于女性,有前驱感染者(占50%)发病较急,共同表现为急性肾炎综合征(占20%~30%)。无感染者常呈隐匿起病。非IgA型多于IgA型。血尿发生率高(IgA型几乎为100%,非IgA型约为70%)。随肾脏病变程度由轻到重,肾功能不全及高血压的发生率逐渐增加。本组疾病呈肾病综合征者,对糖皮质激素及细胞毒药物的治疗反应与其病理改变轻重相关,轻者疗效好,重者疗效差。

3.系膜毛细血管性肾小球肾炎(mesangial capillary glomerulonephritis,MPGN)　又称膜增生性肾小球肾炎,光镜下较常见的病理改变为肾小球基底膜增厚,系膜细胞和系膜基质弥漫重度增生,可插入GBM和内皮细胞之间,使毛细血管袢呈"双轨征"。免疫病理检查常见IgG和C3呈颗粒状系膜区及毛细血管壁沉积。电镜下系膜区和内皮下可见电子致密物沉积。以往根据光镜下肾小球形态改变和电镜下电子致密物沉积部位不同,将原发性膜增生性肾小球肾炎分为3型:Ⅰ型,典型改变为GBM增厚,系膜细胞及系膜基质显著增生扩张,插入毛细血管壁的内皮细胞与基底膜之间,呈双轨现象,也称为系膜毛细血管增生性肾小球肾炎,电镜下表现为内皮下致密物沉积。Ⅱ型,基底膜弥漫性增厚,系膜细胞增生及插入不明显,电镜下可见毛细血管基膜致密层内大量绶带状电子致密物沉积,因而称为致密物沉积病。Ⅲ型,分为两个亚型,光镜下与Ⅰ型表现相似,电镜下Burkholder亚型同时有上皮下和内皮下致密物沉积;Strife和Anders亚型,则有大小不等的免疫复合物穿透基底膜全层。

本型占我国原发性肾病综合征的 10%~20%,好发于青壮年,男性多于女性。有前驱感染者(约占 70%)发病急,否则亦隐匿起病。并伴明显血尿(100%血尿,肉眼血尿常见)。病程持续性进展,肾功能损害、高血压及贫血出现早,病情多持续进展,50%~70%患者的血清 C3 持续降低,对提示本病有重要意义。对糖皮质激素及细胞毒药物不敏感,可能仅对部分儿童患者有效,成年人疗效差。病变进展快,临床表现复杂,预后差,发病 10 年以后约有 50%的患者将持续进展至慢性肾衰竭。

4.膜性肾病(membranous nephropathy,MN) 光镜下可见肾小球弥漫性病变,早期仅于肾小球基底膜上皮侧见多数排列整齐的嗜复红小颗粒(Masson 染色);进而有钉突形成(嗜银染色),基底膜逐渐增厚。免疫病理显示 IgG 和 C3 呈细颗粒状沿肾小球毛细血管壁沉积。电镜下早期可见 GBM 上皮侧有排列整齐的电子致密物,常伴有广泛足突融合。

本型可见于任何年龄,好发于中老年,在诊断时 80%~90%患者超过 30 岁,发病高峰在 36~40 岁,男性多于女性,多隐袭起病,少数在前驱感染后短期内发病,病程呈缓慢进展性,最早症状通常是逐渐加重的下肢水肿,持续性蛋白尿,蛋白尿常为非选择性,经过多年肾功能才逐渐恶化。约 80%表现为肾病综合征,约 30%可伴有间断性或持续性镜下血尿,肉眼血尿少见,不常见高胆固醇血症,随疾病进展,半数患者发生高血压。血清 C3 和其他补体成分多正常。病程进展缓慢(5~10 年后才出现肾功能损害、尿毒症),但极易发生血栓栓塞并发症(肾静脉血栓发生率可高达 40%~50%)。约占我国原发性肾病综合征的 20%。有 20%~35%患者的临床表现可自发缓解。60%~70%的早期膜性肾病患者(尚未出现钉突)经糖皮质激素和细胞毒药物治疗后可达临床缓解。但随疾病逐渐进展,病理变化加重,治疗效果则较差。本病变多呈缓慢进展,中国、日本和中国香港的研究显示,10 年肾脏存活率为 80%~90%,明显较西方国家预后好。

5.局灶性节段性肾小球硬化症(focal segmental glomerulosclerosis,FSGS) 光镜下可见病变呈局灶、节段分布,表现为受累节段的硬化(系膜基质增多、毛细血管闭塞、球囊粘连等),相应的肾小管萎缩、肾间质纤维化。免疫病理检查显示 IgM 和 C3 在肾小球受累节段呈团块状沉积。电镜下可见肾小球上皮细胞足突广泛融合、足突与 GBM 分离及裸露的 GBM 节段。根据硬化部位及细胞增生的特点,可分为以下 5 种亚型:经典型、塌陷型、顶端型、细胞型及非特殊型,其中非特殊型最为常见,占半数以上。

本型占我国原发性肾病综合征的 5%~10%,好发于青少年男性,多为隐匿起病,部分患者可由微小病变型肾病转变而来。大量蛋白尿及肾病综合征为其主要临床特点(发生率可达 50%~75%),血尿发生率约 75%。本病确诊时患者约半数有高血压和约 30%有肾功能减退。并可出现肾性糖尿、氨基酸尿及磷酸盐尿。本病多数顶端型局灶性节段性肾小球硬化经糖皮质激素治疗有效,预后良好。塌陷型治疗反应差,进展快,多于两年内进入终末期肾衰。其余各型的预后介于两者之间。过去认为糖皮质激素对局灶性节段性肾小球硬化治疗效果很差,近年的研究表明 50%患者治疗有效,只是起效较慢,平均缓解期为 4 个月。肾病综合征能否缓解与预后密切相关,缓解者预后好,不缓解者 6~10 年超过半数患者进入终末期肾衰竭。

(三)并发症

1.感染 患者感染抵抗力下降的原因:①尿中丢失大量 IgG;②B 因子(补体的替代途径

成分)的缺乏导致对细菌免疫调理作用缺陷;③蛋白质营养不良时,机体非特异性免疫应答能力减弱、免疫功能紊乱,造成机体免疫功能受损;④转铁蛋白和锌大量从尿中丢失。转铁蛋白为维持正常淋巴细胞功能所必需,锌离子浓度与胸腺素合成有关;⑤应用糖皮质激素治疗;⑥局部因素,胸腔积液、腹腔积液、皮肤高度水肿引起的皮肤破裂和严重水肿使局部体液因子稀释、防御功能减弱,均为患者的易感因素。在抗生素问世以前,细菌感染曾是患者的主要死因之一,严重的感染主要发生在儿童和老人,成年人较少见。常见感染部位顺序为呼吸道、泌尿道、皮肤、消化道。临床上常见的感染:原发性腹膜炎、蜂窝织炎、呼吸道感染和泌尿道感染。感染是肾病综合征的常见并发症,一旦感染诊断成立,应立即予以治疗。由于应用糖皮质激素,其感染的临床征象常不明显,尽管目前已有多种抗生素可供选择,但若治疗不及时或不彻底,感染仍是导致肾病综合征复发和疗效不佳的主要原因之一,甚至可造成死亡,应予以高度重视。

2.高凝状态和血栓栓塞并发症　肾病综合征存在高凝状态,是由于水肿、患者活动少静脉瘀滞、血液浓缩(有效血容量减少)及高脂血症造成血液黏稠度增加。此外,因某些蛋白质从尿中丢失,肝代偿性合成蛋白增加,引起机体凝血、抗凝和纤溶系统失衡,主要是由于血中凝血因子的改变,包括Ⅸ因子、Ⅺ因子下降,Ⅴ因子、Ⅶ因子、Ⅷ因子、Ⅹ因子、纤维蛋白原、β-血栓球蛋白和血小板水平增加,加之肾病综合征时血小板的黏附和凝集力力增强,抗凝血酶Ⅲ和抗纤溶酶活力降低。因此,促凝集和促凝血因子的增高,抗凝集和抗凝血因子的下降及纤维蛋白溶解机制的损害,是肾病综合征产生高凝状态主要原因。应用利尿剂和糖皮质激素等则进一步加重高凝状态。因此,极为容易发生血栓、栓塞并发症,为静脉血栓形成的加重因素,激素经凝血蛋白发挥作用,而利尿剂则使血液浓缩,血液黏稠度增加。当血浆白蛋白浓度小于20g/L时,肾静脉血栓形成的危险性增加。多数认为血栓先在小静脉内形成,然后延伸,最终累及肾静脉。肾静脉血栓形成,在膜性肾炎患者中可高达50%,在其他病理类型中,其发生率为5%~16%。肾静脉血栓形成的急性型患者可表现为突然发作的腰痛、血尿、白细胞尿、尿蛋白增加和肾功能减退。慢性型患者(约占3/4)则可无任何临床症状,但血栓形成后的肾淤血常使蛋白尿加重,或对治疗反应差。由于血栓脱落,肾外栓塞症状常见,可发生肺血管血栓、栓塞,下肢静脉血栓、下腔静脉血栓、冠状血管血栓和脑血管血栓也不少见。也可伴有肾小管功能损害,如糖尿、氨基酸尿和肾小管性酸中毒。明确诊断需做肾静脉造影。多普勒超声、CT、CTA、MRI等无创伤性检查也有助于诊断。血浆β血栓蛋白增高提示潜在的血栓形成,血中α_2-抗纤维蛋白溶酶增加也认为是肾静脉血栓形成的标志。外周深静脉血栓形成率约为6%,常见于小腿深静脉,仅12%有临床症状,25%可由多普勒超声发现。肺栓塞的发生率为7%,仍有12%无临床症状。其他静脉累及罕见。动脉血栓形成更为少见,但在儿童中,尽管血栓形成的发生率相当低,但动脉与静脉累及一样常见。血栓栓塞并发症是直接影响肾病综合征治疗效果和预后的重要原因。

3.急性肾衰竭　急性肾衰竭为这种疾病最严重的并发症,常需透析治疗。常见的病因有:①血流动力学改变,肾病综合征常有低蛋白血症及血管病变,特别是老年患者多伴肾小动脉硬化,对血容量及血压下降非常敏感,故当急性失血、呕吐、腹泻所致体液丢失、外科损伤、腹腔积液、大量利尿及使用抗高血压药物后,都能使血压进一步下降,有效血容量不足而致肾血流量下降,肾灌注骤然减少,进而使GFR降低,诱发肾前性氮质血症,并因急性缺血后小管上皮细胞肿胀、变性及坏死,导致急性肾衰竭。经扩容、利尿后可得到恢复。②肾间质水肿,低蛋白血症可引起周围组织水肿,同样也会导致肾间质水肿,肾间质水肿压迫肾小管,使近端小管鲍曼囊静水压增高,GFR下降。③药物引起的急性间质性肾炎。④双侧肾静脉血栓形成。⑤血管收缩,部分患者在低蛋白血症时见肾素浓度增高,肾素使肾小动脉收缩,GFR下降。此种情况在老年人存在血管病变者多见。⑥浓缩的蛋白管型堵塞远端肾小管,可能参与肾病综合征急性肾衰竭机制之一。经利尿后可能得到改善。⑦少数患者可出现急性肾衰竭,尤以微小病变型肾病者居多,发生多无明显诱因,表现为少尿甚或无尿,扩容利尿无效。肾活检病理检查显示肾小球病变轻微,肾间质弥漫重度水肿,肾小管可为正常,或部分细胞变性、坏死,肾小管腔内有大量蛋白管型。常伴有肾小球上皮足突广泛融合,裂隙孔消失,使有效滤过面积明显减少,发生急性肾衰竭。该急性肾衰竭的机制不明,推测与肾间质高度水肿压迫肾小管和大量管型堵塞肾小管有关,即上述变化形成肾小管腔内高压,引起GFR骤然减少,又可诱发肾小管上皮细胞损伤、坏死,从而导致急性肾衰竭。⑧急进性肾小球肾炎。

4.内分泌及代谢异常 肾病综合征患者尿中丢失甲状腺结合球蛋白(thyroxine binding globulin,TBG)和皮质类固醇结合球蛋白(corticosteroid-binding globulin,CBG)。使得临床上血清TBG和三碘甲状腺原氨酸(triiodothyronine,T_3)常下降,游离T_3和甲状腺素(thyroxine,T_4)、促甲状腺激素(thyroid-stimulating hormone,TSH)水平正常,但多数患者甲状腺功能可正常(如低T_3综合征等内分泌紊乱)。由于血中CBG和17-羟皮质醇都减低,游离皮质醇和结合皮质醇比值可改变,组织对药理剂量的皮质醇反应也不同于正常。由于金属结合蛋白铜蓝蛋白、转铁蛋白和白蛋白从尿中丢失,使患者微量元素(铁、铜、锌等)缺乏。锌缺乏可引起阳痿、味觉障碍、伤口难愈及细胞介导免疫受损等。持续转铁蛋白减少可引起临床上对铁剂治疗有抵抗性的小细胞低色素性贫血。此外,严重低蛋白血症可导致持续性的代谢性碱中毒,因血浆蛋白减少10g/L,则血浆重碳酸盐会相应减少3mmol/L。长期低蛋白血症可导致蛋白质营养不良、小儿生长发育迟缓;免疫球蛋白减少造成机体免疫力低下、易致感染;药物结合蛋白减少可能影响某些药物的药代动力学(使血浆游离药物浓度增加、排泄加速),影响药物疗效。高脂血症增加血液黏稠度,促进血栓、栓塞并发症的发生,还将增加心血管系统并发症,并可促进肾小球硬化和肾小管-间质病变的发生,促进肾脏病变的慢性进展。

5.肾小管功能损害 以儿童多见。其机制认为是肾小管对滤过蛋白的大量重吸收,使小管上皮细胞受到损害。常表现为糖尿、氨基酸尿、高磷酸盐尿、肾小管性失钾和高氯性酸中毒,凡出现多种肾小管功能缺陷者常提示预后不良。

6.骨和钙代谢异常 肾病综合征时血循环中的维生素D结合蛋白和维生素D复合物从尿中丢失,使血中1,25-$(OH)_2$-维生素D_3水平下降,致使肠道钙吸收不良和骨质对甲状旁腺激素(parathyroid hormone,PTH)耐受,因而这种疾病常表现有低钙血症,有时发生骨质软化和甲状旁腺功能亢进所致的纤维囊性骨炎。进展的肾衰竭所并发的骨营养不良,一般较非肾脏疾病所致的尿毒症更为严重。

7.电解质及代谢紊乱 反复使用利尿药物或长期不合理禁盐,都可使肾病综合征患者继发低钠血症;使用肾上腺皮质及大量利尿药物导致大量排尿,若不及时补钾,容易出现低钾血症。

8.冠心病 肾病综合征患者常有高脂血症及血液高凝状态,因此容易发生冠心病。有报道肾病综合征患者的心肌梗死发生率比正常人高8倍。冠心病已成为肾病综合征死亡原因的第三因素(仅次于感染和肾衰竭)。

(四)实验室检查

1.尿液检查 通过尿蛋白定性,尿沉渣镜检,可以初步判断是否有肾小球病变存在。以尿蛋白增加为主,尿蛋白定性常在+++以上;24小时尿蛋白定量大于3.5g/L(是诊断的必备条件),部分患者可有血尿,肉眼血尿少见。

2.血液检查 血常规正常(感染、肾衰竭者除外);血浆白蛋白下降小于30g/L(是诊断的必备条件);胆固酮、三酰甘油升高。为了解肾功能是否受损或受损程度,进一步明确诊断、鉴别诊断,指导、制订治疗方案,估计预后。可视具体情况做如下检查:肾功能检查常做的项目为尿素氮、肌酐,用来了解肾功能是否受损及其程度。电解质及二氧化碳结合力测定用来了解是否有电解质紊乱及酸碱平衡失调,以便及时纠正。血液流变学检查患者的血液经常处于高凝状态,血液黏稠度增加,此项检查有助于对该情况的了解。可根据需要选用项目如血清补体、血清免疫球蛋白、选择性蛋白尿指数、尿蛋白聚丙烯胺凝胶电泳、尿纤维蛋白降解产物、尿酶、血清抗肾小球基底膜抗体、其他自身抗体、ANCA、乙型肝炎"两对半"等。

3.其他检查

(1)超声检查:双肾增大或正常。

(2)放射性核素肾图:可有或无异常变化。

(3)肾穿刺活检:肾穿刺活组织检查病理分型有助于确诊,是确定病理类型必不可少的,对指导治疗、判断预后有帮助。有条件者均应争取行此检查。

三、诊断与鉴别诊断

(一)临床诊断标准

1.大量蛋白尿(尿蛋白定量≥3.5g/d)。

2.低蛋白血症(血浆白蛋白≤30g/L)。

3.水肿(常为明显水肿,并可伴腹腔积液、胸腔积液)。

4.血脂升高[血清胆固酮或(和)三酰甘油增高]。

其中(1)、(2)项为诊断所必须。依据以上典型临床表现,结合病史,除外继发性肾病综合征及遗传性疾病,原发性肾病综合征不难诊断。确诊需做肾穿刺活检组织病理学检查。

诊断步骤如下。

(1)首先判断是否为肾病综合征,如前所述,主要依据尿蛋白含量、血浆白蛋白浓度、有无水肿、有无高脂血症。

(2)尽量鉴别是否为原发性肾病综合征:需仔细除外全身系统疾病及先天遗传疾病所致的继发性肾病综合征方能诊断。

(3)确定肾病综合征的病理类型:肾小球疾病临床与病理表现虽然有一定联系,但无绝对应关系,要正确做出肾小球疾病的病理诊断仍必须做肾活检,故有条件者尽量肾活检,对明确病理诊断、指导治疗、判断预后至关重要;如治疗效果不佳,病情进展快或怀疑病类型转变,必要时可重复肾活检。

(4)判断有无并发症和肾功能评估:对肾病综合征进一步的综合防治也非常重要的,尤其是合并感染、血栓形成、急性肾衰竭时的及时判断。

肾病综合征诊断并不困难。各种类型肾病综合征的临床表现大同小异,但其病因及发病机制可以完全不同。同时,肾病综合征诊断后,对肾功能的评估也有利于对预后的评估和治疗方案、治疗药物的选择;如膜性肾病,若肾功能不佳则为高危因素,应积极治疗;如硬化性肾炎,若肾功能不佳,则应以保守治疗为主。

(二)鉴别诊断

需进行鉴别诊断的继发性肾病综合征病因主要包括以下疾病:

1.过敏性紫癜肾炎 好发于青少年,有典型的皮肤紫癜,可伴关节痛、腹痛及黑便,多在皮疹出现后1~4周出现血尿和(或)蛋白尿,典型皮疹有助于鉴别诊断。

2.系统性红斑狼疮肾炎 青少年和中年多发,常见于20~40岁女性,依据多系统受损的临床表现和免疫学检查可检出多种自身抗体,一般不难明确诊断。

3.乙型肝炎病毒相关性肾炎 多见于儿童及青少年,以蛋白尿或肾病综合征为主要临床表现,常见的病理类型为膜性肾病,其次为系膜毛细血管性肾小球、肾炎等。国内依据以下三点进行诊断:①血清乙型肝炎病毒(hepatitis B virus,HBV)抗原阳性;②患肾小球肾炎,并可除外狼疮性肾炎等继发性肾小球肾炎;③肾活检切片中找到HBV抗原。我国为乙型肝炎高发区,对有乙型肝炎患者,儿童及青少年蛋白尿或肾病综合征患者,尤其为膜性肾病,应认真排除。

4.糖尿病肾病 好发于中老年,肾病综合征常见于病程为10年以上的糖尿病患者。早期可发现尿微量白蛋白排出增加,以后逐渐发展成大量蛋白尿、肾病综合征。糖尿病病史及特征性眼底改变有助于鉴别诊断。

5.Wegener肉芽肿 本病有三大特征,即鼻及鼻窦坏死性炎症、肺炎及坏死性肾小球肾炎。发病顺序为先有鼻部病变,再有肺部病变,继之出现肾损害。肾损害的临床特征为肾病综合征或急进性肾炎。血清 γ-球蛋白及IgG及IgA增高,ANCA阳性,组织病理示炎症性、坏死性肉芽肿形成,血管壁炎症细胞浸润为主的坏死性血管炎及坏死性和节段性肾小球肾炎等有助于鉴别。

6.骨髓瘤性肾病 好发于中老年,男性多见,患者可有多发性骨髓瘤的特征性临床表现,如骨痛、血清单株球蛋白增高、蛋白电泳M带及尿本周蛋白阳性,骨髓象显示浆细胞异常增生(占有核细胞的15%以上),并伴有质的改变。多发性骨髓瘤累及肾小球时可出现肾病综合征。上述骨髓瘤特征性表现有利于鉴别诊断。

7.肾淀粉样变性 好发于中老年,肾淀粉样变性是全身多器官受累的一部分。原发性淀粉样变性主要累及心、肾、消化道(包括舌)、皮肤和神经;继发性淀粉样变性常继发于慢性化脓性感染、结核、恶性肿瘤等疾病,主要累及肾脏、肝和脾等器官。肾受累时体积增大,常呈肾病综合征。肾淀粉样变性常需肾活检确诊。

8.药物所致的肾病综合征 有机金、汞、D-青霉胺、卡托普利、非甾体抗炎药有引起肾病综合征的报道。应注意用药史,及时停药可能使病情缓解。

9.肿瘤所致的肾病综合征 多种肿瘤尤其肺癌、胃肠道及乳腺恶性病变可引起肾病综合征,甚至以肾病综合征为早期临床表现。推测肿瘤引起肾脏免疫发病的机制:肿瘤相关抗原刺激宿主产生抗肿瘤抗体,抗原与抗体形成可溶性免疫复合物沉积于肾小球;免疫监视功能缺陷,肿瘤患者接触某种抗原而产生免疫复合物致病等。有报道肾病综合征在肿瘤确诊前12~18个月出现,因此对肾病综合征患者,尤其老年患者应作全面检查,如发现全身淋巴结肿大,胸、腹部肿块均应警惕肿瘤引起的肾病综合征。临床发现某些肿瘤缓解或根治后,肾病也随之好转或消失。

10.肾移植术后移植肾复发　肾移植后肾病综合征的复发率约为10%,通常术后1周至25个月,出现蛋白尿,受者往往出现严重的肾病综合征,并在6个月至10年间丧失移植肾。

11.类风湿关节炎肾损害　类风湿关节炎好发于20~50岁女性,其肾损害的发生率较低,其肾损害的可能有以下几种情况:类风湿关节炎镇痛剂肾病、类风湿关节炎并发肾淀粉样变、类风湿关节炎并发肾小球肾炎。类风湿关节炎并发肾病综合征十分罕见,其类风湿因子阳性,肾活检最常见为系膜性肾小球肾炎,应用皮质激素治疗后可改善。

12.冷球蛋白血症肾损害　临床上遇到紫癜、关节痛、雷诺现象、肝脾大、淋巴结肿大、视力障碍、血管性昏厥及脑血栓形成等,同时并发肾小球肾炎,应考虑本病,进一步证实血中冷球蛋白增高,即可确定诊断。冷球蛋白血症都可引起肾损害。在临床上1/3患者发生慢性肾小球疾病,主要表现为蛋白尿及镜下血尿,常可发生肾病综合征及高血压,预后较差。少数患者表现为急性肾炎综合征,部分可呈急进性肾炎综合征,直接发展至终末期肾衰竭。

13.纤维素性肾小球病和免疫触须样肾小球病　40~60岁发病多见,男性偏多,几乎所有患者均有蛋白尿(60%~70%患者达到肾病综合征范畴),大多数患者(70%~80%)有镜下血尿,50%以上患者有高血压,绝大多数无系统性疾病,有少数患者合并恶性肿瘤。电镜下示存在类似于淀粉样纤维丝样物质或呈中空的微管样结构的纤维样物质,但对刚果红染色等染色显示阴性。目前,倾向于把两者视为同一疾病。

14.胶原Ⅲ肾小球病　成年人及儿童均可发病,男性多见。常染色体隐性遗传,常以蛋白尿和肾病综合征为特点,长时期内肾功能正常,以后逐渐进展为慢性肾衰竭,肾活检病理检查是诊断本病的唯一手段,免疫荧光可见增宽的系膜区及整个毛细血管均有强阳性胶原Ⅲ。本病无特殊有效的治疗方法。

15.纤维连接蛋白肾小球病　14~59岁发病,多见于30岁以下年轻人,男女均可受累,本病为常染色体显性遗传。蛋白尿为本病常见的临床表现,约50%患者高血压。肾活检病理检查:光学显微镜下可见系膜区及内皮下均质的透明样物质,刚果红染色阴性,电子显微镜检查可见毛细血管袢腔内充满纤细的颗粒状电子致密物,基底膜厚度正常,这些刚果红染色阴性的纤维直径较免疫管状疾病的纤维小,其分布与光学显微镜下所见的过碘酸希夫染色(periodic acid-Schiff staining,PAS)阳性的物质相一致;根据其光学显微镜检查及超微结构改变特殊,诊断可确立。免疫病理检查系纤维连接蛋白染色肾小球强阳性,且弥漫分布于系膜区和内皮下,有助于确诊。本病无特殊有效的治疗方法。

16.脂蛋白肾小球病　多见于男性,多数呈散发性,少数为家族性发病。全部患者存在蛋白尿,有的逐渐进展为肾病范围的蛋白尿,脂蛋白不在肾外形成栓塞。其病理特征为高度膨胀的肾小球毛细血管袢腔中存在层状改变的"脂蛋白栓子",组织化学染色脂蛋白阳性,电子显微镜下证实"脂蛋白栓塞",并存在血脂质代谢异常,诊断不难确立。本病无确切有效的治疗方法。

第二节　治疗

一、中医辨证分型治疗

(一)风水泛滥

证候特点:水肿起于眼睑,继则四肢及全身皆肿,甚者眼睑水肿,眼合不能开,来势迅速,多有恶寒发热,肢节酸痛,小便短少等症。偏于风热者,伴咽喉红肿疼痛,口渴,舌质红,脉浮滑数。偏于风寒者,兼恶寒无汗,头痛鼻塞,咳喘,舌苔薄白,脉浮滑或浮紧。如水肿较甚,此型亦可见沉脉。

治法:疏风清热,宣肺行水。

方药:越婢加术汤(麻黄、生石膏、白术、甘草、生姜、大枣)。

加减:酌加浮萍、茯苓、泽泻,以助宣肺利小便消肿之功。若属风热偏盛,可加连翘、桔梗、板蓝根、鲜白茅根以清热利咽,解毒散结,凉血止血;若风寒偏盛,去石膏加苏叶、桂枝、防风,以助麻黄辛温解表之力;若咳喘较甚,可加杏仁、前胡,以降气定喘;若见汗出恶风,为卫气已虚,则用防己黄芪汤加减,以助卫解表;若表证渐解,身重而水肿不退者,可按水湿浸渍型论治。

(二)湿毒浸淫

证候特点:身发疮痍,甚则溃烂,或咽喉红肿,或乳蛾肿大疼痛,继则眼睑水肿,延及全身,小便不利,恶风发热,舌质红,苔薄黄,脉浮数或滑数。

治法:宣肺解毒,利尿消肿。

方药:麻黄连翘赤小豆汤合五味消毒饮(麻黄、杏仁、桑白皮、连翘、赤小豆、金银花、野菊花、蒲公英、紫花地丁、紫背天葵)。

加减:若脓毒甚者,当重用蒲公英、紫花地丁;若湿盛糜烂而分泌物多者,加苦参、土茯苓、黄檗;若风盛而瘙痒者,加白鲜皮、地肤子;若血热而红肿,加牡丹皮、赤芍药;若大便不通,加大黄、芒硝;若肿势严重,兼见气粗喘满,倚息不得平卧,脉弦有力,系胸中有水,可用葶苈大枣泻肺汤合五苓散加杏仁、防己、木通,以泻肺行水,上下分消。

(三)阴虚湿热

证候特点:面红肢体水肿,怕热,汗出,五心烦热,心悸失眠,小便短赤,大便干结,舌红,苔薄黄腻,脉弦滑数。

治法:滋阴清热利湿。

方药:大补阴丸合猪苓汤(羌活、黄檗、知母、龟板、猪苓、泽泻、阿胶、茯苓、石韦、薏苡仁)。

加减:若症见尿痛、尿血,乃湿热之邪下注膀胱,伤及血络,可酌加凉血止血之品,如大蓟、小蓟、白茅根等;若热伤营血者可加用犀角地黄汤。

(四)水湿浸渍

证候特点:全身水肿,按之没指,小便短少,身体困重,胸闷腹胀,纳呆,泛恶,苔白腻,脉沉缓,起病较缓,病程较长。

治法:健脾化湿,通阳利水。

方药:胃苓汤合五皮饮(白术、茯苓、苍术、厚朴、陈皮、猪苓、泽泻、肉桂、桑白皮、陈皮、大腹皮、茯苓皮、生姜皮)。

加减:若上半身肿甚而喘,可加麻黄、杏仁、葶苈子宜泻肺水而平喘。

(五)脾阳虚衰

证候特点:身肿,腰以下为甚,按之凹陷不易恢复,脘腹胀闷,纳减便溏,食少,面色不华,神倦肢冷,小便短少,舌质淡,苔白腻或白滑,脉沉缓或沉弱。

治法:温阳健脾,化气利水。

方药:实脾饮(干姜、附子、草果仁、白术、茯苓、炙甘草、生姜、大枣、大腹皮、木瓜、木香、厚朴)。

加减:水湿过盛,腹胀大,小便短少,可加苍术、桂枝、猪苓、泽泻,以增化气利水之力。若症见身倦气促,气虚甚者,可加生黄芪、人参以健脾益气。尚有一种水肿,由于长期饮食失调,摄入不足,或脾胃虚弱,失于健运,精微不化,而见面色萎黄,遍体轻度水肿,晨起头面肿甚,动久坐久下肢肿甚,能食而倦怠无力,大便或溏,身肿而小便正常或反多,脉软弱。此与上述脾阳虚衰,水溢莫制有所不同,乃由脾气虚弱,清阳不升,传输无力所致,治宜益气升阳,健脾化湿,可用参苓白术散加减。加黄芪、桂枝,以助益气升阳化湿之力;阳虚者加附子、补骨脂温肾助阳,以加强气化。

(六)肾阳衰微

证候特点:面浮身肿,腰以下为甚,按之凹陷小起,心悸,气促,腰部冷痛酸重,尿量减少,四肢厥冷,怯寒神疲,面色㿠白或灰滞,舌质淡胖,苔白,脉沉细或沉迟无力。

治法:温肾助阳,化气行水。

方药:济生肾气丸合真武汤(熟地黄、山茱萸、山药、泽泻、牡丹皮、茯苓、附子、肉桂、白术、车前子、生姜、芍药、牛膝)。

加减:若心悸,唇绀,脉虚或结或代,乃水邪上犯,心阳被遏,瘀血内阻,宜重用附子再加桂枝、炙甘草、丹参、泽兰,以温阳化瘀;若先见心悸,气促神疲,形寒肢冷,自汗,舌紫暗,脉虚数或结或代等心阳虚衰证候,后见水肿诸症,则应以真武汤为主,加人参、桂枝、丹参、泽兰等,以温补心肾之阳,化瘀利水。若见喘促,呼多吸少,汗出,脉虚浮而数,是水邪凌肺,肾不纳气,宜重用人参、蛤蚧、五味子、山茱萸、牡蛎、龙骨,以防喘脱之变。病至后期,因肾阳久衰,阳损及阴,可导致肾阴亏虚,症见水肿反复发作,精神疲惫,腰酸遗精,口燥咽干,五心烦热,舌红少苔,脉细数,治宜滋补肾阴为主,兼利水湿,但滋阴不宜过于凉腻,以防匡助水邪,伤害阳气,可用左归丸加泽泻、茯苓等治疗。若肾阴久亏,水不涵木,肝肾阴虚,肝阳上亢,上盛下虚,症见面色潮红,头晕头痛,心悸失眠,腰酸遗精,步履飘浮无力,或肢体微颤等,治宜育阴潜阳,用左归丸加重镇潜阳之品珍珠母、牡蛎、龙骨、鳖甲等治疗。

(七)瘀水互结

证候特点:水肿延久不退,肿势轻重不一,四肢或全身水肿或伴血尿,以下肢为主,皮肤瘀斑,腰部刺痛,舌紫暗,苔白,脉沉细涩。

治法:活血祛瘀,化气行水。

方药:桂枝茯苓丸(桂枝、茯苓、芍药、桃仁、牡丹皮)。

加减:酌情加用当归、赤芍药、川芎、丹参、益母草、红花、凌霄花、路路通等药。若兼气虚者可加黄芪、党参、绞股蓝;血虚者可加用四物汤;阴虚者可加用生地黄、女贞子、何首乌;阳虚者可加附子、肉桂;水肿明显者加用车前子、猪苓。若全身肿甚,气喘烦闷,小便不利,此为血瘀水盛,肺气上逆,可加葶苈子、川椒目、泽兰以逐瘀泻肺;如见腰膝酸软,神疲乏力,乃为脾肾亏虚之象,可合用济生肾气丸以温补脾肾,利水肿;对气阳虚者,可配黄芪、附子益气温阳以助化瘀行水之功。

对于久病水肿者,虽无明显瘀阻之象,临床上亦常合用泽兰、当归、赤芍药、川芎、丹参、益母草、红花、凌霄花、路路通等药,以加强利尿消肿的效果。

二、中成药治疗

1.肾炎四味片　消肿利尿,消除尿蛋白,降低非蛋白氮,恢复肾功能。适用于脾虚湿浊证,每次 8 片,每天 3 次,口服。

2.雷公藤多苷片　祛风解毒、解湿消肿、舒经通络。有抗炎及抑制细胞和体液免疫等作用。适用于风湿热瘀,毒邪阻滞证,1～1.5mg/(kg·d),或每次 10～20mg,每天 3 次,口服。其不良反应为肝功能损害、性腺抑制、白细胞减少。

3.火把花根片　祛风除湿、舒筋活络、清热解毒。适用于风湿热瘀,毒邪阻滞证,每次 3～5 片,每天 3 次,饭后服用。1～2 个月为 1 个疗程,可连服 2～3 个疗程。

4.正清风痛宁片(缓释片)　祛风除湿,活血通络,消肿止痛。用于风水泛滥证。每次 1～4 片,每天 3 次,口服(每次 2 片,每天 2 次,口服)。

5.黄葵胶囊　清利湿热,解毒消肿。用于湿热证。每次 5 片,每天 3 次,口服;8 周为 1 个疗程。

6.百令胶囊　补肺肾,益精气。用于肺肾两虚证。每次 5 片,每天 3 次,口服。

7.金水宝胶囊　补益肺肾、秘精益气。用于肺肾两虚,精气不足证。每次 3 片,每天 3 次,口服。

8.至灵胶囊　补肺益气。用于肺肾两虚证。每次 2～3 粒,每天 2～3 次,口服。

9.玉屏风颗粒　益气,固表,止汗。用于表虚不固,自汗恶风,面色㿠白,或体虚易感风邪者。一次 5g,1 天 3 次,开水冲服。

10.黄芪注射液　益气养元,扶正祛邪,养心通脉,健脾利湿。用于心脾气虚、血脉瘀阻证。每次 10～30mL,静脉滴注,每天 1 次,10～14 天为 1 个疗程。

11.复方丹参注射液　活血化瘀通络,适用于血瘀证。每次 10～20mL,静脉滴注,每天 1 次,10～14 天为 1 个疗程。

12.疏血通注射液　抗凝血和抗血小板聚集,抑制血栓形成和溶栓,适用于血瘀证。每次4～6mL,静脉滴注,每天 1 次,15～21 天为 1 个疗程。

三、古今效验方治疗

(一)保真汤加减(张镜人)

组方:太子参、黄芪各 30g,山药、薏苡仁、生地黄各 15g,莲须、芡实、石韦、大蓟根、白茯苓、白芍药、赤芍药、白术各 10g,当归 8g。

服法:水煎服。

功效:脾肾气虚,湿浊潴留者。

(二)苏蝉六味地黄汤(李寿山)

组方:熟地黄 18g,山茱萸、牡丹皮各 9g,黄芪 15g,玉米须 12g,益母草、泽泻、干山药各 10g,蝉衣 3g,紫苏 6g,桃仁 5g。

服法:水煎,空腹服。

功效:肾气亏虚者。

(三)肾复汤(蒙木荣)

组方:熟地黄 10g,山茱萸 10g,山药 15g,泽泻 12g,牡丹皮 10g,茯苓 12g,大黄 10g,猫须草 15g,芡实 15g,黄芪 30g。

服法:水煎,分 2 次服。

功效:脾肾气虚,湿浊潴留者。

(四)水陆二仙丹

组方:芡实、金樱子各 10g。

服法:水煎服。

功效:大量蛋白尿的各型患者。

(五)泻肾汤(黄九香)

组方:黄芪、猪苓、甘草各 15g,酒大黄 10g,白花蛇舌草、生地黄、白茅根各 30g。

服法:水煎服。

功效:湿热壅盛之膜性肾病。

(六)陈以平经验方

组方:黄芪 60g,当归 20g,白花蛇舌草、党参、薏苡仁各 30g,淫羊藿 15g。

服法:水煎服。

功效:阳虚湿热内困之膜性肾病。

(七)积雪草散

组方:积雪草 250g。

服法:研细末,每次服 20g,每天 1 次。

功效:湿毒浸淫者。

(八)鲜浮萍草

组方:鲜浮萍草适量。

用法:数量不拘,煎水洗浴。

功效:水肿初起。

四、外治

(一)针灸疗法

选穴:关元、水道、肾俞、膀胱俞、足三里、阴陵泉、三阴交、涌泉。

操作:水肿以实证者,用泻法。水肿以虚证者,用补法。每天 1 次,10 天为 1 个疗程。

(二)穴位敷贴

选穴:肾俞、神阙、三阴交。

方药:益肾膏(生附子15g,淫羊藿15g,血竭10g)。

选穴:神阙、肾俞、脾俞、肺俞。

操作:上药共研为细末,醋调成糊状,清洁局部皮肤后,用益肾膏敷贴穴位,保留4~12小时,每天1次,5天为1个疗程,每疗程间隔3天。

(三)穴位注射

选穴:双侧足三里、肾俞、血海或三阴交,各穴位交替使用。

药物常选用以下几种:黄芪注射液2~4mL,每天1次,10天为1个疗程;当归注射液2~4mL,每天1次,10天为1个疗程;丹参注射液2~4mL,每天1次,10天为1个疗程。

(四)中药药浴

方药:生麻黄30g,桂枝30g,细辛30g。

操作:水煎至2500mL,每天洗浴1~2次,每次15~30分钟,10天1个疗程,可连续2个疗程。

(五)推拿疗法

1.按摩足穴　取医用凡士林适量,涂在所要按摩的穴区,先取肾脏区,再依次按摩肾上腺、输尿管、膀胱、垂体、心脏、小肠区,每个穴按摩约10分钟,每天1次,10天为1个疗程。

2.按摩下肢,避免下肢静脉血栓形成。

五、西医治疗

治疗的目的是减少尿蛋白、缓解症状、保护肾功能、防止复发和防治并发症。

(一)一般治疗

1.休息　凡有严重水肿、低蛋白血症者需卧床休息,卧床可增加肾脏血流灌注,有利于利尿,减少尿蛋白漏出并避免交叉感染。但长期卧床会增加肢体静脉血栓形成的可能,故应保持适当的床上及床旁活动或被动活动。一旦水肿消失、一般情况好转后,可起床活动。注意避免过于劳累及剧烈活动或运动。

2.饮食营养治疗

(1)热量:充足的热量可提高蛋白质的利用率,氮热比为1:200适宜,热量供给不应少于126~147kJ/(kg·d)[30~35kcal/(kg·d)],每摄入1g蛋白质,必须同时摄入非蛋白热能138kJ(33kcal)。

(2)蛋白质:肾病综合征患者通常是负氮平衡,如能摄入高蛋白饮食,则有可能转为正氮平衡。临床实践证明,当热量供给147kJ(35kcal/d),蛋白质供给0.8~1.0g/(kg·d)时,白蛋白的合成率接近正常,蛋白质的分解下降,低蛋白血症得到改善,血脂降低,可达到正氮平衡。如热量供给不变,蛋白质供给>1.2g/(kg·d),蛋白质合成率下降,白蛋白分解越增加,低蛋白血症未得到纠正,尿蛋白反而增加。这是因为高蛋白饮食可引起肾小球高滤过,促进肾小球硬化。高蛋白饮食可激活肾组织内肾素-血管紧张素系统,使血压升高,血脂升高,肾功能进一步恶化。所以，患者蛋白质适宜的供给量在热量供给充足的条件下，应是 0.8~10g/（kg·d）。如用极低蛋白膳食应同时加用 10~20g/d 必需氨基酸。也有建议如采用正常蛋白膳食［1.0g/（kg·d）］，加用 ACEI，可减少尿蛋白，也可提高血清白蛋白。提倡优质蛋白（富含必需氨基酸的动物蛋白，如牛奶、鸡蛋和鱼、肉类）饮食。

（3）糖类（碳水化合物）：应占总热量的 60%。

（4）脂肪：高血脂和低蛋白血症并存，应首先纠正低蛋白血症；脂肪应占总能量≤30%，限制胆固醇和饱和脂肪酸摄入量，增加富含多聚不饱和脂肪酸（如植物油、鱼油）和单不饱和脂肪酸的摄入量。

（5）水：明显水肿者，应限制进水量。进水量等于前一天尿量加 500~800mL。

（6）钠：水肿本身提示体内水钠过多，所以患者限制食盐摄入有重要意义。正常人每天食盐的摄入量为 10g（含 3.9g 钠），但由于限钠后患者常因饮食无味而食欲不振，影响了蛋白质和热量的摄入。因此，限钠饮食应以患者能耐受、不影响其食欲为度，低盐饮食的食盐含量一般控制在 3~5g/d。慢性患者，由于长期限钠饮食，可导致细胞内缺钠，应引起注意。水肿明显者应根据血总蛋白量和血钠水平进行调整。

（7）钾：根据血钾水平及时补充钾制剂和富钾食物。

（8）适量选择富含维生素 C、维生素 B 的食物。

（9）增加富含可溶性膳食纤维（如燕麦、粗粮及豆类）的饮食，能辅助降低血氨，减轻酸中毒。

（二）对症治疗

1.利尿消肿　经控制水盐入量而仍尿少、水肿、血压高者均应予以利尿剂。一般不用汞利尿剂、潴钾利尿剂及渗透性利尿剂。对肾病综合征患者利尿治疗的原则是不宜过快过猛，以免造成血容量不足、加重血液高黏倾向，诱发血栓、栓塞并发症。

（1）噻嗪类利尿剂：主要作用于髓袢升支厚壁段（皮质部）及远曲小管前段，通过抑制钠和氯的重吸收，增加钾的排泄而达到利尿效果。氢氯噻嗪的常用剂量为 25~50mg，每天 3 次。长期服用应防止低钾血症、低钠血症。

（2）排钠潴钾利尿剂：主要作用于远端小管和集合管，为醛固酮受体阻滞剂。适用于低钾血症，单独使用此类药物效果较差，故常与排钾利尿剂合用，多联合噻嗪类利尿剂使用，常用氨苯蝶啶 5mg，每天 3 次，或醛固酮受体阻滞剂螺内酯 20~40mg，每天 3 次。长期服用需防止高钾血症，对肾功能不全患者应慎用。

（3）袢利尿剂：主要作用机制是抑制髓袢升支对氯和钠的重吸收，如呋塞米和布美他尼（丁脲胺）为最强有力的利尿剂。常用呋塞米 20~120mg/d，或布美他尼 1~5mg/d（同等剂量时作用较呋塞米强 40 倍），分次口服或静脉注射。在渗透性利尿药物应用后随即给药效果更好。应用袢利尿剂时需谨防低钠血症及低钾血症、低氯血症性碱中毒发生。

（4）渗透性利尿剂：通过一过性提高血浆胶体渗透压，可使组织中水分回吸收入血。此外，它们又经过肾小球滤过，而不被肾小管重吸收，从而造成肾小管内液的高渗状态，阻止近端小管和远端小管对水钠的重吸收，以达到利尿效果。常用不含钠的右旋糖酐 40（低分子右旋糖酐）、羟乙基淀粉（706 代血浆）、甘露醇。

右旋糖酐 40 可短时间提高血浆胶体渗透压，促进血浆从组织间隙进入血管内，起到扩容的作用,同时,右旋糖酐40还具有改善微循环、抗血栓的作用。日前有研究指出:右旋糖酐40联合呋塞米对肾病水肿治疗有效,且又有抗凝、降低高凝状态的作用。且右旋糖酐40较白蛋白缓解水肿更为有效和安全。常用右旋糖酐40 250~500mL静脉点滴,隔天1次,随后加用袢利尿剂可增强利尿效果,首选呋塞米,但剂量个体差异很大;静脉用药效果较好,方法:将40~120mg呋塞米加入其中,缓慢静脉滴注1小时。但对少尿(尿量<400mL/d)患者应慎用此类药物,因其易与肾小管分泌的Tamm-Horsfall蛋白和肾小球滤过的白蛋白一起形成管型,阻塞肾小管,并由于其高渗作用导致肾小管上皮细胞变性、坏死,诱发渗透性肾病,导致急性肾衰竭。呋塞米为排钾利尿剂,故常与螺内酯合用。呋塞米长期应用(7~10天)后,利尿作用减弱,有时需加剂量,最好改为间隙用药,即停药3天后再用。建议对严重水肿者选择不同作用部位的利尿剂联合交替使用。

甘露醇不仅具有扩容作用,尚能刺激心房分泌ANP、冲洗肾小管、抗氧化、刺激肾脏产生PGE及改善肾间质血供作用,在日本已作为肾病综合征首选扩容剂,在临床上也颇为推广。用法如下:20%甘露醇150~250mL静脉滴注后给予呋塞米20~40mg静脉推注,每天1次,如效果欠佳,可再给予5%葡萄糖溶液100mL加呋塞米20~40mg静脉滴注。目前主张利尿剂短时间隙应用,保持尿量在每天800mL以上即可,无须过度利尿,但甘露醇应用2次后利尿效果欠佳,不宜继续应用,警惕甘露醇诱发的急性肾衰竭。

提高血浆胶体渗透压:血浆或白蛋白等静脉输注均可提高血浆胶体渗透压,促进组织中水分重吸收并利尿。有研究指出,白蛋白与呋塞米联用较单独使用呋塞米能更有效地减轻体重,有认为是白蛋白可使分泌至肾小管的利尿剂量增加。近期,外国学者证实了联合使用白蛋白可增强呋塞米的排钠作用。亦有学者提出,白蛋白价格昂贵,有引起过敏性休克、血源性感染如丙型肝炎、诱发心力衰竭、免疫抑制、延迟缓解和增加复发率等不良反应。大量尿蛋白可引起肾小球高滤过及肾小管高代谢造成肾小球脏层及肾小管上皮细胞损伤、促进肾间质纤维化,轻者影响糖皮质激素疗效,延迟疾病缓解,重者可损害肾功能。且它的使用并不能达到预期的改善低蛋白血症的作用,反而会造成蛋白超负荷性肾病。白蛋白的使用可能会使水肿及蛋白尿加重,肾功能进一步减退。并且输注白蛋白量越多,达到完全缓解所需的时间越长,并使患者成为难治性肾病的危险率大大增加。当每天输注白蛋白超过20g,对肾脏的损伤作用尤其突出。故目前白蛋白在肾病综合征水肿治疗中的作用仍是众说纷纭,尚未达到统一。故应严格掌握静脉滴注白蛋白适应证:①严重的低蛋白血症(血浆白蛋白<15g/L)、全身高度水肿而又少尿(尿量<400mL/d)的患者,静脉注射呋塞米不能达到利尿效果的患者,可在静脉滴注白蛋白以后,紧接着静脉滴注呋塞米40~120mg,加入氯化钠溶液50~100mL中,缓慢滴注1小时,常可使原先对呋塞米无效者仍能获得良好的利尿效果;②肾病综合征合并低血容量或继发于急性胃肠炎或长期应用利尿剂等存在血容量不足的临床表现者;③因肾间质水肿引起急性肾衰竭患者,在必须利尿的情况下方可考虑使用静脉滴注白蛋白,但也要避免过频过多。心力衰竭患者应慎用。由于输入的白蛋白于24~48小时从尿液中排出,故建议重复使用,多为隔天使用。

对难治性的水肿治疗主要有以下几个方面:增加袢利尿剂的剂量,直至达到有效的最大安全剂量。对于呋塞米究竟可以使用到多大剂量尚无统一的意见,有学者认为最多可用到600~800mg/d。还可以联合使用噻嗪类利尿剂,以减少远端肾单位钠的重吸收。另外,贺斯(一种羟乙基淀粉)能通过扩容、利尿、改善微循环及降低血液黏滞度等机制有效治疗肾病综合征顽固性水肿,且对血流动力学和电解质无不良影响。有学者提出用四步利尿法治疗顽固性水肿,即序贯使用右旋糖酐40、呋塞米、多巴胺联合右旋糖酐40、呋塞米,发现其可迅速改善顽固性水肿。当上述治疗均无效时,需考虑采用血液透析超滤,血液透析超滤能有效缓解肾病综合征患者的严重顽固性水肿,促进肾功能恢复,改善肾病预后。血液透析滤过时应使用高通透性膜和高跨膜压梯度。

2.减少尿蛋白 持续性大量蛋白尿本身可导致肾小球高滤过、加重肾小管-间质损伤、促进肾小球硬化,是影响肾小球病预后的重要因素。ACEI(如卡托普利每次口服12.5~50mg,每天3次;贝那普利每次口服5~40mg,每天1次)或血管紧张素Ⅱ受体阻滞剂(ARB)(如氯沙坦每次50~100mg,每天1次),除可有效控制高血压外,均可通过降低肾小球内压和直接影响肾小球基底膜对大分子的通透性,有不依赖于降低全身血压减少尿蛋白的作用。用ACEI或ARB降尿蛋白时,所用剂量一般应比常规降压剂量大,才能获得良好疗效。

3.高凝状态治疗 患者由于凝血因子改变处于血液高凝状态,尤其当血浆白蛋白低于25g/L时,即有静脉血栓形成可能。日前临床常用的抗凝药物如下。

(1)肝素:主要通过激活抗凝血酶Ⅲ(AT Ⅲ)活性。常用剂量50~75mg/d静脉滴注,使AT Ⅲ活力单位在90%以上。有文献报道:肝素可减少蛋白尿和改善肾功能,但其作用机制除抗凝作用外,还具有:补充肾小球GBM阴离子电荷;抑制系膜细胞凋亡;抑制系膜基质增生;抑制补体激活;抑制中性粒细胞的弹力蛋白酶,抑制活性氧的产生;抑制内皮细胞产生、分泌内皮素,促进NO的分泌,具有降压作用;抑制免疫复合物在GBM和系膜区沉积等各种生物效应。值得注意的是,肝素可引起血小板聚集、减少。

(2)低分子量肝素(LMWH):抗凝辅助治疗,LMWH在发挥抗凝、抗栓作用,改善血液流变学的同时,可阻止免疫复合物的沉积,并可通过抗炎及调节细胞增生作用,抑制系膜细胞增生,防止基底膜增厚,恢复基底膜的阴离子电荷屏障,改善肾脏病理变化,进而利尿、消肿、减少蛋白尿的产生。LMWH 2000~5000IU,皮下注射,每天1~2次。力求将APTT控制在正常值的1.5~2.5倍(正常值为32~43秒)。LMWH的活性/抗凝血活性的比值为1.5~4.0,而普通的肝素为1,保持了肝素的抗血栓作用而降低了出血的危险。具有半衰期长、生物利用度高等优点,正广泛应用于血栓栓塞性疾病的预防及治疗,其有效性和安全性均优于普通肝素,量效关系明确,可用固定剂量无须实验室监测调整剂量,应用方便。

(3)尿激酶(urokinase,UK):直接激活纤溶酶原,导致纤溶。常用剂量为2万~8万U/d,使用时从小剂量开始,并可与肝素同时静脉滴注。监测凝血功能,使凝血酶时间(thrombin time,TT)和APTT应小于2倍延长的范围内。UK的主要不良反应为过敏和出血。

(4)华法林:抑制肝细胞内维生素K依赖因子Ⅱ、Ⅶ、Ⅸ、Ⅹ的合成,常用剂量为2.5mg/d,口服,第一天0.5~20mg,次日起用维持量,每天2.5~7.5mg。最初1~2天的凝血酶原活性,主要反映短寿命凝血因子Ⅶ的消失程度,这时的抗凝作用不稳定。约3天后,因子Ⅱ、Ⅸ、Ⅹ均耗尽,才能充分显示抗凝效应。凝血酶原时间也更确切反映维生素K依赖性凝血因子的减少程度,可据此以确定维持量。监测凝血酶原时间,使其在正常人的50%~70%。依据凝血酶原时间而调整用量。一般维持正常对照值的1.5~2.5倍。由于本品系间接作用抗凝药,半衰期长,给药5~7天后疗效才可稳定,维持量的足够与否必观察5~7天后方能下定论。当凝血酶原时间已显著延长至正常2.5倍以上,或发生少量出血倾向时,应立即减量或停用。出血严重者可静脉推注维生素K 12.5~20mg,用量以能控制出血为指标,必要时可给予冷冻血浆沉淀物、全血、血浆或凝血酶原复合物。本品的个体差异明显,过量易致出血,治疗期间宜严密观察口腔黏膜、鼻腔、皮下出血,减少不必要的手术操作,避免过度劳累和易致损伤的活动。疗程中应随访检查凝血酶原时间、大便隐血及尿隐血等。在长期应用最低维持量期间,如需进行手术,可先静脉注射维生素 K 150mg,但进行中枢神经系统及眼科手术前,应先停药。胃肠手术后,应检查大便隐血。

(5)双嘧达莫:为血小板拮抗剂,常用剂量为 $100\sim200$ mg/d,分 3 次口服。一般高凝状态的静脉抗凝时间为 $2\sim8$ 周,以后改为华法林或双嘧达莫口服。

静脉血栓形成者:①手术移去血栓。②介入溶栓。经介入放射在肾动脉端一次性注入 UK 24 万 U 来溶解肾静脉血栓,此方法可重复应用。③全身静脉抗凝,即肝素加 UK,疗程为 $2\sim3$ 个月。④口服华法林至疾病缓解以防血栓再形成。

4.高脂血症治疗 肾病综合征患者,尤其是多次复发者,其高脂血症持续时间很长,即使病情缓解后,高脂血症仍持续存在。近年来认识到高脂血症对肾脏疾病进展的影响,而一些治疗的疾病药物,如肾上腺皮质激素及利尿药,均可加重高脂血症,故目前多主张对高脂血症使用降脂药物。可选用的降脂药物有:①纤维酸类药物,非诺贝特每天 3 次,每次 100mg;吉非贝齐每天 2 次,每次 600mg,其降血三酰甘油作用强于降胆固酮。此药偶有胃肠道不适和血清转氨酶升高。②HMG-CoA 还原酶抑制剂,阿托伐他汀(阿乐)每天 1 次,每次 20mg;洛伐他汀(美降脂),每天 1 次,每次 20mg;辛伐他汀(舒降脂),每天 1 次,每次 5mg。此类药物主要使细胞内胆固醇浓度下降,降低血浆 LDL 胆固醇浓度,减少肝细胞产生极低密度脂蛋白(very low density lipoprotein,VLDL)及 LDL。③ACEI,主要作用有降低血浆中胆固醇及其浓度;使血浆中 HDL 升高,而且其主要的载脂蛋白 ApoA-Ⅰ 和 ApoA-Ⅱ 也升高,可以加速清除周围组织中的胆固醇;减少 LDL 对动脉内膜的浸润,保护动脉管壁。此外 ACEI 尚可有不同程度降低蛋白尿的作用。

5.急性肾衰竭治疗 合并急性肾衰竭时因病因不同则治疗方法各异。对于因血流动力学因素所致者,主要治疗原则:合理使用利尿剂、肾上腺皮质激素、纠正低血容量和透析疗法。血液透析不仅可控制氮质血症、维持电解质酸碱平衡,且可较快清除体内水分潴留。因肾间质水肿所致的急性肾衰竭经上述处理后,肾功能恢复较快。使用利尿剂时需注意:①适时使用利尿剂,伴急性肾衰竭有严重低蛋白血症者,在未补充血浆蛋白就使用大剂量利尿剂时,会加重低蛋白血症和低血容量,肾衰竭更趋恶化。故应在补充血浆白蛋白后(每天静脉用 $10\sim50$ g 人体白蛋白)再给予利尿剂。但一次过量补充血浆白蛋白又未及时用利尿剂时,又可能导致肺水肿。②适当使用利尿剂,由于患者有相对性血容量不足和低血压倾向,此时用利尿剂应以每天尿量 $2000\sim2500$ mL 或体重每天下降 1kg 左右为宜。③伴血浆肾素水平增高的患者,使用利尿剂血容量下降后使血浆肾素水平更高,利尿治疗不但无效反而加重病情。此类患者只有纠正低蛋白血症和低血容量后再用利尿剂才有利于肾功能恢复。

合并急性肾衰竭一般均为可逆性,大多数患者在治疗下,随着尿量增加,肾功能逐渐恢复。少数患者在病程中多次发生急性肾衰竭也均可恢复。预后与急性肾衰竭的病因有关,一般来说急进性肾小球肾炎、肾静脉血栓形成预后较差,而单纯与相关者预后较好。

(三)主要治疗

抑制免疫与炎症反应。

1.糖皮质激素　糖皮质激素用于肾脏疾病,主要是通过抑制炎症反应、免疫反应、醛固酮和血管升压素分泌,影响 GBM 通透性等综合作用而发挥其利尿、消除尿蛋白的疗效。它能减轻急性炎症时的渗出,稳定溶酶体膜,减少纤维蛋白的沉着,降低毛细血管通透性而减少尿蛋白漏出;此外,尚可抑制慢性炎症中的增生反应,降低成纤维细胞活性,减轻组织修复所致的纤维化。糖皮质激素对肾病综合征的疗效反应在很大程度上取决于其病理类型,一般认为只有微小病变的疗效最为肯定。

激素的制剂有短效(半衰期 6~12 小时):泼尼松龙(20mg)。中效(12~36 小时):泼尼松(5mg)、泼尼龙(5mg)、甲泼尼龙(4mg)、氟羟泼尼龙(4mg)。长效(48~72 小时):地塞米松(0.75mg)、倍他米松(0.60mg)。激素可经胃肠道迅速吸收,故片剂为最常用的剂型(以上药物后面括号内为等效剂量)。

使用原则和方案如下。

(1)起始剂量:首治剂量一般为泼尼松 1mg/(kg·d),儿童 1.5~2mg/(kg·d),口服 8 周,必要时可延长至 12 周。

(2)缓慢减药:足量治疗后每 1~3 周减原用量的 10%,剂量越少递减的量越少,速度越慢。当减至泼尼松 0.5mg/(kg·d)时,维持 1~3 个月不减量,当减至泼尼松 20mg/d 左右时症状易反复,应更加缓慢减量。

(3)长期维持:最后以最小有效剂量[当减至泼尼松 1mg/(kg·d)或 10mg/d]再维持半年至 1 年左右或更长。激素的维持量和维持时间因患者不同而异,以不出现临床症状而采用的最小剂量为度,以低于 15mg/d 为满意。在维持阶段有体重变化、感染、手术和妊娠等情况时应调整激素用量。

激素可采取全天量顿服或在维持用药期间两天量隔天一次顿服,以减轻激素的不良反应。水肿严重、有肝功能损害或泼尼松疗效不佳时,可更换为甲泼尼龙口服或静脉滴注。因地塞米松半衰期长,不良反应大,现已少用。

经 8 周以上正规治疗无效患者,需排除影响疗效的因素,如感染、水肿所致的体重增加和肾静脉血栓形成等,应尽可能及时诊断与处理。

对口服激素治疗反应不良,高度水肿影响胃肠道对激素的吸收,全身疾病(如系统性红斑狼疮)引起的严重肾病综合征;病理上有明显的肾间质病变,肾小球弥漫性增生,新月体形成和血管纤维素样坏死等改变的患者,可予以静脉激素冲击治疗。冲击疗法的剂量为甲泼尼龙 0.5~1g/d,1 个疗程为 3~5 天,休息 3~7 天后可重复 1 个疗程,最多可用 1~3 个疗程,其后予以口服起始剂量。但根据临床经验,一般选用中小剂量治疗,即泼尼松龙 240~480mg/d,疗程为 3~5 天,1 周后改为口服首始剂量。这样既可减少因大剂量激素冲击而引起的感染等不良反应,临床效果也不受影响。相应的地塞米松冲击剂量为 30~70mg/d,但要注意其可加重水钠潴留和高血压等不良反应。

长期应用激素可产生很多不良反应,有时相当严重。患者可出现感染、药物性糖尿病、骨质疏松等不良反应,激素应用时的感染症状可不明显,特别容易延误诊断,使感染扩散。激素导致的蛋白质高分解状态可加重氮质血症,促使血尿酸增高,诱发痛风和加剧肾功能减退。大剂量应用有时可加剧高血压、诱发心力衰竭。激素长期应用可加剧肾病综合征的骨病,甚至少数患者还可能发生股骨头无菌性缺血性坏死,需加强监测,及时处理。

2.细胞毒性药物　这类药物可用于"激素依赖型(激素减量到一定程度即复发)"或"激

素抵抗型（激素治疗无效）"或因不能耐受激素的不良反应而难以继续用药的患者,以达到协同激素治疗目的。若无激素禁忌,一般不作为首选或单独治疗用药。由于此类药物多有性腺毒性、降低人体抵抗力及诱发肿瘤的危险,因此在用药指征及疗程上应审慎掌握。目前临床上常用的此类药物中,环磷酰胺(cyclophosphamide,CTX)疗效最可靠。

（1）CTX:$2 \sim 3mg/(kg \cdot d)$,分 $1 \sim 2$ 次口服,疗程 8 周,或 200mg,隔天静脉注射,或 $8 \sim 12mg/(kg \cdot d) \times 2$ 天,静脉滴注冲击治疗,$2 \sim 4$ 周一次,连用 $6 \sim 8$ 次,累积量达 $6 \sim 8g$ 后停药。对狼疮性肾炎、膜性肾病引起的肾病综合征,有学者主张选用 CTX 冲击治疗,剂量为每次 $12 \sim 20mg/kg$,每周 1 次,连用 $5 \sim 6$ 次,以后按患者的耐受情况延长用药间隙期,总用药剂量可达 $9 \sim 12g$。冲击治疗目的为减少激素用量,降低感染并发症并提高疗效,但应根据肾小球滤过功能选择剂量或忌用。当累积总量超过 300mg/kg 时易发生性腺毒性。注意其不良反应。

（2）盐酸氮芥:为最早用于治疗肾病综合征的药物,治疗效果较佳。因不良反应大,目前临床上较少应用。

（3）苯丁酸氮芥:$0.1 \sim 0.2mg/(kg \cdot d)$,分 3 次口服,疗程 8 周,累积总量达 $7 \sim 8mg/kg$ 则易发生毒性及不良反应。对用药后缓解又重新复发者多不主张进行第二次用药,以免中毒。

（4）环孢素 A(cyclosporin A,CsA):成年人起始剂量 $3 \sim 5mg/(kg \cdot d)$,儿童起始剂量 $150mg/(m^2 \cdot d)$,最大剂量不超过 $200mg/(m^2 \cdot d)$,分两次空腹口服,服药期间需监测并维持其血浓度谷值为 $75 \sim 200ng/mL$,一般在用药后 $2 \sim 8$ 周起效,但个体差异很大,个别患者则需更长的时间才有效,见效后应逐渐减量。一般服药 $2 \sim 3$ 个月后缓慢减量,疗程 $3 \sim 6$ 个月。CsA 是一种有效的细胞免疫抑制剂,其作用机制分为免疫介导和非免疫介导两方面。CsA 的免疫抑制作用机制:CsA 与 T 淋巴细胞膜上的高亲和力受体蛋白结合,并被动弥散通过细胞膜,在分子水平上干扰转录因子与 IL-2 助催化剂的结合,抑制 IL-2 mRNA 的转录,进而抑制 IL-2 的生成及其受体的表达,使细胞毒性 T 细胞的聚集作用减弱,从而减少其他细胞因子的产生与聚集,使炎症反应减轻或消失。非免疫介导:减少肾血流量,降低肾小球滤过压。CsA 是治疗肾病综合征的二线药物,近年已用于各种自身免疫性疾病的治疗。目前,临床上以微小病变和膜增生性肾炎疗效较肯定,主要用于难治性肾病综合征或对肾上腺皮质激素有效但不能耐受者。对儿童肾病综合征或对使用肾上腺皮质激素有顾虑者也可作为一线药物。CsA 治疗原发性肾病综合征有一定疗效,有效率与病理类型有关。对激素依赖者疗效比对激素抵抗者更好。减停药过快较易复发。CsA 复发患者再用 CsA 治疗仍然有效。对于治疗前已有血肌酐(SCr)升高者($>200\mu mol/L$),或(和)肾活检有明显肾间质小管病变者应慎用。对 CsA 过敏者及小于 1 岁儿童禁用。部分患者可出现对 CsA 的迟发耐药,部分患者对 CsA 治疗有延迟疗效。与激素和细胞毒性药物相比,应用 CsA 最大优点是减少蛋白尿及改善低蛋白血症疗效可靠,不影响生长发育和抑制造血细胞功能。部分患者在停药后易复发,复发者再用仍可有效。但此药亦有多种不良反应,最严重的不良反应为肾、肝毒性。其肾毒性发生率在 $20\% \sim 40\%$,长期应用可导致间质纤维化。故不宜长期用此药治疗肾病综合征,更不宜轻易将此药作为首选药物,多作为二线药物。

（5）来氟米特(leflunomide,LEF):前 3 天每天 50mg,3 天后改为每天 20mg,维持 6 个月,疗效不佳者,继续维持治疗至 12 个月。LEF 是一种新型免疫抑制剂,其可选择性抑制核苷酸代谢,选择性抑制 T 淋巴细胞、B 淋巴细胞增生、抗体形成,还可以抑制蛋白络氨酸激酶及

NF-κB 的活性,从而发挥免疫抑制的作用。LEF 是一种相对较为安全的免疫抑制剂,但其疗效并不优于其他免疫抑制剂。不良反应有一过性转氨酶升高,胃肠不适、腹泻,少有诱发加重感染。

(6)吗替麦考酚酯(mycophenolate mofetil,MMF):1.5~2g/d,分 2 次口服,共用 3~6 个月,减量维持半年。MMF 是一种新型的免疫抑制剂,已广泛应用于同种异体器官移植术后预防排异反应治疗,不良反应相对小。近年来,在对难治性肾病综合征患者的治疗中也显示了效果,但治疗本病仍作为二线用药。其作用机制有以下几个方面:选择性抑制 T 淋巴细胞、B 淋巴细胞增生,抑制自身抗体产生,减少免疫复合物在肾小球内沉积;抑制细胞表面黏附分子的表达,减少炎症细胞在组织和血管的浸润,限制炎症反应,从而使尿蛋白减少;抑制内皮细胞、平滑肌细胞、系膜细胞及成纤维细胞的增生,进而抑制肾间质纤维化,改善和延缓肾功能恶化。故对细胞增生病变疗效佳。

(7)他克莫司(FK506):0.1~0.2mg/(kg·d),2~3 个月,每天服药 2 次(早晨和晚上),用水送服。建议空腹,或者至少在餐前 1 小时或餐后 2~3 小时服用。后减为 0.06mg/(kg·d),维持 0.5~1 年。FK506 是一种 T 细胞特异性的钙调蛋白抑制剂,与 CsA 有相似的免疫抑制活性,但是体内和体外研究均显示 FK506 的免疫抑制作用比 CsA 强 10~100 倍。

(四)个体化治疗

近年来,根据循证医学的研究结果建议制定个体化治疗方案,针对不同的病理类型,提出相应的个体化治疗方案如下。

1.微小病变型肾病　对激素治疗敏感,初治者可单用激素治疗,并可较快减量(6 周或尿蛋白转阴后 4 周减量)。疗效差或反复发作者应并用细胞毒性药物,力争达到完全缓解并减少复发。

2.膜性肾病　有以下共识:①单用激素无效,必须激素联合烷化剂(常用 CTX、苯丁酸氮芥);②早期膜性肾病疗效相对较好;若肾功能严重恶化,血肌酐>354μmol/L 或肾活检示严重间质纤维化则不应给予上述治疗;③激素联合烷化剂治疗的对象主要为有病变进展高危因素的患者,如严重、持续性肾病综合征,肾功能恶化和肾小管间质较重的可逆性病变等,应给予治疗。反之,则提议可先密切观察 6 个月,控制血压和用 ACEI 或(和)ARB 降尿蛋白,病情无好转再接受激素联合烷化剂治疗。另外,膜性肾病易发生血栓、栓塞并发症,应予以积极防治。

3.局灶节段性肾小球硬化　既往认为本病治疗效果不好,循证医学表明部分患者(30%~50%)激素有效,但显效较慢,建议足量激素治疗[1mg/(kg·d)]应延长至 3~4 个月;上述足量激素用至 6 个月后无效,才能称之为激素抵抗。激素效果不佳者可试用 CsA 等。

4.系膜毛细血管性肾小球肾炎　本病疗效差,长期足量激素治疗可延缓部分儿童患者的肾功能恶化。对于成年患者,目前没有激素和细胞毒性药物治疗有效的证据。临床研究仅发现口服 6~12 个月的阿司匹林(325mg/d)和(或)双嘧达莫(50~100mg,每天 3 次)可以减少尿蛋白,但对延缓肾功能恶化无作用。

5.肾病综合征复发的预防　避免受凉,防止呼吸道感染及其他感染;避免肾毒性和易诱发肾功能损害的药物;注意休息,避免过于劳累及剧烈运动,病情稳定者可适当增加活动;水肿、高血压者应低盐饮食。平时易感冒诱发加重者可服用玉屏风颗粒,每次 1 包,每天 3 次。

第八章 糖尿病

糖尿病(diabetes mellitus, DM)是一组常见的以葡萄糖和脂肪代谢紊乱、血浆葡萄糖水平增高为特征的代谢内分泌疾病,比较复杂,但由于篇幅有限,本章糖尿病重点叙述最常见的2型糖尿病(diabetes mellitus type 2, T2DM),简要叙述妊娠与糖尿病,部分节段联系1型糖尿病(diabetes mellitus type 1, T1DM)和某些较少见的类型。

第一节 概述

糖尿病的基本病理生理为绝对或相对胰岛素分泌不足及胰岛素敏感性下降和胰高血糖素活性增高所引起的代谢紊乱,包括糖、蛋白质、脂肪、水及电解质等,严重时常导致酸碱平衡失常;其特征为高血糖、糖尿、糖耐量减低(impaired glucose tolerance, IGT)及胰岛素释放试验异常。临床上早期无症状,至症状期才有多食、多饮、多尿、烦渴、善饥、消瘦或肥胖、疲乏无力等症群,久病者常伴发心脑血管、肾、眼及神经等病变。2型糖尿病常伴动脉粥样硬化(AS)、非酒精性脂肪肝和肥胖。严重患者或应激时可发生酮症酸中毒、高渗性昏迷、乳酸性酸中毒而威胁生命,常易并发化脓性感染、尿路感染、肺结核等。自从胰岛素及抗菌药物问世后酮症及感染已少见,病死率明显下降。如能及早防治,严格和持久控制高血糖、高血压、高血脂可明显减少慢性并发症,有些患者病情是可以逆转的,患者体力可接近正常。

一、糖尿病流行病学

2015年世界糖尿病患者为4.15亿,预测2040年则可达6.42亿。我国首次糖尿病调查于1978—1979年在上海,10万人口中发现患病率为10.12‰(标化患病率为9.29‰),1980—1981年在全国14个省30万人口中患病率为6.09‰(标化患病率为6.74‰)。本病多见于中老年,患病率随年龄而增长,自45岁后明显上升,至60岁达高峰。我国糖尿病绝大多数属2型,1型糖尿病患病率为万分之0.61到万分之0.83。近年研究显示青少年人群2型糖尿病患病率快速增加,几乎与1型糖尿病各占一半。2007—2008年应用糖耐量筛查全国部分城市20岁以上人群结果显示2型糖尿病高达11%以上。

二、病因和分类

大部分糖尿病患者可归为两大发病机制范畴。一类(1型糖尿病)为胰岛素分泌的绝对缺乏。大多数1型糖尿病患者经血清或DNA检查可发现免疫反应指标或基因标志。另一类(2型糖尿病)的原因为胰岛素抵抗兼有胰岛素代偿性分泌反应不足。在2型糖尿病患者中,在被确诊前可以长期毫无症状。这两个类型的糖尿病在发病机制、自然病史、治疗原则和反应及预防均有明显不同。此外,尚有少数的糖尿病患者有其特有的病因和发病机制,可归于其他特殊类型。

(一)1型糖尿病

胰岛β细胞毁坏,常导致胰岛素绝对不足。

1.自身免疫性急发型和缓发型,谷氨酸脱羧酶(glutamic acid decarboxylase,GAD)和(或)胰岛细胞抗体阳性。

2.特发性无自身免疫证据。

(二)2型糖尿病

2型糖尿病主要是胰岛素抵抗和(或)胰岛素分泌障碍。研究发现老年痴呆症与胰岛素的作用下降密切相关且常伴有糖尿病,因此提出3型糖尿病的概念,与其说是3型糖尿病,还不如说老年痴呆症是糖尿病的并发症或伴发症。

(三)特殊类型糖尿病

1.胰岛β细胞功能基因缺陷 如MODY1型、2型、3型;线粒体DNA。

2.胰岛素作用遗传性缺陷 如胰岛素基因突变;胰岛素受体缺陷A型胰岛素抵抗,矮妖精貌综合征(leprechaunism),脂肪萎缩性糖尿病等。

3.胰腺外分泌病 如胰腺炎症、外伤、手术或肿瘤。

4.内分泌疾病 如肢端肥大症、库欣综合征、胰高糖素瘤、嗜铬细胞瘤和甲状腺功能亢进症等。

5.药物或化学品所致糖尿病 如杀鼠药、烟草酸、糖皮质激素、甲状腺激素、噻嗪类药物、β-肾上腺能类似物、苯妥英钠、α干扰素(interferon-α,IFN-α)和二氮嗪等,大多数均能引起糖耐量减退。

6.感染所致糖尿病 如风疹、巨细胞病毒等。

7.少见的免疫介导糖尿病 如Stiffman综合征,抗胰岛素受体抗体等。

8.伴糖尿病的其他遗传综合征 如Down综合征、Klinefelter综合征、Turner综合征、Wolfram综合征、Laurence-Moon-Biedl综合征等和Huntington舞蹈病等。

(四)妊娠糖尿病

妊娠糖尿病(gestational diabetes mellitus,GDM)指在妊娠期发现的糖尿病,但不排除于妊娠前原有糖耐量异常而未被确认者,已知是糖尿病的患者妊娠时不属此型。多数患者于分娩后可恢复正常,近30%以下患者于5~10年随访中转变为糖尿病。

三、糖尿病几个主要类型的特点

(一)1型糖尿病

特征:①起病较急;②典型病例见于小儿及青少年,但任何年龄均可发病;③血浆胰岛素及C肽水平低,服糖刺激后分泌仍呈低平曲线;④依赖胰岛素治疗,一旦骤停胰岛素则易发生酮症酸中毒,甚而威胁生命;⑤遗传为重要因素,表现为第6对染色体上人类白细胞抗原(human leucocyte antigen,HLA)某些抗原的阳性率增减;⑥胰岛β细胞自身抗体常呈阳性反应,包括胰岛细胞自身抗体、胰岛素自身抗体、谷氨酸脱羧酶自身抗体和酪氨酸磷酸酶自身抗体,其中以谷氨酸脱羧酶自身抗体最具特征。85%~90%的1型糖尿病患者空腹血糖开始升高时,可检测到一种或多种上述自身抗体。有些患者病情发展较慢,胰岛素分泌极少,体形消瘦,必须注射外源胰岛素才能防治酮症酸中毒,直到成年期方通过血清谷氨酸脱羧酶自身抗体测定,才被发现是1型糖尿病。这类患者称为成年人晚发自身免疫性糖尿病(latent autoimmune diabetes in adults,LADA)。LADA 患病率大约为 6%,与 2 型糖尿病相比,LADA 者年龄和体重均较低,且随年龄增长或体重增加患病率下降。LADA 患者 C 肽水平及并有高脂血症、高血压、肥胖的比例均较 2 型糖尿病低。

特发性 1 型糖尿病原因未明,为 1 型糖尿病中的少数,虽有永久胰岛素分泌缺乏和酮症酸中毒,但无自身免疫证据,也无 HLA 特点。

暴发性 1 型糖尿病的概念及诊断指标:①出现高血糖症状 1 周内发生酮症或酮症酸中毒;②血清空腹 C 肽<0.1nmol/L,而餐后 2 小时(胰高糖素释放试验)C 肽<0.17nmol/L;③初诊时血糖>16mmol/L 而糖化血红蛋白(glycosylated hemoglobin,HbA1c)<8.5%。暴发性 1 型糖尿病属于特发性 1 型糖尿病的一种亚型。该病来势凶猛,进展迅速,预后极差。如果在临床上见到血糖极高、进展迅速、病情危重的患者,伴有胰酶升高,要考虑暴发性 1 型糖尿病。

(二)2 型糖尿病

其特征为:①起病较慢;②典型病例见于中老年人,偶见于幼儿;③血浆胰岛素水平仅相对性不足,且在糖刺激后呈延迟释放,有时肥胖患者空腹血浆胰岛素基值可偏高,糖刺激后胰岛素亦高于正常人,但比相同体重的非糖尿病肥胖者为低;④遗传因素也很重要,包括遗传表观,但 HLA 属阴性;⑤胰岛自身抗体常呈阴性;⑥胰岛素效应往往较差;⑦早期时单用口服抗糖尿病药物,一般可以控制血糖。

2 型糖尿病患者主要由胰岛素抵抗合并相对性胰岛素分泌不足所致。有些需用胰岛素以控制高血糖症。在这类患者中可能有一些是特殊类型的糖尿病。大部分的患者可伴肥胖,肥胖症本身可引起胰岛素抵抗。即使以传统体重指标鉴定并不肥胖的患者,仍可在内脏有体脂的积聚。由于高血糖症发展甚慢,早期症状很轻微而不典型或无症状,故常经过许多年始被确诊,然而,患者很容易发生大血管和微血管并发症。面对胰岛素抵抗和高血糖症,尽管胰岛 β 细胞分泌更多的胰岛素,血胰岛素水平常高于正常,仍不能使血糖正常化,说明胰岛 β 细胞分泌功能有一定缺陷,不足以代偿胰岛素抵抗。

(三)特殊类型糖尿病

较少见,其中有些特殊类型的机制已被阐明。

1.胰岛 β 细胞基因缺陷　有些特殊类型伴有胰岛 β 细胞的单基因缺陷。如青年人中成年发病型糖尿病(maturity-onset diabetes of the young,MODY),发病年龄常在 25 岁之前,伴轻度高血糖症,是常染色体显性遗传,在不同染色体上的基因位点发生异常。MODY 1-11 相关基因如下。①染色体 12 上的肝细胞核因子(HNF-4α);②染色体 7p 上的葡萄糖激酶基因;③染色体 20q 的 HNF-1;④染色体 13 的胰岛素启动因子(IPF-1);⑤染色体 17 上的肝细胞核因子 1β(HNF-1β);⑥第 2 染色体的神经源性分化因子/β 细胞 E-盒转录激活物 2(Neuro DI/BETA2);⑦KLF 11(Kruppel-like factor 11);⑧CEL(Carboxyl-esterlipase);⑨成对盒基因 4(paired box gene 4,PAX4);⑩胰岛素基因;⑪B 淋巴细胞酪氨酸酶基因(B lymphoic tyrosine kinae,*BLK*);⑫线粒体 DNA 点变异引起糖尿病伴耳聋,最常见的变异发生在 *tRNA leucine* 基因的 3243 位 A→G 突变。

2.胰岛素作用的基因缺陷　如胰岛素受体的变异,有些患者可伴有黑棘皮病,女患者可有男性化和卵巢囊肿,过去,这类患者称为 A 型胰岛素抵抗。在儿童中,胰岛素受体基因变异可引起严重胰岛素抵抗,称为矮妖精貌综合征和 Rabson-Mendenhall 综合征。

3.药物或化学品所致糖尿病 如 Vacor(鼠药)和 Pentamidine 能永久性破坏胰岛 β 细胞;烟草酸和糖皮质激素可损害胰岛素的功能;IFN-α 可导致糖尿病并常伴有胰小岛抗体等。

4.外分泌胰腺病 如胰腺炎、外伤、感染、胰腺手术、肿瘤等。

5.内分泌疾病 一些激素(生长激素、皮质醇、胰高血糖素、肾上腺素)可以对抗胰岛素作用。

6.新生儿糖尿病 出生后 6 个月内发病的糖尿病称为新生儿糖尿病,是一种少见的特殊类型糖尿病,临床上分为短暂性新生儿糖尿病和永久性新生儿糖尿病。其中 30%~58% 的新生儿糖尿病由 Kir6.2 基因突变引起。其他有关的基因如杂合子激活的 KCNJ11 变异和 ABCC8 变异等。短暂性新生儿糖尿病可以缓解并终止治疗,但患者成年后可能复发。永久性新生儿糖尿病需要终身治疗。磺脲类等口服降糖药物进行治疗效果较好。

(四)妊娠糖尿病

妊娠糖尿病指在妊娠期发现糖尿病患者,在妊娠前已有糖尿病的患者不属于妊娠糖尿病而属于糖尿病伴妊娠。

四、发病机制

胰岛素绝对不足大多见于 1 型糖尿病患者,相对不足大多见于 2 型糖尿病患者。绝对不足的证据有以下几点:①空腹血浆胰岛素浓度很低,一般 $<4\mu U/mL$(正常值为 $5\sim20\mu U/mL$),甚至测不出;②用葡萄糖或胰高血糖素刺激后血浆胰岛素及 C 肽仍低,呈扁平曲线;③对磺酰脲类治疗无效;④病理切片上示胰岛炎,早期有淋巴细胞等浸润;后期 β 细胞呈透明变性、纤维化,胰岛 β 细胞数仅及原来 10%。1 型糖尿病患者每天胰岛素分泌量甚少,空腹基值及糖刺激后峰值均明显低于正常,提示绝对分泌不足。

肥胖的 2 型糖尿病患者血浆胰岛素浓度基值或刺激后高峰均比正常对照为高,仅比相应体重而非糖尿病患者低且高峰延迟出现。葡萄糖刺激后正常人胰岛素高峰见于口服糖后 30~60 分钟,2 型糖尿病患者的高峰延迟 30~45 分钟出现。

各种类型糖尿病的病因及机制相差甚大,以下分别简述 1 型糖尿病和 2 型糖尿病的机制。

(一)1 型糖尿病

1.遗传因素 遗传因素不论在 1 型糖尿病或 2 型糖尿病均较肯定。1 型糖尿病中单卵双胞胎发生一致率为 30%~50%,其胰岛 β 细胞自身免疫反应一致性为 2/3。HLA-DQ 及 DR 抗原与 1 型糖尿病的关联最为重要,HLA-DQ8、DQ2、DR3、DR4 可能与 1 型糖尿病易感性相关,DQ6、DR2 可能其保护性有关。DQβ57 非天冬氨酸和 DQa52 精氨酸可明显增强 1 型糖尿病的易感性。

2.自身免疫 与 1 型糖尿病患者关系密切。胰小岛的自身免疫反应主要可能通过分子模拟过程所致。病毒或病毒以外的物质的化学和构型与胰岛 β 细胞酷似,则该抗原产生的抗体也将向胰岛 β 细胞发动免疫攻击。巨噬细胞即联合 II 类 MHC 紧密地与之结合,在白细胞介素 I 和 II 的配合下,经辅助 T 细胞识别后,即对该抗原发动强烈而持久的免疫反应,产生针对该抗原的特异抗体和免疫活性细胞。针对外来抗原的抗体与胰岛 β 细胞结合后,吸引巨噬细胞、补体和自然杀伤细胞,巨噬细胞将自身抗原有关信息传递给辅助 T 细胞,后者进一步扩大针对自身抗原的免疫反应。

1 型糖尿病患者细胞和体液免疫的证据:①患者可伴有多种其他免疫性疾病,如 Graves 病、桥本甲状腺炎、恶性贫血、原发性慢性肾上腺皮质功能减退症等;②可伴有脏器特异性抗体,包括甲状腺、胃壁细胞及抗肾上腺抗体等;③起病较急而于 6 个月内死亡者有胰小岛炎,其中有 T 淋巴细胞、NK 细胞和 K 细胞浸润。辅助性 T 细胞 1(Th1)和辅助性 T 细胞 17 (Th17)增加,辅助性 T 细胞 2(Th2)及调节性 T 细胞(Treg)下调,导致 Th1/Th2 和 Th17/Treg 比值增加;④白细胞移动抑制试验阳性;⑤胰岛细胞抗体(islet cell antibody,ICA)免疫荧光测定阳性,在 1 型糖尿病患者发病 1~2 年可高达 85%,后渐下降,后又发现胰岛细胞表面抗体、补体结合胰岛细胞抗体、细胞毒性胰岛细胞抗体、64K 和 38K 免疫沉淀抗体等。其中胰岛细胞表面抗体、补体结合胰岛细胞抗体和免疫沉淀抗体选择性地作用于胰岛 β 细胞;⑥谷氨酸脱羧酶(GAD),在近期发病的 1 型糖尿病患者中阳性率为 69%,在发病 3~42 年的患者中仍有 59% 阳性率;⑦抑制性 T 淋巴细胞数及功能降低,K 细胞数及活性增高。1 型糖尿病患者发病机制见图 8-1。

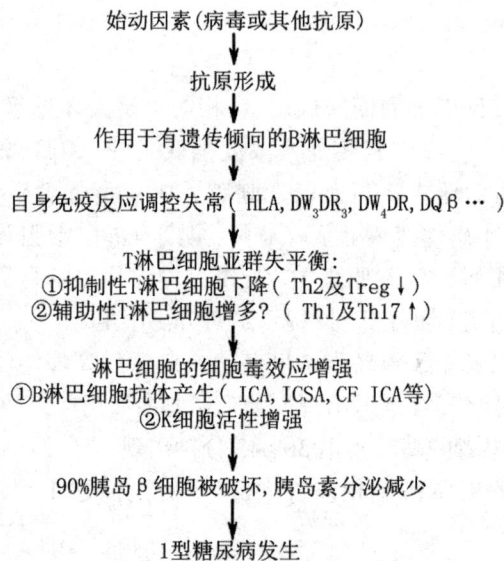

始动因素(病毒或其他抗原)

↓

抗原形成

↓

作用于有遗传倾向的B淋巴细胞

↓

自身免疫反应调控失常(HLA, DW_3DR_3, DW_4DR, DQ β …)

↓

T淋巴细胞亚群失平衡:
①抑制性T淋巴细胞下降(Th2及Treg↓)
②辅助性T淋巴细胞增多?(Th1及Th17↑)

↓

淋巴细胞的细胞毒效应增强
①B淋巴细胞抗体产生(ICA, ICSA, CF ICA等)
②K细胞活性增强

↓

90%胰岛 β 细胞被破坏,胰岛素分泌减少

↓

1型糖尿病发生

图 8-1　1 型糖尿病发病机制

(二)2 型糖尿病

2 型糖尿病患者的发病机制与 1 型糖尿病不同,并非因自身免疫胰岛 β 细胞破坏所致,主要在基因缺陷的基础上存在胰岛素抵抗和胰岛素分泌障碍两个环节。胰岛素抵抗出现可能较 β 细胞功能损伤更早些。不良的生活方式是 2 型糖尿病的主要原因(约占 60%),遗传和环境改变因素各占 20%。

1.不良生活习惯　近三十年来,工作和生活的节律变化加大,高能量食品摄入较多,活动相对较少,因此产生能量正平衡,能量过剩导致游离脂肪酸(free fatty acid,FFA)增加。另外,生活习惯的改变及抗生素应用过多,可导致肠道菌群失调,因此产生过多的脂多糖(lipopolysaccharide,LPS)。FFA 和 LPS 与巨噬细胞的 Toll 样受体结合,促进巨噬细胞极化,后者产生大量致炎物质,比如 IL-6、CRP 等,导致慢性低度炎症,或称代谢性炎症。

2.环境因素　空气和水的污染,也是 2 型糖尿病的诱发因素。当雾霾天气 PM2.5 超标,可极化定居在肺组织的巨噬细胞。

3.遗传和表观遗传

(1)与异质性、多基因遗传有关:家系发病调查发现 2 型糖尿病患者 38% 的兄妹和 1/3 后代有糖尿病或 IGT,单卵双生的发病一致率可能为 70%~85%。2 型糖尿病是一种异质性、多基因遗传病。已经发现 30 多个和 2 型糖尿病发病相关的 SNP 位点。这些 SNP 有关基因包括: TCF7L2、FTO、KCNJ11、HHEX、CDKN2B、CDKAL1、IGF2BP2、PPARGP12A、SLC30A8、TCF2、JAZF1、CDC123PPARGCIA 和 NRF1 等,上述基因 SNP 的表型多与胰岛的损伤有关。表观遗传修饰如 microRNA、DNA 甲基化及组蛋白修饰在糖尿病的发生、发展中起到了重要的作用。

(2)胰岛素抵抗的遗传基础。

1)胰岛素受体前水平:胰岛素基因突变而形成结构异常和生物活性降低的胰岛素。

2)胰岛素受体水平:现已有 30 种以上胰岛素受体基因点状突变或片段缺失与严重的胰岛素抵抗有关。临床上也已发现多个综合征与胰岛素受体基因突变有关,如矮妖精貌综合征、脂肪萎缩性糖尿病等。

3)受体后水平:胰岛素与其受体的 α 亚基结合,β 亚基酪氨酸激酶活化过程需依赖葡萄糖转运体 4(GLUT4)及许多关键酶的活性。肥胖症和 2 型糖尿病患者的脂肪细胞内 GLUT4 基因表达降低,致使脂肪分解增加,FFA 浓度增高,通过脂肪酸-葡萄糖循环,相互影响糖和脂肪的代谢,导致胰岛素作用减弱和胰岛素抵抗,因而糖尿病也有糖脂病之称。2 型糖尿病发病机制见图 8-2。

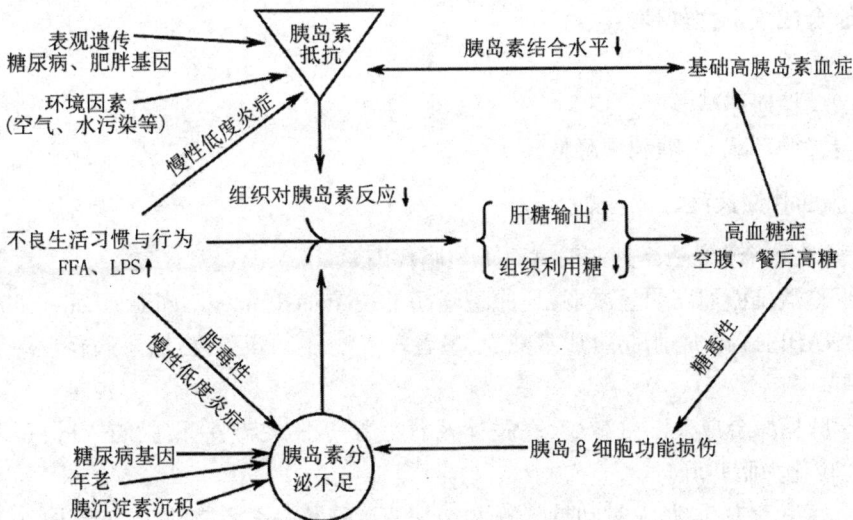

图 8-2　2 型糖尿病发病机制

提示慢性低度炎症作用于肝脂肪和肌肉,产生胰岛素抵抗,同时可直接作用于胰岛,导致胰岛素分泌不足。胰岛素抵抗和胰岛素分泌不足是产生 2 型糖尿病的主要原因。

4)胰岛 α、β 细胞对胰岛素抵抗。

4.脂毒性　在胰岛 β 细胞中脂肪酸氧化被抑制,长链脂酰辅酶 A 集聚,长链脂酰辅酶 A

可以通过开放胰岛 β 细胞钾通道减少胰岛素分泌,还可增加 UCP-2 表达减少胰岛素分泌。

5.糖毒性　高糖增加活性氧(reactive oxygen species,ROS)生产,后者影响胰腺十二指肠同源盒 1(PDX-1)表达,导致胰岛素基因转录减少。此外,ROS 增加 NF-κB 活性,诱导慢性低度炎症及胰岛 β 细胞凋亡。

6.胰岛 β 细胞去分化　高血糖时体内叉头转录因子 FOXOI 活性丧失,胰岛 β 细胞发生去分化改变,成为具有多向分化潜能的内分泌祖细胞样细胞,部分细胞甚至可以分泌胰升糖素。提示研发促进已去分化的胰岛 β 细胞再次分化回归至功能性胰岛 β 细胞可能是防治糖尿病的新思路。

7.胰沉淀素过度沉积　胰岛 β 细胞功能进行性下降;内源性促胰岛素分泌功能失调。

8.增龄　随增龄 ROS 的增加为老年人易患糖尿病的原因之一。

五、病理生理

1 型糖尿病是由于在遗传易感基因的基础和某些环境因素的作用下,诱发针对胰岛 β 细胞的免疫性炎症,胰岛 β 细胞破坏高达 90% 以上。胰岛素绝对缺乏,导致糖蛋白质、脂肪代谢紊乱。

2 型糖尿病是一种慢性病,病程漫长,反映着胰岛 β 细胞储备功能逐渐低下与胰岛素分泌障碍的演变过程。

(一)葡萄糖利用减少和肝糖输出增多

它是高血糖的主要原因。

1.糖进入细胞减少氧化磷酸化减弱,引起葡萄糖利用减少。

2.糖原合成减少,血糖增高。

3.糖酵解减少。

4.磷酸戊糖通路减弱。

5.三羧酸循环减弱,糖利用降低。

(二)脂肪代谢紊乱

糖尿病严重者未经适当控制时常有下列脂代谢紊乱。

1.由于磷酸戊糖通路明显减弱,还原型辅酶Ⅱ(reduced nicotinamide adenine dinucleotide phosphate,NADPH)减少,脂肪合成常减少,患者多消瘦;但早期 2 型糖尿病轻症患者则由于多食而肥胖。

2.由于肝糖原合成及贮藏减少,在垂体及肾上腺等激素调节下,脂肪入肝沉积,肝细胞变性,肝大转化为脂肪肝。

3.在重症患者中,脂肪大量动员分解为 α 甘油磷酸及游离脂肪酸,乙酰辅酶 A 未能充分氧化而转化为大量酮体。

(三)蛋白质代谢紊乱

糖尿病患者蛋白质代谢常紊乱,肌肉及肝中蛋白质合成减少而分解增多,呈氮质负平衡。胰岛素不足时糖异生增加。由于蛋白质呈负平衡,患者消瘦、乏力、抵抗力差、易感染,创口不易愈合,小儿生长发育受阻。

(四)电解质代谢、水代谢、酸碱平衡和维生素代谢紊乱

常引起各主要脏器功能失常,尤其在酮症酸中毒时更严重。

(五)维生素代谢紊乱

维生素代谢紊乱尤其是 B 族维生素缺乏。

(六)慢性低度炎症及代谢性炎症综合征

由于现代生活习惯和环境的变化产生代谢紊乱及代谢产物,包括游离脂肪酸和内毒素等极化巨噬细胞等细胞并诱发的慢性低度炎症,称为代谢性炎症综合征(metabolic inflammatory syndrome,MIS),后者损伤组织和器官。图 8-3 所示巨噬细胞促炎(M_1)与抗炎(M_2)通常处于相对平衡状态。一旦体内 FFA 与 LPS 增加,通过巨噬细胞表面的 TLR4 使其极化(M_1/M_2 比例增加),同时引起 Th1/Th2、Th17/Treg 比值增高。极化的巨噬细胞和辅助性 T 淋巴细胞诱导机体产生慢性低度炎症并参与动脉粥样硬化、脂肪肝、肥胖、2 型糖尿病的病理生理过程。另外 IFN、IRF3/5/9 及 miRNA155/223 等也可极化巨噬细胞,而二甲双胍、GLP-1 等可通过调节 STAT 系统抑制巨噬细胞的极化。有氧运动及平衡饮食可能是异病同防的适宜技术。专家建议如果慢性低度炎症损伤组织器官,并形成 2 个或 2 个以上代谢性疾病,可考虑诊断为代谢性炎症综合征。糖尿病人群中近 90%符合 MIS 的诊断,70%左右糖尿患者有动脉粥样硬化,提示 AS 是糖尿患者致死的主要原因。MIS 的概念有利于糖尿病的防治。

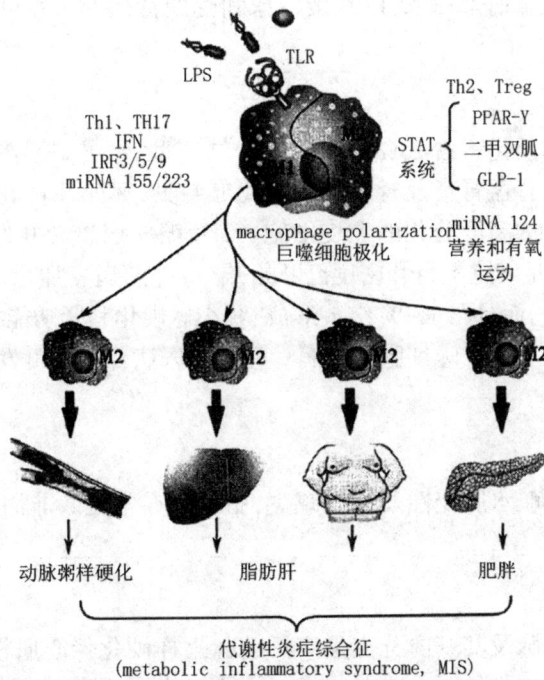

图 8-3 代谢性炎症综合征

Th1、Th2、Th17:辅助性 T 细胞;Treg:调节性 T 细胞;LPS:脂多糖;TLR:Toll 样受体;IFN:干扰素;IRF:干扰素调节因子;STAT:信号转导及转录激活因子;PPAR-γ:过氧化物酶体增生物激活受体;GLP-1:胰高血糖素样肽-1。

六、病理解剖

(一)胰岛病理

在 1 型糖尿病与 2 型糖尿病中病理变化不同。1 型糖尿病中大多呈胰岛炎,胰岛数量和 β 细胞数大减,提示绝对性胰岛素缺乏。2 型糖尿病中尤其是肥胖者早期胰小岛大于正常,胰岛 β 细胞多于正常;呈特殊染色,切片示胰岛 β 细胞颗粒减少。当糖尿病发生 5 年以上者,则胰小岛数、大小及胰岛 β 细胞数均见减少,直至死亡后解剖见几种典型变化。近年研究证实 2 型糖尿患者胰岛有明显的巨噬细胞浸润,提示慢性低度炎症在 2 型糖尿病病理过程起重要的作用。

(二)血管病变

目前威胁糖尿病患者生命最严重的病理为心血管病变,约 70% 以上患者死于心血管性病变的各种并发症;血管病变非常广泛,不论大中小血管、动脉、毛细血管和静脉,均可累及,常并发许多脏器病变,特别是心血管、肾、眼底、神经、肌肉、皮肤等的微血管病变。

1.动脉粥样硬化　见于 70% 左右患者,发病不受年龄限制,主要累及主动脉、冠状动脉、脑动脉等,常引起心、脑、肾严重并发症而致死。周围动脉尤其是下肢足背动脉等硬化可引起坏疽。极化的巨噬细胞参与 AS 的全过程,包括斑块的破裂。

2.微血管　包括毛细血管、微动脉、微静脉,从光镜及电镜下发现糖尿病中微血管病变的特征为毛细血管基膜增厚。基膜增厚时,交链度发生改变,加以负电荷降低,通透性增高,小分子蛋白漏出形成微量白蛋白尿,以致蛋白尿和晚期肾病变。并可发生眼底视网膜病变和动脉硬化症。

(三)肾脏

有糖尿病性肾小球硬化者占 25%~44%,可分结节型、弥漫型及渗出型 3 种。尤以 1 型糖尿病中为多见,此外,肾盂肾炎及肾小动脉硬化亦常见,坏死性肾乳突炎罕见。足细胞是附着在肾小球基底膜外的高度分化的上皮细胞。2 型糖尿病患者并发糖尿病肾病(diabetic nephropathy,DN),早期足细胞数目和密度已开始减少,并随病变加重而加重,足细胞病变不仅导致大量蛋白尿发生,而且与 K-W 结节形成、肾小球硬化和肾功能损伤密切相关。在 DN 患者的肾小球及肾小管都有巨噬细胞的浸润。死于糖尿病昏迷者可发生急性肾衰竭伴肾小管坏死。

(四)肝

常肿大,有脂肪浸润、水肿变性及糖原减少,脂肪肝亦常见。非酒精性脂肪肝常伴有明显的巨噬细胞浸润。

(五)心脏

除心壁内外冠状动脉及其壁内分支呈广泛动脉粥样硬化伴心肌梗死等病变外,心肌病变亦已肯定。心肌细胞内肌丝明显减少,电镜下可见大量肌原纤维蛋白丧失,严重时心肌纤维出现灶性坏死。

(六)神经系统

全身神经均可累及。以周围神经病变最为常见,呈鞘膜水肿、变性、断裂而脱落;轴突变性、纤维化、运动终板肿胀等。自主神经呈染色质溶解，胞质空泡变性及核坏死，胆碱酯酶活力减少或缺乏，组织切片示自主神经呈念珠状或梭状断裂，空泡变性等。

第二节　糖尿病的规范化治疗

一、2 型糖尿病的血糖控制目标

血糖控制的近期目标：通过控制高血糖和相关代谢紊乱，消除糖尿病症状和防止出现急性代谢并发症。远期目标：通过良好的代谢控制达到预防慢性并发症，提高患者生活质量和延长寿命的目的。血糖控制应根据自我血糖监测（self-monitoring of blood glucose，SMBG）的结果及 HbA1c 水平综合判断。

（一）血糖

2017 版《中国 2 型糖尿病防治指南》推荐 2 型糖尿病患者空腹血糖控制在 4.4 ~ 7.0mmol/L，非空腹血糖<10.0mmol/L，以上均指毛细血管血糖。

（二）糖化血红蛋白

HbA1c 是评价长期血糖控制的"金指标"。美国糖尿病学会（American Diabetes Association，ADA）糖尿病诊疗标准和 2017 版《中国 2 型糖尿病防治指南》均推荐血糖采取目标分层管理（表 8-1）。

表 8-1　血糖控制目标分层管理

目标分层	HbA1c(%)	适用人群
一般控制	<7	大多数非妊娠成年 2 型糖尿病患者
严格控制（甚或尽可能接近正常）	<6.5	病程较短、预期寿命较长、无并发症、未合并心血管疾病的 2 型糖尿病患者。前提是无低血糖或其他不良反应
宽松控制	<8.0	有严重低血糖史、预期寿命较短，有显著的微血管或大血管并发症，或有严重合并症，糖尿病病程较长和尽管进行了糖尿病自我管理教育，适当的血糖监测，接受有效剂量的多种降血糖药物包括胰岛素治疗仍很难达到常规治疗目标的患者

应该避免因过度放宽控制标准而出现急性高血糖症状或与其相关的并发症。在治疗调整中，可将 HbA1c≥7%作为 2 型糖尿病启动临床治疗或需要调整治疗方案的重要判断标准。

二、1 型糖尿病的血糖控制目标

ADA 推荐所有儿童糖尿病患者 HbA1c 目标<7.5%。《2012 中国 1 型糖尿病诊治指南》推荐理想的控制目标为儿童和青少年 1 型糖尿病 HbA1c<7.5%，成年人 HbA1c<7.0%（表 8-2）。

表 8-2　1 型糖尿病患者的血糖控制目标

	儿童或青春期			成年人	
	正常	理想	一般	高风险	理想
治疗方案		维持	建议或需要调整	必须调整	维持
HbA1c(%)	<6.1	<7.5	7.5~9.0	>9.0	<7.0
血糖(mmol/L)					
空腹或餐前	3.9~5.6	5.0~8.0	>8.0	>9.0	3.9~7.2
餐后	4.5~7.0	5.0~10.0	10.0~14.0	>14.0	5.0~10.0
睡前	4.0~5.6	6.7~10.0	10.0~11.0　<6.7	>11 或<4.4	6.7~10.0
凌晨	3.9~5.6	4.5~9.0	>9.0　<4.2	>11 或<4.0	

注:血糖目标应该个体化,较低的血糖目标应评估效益和风险性;出现频繁低血糖或无症状低血糖时,应调整控制目标;餐前血糖与 HbA1c 不相符时,应测定餐后血糖,仍无法解释时,可考虑做动态血糖监测。

三、住院患者的血糖控制目标

糖尿病患者住院期间血糖不一定要达标;一般情况下不必快速降低血糖和快速达标;降血糖治疗应尽量避免低血糖,尽量避免超重及肥胖患者体重增加;不能因采用宽松血糖管理而增加感染和高血糖危象的风险。

(一)血糖控制目标分层

血糖控制目标分层见表 8-3。

表 8-3　血糖控制目标分层

目标分层	空腹血糖或餐前血糖	餐后 2 小时血糖或不能进食时任意点血糖
一般控制	6~8mmol/L	8~10mmol/L
宽松控制	8~10mmol/L	8~12mmol/L,特殊情况可放宽至 13.9mmol/L
严格控制	4.4~6.0mmol/L	6~8mmol/L

(二)不同病情患者血糖控制目标

1.非手术住院患者及重症监护病房患者血糖控制目标(表 8-4)。

2.孕妇、病情危重,围手术期患者的控制标准参见其他相关章节。

表 8-4　非手术住院患者及重症监护病房患者血糖控制目标

病情分类	血糖控制目标		
	宽松	一般	严格
新诊断、非老年、无并发症及伴发疾病,降血糖治疗无低血糖和体重增加(超重及肥胖患者)等不良反应			√
低血糖高危人群	√		

（续表）

病情分类		血糖控制目标		
		宽松	一般	严格
心脑血管疾病患者及心脑血管疾病高危人群		√	或√	
特殊群体	肝功能、肾功能不全患者	√		
	糖皮质激素治疗患者		√	√
	高龄老年人	√		
	预期寿命<5年(如癌症等)的患者	√		
	精神或智力障碍者	√		
	独居　老年人	√		
	非老年人		√	
重症监护病房(ICU)	胃肠内营养或肠外营养	√		
	外科ICU	√		
	内科ICU	√		

四、糖尿病患者的教育与管理

糖尿病是一种复杂的慢性疾病,其治疗是一项长期乃至终身的管理过程,随病程的进展还需不断调整。糖尿病并发症的减少不但依赖于高血糖的控制,还依赖于其他心血管疾病危险因素的控制和不良生活方式的改善。因此,糖尿病的控制不是传统意义上的治疗而是系统的管理,而患者的行为和自我管理能力也是糖尿病控制是否成功的关键。

(一)糖尿病管理和教育的重要性

糖尿病教育是糖尿病防治成败的关键,是糖尿病最基本、最重要的防治措施。糖尿病治疗的"五驾马车"中,教育是核心。通过糖尿病教育可以提高民众对糖尿病的认识和预防糖尿病的能力;可以调动患者的主观能动作用,提高依从性,利于防病治病;也可以督促医务人员不断学习相关的新知识、新技术,有利于提高医护人员的业务水平;可以增强医患沟通、交流,有利于构建和谐的医患关系。

近年来,糖尿病管理与教育受到越来越多的重视,为了达到糖尿病治疗的近期目标和远期目标,应建立较完善的糖尿病教育和管理体系。

(二)糖尿病教育的目标和形式

每位糖尿病患者一旦确诊即应接受糖尿病教育,教育的目标是使患者充分认识糖尿病并掌握糖尿病的自我管理能力。

1.教育方法　糖尿病教育可以是大课堂式,小组式或个体化,内容包括饮食、运动、血糖监测和自我管理能力的指导。

(1)个体教育:与患者进行一对一的沟通和指导,适合一些需要重复练习的技巧学习。每次教育的时间需30分钟左右。例如,自我注射胰岛素,血糖自我检测。

(2)小组教育:是针对多个患者的共同问题,同时与他们沟通并给予指导。每次教育的时间为 1 小时左右,患者人数在 10~15 人,最多不超过 20 人。

（3）大课堂教育:是指以课堂授课的形式为患者讲解糖尿病相关知识,每次课时 1.5 小时左右,患者人数在 50~200 人。这种教育方法主要是针对那些对糖尿病缺乏认识的患者及糖尿病高危人群,属于知识普及性质的教育。

2.教育形式　教育形式包括演讲、讨论、示教与反示教,场景模拟,角色扮演,电话咨询、联谊活动、媒体宣传等。可以通过应用视听设备、投影、幻灯、食物模型等教育工具来开展不同形式的教育活动。

3.教育工作流程　无论是何种教育方法都应是有计划、有程序地进行,才能确保糖尿病教育的效果。应根据现有的条件,书面制定符合管理标准的糖尿病管理流程和常规,并努力按照计划和工作流程实施。

（1）个体教育和小组教育流程:见图 8-4。

（2）大课堂教育流程:见图 8-5。

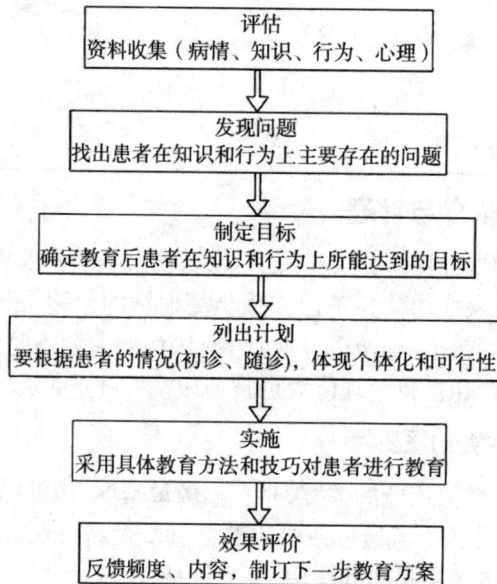

图 8-4　糖尿病个体教育和小组教育流程

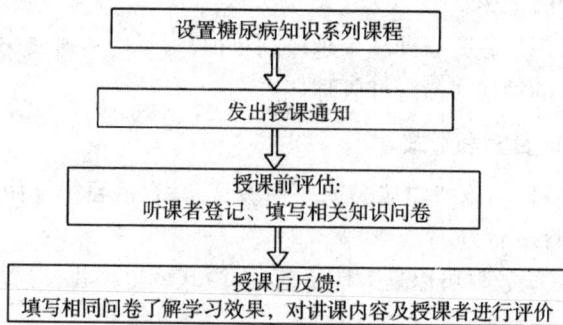

图 8-5　糖尿病大课堂教育流程

(三)糖尿病教育的内容

1.糖尿病的自然进程。

2.糖尿病的临床表现。

3.糖尿病的危害及如何防治急、慢性并发症。

4.个体化的治疗目标。

5.个体化的生活方式干预措施和饮食计划。

6.规律运动和运动处方。

7.饮食、运动、口服药、胰岛素治疗及规范的胰岛素注射技术。

8.SMBG 和尿糖监测(当血糖监测无法实施时),血糖测定结果的意义和应采取的干预措施。

9.SMBG、尿糖检测和胰岛素注射等具体操作技巧。

10.口腔护理、足部护理、皮肤护理的具体技巧。

11.特殊情况应对措施(如疾病、低血糖、应激和手术)。

12.糖尿病女性受孕必须做到有计划,并全程监护。

13.糖尿病患者的社会心理适应。

(四)糖尿病管理和教育的落实

1.糖尿病团队管理

(1)团队主要成员:糖尿病医师、糖尿病教育护士、营养师、心理医师、足疗师。

(2)其他相关人员:妇产科、眼科、肾内科、神经科、心血管、骨科、康复科、皮肤科等专业人员。

(3)在政府和非政府组织工作的与糖尿病管理相关的人员。

2.糖尿病管理的措施

(1)有计划、有程序地对糖尿病患者进行管理和教育。

(2)制定符合当前糖尿病管理标准的糖尿病管理流程和常规(管理手册)。

(3)为糖尿病患者提供相关信息。

(4)电子和书面的记载患者病程、检查结果和治疗过程的详细记录。

(5)严格定期随访制度。

(6)提供与糖尿病相关化验和检查的实验室。

(7)对糖尿病管理的质量进行监督和评估。

(8)对参加糖尿病管理人员进行再教育。

3.糖尿病管理中提供的服务

(1)及时调整糖尿病的管理方案。

(2)每年1次的常规并发症检查。

(3)糖尿病教育。

(4)急诊热线。

(5)心脏科、肾科,血管外科、产科等会诊。

五、糖尿病的运动治疗

(一)糖尿病运动治疗的理论基础

1.糖尿病与运动密切相关——随机对照研究

(1)超过80%的2型糖尿病与肥胖及身体惰性有关,缺少运动本身就是糖尿病的发病因素之一。

(2)每天进行规律的体育运动,糖尿病发病的相对危险性可下降15%~60%。

2.运动治疗糖尿病的机制

(1)运动改善2型糖尿病个体胰岛素敏感性。

(2)改善患者的骨骼肌功能。

(3)改善脂肪和蛋白质代谢。

3.运动对糖尿病患者的双面作用

(1)正面作用:①规律的有氧运动有利于控制血糖,改善血脂异常,减轻体重,减少心血管病危险因素;②对糖尿病高危人群的一级预防效果显著;③系统、长期中等强度的有氧运动对防治糖尿病心肌病变、脑血管病变、肾病变、眼底病变等多种并发症有非常重要的意义;④坚持运动也能明显改善糖尿病患者的心理状态。

(2)负面作用:①治疗不充分的患者,不适当的运动可使患者血液循环中胰岛素水平不足、胰岛素对抗激素水平升高,可使血糖进一步升高,产生酮体过多,诱发酮症酸中毒;②运动有诱发低血糖的风险;③对原来已有一定程度的慢性并发症患者,不适当的运动可使并发症恶化;④退行性骨关节病加重,骨折。

所以,治疗小组应对每一位特定的患者分析其运动的益处和风险,应参考患者的具体情况、病情、用药情况,制订合理可行的运动方案。

(二)糖尿病运动治疗的原则及指南推荐

1.安全性原则

(1)运动治疗适应证:糖耐量减低、超重的2型糖尿病、无显著高血糖和并发症的2型糖尿病及稳定的1型糖尿病和稳定的妊娠糖尿病患者。

(2)运动治疗禁忌证:①空腹血糖> 16.7mmol/L;②反复低血糖或血糖波动较大;③有糖尿病酮症酸中毒等急性代谢并发症;④合并急性感染;⑤糖尿病增殖性视网膜病;⑥严重肾病(肌酐>1.768mmol/L);⑦严重心脑血管疾病(不稳定型心绞痛、严重心律失常、一过性脑缺血发作、新近发生的脑血栓)。患者病情控制或稳定后方可逐步恢复运动。

2.科学性和有效性

(1)运动强度和频率:中、低等强度(运动时心率达到最大心率的50%~70%,运动时有点用力,心率和呼吸加快但不急促);每周至少150分钟,一般以1周3~7天为宜,间隔不要超过3天,每天坚持运动1次最为理想。

(2)运动形式:有氧运动为主,抗阻运动为辅。如无禁忌证,每周最好进行2次抗阻运动,以锻炼肌肉力量和耐力。训练时阻力为轻度或中度。联合进行抗阻运动和有氧运动可获得更大限度的代谢改善。如快走、慢跑、骑自行车、游泳、爬楼梯及中等强度的有氧体操(如医疗体操、健身操、木兰拳、太极拳)等。还可适当选择娱乐性球类活动,如打乒乓球、打保龄球、打羽毛球等。

(3)运动时间:饭后 1~1.5 小时,早餐后运动效果最好,晨练不宜过早、不宜空腹。

(4)运动步骤具体如下

1)运动前准备活动:热身 5~10 分钟;强度小的有氧运动和伸展性体操,逐步增加运动强度,以使心血管适应,并提高关节、肌肉的活动效应。

2)运动基本部分:个体化运动 10~30 分钟。

3)运动后整理活动:放松 5 分钟。散步、放松体操、自我按摩等;避免出现因突然停止运动而引起的心血管系统、呼吸系统、自主神经系统的症状。

3.个体化原则 运动项目要与患者的年龄、病情及身体承受能力相适应,并定期评估,适时调整运动计划。如血糖过高或过低,血压过高、各种严重并发症等情况就不适合运动。

4.专业人员的指导 运动治疗应在医师指导下进行,制订计划前进行医学评估,以排除潜在疾病或损伤,了解慢性并发症情况,排除危险因素,确保运动的安全性。

(1)糖尿病的检查

1)代谢有无异常:血糖、血脂、尿酮体。

2)并发症:眼底病变、尿素氮、肌酐、尿蛋白。

(2)循环系统检查

1)安静时血压、心率、心电图、足背动脉触摸、下肢血管彩色超声检查。

2)运动负荷试验。

(3)肝功能、肺功能检查。

(4)运动器官、骨关节、足的检查:在专业队伍的指导下完成运动处方资料管理,主要分为个人状况调查、健康体能评估、运动体能干预、干预效果评估、体能教育及治疗五部分。

5.全方位管理 记录运动日记,提升运动依从性;养成健康的生活习惯,培养活跃的生活方式,如增加日常身体活动,减少静坐时间,将有益的体育运动融入日常生活中。运动时应携带糖尿病救助卡、糖果、点心等,以防发生低血糖。

6.运动治疗的监测和调整 运动前后要加强血糖监测,运动量大或激烈运动时应建议患者临时调整饮食及药物治疗方案,以免发生低血糖。

(1)若血糖<5.5mmol/L,在运动前至少吃 1 份碳水化合物(15g 碳水化合物)。

(2)若血糖> 13.9mmol/L, 运动前休息片刻,因运动可使血糖变得更高。

(3)若血糖> 16.7mmol/L,不要运动。

(4)在运动多的当晚睡前最好测试血糖,因为有可能会出现延迟的血糖改变。

运动应遵循循序渐进、由少到多,由轻到重,由稀至繁,周期性原则、恢复性原则。

(三)有助于患者坚持运动的方法

1.选择自己喜爱的运动方式和较为方便的时间。

2.结伴运动,相互照顾、鼓励与督促。

3.制订切实可行的运动计划。

4.在运动前和运动过程中定期记录体重,体重减轻也可以成为一个激励因素。

(四)运动治疗的特殊问题

1.糖尿病视网膜病变 避免接触性运动、屏气和升高血压的运动(如举重、拳击),防止眼底出血和视网膜脱离。

2.糖尿病合并外周血管病变 关节退行性病变、足部溃疡者应避免容易引起足部外伤的运动,如跑步等。

3.糖尿病合并妊娠和妊娠糖尿病患者 进行适当运动,可选择散步、做广播操、孕妇体操、游泳等运动形式;运动时间不要超过 15 分钟,妊娠后期避免仰卧位运动。

4.糖尿病合并冠状动脉粥样硬化性心脏病 较低运动强度,每次 20~45 分钟,最长不超过 1 小时,每周 3~4 次;运动前 2 小时不饱餐或饮用兴奋性饮料;应进行准备活动,结束时不要骤然停止;出现身体不适时应立即停止运动,必要时就医。

5.糖尿病合并高血压 血压>180/120mmHg 时不能运动;血压<160/100mmHg 时建议在专业人员的监督下进行放松训练和有氧训练;血压<130/80mmHg 时运动强度可由低至中等,避免憋气动作或高强度的运动,防止血压过度增高。

6.糖尿病合并肾病 适当运动对于降低糖尿病肾病患者尿微量白蛋白有积极作用;低强度、低运动量至中强度运动;避免憋气或高强度运动,防止血压过度增高,注意监测血压、尿液检查、肾功能、电解质和酸碱平衡。

(五)预防运动中不良事件的发生

1.避免空腹运动,随身携带糖果和饮料,预防低血糖。

2.运动时间不宜过长,及时补充食物。

3.胰岛素注射时间与运动时间相隔 1 小时以上。

4.随身携带疾病介绍卡。

5.不舒服时,及时与医师取得联系。

六、运动时并发症的处理

1.并发症加重 停止运动,并根据病情做出相应处理。

2.低血糖处理 立即进食。

3.运动创伤的处理 冷冻包扎,就近送医。

七、自我血糖监测

血糖监测是糖尿病管理中的重要组成部分,其结果有助于评估糖尿病患者糖代谢紊乱的程度,制订合理的降血糖方案,同时反映降糖疗效并指导治疗方案的调整。

目前,临床上的血糖监测方法包括利用血糖仪进行的毛细血管血糖监测、动态血糖监测、糖化白蛋白和 HbA1c 的检测等。近年反映 1~2 周血糖情况的 1,5-脱水葡萄糖醇也逐渐应用于临床。

(一)毛细血管血糖监测

毛细血管血糖监测包括患者 SMBG 及在医院内进行的床边检测(point-of-care testing, POCT),是血糖监测的基本形式,它能反映实时血糖水平。评估餐前和(或)餐后高血糖,生活事件(饮食、运动、情绪及应激等),以及药物对血糖的影响,及时发现低血糖,有助于为患者制订个体化的生活方式干预和优化药物干预方案,提高治疗的有效性和安全性,是糖尿病患者日常管理重要和基础的手段。

1.SMBG 和 POCT SMBG 指糖尿病患者在家中开展的血糖检测,可帮助患者更好地了解自己的疾病状态,并提供一种积极参与糖尿病管理,按需调整行为及药物干预、及时向医务人员咨询的手段,从而提高治疗的依从性。ADA 等机构发布的指南均强调,SMBG 是糖尿病综合管理和教育的组成部分,建议所有的糖尿病患者均需进行 SMBG。在接受胰岛素治疗的患者中应用 SMBG 能改善代谢控制,有可能减少糖尿病相关终点事件,但对于非胰岛素治疗的 2 型糖尿病患者,SMBG 在糖尿病综合管理中的地位尚未达成共识,需进一步研究。

POCT 方法只能用于对糖尿病患者血糖的监测,不能用于诊断。

2.血糖监测的原则

(1)采用生活方式干预控制血糖的糖尿病患者,可通过血糖监测了解饮食控制和运动对血糖的影响来调整饮食和运动。

(2)使用口服降血糖药者可每周监测 2~4 次空腹血糖或餐后 2 小时血糖,或在就诊前 1 周内连续监测 3 天,每天监测 7 点血糖(早、中、晚餐前后和睡前)。

(3)胰岛素治疗者可根据胰岛素治疗方案进行相应的血糖监测:①基础胰岛素治疗者监测空腹血糖,根据空腹血糖调整睡前胰岛素的剂量;②预混胰岛素治疗者,监测空腹和晚餐前血糖,分别就空腹血糖、晚餐前血糖水平调整晚餐前、早餐前的胰岛素剂量,如果空腹血糖达标后,注意监测餐后血糖以优化治疗方案;③使用餐时胰岛素者应监测餐后血糖或餐前血糖,并根据餐后血糖和下一餐餐前血糖调整上一餐前的胰岛素剂量;④特殊人群(围手术期患者、低血糖高危人群、危重症患者、老年患者、1 型糖尿病患者、妊娠糖尿病患者等)的监测,应遵循以上血糖监测的基本原则,实行个体化的监测方案。一般人群及特殊群体的血糖控制目标见相关章节。

3.血糖监测的频率和时间点

(1)餐前血糖监测:①注射基础胰岛素、餐时胰岛素或预混胰岛素的患者;②血糖水平很高时;③低血糖风险时,如用胰岛素促泌剂治疗且血糖控制良好者。

(2)餐后血糖监测:①注射餐时胰岛素的患者;②采用饮食控制和运动控制血糖者;③空腹血糖和餐前血糖已获良好控制但 HbA1c 仍不能达标者,可通过检测餐后血糖来指导针对餐后高血糖的治疗。

(3)睡前血糖监测:适用于注射胰岛素的患者,特别是晚餐前注射胰岛素的患者。

(4)夜间血糖监测:用于了解有无夜间低血糖,特别在出现了不可解释的空腹高血糖时应监测夜间血糖。

(5)出现低血糖症状或怀疑低血糖时应及时监测血糖。

(6)剧烈运动前后宜监测血糖。

4.血糖监测的影响因素

(1)血糖仪的准确性。

(2)干扰性因素

1)测定方法的不同:葡萄糖氧化酶法容易受氧气的影响,而葡萄糖脱氢酶法容易受木糖、麦芽糖、半乳糖等影响。

2)血细胞比容:血糖仪采用血样大多为全血,血细胞比容影响较大,相同血浆葡萄糖水平时,随着血细胞比容的增加,全血葡萄糖检测值会逐步降低。有血细胞比容校正的血糖仪可使这一差异值减到最小。

3)常见干扰药物:乙酰氨基酚、维生素 C、水杨酸、尿酸、胆红素、三酯甘油等物质,当血液中存在大量干扰物时,血糖值会有一定偏差。

4)血糖试纸的影响因素:pH、温度、湿度和海拔都是血糖仪和试纸最佳工作状态的必要条件。

(3)毛细血管血糖与静脉血糖差异的因素:通常血糖仪采用毛细血管全血,而实验室检测的是静脉血清或血浆葡萄糖,采用血浆校准的血糖仪检测数值空腹时与实验室数值较接近,餐后或服糖后毛细血管葡萄糖会略高于静脉血糖,若用全血校准的血糖仪检测数值空腹时较实验室数值低 12%左右,餐后或服糖后毛细血管葡萄糖与静脉血浆血糖较接近。

(4)操作者技术因素:操作不当,血量不足、局部挤压、更换试纸批号校正码未换或试纸保存不当等都会影响血糖监测的准确性。

5.具体血糖监测举例

(1)胰岛素治疗患者的血糖监测方案

1)胰岛素强化治疗患者:在治疗开始阶段应每天监测 5~7 次,建议涵盖空腹血糖、三餐前后血糖、睡前血糖。如有低血糖表现需随时测血糖。如出现不可解释的空腹高血糖或夜间低血糖,应监测夜间血糖。达到治疗目标后每天监测 2~4 次。

2)基础胰岛素治疗患者:在血糖达标前每周监测 3 天空腹血糖,每 2 周复诊 1 次,建议复诊前 1 天加测 5 个时间点血糖谱;在血糖达标后每周监测 3 次血糖,即空腹血糖、早餐后血糖和晚餐后血糖,每月复诊 1 次,建议复诊前 1 天加测 5 个时间点血糖谱。

3)每天 2 次预混胰岛素治疗患者:血糖达标前每周监测 3 天空腹血糖和 3 次晚餐前血糖,每 2 周复诊 1 次,建议复诊前 1 天加测 5 个时间点血糖谱;在血糖达标后每周监测 3 次血糖,即空腹血糖、晚餐前血糖和晚餐后血糖,每月复诊 1 次。

(2)非胰岛素治疗患者的血糖监测方案

1)短期强化血糖监测方案:适用于有频发低血糖症状、感染等应激状态;调整治疗方案等情况。监测方案为每周 3 天,每天监测 5~7 个时间点血糖。

在获得充分的血糖数据并采取相应的治疗措施后,可以减少到交替自我血糖监测方案。

2)餐时配对方案:建议每周 3 天,分别配对监测早餐、午餐和晚餐前后的血糖水平,帮助患者了解饮食和相关治疗措施对血糖水平的影响。

6.毛细血管血糖的局限性

(1)采血部位局部循环差:如休克、重度低血压、糖尿病酮症酸中毒、糖尿病高渗性昏迷、重度脱水及水肿等情况下,不建议使用毛细血管血糖检测。

(2)针刺采血可能引起患者不适感。

(3)操作不规范可能影响血糖测定结果的准确性。

(4)监测频率不足时,对平均血糖、血糖波动或低血糖发生率的判断应谨慎,过于频繁的监测可能导致一些患者的焦虑情绪。

(二)糖化血红蛋白

对于患有贫血和血红蛋白异常疾病的患者,HbA1c 的检测结果不可靠。可用血糖、糖化血清蛋白(glycated serum protein,GSP)或糖化白蛋白(glycosylated albumin,GA)来评价血糖的控制。

1.HbA1c 的临床应用

(1)评估糖尿病患者的血糖控制状况:HbA1c 是反映既往 2~3 个月平均血糖水平的指

标,是评价长期血糖控制的"金标准"。标准检测方法下的 HbA1c 正常值为 4%~6%,根据《中国 2 型糖尿病防治指南》(2017 年版)的建议,在治疗之初至少每 3 个月检测 1 次,一旦达到治疗目标可每 6 个月检测 1 次。

(2)诊断糖尿病:HbA1c 标准化检测的不断完善,促进了全球对 HbA1c 作为糖尿病筛查和诊断方法的重新评估。2010 年,ADA 将 HbA1c≥6.5%纳入糖尿病的诊断标准。2011 年,WHO 推荐在有条件的地方将 HbA1c 检测作为糖尿病的辅助诊断手段,6.5%为诊断糖尿病的临界值。同时,HbA1c<6.5%并不能排除经血糖检测诊断的糖尿病。国内研究提示,在中国成年人中,HbA1c 诊断糖尿病的最佳切点为 6.2%~6.4%,低于 ADA 和 WHO 发布的 HbA1c≥6.5%的糖尿病诊断标准。然而在我国,鉴于目前 HbA1c 检测的标准化程度不够,暂不推荐将其作为糖尿病的诊断切点。

2.HbA1c 检测的优势

(1)无须患者空腹,可以任意时间采血,不受进餐影响。

(2)较静脉血糖更能反映长期的血糖情况,且不受短期饮食、运动等生活方式变化的影响。

(3)HbA1c 实验室检测方法正在开始标准化。

(4)一些非血糖因素影响 HbA1c 而引起的误差少见,如血红蛋白病。

3.HbA1c 的局限性　检测结果对调整治疗后的评估存在"延迟效应",不能精确反映患者低血糖的风险,也不能反映血糖波动的特征。

(三)GA

1.GSP 和 GA　GSP 是血中葡萄糖与蛋白质(约 70%为白蛋白)发生非酶促反应的产物。由于白蛋白在体内的半衰期较短(17~19 天);所以 GSP 水平能反映糖尿病患者检测前 2~3 周的平均血糖水平。GSP 测定方法简易、省时且不需要特殊设备,可广泛适用于基层医疗单位。但由于 GSP 测定是反映血浆中总的糖化血浆蛋白质,其值易受血液中蛋白质浓度、胆红素、乳糜和低分子物质等的影响,尤其在低蛋白血症和白蛋白转化异常的患者;同时,由于血清中非特异性还原物质也可发生此反应,加之不同蛋白质组分的非酶糖化反应率不同,故 GSP 检测法特异性差,目前有逐渐被 GA 取代的趋势。

GA 是在 GSP 基础上进行的定量测定,是利用血清 GA 与血清白蛋白的百分比来表示 GA 的水平,去除了血清白蛋白水平对检测结果的影响,因此较 GSP 更精确,近年来开始在临床逐渐得到推广应用。

2.GA 的正常参考值　GA 在临床上应用的时间相对较短,目前尚缺乏公认的正常值。近年国内各地亦开展了 GA 正常参考值的研究,2009 年上海市糖尿病研究所采用全国 10 个中心的临床协作研究,最终入选了 380 名 20~69 岁正常人群并初步建立中国人 GA 正常参考值为 10.8%~17.1%。同期北京地区的研究显示 GA 正常参考值为 11.9%~16.9%。

3.GA 的临床应用

(1)评价短期糖代谢控制情况:①GA 测定可反映患者近 2~3 周的平均血糖水平,是评价患者短期糖代谢控制情况的良好指标,尤其是对于糖尿病患者治疗方案调整后疗效的评价,比如短期住院治疗的糖尿病患者,GA 可能比 HbA1c 更具有临床参考价值;②GA 可辅助鉴别急性应激如外伤、感染及急性心脑血管事件所导致的应激性高血糖;③GA 和 HbA1c 联合测定有助于判断高血糖的持续时间,可作为既往是否患有糖尿病的辅助检测方法。

(2)筛查糖尿病:GA≥17.1%时可以筛查出大部分未经诊断的糖尿病患者糖耐量异常,提示糖尿病高危人群需行口服葡萄糖耐量试验(oral glucose tolerance test,OGTT)的重要指征,尤其对于空腹血糖正常者意义更为明显。当然,GA能否作为糖尿病筛查指标仍需进一步的前瞻性流行病学研究。

(3)GA与糖尿病并发症:已有证据表明GA作为一种重要的糖基化产物,与糖尿病肾病、糖尿病视网膜病变及糖尿病动脉粥样硬化等慢性并发症具有良好的相关性。

4.GA检测的优势 对于进行血液透析等影响红细胞寿命的糖尿病患者,HbA1c测定常被低估,而此时GA测定不受影响。因此,GA较HbA1c更能反映血糖控制的情况。

5.影响GA检测结果的因素

(1)血白蛋白的更新速度:同样的血糖水平,血白蛋白更新速度加快的个体GA水平较低。因此,在评估伴有白蛋白转化异常的临床疾病如肾病综合征、甲状腺功能异常,肝硬化的糖尿病患者的GA水平时需考虑到这一因素。

(2)体脂含量:体重指数(body mass index,BMI)对GA水平呈负性影响,可能与肥胖者白蛋白的更新速度、分解代谢速度加快及炎症等因素有关,也可能通过脂肪块和腹内脂肪起作用。因此,在体脂含量增多或中心型肥胖的人群中,GA可能低估其实际血糖水平。

(3)甲状腺激素:能够促进白蛋白的分解,从而也会影响血清GA的水平。甲状腺功能亢进可使测定结果降低,甲状腺功能减退可使测定结果升高。

6.GA检测的局限性 目前尚缺乏有关GA与糖尿病慢性并发症的大样本、前瞻性研究,因此临床上对于长期血糖控制水平的监测,GA的使用应谨慎。GA不能反映血糖波动的特征。

(四)1,5-脱水葡萄糖醇

1,5-脱水葡萄糖醇(1,5-AG)是呋喃葡萄糖的C-1脱氧形式,其含量在多元醇糖类中仅次于葡萄糖,其在糖尿病患者中显著降低,可准确而迅速反映1~2周的血糖控制情况,尤其是对餐后血糖波动的监测具有明显的优越性。2003年,美国食品药品监督管理局(FDA)批准将1,5-AG作为评价短期血糖监测的新指标。有研究表明,在糖尿病管理中,1,5-AG可作为辅助的血糖监测参数用于指导治疗方案的调整。但1,5-AG在糖尿病筛查、诊断中的意义尚待更多的循证医学证据予以证实。

(五)动态血糖监测

动态血糖监测(continous glucose monitoring,CGM)是指通过葡萄糖感应器监测皮下组织间液的葡萄糖浓度而间接反映血糖水平的监测技术,可提供连续、全面、可靠的全天血糖信息,了解血糖波动的趋势,发现不易被传统监测方法所探测的隐匿性高血糖和低血糖,CGM可成为传统血糖监测方法的一种有效补充。CGM技术分为回顾性CGM和实时CGM两种。

1.CGM的临床应用及适应证 CGM检查费用昂贵,要掌握好监测的适应证和时机,并充分利用其优势,从而最大化地发挥其临床价值。

(1)回顾性CGM

1)主要优势:能发现不易被传统监测方法所探测到的隐匿性高血糖和低血糖,尤其是餐后高血糖和无症状性低血糖。在评估血糖波动及发现低血糖方面具有独特优势。

2)适用人群:①1 型糖尿病患者。②需要胰岛素强化治疗的 2 型糖尿病患者。③在 SMBG 指导下降血糖治疗的 2 型糖尿病患者,仍出现以下情况之一者:a.无法解释的严重低血糖或反复低血糖,无症状性低血糖,夜间低血糖;b.无法解释的高血糖,特别是空腹高血糖;c.血糖波动大;d.出于对低血糖的恐惧,刻意保持高血糖状态的患者。④妊娠糖尿病或糖尿病合并妊娠。⑤患者教育,CMG 可帮助患者了解运动、饮食、应激、降血糖治疗等导致的血糖变化,提高患者依从性,促进医患双方更有效地沟通。⑥其他,合并胃轻瘫的患者、特殊类型糖尿病、其他伴有血糖变化的内分泌疾病也可进行 CMG 以了解血糖变化特征。

(2)实时 CMG:实时 CMG 主要特点是在提供即时血糖信息的同时提供高血糖、低血糖报警、预警功能,协助患者进行即时血糖调节。

目前推荐适应证:①HbA1c<7% 的儿童和青少年 1 型糖尿病患者,使用实时 CMG 可辅助患者 HbA1c 水平持续达标,且不增加低血糖发生风险;②HbA1c>7% 的儿童和青少年 1 型糖尿病患者,如有能力每天使用和操作仪器;③有能力接近每天使用的成年 1 型糖尿病患者;④住院行胰岛素治疗的 2 型糖尿病患者、围手术期 2 型糖尿病患者、非重症监护室使用胰岛素治疗患者,使用实时 CMG 可有助于血糖控制并减少低血糖发生。

2.CGM 的使用规范

(1)准确性评判:因 CGM 测定的是皮下组织间液的葡萄糖浓度,而非静脉血或毛细血管血糖值。因此在监测结束后进行 CGM 数据分析之前,应首先对监测结果进行准确度评判。其中回顾性动态血糖监测系统(CGMS)的"最佳准确度"评价标准为:①每天匹配的探头测定值和指尖血糖值≥3 个;②每天匹配的探头测定值和指尖血糖值相关系数≥0.79;③指尖血糖最大值与最小值之间的差值≥5.6mmol/L,平均绝对差(MAD)≤28%;指尖血糖最大值与最小值之间的差值<5.6mmol/L,MAD≤18%。

(2)动态血糖的正常参考值(表 8-5)。

表 8-5 中国成年人持续葡萄糖监测的正常参考值(以 24 小时计算)

参数类型	参数名称	正常参考值
葡萄糖水平	平均葡萄糖水平	<6.6mmol/L
	≥7.8mmol/L 的比例及时间	<17%(4 小时)
	≤3.9mmol/L 的比例及时间	<12%(3 小时)
葡萄糖波动	葡萄糖标准差	<1.4mmol/L
	平均葡萄糖波动幅度	<3.9mmol/L

(3)解读动态血糖图谱及数据的注意点。

1)在解读结果时应着重分析血糖的波动规律和趋势,并尽量查找造成血糖异常波动的可能原因,而不是"纠结"于个别时间点的绝对血糖值。

2)每次的监测数据仅反映既往短时间(如 72 小时)血糖控制情况,不能将此时间窗扩大化。

3)推荐采用"三步法"标准分析模式解读动态血糖图谱及数据,简要而言,即第一步分析夜间血糖,第二步看餐前血糖,第三步看餐后血糖。每个步骤先观察低血糖,后看高血糖,并找到具体的原因以调整治疗方案。

（六）SMBG 方案

取决于病情、治疗的目标和治疗方案。

1.生活方式干预控制糖尿病的患者　建议每周测 5~7 点血糖,可根据需要有目的地监测血糖,了解饮食控制和运动对血糖的影响,从而来调整饮食和运动。

2.口服降血糖药者　可每周监测 2~4 次空腹血糖或餐后血糖,或在就诊前 1 周内连续监测 3 天,每天监测 7 次血糖(早餐前后血糖、午餐前后血糖、晚餐前后血糖和睡前血糖)。

第三节　糖尿病的胰岛素治疗

一、胰岛素的基础知识

胰岛素是控制高血糖的重要手段。1 型糖尿病患者需依赖胰岛素维持生命,2 型糖尿病患者口服降血糖药效果不佳或存在口服药使用禁忌时,仍需使用胰岛素,以控制高血糖并减少糖尿病并发症的发生危险。2 型糖尿病患者胰岛 β 细胞功能随病程进展逐渐恶化,故随病程进展,大部分 2 型糖尿病患者似乎最终均需胰岛素治疗.

与口服药相比,胰岛素治疗涉及更多环节,如药物选择、治疗方案、注射装置、注射技术、SMBG、根据血糖监测结果调整胰岛素的剂量等。与口服药治疗相比,胰岛素治疗需要医务人员与患者间更多的合作,并且需要患者掌握更多的自我管理技能。

（一）胰岛素的分泌与血糖的关系

人体的血糖依赖两部分胰岛素分泌调控:一是基础状态的胰岛素分泌,它能使人体在基础非进餐状态下的血糖维持在一个正常的水平;二是餐时的胰岛素分泌,使人体在进餐后 1 小时血糖很少超过 8mmol/L,并在餐后 2 小时回落到接近于空腹状态的血糖水平。在基础状态下,生理性的胰岛素分泌约是每小时 1U,在高血糖的刺激下,胰岛素的分泌能够达到每小时 5U 左右,在低血糖状态下(<1.7mmol/L),内源性胰岛素基本停止分泌。

因此,接受胰岛素治疗的患者,如果胰岛功能明显缺乏,在胰岛素治疗时要同时注意补充餐后和基础胰岛素的不足。

（二）胰岛素治疗适应证的扩展

对于 1 型糖尿病、糖尿病的各种急性并发症、有严重合并症、肝肾功能不全、妊娠及继发于胰腺切除或破坏引起的糖尿病使用胰岛素治疗意见一致。但在 2 型糖尿病中,如何使用及何时使用胰岛素,近年来有了新的进展。

UKPDS 研究发现,新诊断未治疗的 2 型糖尿病患者平均在 β 细胞功能已丧失 50% 左右,单一磺脲类或双胍类口服药的效果也逐年减退。随着病程的延长,如胰岛素抵抗不能缓解,胰岛 β 细胞功能的逐年下降是血糖逐渐升高的主要原因,这为 2 型糖尿病患者使用外源性胰岛素提供了依据。将初诊分型不明确的消瘦患者、初诊糖毒性明显的 2 型糖尿病患者、口服降血糖药治疗继发失效的患者也列入了胰岛素的治疗指征。

（三）胰岛素种类

根据来源和化学结构的不同,胰岛素可分为动物胰岛素、人胰岛素和胰岛素类似物。

根据作用特点的差异,胰岛素又可分为超短效胰岛素类似物、常规(短效)胰岛素、中效胰岛素、长效胰岛素(包括长效胰岛素类似物)和预混胰岛素(包括预混胰岛素类似物)。胰岛素类似物与人胰岛素相比控制血糖的能力相似,但在模拟生理性胰岛素分泌和减少低血糖发生风险方面优于人胰岛素。

二、胰岛素强化治疗

(一)胰岛素强化治疗的意义

强化血糖控制可以明显降低糖尿病微血管和大血管并发症的发生,起到预防和延缓糖尿病并发症的目的。胰岛素强化治疗还具有一定的胰岛 β 细胞保护功能。有研究发现,很多糖尿病患者在确诊时往往还残存50%的胰岛 β 细胞功能,但随着病情的发展,胰岛 β 细胞的功能以每年4.5%的速度逐渐下降,直至其分泌功能完全丧失。通常在 2 型糖尿病早期高血糖状态下,胰岛 β 细胞功能是可逆的,尽早启动胰岛素强化治疗,不仅可以延缓体内胰岛素缺乏的状况,使血糖控制迅速达标,还可以促进胰岛 β 细胞的第一时相胰岛素分泌功能得以恢复,起到保护胰岛 β 细胞的作用。

(二)主要适应证

1 型糖尿病患者;妊娠糖尿病患者;新诊断 2 型糖尿病患者(HbA1c>9.0%或空腹血糖>11.1mmol/L);病程较长的 2 型糖尿病,简单胰岛素方案不能达到良好血糖控制者;临床上一些急、危、重症,如严重创伤、烧伤、感染等应激状态时,常伴有应激性高血糖发生。后者会增加感染的发生率、抑制创口愈合及神经功能的修复,甚至引起多脏器功能衰竭,增加急、危、重症患者的病死率。此类患者也需胰岛素强化治疗以控制血糖。

(三)分类

1.短期强化治疗　主要是对新诊断的 2 型糖尿病或口服降血糖药继发失效的患者。目的是消除高糖毒性,恢复患者的胰岛 β 细胞功能,减轻胰岛素抵抗,使患者获得较长时间非药物治疗的血糖稳定期或使部分口服降血糖药物失效的患者恢复口服药的治疗。治疗时间以 2 周至 3 个月为宜。

2.长期强化治疗　主要是对 1 型糖尿病或 2 型糖尿病口服药继发失效的患者进行长期的胰岛素强化治疗。目的是修复胰岛 β 细胞功能中能够恢复的部分,不能恢复的就用胰岛素强化血糖控制来减少并发症的发生。

(四)治疗方案

1.多次皮下注射胰岛素　基础胰岛素+餐时胰岛素每天 3 次注射。基础胰岛素起始剂量为 0.1~0.2 U/kg,餐时胰岛素一般起始剂量为4U。根据空腹和三餐后血糖水平分别调整睡前和三餐前的胰岛素用量,每 3~5 天调整 1 次,根据血糖水平每次调整的剂量为 1~4U,直到血糖达标。

2.每天 3 次预混胰岛素类似物　适用于预混胰岛素每天 2 次治疗后 HbA1c≥7.0%的患者或需要基础胰岛素+餐时胰岛素强化治疗,但不愿接受该治疗方案的患者。对于前者,胰岛素起始剂量,早、晚餐前等剂量转换,午餐前加 2~4U 或每天胰岛素总量的10%,并可能需要减少早餐前的剂量为 2~4U;后者胰岛素起始剂量需临床医师根据具体情况决定。根据睡前和餐前血糖水平进行胰岛素剂量调整,每3~5天调整1次,根据血糖水平每次调整的剂量为1~4U,直到血糖达标。

3.持续皮下胰岛素输注(continuous subcutaneous insulin infusion,CSⅡ) 胰岛素泵持续皮下小剂量输注给药,模拟基础分泌的胰岛素,并且根据需要可预先设定,每餐前输入剂量胰岛素控制餐后血糖,是所有胰岛素治疗方案中最能模拟生理性胰岛素分泌方式的方案。血糖监测方案需每周至少3天,每天5~7点血糖监测。根据血糖水平调整剂量直至血糖达标。

(五)注意事项

胰岛素强化治疗是建立在严格的血糖监测基础上的,无论使用哪种强化方案,都要密切监测血糖变化,根据血糖变化及时调整方案和胰岛素剂量。低血糖是胰岛素强化治疗中常遇见的问题,应避免、及早识别和处理。新型胰岛素类似物可降低低血糖发生率。

(六)禁忌证

2岁以下的幼儿、老年患者、有严重低血糖风险的患者、已有晚期严重并发症者或有其他缩短预期寿命的疾病或医疗情况者、酒精中毒和有药物成瘾者、精神病或精神迟缓者。

三、1型糖尿病的胰岛素治疗

对于1型糖尿病,欧美国家主要应用"基础胰岛素+餐时胰岛素"强化胰岛素治疗方案;而我国的1型糖尿病治疗不规范,大部分患者采用每天2次的胰岛素注射方案。与接受强化胰岛素治疗相比,这些患者血糖控制差,血糖波动幅度大,达标率低,低血糖尤其是严重低血糖及其他并发症发生率高,患者的生存期较短。

为规范我国1型糖尿病胰岛素治疗,中华医学会糖尿病学分会组织相关专家制定了《中国1型糖尿病胰岛素治疗指南》。指南要点如下。

(一)1型糖尿病胰岛素治疗原则

1.1型糖尿病因 自身胰岛素分泌绝对缺乏,部分或完全需要外源性胰岛素替代以维持体内糖代谢平衡和生存。

2.胰岛素治疗方案 首选基础胰岛素+餐时胰岛素,包括每天多次胰岛素注射(multiple daily injections,MDI)和CSⅡ。

3.在尽可能避免低血糖的前提下使血糖达标,能够降低1型糖尿病远期并发症发生率。

4.胰岛素治疗方案应个体化,方案的制订需兼顾胰岛功能状态、血糖控制目标、血糖波动幅度与低血糖发生风险。

(二)胰岛素初始剂量设定

1.MDI方案

(1)初始MDI方案:①全天胰岛素总量,体重在成年理想体重±20%以内的1型糖尿病患者,若无特殊情况每天胰岛素需要总量为0.4~0.8U/kg,也可以最小剂量(12~18U)起始;儿童根据年龄、体重及血糖情况酌情处理。②每天胰岛素基础量=全天胰岛素总量×(40%~60%),长效胰岛素一般1次注射,中效胰岛素可每天1次或每天2次注射。③每天餐时量一般按餐时总量的35%、30%、35%分配在早、中、晚餐前。

(2)CSⅡ方案改换MDI方案:①全天胰岛素总量=现用胰岛素剂量总和(部分患者每天

胰岛素总剂量需要增加 10%~20%)。②3 次餐前短效胰岛素或速效胰岛素加睡前 1 次中效胰岛素治疗方案,早餐前胰岛素剂量=CSⅡ早餐前大剂量+早餐前至午餐前的基础输注量总和;中餐前胰岛素剂量=CSⅡ中餐前大剂量+中餐前至晚餐前的基础输注量总和;晚餐前胰岛素剂量=CSⅡ晚餐前大剂量+晚餐前至睡前的基础输注率总和;睡前中效胰岛素剂量=睡前至次日早餐前的基础输注量总和。③3 次餐前短效胰岛素或速效胰岛素加睡前 1 次长效胰岛素类似物治疗方案,早餐前胰岛素剂量=CSⅡ早餐前大剂量;中餐前胰岛素剂量=CSⅡ中餐前大剂量;晚餐前胰岛素剂量=CSⅡ晚餐前大剂量;睡前长效胰岛素类似物剂量约相当于 CSⅡ全天基础输注量总和。④3 次餐前短效胰岛素或速效胰岛素,早餐前及睡前各加 1 次中效胰岛素治疗方案,早餐前胰岛素剂量=CSⅡ早餐前大剂量;早餐前中效胰岛素剂量=CSⅡ早餐前至晚餐前胰岛素的基础输注量总和;中餐前胰岛素剂量=CSⅡ中餐前大剂量;晚餐前胰岛素剂量=CSⅡ晚餐前大剂量+晚餐前至睡前的基础输注量总和;睡前中效胰岛素剂量=睡前至次日早餐前的基础输注量总和。

2.CSⅡ方案

(1)初始 CSⅡ方案:全天胰岛素总量(U)=体重(kg)×(0.4~0.5)U/kg。

(2)MDI 转换为 CSⅡ方案:①全天胰岛素总量(U)=用泵前胰岛素用量(U)×(70%~100%);②每天基础量=全天胰岛素总量×(40%~60%),1 型糖尿病常规分为 6 个或更多个时间段,以尽量减少或避免低血糖事件,或根据血糖情况分段设置基础输注率;③餐时追加量=全天胰岛素总量×(40%~60%),根据早、中、晚三餐比例一般按 1/3、1/3、1/3 或 1/5、2/5、2/5 分配,之后根据血糖监测结果调整。

(三)特殊情况下的胰岛素治疗

1.1 型糖尿病蜜月期　初诊 1 型糖尿病经胰岛素规范治疗后可出现受损的胰岛功能部分缓解期,可短期停用胰岛素或每天使用很少量胰岛素治疗,其血糖水平也能维持在接近正常或正常范围内,称为 1 型糖尿病蜜月期。在此阶段根据血糖监测情况,可每天≤3 次小剂量胰岛素(包括预混胰岛素)注射,但应以维持血糖达标为准。

1 型糖尿病蜜月期仍应进行血糖监测:对于出现血糖波动大、血糖不易控制,需频繁调整胰岛素用量者建议及时评估患者胰岛功能并及时改用胰岛素强化治疗方案。

2.脆性糖尿病阶段　指由于胰岛 β 细胞功能完全衰竭,出现血糖巨幅波动,高血糖与低血糖同一天内交替出现,频发不可预知的严重低血糖;可发生酮症酸中毒;糖尿病急、慢性并发症的发生率及糖尿病相关的死亡率均较高。一定病程后 1 型糖尿病可进入脆性糖尿病阶段,少数进展迅速的 1 型糖尿病在确诊时即可进入脆性糖尿病阶段。

脆性糖尿病阶段的胰岛素治疗,建议使用 CSⅡ方案或速效胰岛素类似物联合长效胰岛素类似物方案。联合应用非促泌剂类的口服药可能有助于减轻血糖波动,但尚缺少临床证据。

3.儿童、青少年 1 型糖尿病

(1)胰岛素种类选择:儿童青少年 1 型糖尿病可采用短效胰岛素、中效胰岛素或长效胰岛素进行方案组合。中国食品药品监督管理局批准用于儿童和青少年糖尿病治疗的胰岛素类似物包括天冬胰岛素(2 岁以上)、赖脯胰岛素(12 岁以上)、地特胰岛素(6 岁以上)和甘精胰岛素(6~18 岁,适应证获批过程中)。

（2）胰岛素治疗方案的选择：因特殊情况无法坚持基础胰岛素加餐时胰岛素治疗方案的儿童、青少年患者，如短期使用预混胰岛素治疗，必须加强血糖监测、及时根据血糖情况重新调整胰岛素治疗方案，避免长期血糖不达标带来的各种急、慢性并发症。

（3）青春期儿童治疗：青春期患者为维持正常生长发育，应保证足够能量摄入，此时可适当增加胰岛素用量。

进入青春期后，体内性激素、生长激素等胰岛素拮抗激素分泌增多，胰岛素需要量增加；血糖水平较青春期前明显升高且波动较大，需要加强血糖监测，适时调整胰岛素治疗方案。

4.1 型糖尿病合并妊娠

（1）胰岛素种类选择：1 型糖尿病合并妊娠可采用短效胰岛素、中效胰岛素或长效胰岛素进行方案组合或使用胰岛泵治疗。目前，中国食品药品监督管理局批准可用于妊娠糖尿病和糖尿病合并妊娠患者的胰岛素类似物是天冬胰岛素和地特胰岛素。

（2）妊娠期胰岛素剂量的调整：1 型糖尿病女性患者在妊娠前、妊娠期及产后都应保证充足的营养和良好的血糖控制。妊娠时胎盘分泌的孕激素、雌激素有拮抗胰岛素作用，胎盘分泌的胰岛素酶使血液中胰岛素水平和活性降低，妊娠中期、后期胰岛素需要量，尤其是日间胰岛素需要量增加。随着胎盘娩出，拮抗胰岛素的激素及破坏胰岛素的酶急剧减少或消失，分娩后患者胰岛素的需要量快速减少，一般分娩后 2~3 天胰岛素可减量至原量的 1/3~1/2。

5.其他特殊情况

（1）1 型糖尿病超重或肥胖者存在胰岛素抵抗，胰岛素需要量增加，必要时可联合二甲双胍（10 岁以下儿童禁用）。

（2）1 型糖尿病合并感染和处于应激状态时，胰岛素需要量增加。

（3）1 型糖尿病患者禁食时，仍需要补充基础胰岛素，之后根据进食和血糖逐渐恢复并调整餐时胰岛素。

（4）肾衰竭者根据血糖监测结果适当减少胰岛素用量。

（四）1 型糖尿病血糖监测与评估

1.血糖监测　指南充分肯定了血糖监测对 1 型糖尿病降糖治疗的疗效评判及方案调整的意义。推荐的血糖监测方法包括 SMBG、CGM 和 HbA1c 的测定。

（1）SMBG：①血糖达标者每天监测 4 次血糖（三餐前、睡前）。②治疗开始阶段或出现以下情形时可 7 次/天或其以上（包括进餐前后，睡前、运动前后、发生低血糖时），血糖控制不达标；强烈的血糖控制意愿而 HbA1c 未达标者；频发低血糖或低血糖症状感知降低；应激状态；备孕、妊娠期和哺乳期；特殊生活状态（如长时间驾驶，从事高危活动或外出旅游等）。

（2）HbA1c 监测：血糖控制良好的情况下，成年 1 型糖尿病患者每 3~6 个月、儿童和青少年 1 型糖尿病患者每 3 个月检测 1 次 HbA1c。

（3）CGM：存在以下情况的 1 型糖尿病患者强烈推荐 CGM，新生儿、婴幼儿、学龄前儿童、妊娠期血糖波动较大时；有严重并发症或正在接受可能导致血糖波动的治疗者；现阶段有无感知的低血糖、夜间低血糖、较高频率的低血糖事件（2 次/周以上），严重影响生活者。

2.血糖评估　1 型糖尿病患者血糖评估指标包括空腹血糖、餐后血糖、HbA1c 及血糖波动幅度。

（1）HbA1c 目标：①一般成年人 1 型糖尿病合理的 HbA1c 控制目标是<7.0%。无低血糖、病程较短、预期寿命较长和无明显心脑血管并发症者建议目标更严格（<6.5%）；②年龄<18 岁的青少年患者 HbA1c 目标为<7.5%；③老年患者如无并发症且预期寿命长者，HbA1c 目标为<7.5%；合并轻度、中度并发症者 HbA1c 目标为<8.0%；合并严重并发症、一般情况差者 HbA1c 目标为<8.5%；④计划妊娠者应尽可能将 HbA1c 控制到<7.0%。

（2）低血糖：定期评估和记录 1 型糖尿病患者发生低血糖、严重低血糖、无症状性低血糖、症状性低血糖及相对低血糖事件的情况。对于出现无症状性低血糖或出现过一次或多次严重低血糖的患者，应重新评估其胰岛素治疗方案。

如患者有无症状低血糖或严重低血糖事件，应放宽血糖控制目标尽力避免近期再次发生无症状性低血糖或严重低血糖事件的风险。

（3）血糖波动：①日内血糖波动，评估指标包括平均血糖波动幅度、血糖水平的标准差、血糖波动于某一范围的时间百分比、曲线下面积或频数分布、最大血糖波动幅度、M 值。②日间血糖波动，评估指标包括空腹血糖变异系数和日间血糖平均绝对差。③餐后血糖波动，评估指标包括平均进餐波动指数和餐后血糖的时间与曲线下面积增值。

四、2 型糖尿病的胰岛素治疗

2 型糖尿病患者胰岛 β 细胞功能随病程进展逐渐恶化。为取得血糖良好控制，大部分 2 型糖尿病患者最终需胰岛素治疗。

(一)胰岛素起始治疗时机

对于 2 型糖尿病，尽早启动胰岛素治疗能减轻胰岛 β 细胞的负荷，尽快纠正高血糖状态，迅速解除高糖毒性，改善胰岛素抵抗，保护甚至逆转残存胰岛 β 细胞功能。

多项研究表明，亚裔人群不仅胰岛 β 细胞胰岛素分泌储备能力较西方白种人低，糖脂毒性及氧化应激等对胰岛 β 细胞毒害作用亦更显著。因此，中国 2 型糖尿病患者更需适时启动胰岛素治疗。

《成人 2 型糖尿病胰岛素临床应用中国专家共识》建议：对于 2 型糖尿病患者，以下情况不考虑口服药，应给予胰岛素治疗：①急性并发症或严重慢性并发症；②应激情况（感染，外伤、手术等）；③严重合并症，肝、肾功能不全；④妊娠期间。以下情况可给予胰岛素单药治疗，亦可给予口服药和胰岛素联合应用：①新诊断 2 型糖尿病患者，HbA1c≥9.0%且糖尿病症状明显；②在采用有效的生活方式干预及 2 种或 2 种以上口服降血糖药最大剂量治疗 3 个月后血糖仍不达标（HbA1c≥7.0%）的患者；③病程中出现无确切诱因的体重下降。

《2017 版中国 2 型糖尿病防治指南》推荐除了上述几种情况，对于新诊断糖尿病患者与 1 型糖尿病鉴别困难时，可首选胰岛素治疗。

(二)初始胰岛素治疗的方案

《成人 2 型糖尿病胰岛素临床应用中国专家共识》推荐根据患者的治疗意愿、能力、生活方式和血糖表现选择不同的治疗方案（表 8-6）。

表 8-6　主要胰岛素治疗方案的特点

治疗方案	患者意愿	患者能力	生活方式	血糖表现
基础胰岛素	不愿接受每天 2~3 次注射；对胰岛素治疗存在心理抗拒；畏惧注射	需要他人给予协助完成注射；每天饮食不规律；能够使用注射器或注射笔	碳水化合物摄入量中等；极少吃零食	主要为空腹高血糖；餐后高血糖主要依赖口服药
基础胰岛素+餐时胰岛素	期望更严格的血糖控制；愿意接受多次胰岛素注射和餐后血糖监测；因吃零食而愿意注射胰岛素	准确计算碳水化合物的量；具有糖尿病知识，能够根据碳水化合物换算调整胰岛素剂量	生活不规律；进餐时间灵活；运动量变化大；经常出差旅行；倒班工作	空腹血糖高和（或）餐后血糖升高
预混胰岛素	不愿接受每天 2 次以上注射；不愿在中餐注射胰岛素；吃零食但不愿注射胰岛素	糖尿病自我管理能力有限；患者视力受限；认知功能受限；需要他人给予协助完成注射；能完成每天 2 次的注射	进餐时间规律；碳水化合物量规律；早餐和晚餐间隔时间少于 10~12 小时；很少吃零食	餐后血糖升高（且）全天血糖均升高

目前,尚无循证医学证据证实何种胰岛素起始治疗方案更优,各权威学术组织推荐的方案不尽相同。大多数国家和地区推荐起始使用基础胰岛素。若血糖控制不达标,可加用餐时胰岛素。亚裔糖尿病患者中以餐后高血糖更常见,餐后血糖的控制尤为重要。《2017 版中国 2 型糖尿病防治指南》指出,每天 1 次基础胰岛素或每天 1~2 次预混胰岛素均可作为胰岛素起始治疗方案,如基础胰岛素或预混胰岛素与口服药联合治疗控制血糖不达标则应将治疗方案调整为多次胰岛素治疗。总体而言,预混胰岛素治疗达标率更高,基础胰岛素治疗低血糖发生率相对较低。

(三)胰岛素种类的选择

短期研究表明,胰岛素类似物与人胰岛素相比,控制 HbA1c 的能力相似,但使用更方便,低血糖风险小,这一优势主要表现在 1 型糖尿病患者。目前,尚缺乏胰岛素类似物对患者长期终点事件如死亡率、糖尿病相关微血管和大血管并发症等方面的证据。多项荟萃分析及临床研究显示,2 型糖尿病患者中,胰岛素类似物在 HbA1c 达标率、胰岛素剂量、体重、日间低血糖、严重低血糖和不良反应方面与人胰岛素相当,长效胰岛素类似物对夜间低血糖的改善优于中性鱼精蛋白锌胰岛素(neutral protamine Hagedorn,NPH)。

药物经济学已经成为评价临床治疗方案的重要手段之一。在选择 2 型糖尿病的治疗方案时,应当综合考虑控制医疗费用、患者病情及其支付能力等多方面因素。

(四)初诊 2 型糖尿病患者的胰岛素治疗

临床试验显示,在血糖水平较高的初发 2 型糖尿病患者中,采用短期胰岛素强化治疗可显著改善高血糖所导致的胰岛素抵抗和胰岛 β 细胞功能下降。

《成人 2 型糖尿病胰岛素临床应用中国专家共识》推荐:新诊断 2 型糖尿病患者,

HbA1c≥9.0%且糖尿病症状明显可给予胰岛素单药或口服药联合胰岛素应用。

《2017版中国2型糖尿病防治指南》推荐:对HbA1c>9.0%或空腹血糖>11.1mmol/L的新诊断2型糖尿病患者可实施短期胰岛素强化治疗,治疗时间在2周至3个月为宜,治疗目标为空腹血糖3.9~7.2mmol/L,非空腹血糖≤10.0mmol/L,可暂时不以HbA1c达标作为治疗目标。对于短期胰岛素强化治疗未能缓解的患者,是否继续使用胰岛素治疗或改用其他药物治疗,应根据患者的具体情况来确定。对治疗达标且临床缓解者,可定期(如3个月)随访监测;当血糖再次升高,即空腹血糖>7.0mmol/L或餐后2小时血糖>10.0mmol/L的患者重新起始药物治疗。

(五)胰岛素治疗中应注意的问题

1.合理使用胰岛素,避免过度使用。对于肥胖患者,应在口服药充分治疗的基础上起始胰岛素治疗。

2.合理的联合用药,避免药物不良反应的产生和叠加。推荐采用胰岛素/口服药联合方案,以增加降血糖疗效,同时减少低血糖和体重增加的不良反应。除基础胰岛素外,不建议胰岛素和促泌剂联合使用。

3.对于已合并心脑血管疾病或危险因素的2型糖尿病患者,或老年糖尿病患者,过于激进的降血糖治疗策略可能产生潜在风险,进而抵消或掩盖其潜在的心血管获益。由于脑组织代谢的特殊性,卒中患者对低血糖的耐受性更低,使用胰岛素时,应采取相对宽松的降血糖治疗策略与目标值,避免低血糖的发生。

4.肾功能不全时,肾对胰岛素的降解明显减少,同时胰岛素排出速率下降,胰岛素可能在体内蓄积,患者出现氮质血症,即血尿素氮>9mmol/L(25mg/L)、肌酐>178μmol/L时,应根据血糖的监测及时减少和调整胰岛素用量,使血糖维持在适当的范围内。胰岛素应优先选择短效、速效剂型。

5.在治疗过程中,应加强患者教育,通过多学科的专业合作,提升患者的自我管理能力。

6.胰岛素治疗的患者,必须进行SMBG,监测频率取决于治疗目标和方式(可参考中国血糖监测临床应用指南)。

五、预混胰岛素的应用

中国糖尿病流行病学调查结果显示,我国20岁以上的人群中糖尿病的患病率高达9.7%,新诊断的2型糖尿病患者以餐后血糖升高为主,这可能与中国患者胰岛β细胞功能的衰退更显著、饮食结构多以碳水化合物为主有关。预混胰岛素能同时提供基础胰岛素和餐时胰岛素,控制餐后血糖同时兼顾整体血糖的控制。我国2型糖尿病指南也推荐预混胰岛素可作为2型糖尿病患者起始胰岛素治疗方案的选择之一。

(一)预混胰岛素的分类

1.预混人胰岛素　低预混人胰岛素主要为70/30剂型(30%短效胰岛素+70%中效胰岛素),如优泌林70/30、诺和灵30R、甘舒霖30R、重和林M30等。

中预混人胰岛素主要为50/50剂型(50%短效胰岛素+50%中效胰岛素),如诺和灵50R、甘舒霖50R等。

2.预混人胰岛素类似物　预混胰岛素治疗方案见表8-7。国内低预混胰岛素类似物主要为 75/25 剂型,如赖脯胰岛素 25 和 70/30 剂型,如天冬胰岛素 30。中预混胰岛素类似物主要为 50/50 剂型,如赖脯胰岛素 50 和天冬胰岛素 50。

(二)预混胰岛素治疗方案

预混胰岛素治疗方案见表 8-7。

表 8-7 预混胰岛素治疗方案

治疗方案	适用人群	起始剂量	注意事项
每天 1 次	生活方式干预及 2 种或 2 种以上口服降血糖药最大有效剂量治疗后 HbA1c≥7.0%者	0.2U/(kg·d) 晚餐前注射,根据患者情况适当调整	①如果 HbA1c 或空腹血糖仍不达标,则可改为每天 2 次治疗方案,可参考 1-2-3 次方案;②在预混胰岛素选择方面,根据患者具体情况决定,中预混胰岛素主要针对餐后血糖升高明显的患者;③可根据患者具体情况调整,口服降血糖药
每天 2 次	①新诊断 2 型糖尿病患者,HbA1c≥9.0%同时合并明显临床症状;②生活方式干预及 2 种或 2 种以上口服降血糖药最大有效剂量治疗后 HbA1c≥9.0%的患者;③口服降血糖药物联合基础胰岛素治疗以后,HbA1c≥7%,而空腹血糖已达标的患者	对于①、②患者的情况,一般为 0.2~0.4U/(kg·d) 或 10~12U/d,按 1:1 分配到早餐前和晚餐前;对于③患者的情况,一般以基础胰岛素与预混胰岛素以 1:1.3 的比例进行剂量转换,按 1:1 分配到早餐前和晚餐前	①不建议同时使用胰岛素促泌剂;②可继续使用二甲双胍或 α-糖苷酶抑制药,视患者个体情况决定是否停用胰岛素增敏剂类药物;③按时、定量进餐及规律运动;④中预混胰岛素主要针对餐后血糖升高明显或血糖波动较大的患者(如口服降血糖药失效后,早餐后血糖≥13.5mmol/L 或早餐前后血糖波动≥4.4mmol/L),以及饮食中碳水化合物比例较高的患者;⑤若低预混人胰岛素每天 2 次治疗的患者餐后血糖≥11.1mmol/L,临床医师可依据具体情况考虑等剂量改为低预混胰岛素类似物或中预混胰岛素类似物

（续表）

治疗方案	适用人群	起始剂量	注意事项
每天3次	①预混胰岛素每天2次治疗后HbA1c≥7.0%的患者；②血糖控制不达标，需要基础胰岛素+餐时胰岛素强化治疗，但不愿意接受该治疗方案的患者	对于①患者的情况，早、晚餐前等剂量转换，午餐前加2~4U或每天胰岛素总量的10%，并可能需要减少早餐前的剂量2~4U；对于②患者的情况，临床医师根据具体情况决定	①如果预混胰岛素从每天2次增加至每天3次时，建议将预混人胰岛素改为预混胰岛素类似物；②若低预混胰岛素每天2次治疗，HbA1c≥7.0%，早餐后血糖<10.0mmol/L，可考虑调整为低预混胰岛素类似物每天3次；若早餐后血糖≥10.0mmol/L的患者，则可考虑调整为中预混胰岛素类似物每天3次治疗。③对于中预混胰岛素类似物每天3次治疗的患者，如果餐后血糖控制好而空腹血糖>6mmol/L时，可考虑将晚餐前调整为低预混胰岛素类似物
1-2-3次	生活方式干预及2种或2种以上口服降血糖药最大有效剂量治疗后HbA1c≥7.0%的患者	预混胰岛素类似物每天1次起始剂量一般为10~12U，晚餐前注射，根据早餐前血糖调整剂量；如果治疗后HbA1c或餐前血糖不达标，则早餐前加用预混胰岛素类似物3~6U，根据晚餐前和空腹血糖调整早餐前和晚餐前剂量；如果治疗后HbA1c或午餐后血糖不达标，则午餐前加用预混胰岛素类似物3U或将早餐前剂量按1:1分配到早、午餐前，根据午餐后或晚餐前血糖调整午餐前剂量	①一般在口服降血糖药治疗的基础上加用预混胰岛素类似物每天1次治疗，临床医师也可根据患者具体情况调整口服降血糖药；②当调整为预混胰岛素类似物每天2次或每天3次治疗时，不建议同时使用胰岛素促泌剂；③可继续使用二甲双胍或α-糖苷酶抑制药，视患者个体情况决定是否停用胰岛素增敏剂类药物；④中预混胰岛素类似物主要针对餐后血糖升高明显的患者；⑤预混胰岛素类似物应在餐前即刻注射或餐后立即注射 1-2-3次方案是指，对于采用生活方式干预及2种或2种以上口服降血糖药最大有效剂量治疗血糖仍不达标（HbA1c≥7.0%）的患者，起始每天1次预混胰岛素类似物注射，血糖控制仍不达标时，可逐渐增加到每天2次、每天3次的方案

（三）自我血糖监测

SMBG见相关内容。

（四）预混胰岛素剂量调整方法

不同的预混胰岛素治疗方案，其剂量调整方法有所不同，可参考每天2次预混胰岛素治疗方案（表8-8）和1-2-3次预混胰岛素类似物治疗方案的剂量调整方法（表8-9），每3~5

天调整 1 次,每次调整 1~4U,直到血糖达标。

表 8-8　预混胰岛素(每天 2 次)剂量调整方法

空腹(或餐前)血糖水平(mmol/L)	计量调整(U)
<4.4	降至调整前剂量
4.4~6.0	0
6.1~7.7	+2
7.8~10.0	+4
>10.0	+6

表 8-9　预混胰岛素类似物(1-2-3 次方案)剂量调整方法

每天 1 次		每天 2 次		每天 3 次	
空腹血糖(mmol/L)	第 2 天晚餐前剂量调整(U)	晚餐前或空腹血糖(mmol/L)	第 2 天早餐前或晚餐前剂量调整(U)	晚餐前血糖(mmol/L)	第 2 天午餐前剂量调整(U)
<2.8	−4	<2.8	−4	<2.8.	−3
2.8~4.4	−2	2.8~4.4	−2	2.8~4.4	−2
4.5~6.0	不调整	4.5~6.0	不调整	4.5~6.0	−1
6.1~7.7	+2	6.1~7.7	+2	6.1~7.7	不调整
7.8~11.0	+4	7.8	+4	7.8	+2
>11.0	+6				

六、胰岛素泵的应用

(一)胰岛素泵概述

1.胰岛素泵治疗的定义　胰岛素泵治疗是采用人工智能控制的胰岛素输入装置,通过持续皮下输注胰岛素的方式,最大限度地模拟胰岛素的生理性分泌模式,从而达到更好控制血糖的一种胰岛素治疗方法。

2.胰岛素泵的应用现状　胰岛素泵的使用在国际上已有 30 年历史。目前,全球胰岛素泵用户近百万人,其中 1 型糖尿病患者占绝大多数。2006 年年底国际上出现了新一代带有实时 CGM 功能的胰岛素泵,至今全球使用者约 20 万。2009 年国际上出现带低血糖自动停止输注功能的更新一代胰岛素泵,并在 2013 年通过了美国 FDA 认证。

胰岛素泵进入中国市场 15 年,目前个人长期用泵者已近 4 万。据我国胰岛素泵长期使用者的调查显示,44% 为 1 型糖尿病患者,54% 为 2 型糖尿病患者,其余的 2% 为其他原因引起的糖尿病患者。现约有 3000 家医院开展了胰岛素泵治疗,根据推测接受短期胰岛素泵治疗的患者已超过百万。带有实时 CGM 功能的胰岛素泵于 2012 年进入中国市场,目前已在各大医院及部分患者中使用。

3.胰岛素泵治疗的特点和收益

(1)更有利于血糖控制:①减少胰岛素吸收的变异;②平稳控制血糖,减少血糖波动;③明显减少低血糖发生的风险;④更小的体重增加;⑤改善糖尿病围手术期的血糖控制。

(2)提高患者生活质量:①胰岛素泵可提高患者的治疗依从性;②提高患者满意度。

(二)胰岛素泵治疗的适应证和禁忌证

胰岛素泵原则上适用于所有需要胰岛素治疗的糖尿病患者。有些情况,即使是短期使用胰岛素泵,也可以有更多获益。

1.短期胰岛素泵治疗的适应证

(1)1型糖尿病患者和需要长期胰岛素强化治疗的2型糖尿病患者住院期间。

(2)需要短期胰岛素强化治疗的新诊断或已诊断的2型糖尿病患者。

(3)2型糖尿病患者伴应激状态。

(4)妊娠糖尿病、糖尿病合并妊娠及糖尿病患者孕前准备。

(5)糖尿病患者的围手术期血糖控制。

2.长期胰岛素泵治疗的适应证

(1)1型糖尿病患者。

(2)需要长期胰岛素治疗的2型糖尿病患者,特别是:①血糖波动大,虽采用多次胰岛素皮下注射方案,血糖仍无法得到平稳控制者;②"黎明现象"严重导致血糖总体控制不佳者;③频发低血糖,尤其是夜间低血糖、无感知低血糖和严重低血糖者;④作息时间不规律,不能按时就餐者;⑤不愿接受胰岛素每天多次注射,要求提高生活质量者;⑥胃轻瘫或进食时间长的患者。

(3)需要长期胰岛素替代治疗的其他类型糖尿病(如胰腺切除术后)患者。

3.不适合胰岛素泵治疗的人群及禁忌证

(1)不需要胰岛素治疗的糖尿病患者。

(2)糖尿病酮症酸中毒急性期、高渗性昏迷急性期。

(3)伴有严重循环障碍的高血糖患者。

(4)对皮下输液管或胶布过敏的糖尿病患者。

(5)不愿长期皮下埋置输液管或长期佩戴泵,心理不接受胰岛素泵治疗的患者。

(6)患者及其家属缺乏相关知识,接受培训后仍无法正确掌握使用者。

(7)有严重的心理障碍或精神异常的糖尿病患者。

(8)生活无法自理,且无监护人的年幼或年长的糖尿病患者。

(三)胰岛素泵的规范治疗

1.胰岛素泵使用的胰岛素类型　速效胰岛素类似物或短效人胰岛素,前者效果更佳,常规浓度为U-100(100U/mL)。特殊情况可使用浓度为U-40(40U/mL)的低浓度胰岛素,但要注意换算和核实胰岛素泵有无与低浓度胰岛素相关的功能。

中效胰岛素、长效胰岛素、预混胰岛素不能用于胰岛素泵治疗。

2.胰岛素泵的初始剂量设定

(1)每天胰岛素剂量:每天胰岛素剂量计算应根据患者糖尿病分型,血糖水平及体重情况确定。

1)未接受过胰岛素治疗的患者根据糖尿病类型设定胰岛素剂量。

1 型糖尿病:一天总量(U)= 体重(kg)×(0.4~0.5)。

2 型糖尿病:一天总量(U)= 体重(kg)×(0.5~1.0)。

在使用过程中根据血糖水平进行个体化剂量调整。

2)已接受胰岛素治疗的患者可根据胰岛素泵治疗前的胰岛素剂量进行计算。

1 型糖尿病:一天总量(U)= 用泵前胰岛素用量(U)×(70%~100%)。

2 型糖尿病:一天总量(U)= 用泵前胰岛素用量(U)×(80%~100%)。

具体可据血糖控制情况而定(表 8-10)。

表 8-10 每天胰岛素用量的换算

使用泵前血糖控制情况	开始胰岛素泵治疗时推荐剂量
血糖控制良好,无低血糖	用胰岛素泵前的胰岛素总量×(75%~85%)
经常发生低血糖	用胰岛素泵前的胰岛素总量×70%
高血糖、极少或无低血糖	用胰岛素泵前的胰岛素总量×100%

1 型糖尿病患者妊娠期胰岛素总量设定(表 8-11)。

表 8-11 1 型糖尿病患者妊娠期胰岛素总量设定(基础胰岛素和餐时剂量各 50%)

妊娠期	剂量(U/kg)
妊娠前	0.6
妊娠早期(1~3 个月)	0.7
妊娠中期(4~6 个月)	0.8
妊娠晚期(7~9 个月)	0.9
足月妊娠(>38 孕周)	1.0

注:妊娠中期后,应选择其他安全部位置泵,如臀部上方、上臂外侧等

(2)剂量的分配

1)基础输注量和基础输注率的设定:基础输注量,即维持机体基础血糖代谢所需的胰岛素量。基础输注率,即胰岛素泵提供基础胰岛素的速度,一般以"U/h"表示。

初始胰岛素泵治疗时,基础率(指每天基础输注量)占总剂量比例建议如下。

成年人:全天胰岛素总量×(40%~60%)(平均 50%)。

青少年:全天胰岛素总量×(30%~40%)。

儿童:全天胰岛素总量×(20%~40%)。

剩余部分为餐前大剂量总量。

基础输注率与时间段应根据患者的血糖波动情况及生活状况来设定。临床大多分为 3~6 个时间段。相对于 2 型糖尿病,一般 1 型糖尿病采用更多分段。在运动或某些特殊情况时,可相应地设定临时基础输注率。

2)餐前大剂量的设定:三餐前一次性快速输注的胰岛素量。

初始设定的餐前大剂量总量一般为初始全天胰岛素用量的50%,按照三餐1/3、1/3、1/3分配。最佳情况下应根据饮食成分,特别是碳水化合物含量及血糖情况个性化设定。

有大剂量向导功能的胰岛素泵,还需设定碳水化合物系数、胰岛素敏感系数、目标血糖范围及活性胰岛素代谢时间,然后在每餐前根据当前血糖值和摄入碳水化合物量进行自动计算,获得精准的所需大剂量。

3.胰岛素泵输入胰岛素剂量的调整 胰岛素剂量调整的原则是依据SMBG或动态血糖监测结果进行动态调整。

(1)胰岛素剂量调整的时机:①初始胰岛素治疗;②血糖剧烈波动;③有低血糖发生;④患其他疾病、发热、应激状态(如创伤、精神打击、悲伤、恐惧,惊吓,劳累过度等)而引起的血糖升高;⑤女性月经前后;⑥妊娠期;⑦血糖未达标;⑧饮食和运动等生活方式发生改变时。

(2)实时动态胰岛素泵的调整原则和时机:实时CGM与胰岛素泵整合为一体,方便医师有效地利用实时血糖数据,及时干预急剧波动的血糖及高血糖,低血糖极值,调整胰岛素剂量。

1)短期调整:目的是短时间纠正高血糖、低血糖,将血糖控制到目标范围或者是力争在接下来的时间内使血糖水平维持正常。餐前或餐后2~3小时实时血糖监测数据的升高与降低可用于指导血糖短期调整,但不宜使用血糖快速波动的血糖监测数据。

2)长期调整:其目的是通过实时CGM的提示,高血糖、低血糖的报警,使患者更高地执行自我血糖管理,控制严重低血糖的发生,降低HbAlc。

(3)基础率调整

1)夜间基础率:评估上半夜和下半夜的血糖控制,使基础胰岛素能配合昼夜血糖变化。若血糖上升或下降>1.7mmol/L,在变化前2~3小时调整10%~20%的基础率。若血糖降至3.9mmol/L以下,需要在进餐的同时减少基础率10%~20%。

2)日间基础率(空腹原则):评估两餐间血糖(早餐前至午餐前,午餐前至晚餐前,晚餐前至睡前)。如果血糖水平上升或下降>1.7mmol/L,在变化前2~3小时调整10%~20%基础率。若血糖降至3.9mmol/L以下,需要在进餐的同时减少基础率10%~20%。

3)日间基础率(非空腹原则):对比餐后2小时血糖和下餐前血糖水平,如果没有血糖升高,则这个区间不用考虑。餐后2小时血糖水平应该比下餐前血糖水平高1.7~3,3mmol/L,并逐渐下降至下餐前的目标血糖区间内。如果血糖下降>3.3mmol/L或血糖降至3.9mmol/L以下,减少10%~20%的基础率。如果血糖不能下降或下降<1.7mmol/L则增加10%~20%的基础率。

(4)餐时剂量调整:如果餐后2小时血糖较餐前血糖升高>3.3mmol/L,降低碳水化合物系数10%~20%或1~2g/U。如果餐后2小时血糖升高<1.7mmol/L,增加碳水化合物系数10%~20%或l~2g/U。

4.由胰岛素泵治疗转化为多次皮下注射胰岛素治疗。

5.血糖监测 治疗开始阶段每天监测4~7次(空腹、三餐前后和睡前)。如有低血糖,可随时测血糖。如出现不可解释的空腹高血糖或夜间低血糖症状,应监测夜间血糖。达到治疗目标后建议每天SMBG 4次,血糖控制不佳者可通过CGM更详细地了解血糖波动情况,以指导胰岛素泵治疗方案的调整。

6.低血糖的处理 低血糖定义为血糖值≤3.9mmol/L或出现低血糖症状。处理流程如下:①怀疑低血糖时,立即测定血糖以确诊。②了解发生低血糖的原因。③处理低血糖。监测血糖,每15分钟监测血糖1次,直至血糖稳定。④如需要,可暂停胰岛泵治疗。⑤检查胰岛素泵是否正常工作。⑥设定程序是否正确:时间,基础输注率,餐前大剂量、每天总量。⑦检查状态屏和储药器:如储药器内的胰岛素量少于状态屏的显示量,可能为胰岛素泵输注胰岛素过量。⑧调整胰岛素剂量:考虑低血糖是由胰岛素用量过大所致时需调整剂量。A.空腹低血糖,降低夜间基础输注率;B.中、晚餐前低血糖,降低餐前基础输注率或减少前一餐的餐前大剂量;C.三餐后低血糖,减少餐前大剂量;D.夜间低血糖,调整低血糖时段的基础输注率或减少晚餐前大剂量。⑨发生低血糖后增加近期血糖监测次数。⑩注意无感知低血糖,尤其夜间低血糖,必要时使用CGM以了解血糖波动情况。

7.降糖药的洗脱期　降糖药之间作用的重叠可增加低血糖发生的危险性。根据开始胰岛素泵治疗前降血糖药的种类,考虑不同的洗脱期。若在开始胰岛素泵治疗之前没有停用中效胰岛素、长效胰岛素或口服降血糖药,可设置一个临时基础输注率,在前12~24小时输注低于计算剂量50%的胰岛素。

(四)胰岛素泵操作、维护和管理规范

1.胰岛素泵操作规范

(1)输注和置入部位:首选腹部,其次可依次选择上臂、大腿外侧、后腰、臀部等。需避开腹中线、瘢痕、胰岛素注射硬结、腰带位置、妊娠纹和脐周2~3cm。妊娠中、晚期的患者慎选腹部。实时动态胰岛素泵系统的探头置入部位同上。但需注意,置入部位应距离胰岛素注射部位7.5cm以上。

(2)胰岛素泵的安装流程:①清洁洗手,防止感染;②抽取胰岛素填充储药器并排气泡;③连接输液管;④安装;⑤充盈;⑥埋置皮下输入装置;⑦开启胰岛素泵。

(3)探头准备和安装:实时动态胰岛素泵系统可同时进行CGM,操作步骤如下。①探头准备:提前20~30分钟(夏季5~10分钟)从冰箱中取出探头;②清洁双手;③将探头安装在助针器上;④置入;⑤使探头充分浸润10~15分钟后连接发送器;⑥开启CGM,检查探头电信号;⑦初始化2小时后,输入指尖血糖值进行校准;⑧需要读取报告时,可以下载数据,应用相关软件进行分析。

2.胰岛素泵报警的处理　当胰岛素泵在输注胰岛素的环节出现问题时会发出报警蜂鸣,屏幕上出现相应的信息提示。此时应立即仔细检查并及时解决问题。实时动态胰岛素泵系统需注意探头提醒模式,及时输入正确指尖血糖进行校正。根据患者情况设定合适的高血糖、低血糖报警阈值。

3.意外高血糖的处理　出现意外高血糖,需排除以下情况。

(1)电池:电力不足或电池失效。

(2)胰岛素泵:关机后未开机或停机状态未恢复;报警未解除;泵本身故障。

(3)输注管路:更新输液管时未排气,导致无胰岛素输注;输液管裂缝或连接松动,导致胰岛素溢漏;输注管路是否使用时间过长.

(4)储药器:储药器内胰岛素已用完;气泡阻塞储药器出口;储药器前端破裂,胰岛素漏出,未能经输入导管进入人体。

(5)输液管前端:输液管前端皮下胰岛素输注装置脱出,胰岛素未输入人体;输液管前端与输液管连接处松动或破裂造成胰岛素漏出。

（6）埋置部位：埋置部位感染、硬结、瘢痕、腰带位置及处在腰带摩擦处，胰岛素未能被有效吸收。

（7）胰岛素结晶堵塞输液管或胰岛素失效。

（8）患者皮下脂肪过少也会影响胰岛素泵疗效。

4.胰岛素泵耗材使用及护理规范

（1）胰岛素泵需及时更换耗材。①电池：平均寿命为1~2个月；②螺旋活塞杆：1~2年；③转换接头：1~2个月，如有渗裂应及时更换；④防水塞：如塞柄断裂，应及时更换转换接头并更换新的防水塞；⑤储药器：用完即换；⑥输液管：根据使用说明书在规定的时间内使用，通常为3天；⑦当储药器内胰岛素用完后应更换新的储药器与新的输液管；⑧探头：使用寿命为3天。

（2）胰岛素泵的日常护理：①每天监测并记录血糖至少4次，其中包括睡前血糖，必要时凌晨2~3时监测血糖或进行CGM。②定期检查储药器内胰岛素剩余量；每天检查管道系统至少3次。③注射部位应经常轮换，建议3~5天轮换1次，如有硬结或疼痛要及时更换注射部位。通过注射针头视窗观察注射部位皮肤。每天检查注射部位周围皮肤是否有皮肤改变，如红肿、皮下脂肪萎缩，硬结等。④注意每次更换输液管时必须先清洗双手，再消毒局部皮肤，并选择合适的注射部位。⑤检查输液管路有无裂缝或连接松动，胰岛素有无溢漏。⑥探头置入后要注意观察置入局部有无发红、出血、疼痛及脱出的情况。⑦定期用软布清洁胰岛素泵。胰岛素泵需避免静电、浸水、撞击和磁场的干扰。⑧根据要求，某些品牌的胰岛素泵需定期回厂检测。⑨定期监测并记录体重变化。⑩不断更新泵应用知识。

（3）不良反应：停泵、电力异常、胰岛素量不足、管道输注系统堵塞和胰岛素渗漏导致治疗中断，可能会发生严重的高血糖，低血糖或酮症酸中毒。注射部位皮肤对胶布过敏。

七、胰岛素治疗的并发症及处理

（一）低血糖

低血糖是胰岛素治疗的主要并发症，尤其是在强化治疗中，低血糖的发生率较常规治疗增加3倍。低血糖发生的原因有胰岛素剂量过大、延迟进餐、餐中碳水化合物过少、体力活动增加及注射部位运动等。

根据低血糖的原因给予相应处理，如减少胰岛素剂量或更改注射时间、调整饮食等。

（二）体重增加

1.体重增加的原因　血糖控制后能量丢失的减少及胰岛素的合成作用。在胰岛素强化治疗后，大幅度地减少尿糖丢失，能量得以储存；同时，如果餐后血糖达标，为避免下餐前低血糖，患者常需加餐，也会造成总热量摄取增加，进而造成体重渐增。

2.克服体重增加的措施　①胰岛素的日剂量控制在合理范围内；②控制总热量的摄入，增加适当的运动协助降低血糖而减少胰岛素的日剂量；③有胰岛素抵抗的患者联合双胍类降血糖药（无禁忌证时），可有效减轻体重的增加。

（三）胰岛素性水肿

使用较大剂量的胰岛素可引起外周组织水肿，常发生在最初胰岛素治疗后，特别是以往代谢控制较差或在酮症酸中毒纠正之后出现胰岛素性水肿。

发生机制可能与高血糖的渗透性利尿和脱水得到纠正、钠盐和水平衡发生剧变,同时胰岛素可促进肾小管对钠的重吸收增加有关。

胰岛素水肿一般几周后可自行消失,无需特殊治疗,也不必停用胰岛素。关键是低盐饮食,避免摄盐过多而致水钠潴留加重。个别水肿程度较重者需要加用小剂量利尿剂,以防止引发心力衰竭。

(四)胰岛素过敏反应和胰岛素抗体

1.过敏反应与胰岛素制剂中的污染物(如胰腺多肽),中、长效胰岛素作用的延迟及胰岛素本身有关。动物胰岛素因其结构与人胰岛素的差异,均有免疫原性;人胰岛素由于在溶液中形成多聚体偶尔也会有过敏反应。但由于制剂的改进及人胰岛素的广泛使用,胰岛素所致过敏反应已非常少见。

2.过敏反应主要以皮疹和红斑等皮肤改变为主,一般在胰岛素注射后 3~48 小时出现。随治疗的继续,数周后可自行消失。过敏性休克非常少见。

3.胰岛素抗体通常是多克隆抗体,主要是因为抵抗胰岛素分子不同部位的抗原决定簇所致。其可以产生很多临床后果,包括血中胰岛素抗体和注射部位的局部反应。血中胰岛素抗体与胰岛素结合和不规则释放可引起血糖很大的波动。因为胰岛素结合抗体后改变了胰岛素在血浆中的清除率,同时降低了其他组织对游离胰岛素的利用。因此,当胰岛素与抗体结合时,胰岛素的生物学活性下降,且作用时间延长;当抗体与胰岛素解离后,大量游离胰岛素发挥生物学效应,则可发生血糖急剧下降。由于这种解离不可预测,可造成无法预测的低血糖反应。但是,只要胰岛素抗体水平低于 10%,上述的临床现象不会很严重。

4.外源性胰岛素注射引起的胰岛素抗体需与内源性胰岛素抗体相区别。内源性胰岛素抗体即自身胰岛素抗体,见于 1 型糖尿病早期、Graves 病及使用青霉胺、苯哒嗪或普鲁卡因胺治疗的患者中。倘若发生这种免疫反应,首先判断是否需要处理,第一步应停用原来使用的胰岛素,更换纯度更高的胰岛素或人胰岛素。如果使用人胰岛素过敏,可使用超短效胰岛素类似物。一般过敏反应轻者更换胰岛素种类并加用抗组胺药,重者可给予肾上腺皮质激素或肾上腺素治疗。

(五)胰岛素注射引起的局部反应

局部反应包括注射部位皮下组织萎缩、脂肪萎缩及脂肪肥大等。

1.脂肪或皮下组织萎缩　发生脂肪或皮下组织萎缩的机制主要与免疫复合物在局部沉淀有关。在脂肪萎缩组织中,有胰岛素和 IgG 存在,并且血中胰岛素抗体也增加。通过更换纯度更高的胰岛素一般能缓解。人胰岛素广泛用于临床后,脂肪萎缩已非常罕见。

2.脂肪肥大　脂肪肥大与免疫反应无关,主要与胰岛素注射部位的局部营养作用有关。发生原因可能与多次在固定部位注射有关,反复更换注射部位能减少脂肪肥大的产生。

3.感染　胰岛素注射部位的其他反应还有感染,主要与消毒不严格、注射器不洁净或局部抵抗能力太差有关,注意预防应可避免。

第四节　妊娠合并糖尿病的个性化治疗

2019 年 12 月,美国糖尿病学会(American Diabetes Association,ADA)基于最新的循证医

学证据更新了《2020 年糖尿病诊治指南》(以下简称"2020 年指南"),并发表在 *Diabetes Care* 杂志上。与 2019 年发表的指南(以下简称"2019 年指南")相比,此次指南对部分内容进行了更新和补充,本文针对妊娠合并糖尿病的相关内容整理介绍如下,以期为临床实践提供参考。

随着育龄肥胖女性的增加,妊娠合并糖尿病的患病率不断攀升,妊娠合并糖尿病会使母婴相关疾病风险显著增加,包括自发性流产、胎儿畸形、子痫前期、巨大儿、新生儿低血糖、高胆红素血症及新生儿呼吸窘迫综合征等;此外,妊娠合并糖尿病还会使子代远期肥胖、高血和 2 型糖尿病(type 2 diabetes,T2DM)的发生风险显著增加。

一、妊娠前咨询

2020 年指南推荐对所有计划妊娠的育龄糖尿病女性常规进行糖尿病相关的妊娠前咨询(证据等级 A 级),应做到计划妊娠及准备妊娠但血糖未达标前注意有效避孕(证据等级 A 级),强调应尽可能将妊娠前 HbA1c 控制在 6.5% 以下再怀孕,以降低先天畸形、子痫前期、巨大儿和其他并发症的发生风险(证据等级 B 级)。由于胎儿器官形成主要发生在妊娠 5~8 周,妊娠前 HbA1c 水平控制在 6.5% 以下先天畸形的发生风险最低。上述推荐与 2019 年指南基本一致,除了妊娠前应严格控制和管理血糖,2020 年指南进一步强调了计划妊娠和妊娠前及整个妊娠期血糖达到并维持控制目标的重要性。另外,2020 年指南对于糖尿病的育龄女性妊娠前避孕增加了新的循证医学证据。

二、妊娠前保健

2020 年指南推荐,对于计划妊娠且既往患有糖尿病的育龄女性,有条件者应从妊娠前开始由包括内分泌医师、母胎医学专家、注册营养师、糖尿病健康教育专家等在内的多学科专家诊疗管理(证据等级 B 级)。较 2019 年指南进一步强调了从妊娠前开始保健的重要性。2019 年美国妇产科医师学会(American College of Obstetricians and Gynecologists,ACOG)《专家委员会意见第 762 号:妊娠前咨询》同样强调了对所有孕妇进行妊娠前保健的重要性,应将育龄女性的计划妊娠纳入常规初级保健和女性保健中,对有妊娠计划但患有糖尿病的女性还应将筛查纳入常规妊娠前保健,建议从妊娠前开始补充维生素(400mg 叶酸和 150mg 碘化钾)。ACOG 建议的常规保健措施包括筛查性传播疾病和甲状腺疾病,建议接种疫苗,回顾处方药、非处方药和补充剂用药史,回顾旅行行程和计划,应特别注意有寨卡病毒的地区。同时建议,应就妊娠前和妊娠期肥胖的风险进行咨询,并通过生活方式干预预防和治疗肥胖。对于糖尿病患者,特定的妊娠前咨询还包括告知其糖尿病对于母亲和胎儿可能造成的风险及降低风险的策略和措施,如制定血糖控制目标、生活方式管理及医学营养治疗。

糖尿病患者妊娠前保健最重要的内容是使其妊娠前血糖控制在目标水平。妊娠前除了注意要达到血糖控制目标(证据等级 A 级),对于妊娠前保健,2020 年指南还增加了营养、糖尿病教育以及筛查糖尿病并发症和合并症的内容(证据等级 E 级)。糖尿病特异性检测包括 HbA1c、肌酐,应特别注意对近期用药史的回顾(包括血管紧张素转换酶抑制剂、血管紧张素 Ⅱ 受体阻滞剂和他汀类药物等)。对于患有糖尿病的孕妇(如果没有禁忌证)可以从妊娠前至妊娠 16 周服用阿司匹林(81~150mg)以降低子痫前期的发生风险。对计划妊娠或已经妊娠的既往患有 1 型糖尿病(type 1 diabetes,T1DM)或 2 型糖尿病的女性,应充分告之糖尿病视网膜病变的风险。理想情况下,应在妊娠前或妊娠早期进行一次全面的眼科检查以评估视网膜病变的进展,并根据其视网膜病变程度在妊娠期不同时期和产后 1 年内对患者进行密切随访管理与治疗(证据等级 B 级),该建议与 2019 年指南保持一致。

2020 年指南还通过表格形式补充了妊娠期保健包含的详细内容,主要包括妊娠前健康教育、医疗评估、筛查、免疫接种等。多项研究显示,从妊娠前至妊娠期注重多学科联合管理与控制血糖有助于改善糖尿病和妊娠结局。目前,对于糖尿病和妊娠的多学科联合管理尚缺乏统一的模式,不同的管理模式对于妊娠结局的影响也尚缺乏高质量证据,有待于更多的研究进行探讨。

三、妊娠期血糖控制目标

2020 年指南推荐,对于妊娠糖尿病(gestational diabetes mellitus,GDM)和妊娠前糖尿病孕妇均应自我监测空腹和餐后血糖,以达到最佳血糖控制水平。妊娠期血糖控制目标建议为空腹血糖<5.3mmol/L、餐后 1 小时血糖<7.8mmol/L、餐后 2 小时血糖<6.7mmol/L(证据等级 B 级),上述血糖控制目标与 ACOG 推荐一致。对于 1 型糖尿病患者,要达到该控制目标同时不发生低血糖是具有挑战性的,尤其是对于那些反复出现低血糖或无症状低血糖者。因此,ADA 2020 年指南建议对于上述孕妇可根据临床实践经验和患者情况适当放宽血糖控制目标。妊娠前糖尿病孕妇还应额外监测餐前血糖水平(证据等级 B 级),使用胰岛素泵或基础胰岛素注射的患者建议监测餐前血糖水平,以调整餐前速效胰岛素的剂量。

正常妊娠状态时,HbA1c 水平略低于正常未孕状态,如果没有明显的低血糖倾向,HbA1c 控制在低于 6% 水平最佳;如果有低血糖倾向,HbA1c 控制水平可放宽至 7% 以内(证据等级 B 级)。该建议与 2019 年指南保持一致。既往研究显示,对于糖尿病孕妇,即使 HbA1c 水平在正常范围内的升高也会增加不良妊娠结局风险。高血糖与不良妊娠结局(Hyperglycemia and Adverse Pregnancy Outcome,HAPO)研究同样发现,血糖水平升高与不良妊娠结局相关,妊娠早期 HbA1c 水平控制在 6%~6.5%,胎儿不良结局发生的比例最低;妊娠中、晚期,HbA1c<6% 时大于胎龄儿、早产和子痫前期的发生风险最低。因此,综合考虑上述因素和低血糖的发生风险,2020 年指南对妊娠期 HbA1c 控制目标分别建议为<6%(无低血糖风险)和<7%(有低血糖风险)。考虑到妊娠期红细胞动力学及血糖的生理性变化,HbA1c 的监测频率应较平时更加频繁(如每月 1 次)。虽然 HbA1c 能够反映一段时间内血糖的平均水平,但无法确切反映餐后高血糖水平,推荐 HbA1c 仅作为妊娠期自我血糖监测的辅助参考。

此外,2020 年指南较 2019 年指南对于妊娠期血糖控制还增加了有关持续 CGM 的推荐:除了在餐前和餐后自我监测血糖,持续 CGM 有助于达到糖尿病和妊娠期的 HbA1c 控制目标(证据等级 B 级),持续 CGM 还能够降低 1 型糖尿病孕妇巨大儿和新生儿低血糖的发生风险(证据等级 B 级),但持续 CGM 不能代替 SMBG 以实现最佳的餐前和餐后血糖控制目标(证据等级 E 级)。CONCEPTT 是一项针对 1 型糖尿病孕妇持续动态血糖监测(CGM)的随机对照试验,该研究显示,在传统血糖监测基础上增加 CGM 后,HbA1c 水平轻度改善且未增加低血糖的发生,同时新生儿健康结局也得到明显改善,大于胎龄儿和新生儿低血糖的发生风险降低,住院时间缩短,证明了 CGM 在 1 型糖尿病孕妇中的应用价值。一项针对 1 型糖尿病孕妇使用 CGM 评估血糖变化情况的观察性队列研究显示,平均血糖水平和达到血糖控制目标的时间与大于胎龄儿的发生均存在关联,考虑到妊娠期 HbA1c 的变化情况,使用 CGM 报告的平均血糖值较 HbA1c 值更有助于妊娠期血糖控制。

四、GDM 的管理

2020 年指南推荐,改变生活方式是 GDM 管理的重要组成部分,可以满足大部分 GDM 孕妇的血糖控制要求;必要时可增加胰岛素治疗以达到血糖控制目标(证据等级 A 级)。胰岛素是治疗 GDM 的首选药物,二甲双胍等由于能够通过胎盘,不用作一线药物(证据等级 A 级),而其他口服和非胰岛素注射降糖药物仍缺乏长期安全性数据。当二甲双胍用于治疗多囊卵巢综合征并促排卵时,应在妊娠早期停止用药(证据等级 A 级)。

GDM 会增加巨大儿、不良妊娠结局及远期 2 型糖尿病的发生风险,且发生风险与口服葡萄糖耐量试验(oral glucose tolerance test,OGTT)血糖水平呈正相关。多项随机对照试验提示,从妊娠早期或妊娠中期开始,通过膳食、运动干预和生活方式咨询能够降低 GDM 的风险。既往研究表明,通过 Carpenter-Coustan 诊断标准确诊的 GDM 孕妇中,70% ~ 85% 可以仅通过改变生活方式控制血糖水平,如果按照国际糖尿病与妊娠研究组的 GDM 诊断界值,该比例将会更高。由此可见,改变生活方式对于 GDM 孕妇的管理具有重要作用。GDM 的医学营养治疗膳食计划要求摄入足够的能量以确保孕妇和胎儿的健康,达到血糖控制目标并维持妊娠期适宜增重水平,但目前尚缺乏 GDM 孕妇适宜能量摄入水平的相关研究,对于 GDM 孕妇的膳食指导主要依据膳食参考摄入量。对于所有孕妇,膳食参考摄入量:推荐每天至少摄入 175g 碳水化合物、71g 蛋白质和 28g 膳食纤维,限制膳食中饱和脂肪酸的比例。

值得注意的是,2019 年指南对于无法通过生活方式干预达到血糖控制目标的 GDM 孕妇建议加药物治疗,而 2020 年指南明确了使用胰岛素治疗进行血糖控制。在美国,胰岛素是推荐用于治疗 GDM 的一线药物。每天多次注射胰岛素和连续皮下注射胰岛素两种方式在妊娠期均可采用,两种方式的效果差异无统计学意义。两项探讨二甲双胍和格列本脲作为 GDM 孕妇降低血糖水平药物的随机对照试验结果均显示,其失败率分别为 23% 和 25% ~ 28%,可见二甲双胍和格列本脲控制血糖的效果有限,且可通过胎盘。随访研究显示,妊娠期使用二甲双胍治疗的 GDM 孕妇子代 9 岁时的体重、腰围等指标高于胰岛素治疗组。随机对照试验显示,使用二甲双胍治疗多囊卵巢综合征的孕妇,子代 4 岁时的体重指数和肥胖率更高,其对子代的远期影响缺乏长期有效的安全性数据,因此不建议作为 GDM 治疗的一线药物。对于一些需要药物治疗的 GDM 孕妇,由于费用、理解能力或文化影响等因素导致无法安全有效使用胰岛素时,在充分告之风险的情况下口服降糖药是一种替代的方法,但由于胎盘供血不足可能导致胎儿生长受限或酸中毒,对于合并高血压、子痫前期或胎儿生长受限的孕妇不应使用二甲双胍。双盲随机对照试验并未发现对于多囊卵巢综合征女性使用二甲双胍治疗和促排卵具有预防自发性流产和 GDM 的优势,且尚无循证医学证据表明此类患者妊娠期应继续服用二甲双胍,因此 ADA 2020 年指南建议应在妊娠早期停止用药。

五、妊娠合并糖尿病(妊娠前 1 型糖尿病和 2 型糖尿病)的管理

2020 年指南推荐胰岛素是 1 型糖尿病和 2 型糖尿病孕妇控制血糖的首选药物(证据等级 E 级)。鉴于妊娠期生理变化的特殊性,需要频繁调整胰岛素用量,并强调每天 SMBG 的重要性,尤其是 1 型糖尿病孕妇,妊娠早期易出现低血糖,在血糖水平较低时发生酮症酸中毒的风险较高,妊娠前、妊娠期和产后指导患者及其家属如何预防、识别、治疗低血糖和酮症酸中毒十分重要。2020 年指南还增加了对于无法进食的酮症酸中毒孕妇,可以通过 10% 葡萄糖和胰岛素滴注来满足妊娠晚期胎盘和胎儿对于碳水化合物的较高需求,以解决酮症的

建议。考虑到合并糖尿病的孕妇妊娠期胰岛素治疗的复杂性,建议转诊至具备专业保健团队的医院(保健管理团队成员可包括母胎医学专家、内分泌专家、妊娠合并糖尿病专家、营养师、护士等);此外,视网膜病变也是妊娠期需要特别关注的问题。2 型糖尿病通常与肥胖有关,对于超重和肥胖孕妇,建议妊娠期体重增长分别为 15~25 磅(1 磅=0.454kg)和 10~20磅,对于体重指数>35kg/m^{2}的女性,目前还没有妊娠期适宜体重增长的充足数据。

与 2019 年指南相比,2020 年指南增加了对于 1 型糖尿病孕妇每天多次注射胰岛素和胰岛素泵注射胰岛素两种方式在妊娠期均可以使用的推荐(证据等级 C 级)。尽管许多孕妇更喜欢使用胰岛素泵,但目前的研究结果尚不明确胰岛素泵是否优于每天多次注射,相关研究仍在进行中。

六、子痫前期和阿司匹林

2020 年指南推荐 1 型糖尿病或 2 型糖尿病女性应于妊娠早期开始服用 60~150mg/d 低剂量阿司匹林(通常为 81mg/d)以降低子痫前期的发生风险(证据等级 A 级),这一推荐与2019 年指南一致。妊娠合并糖尿病会增加子痫前期的发生风险,基于临床试验和荟萃分析结果,美国建议对子痫前期高风险孕妇在孕 12 周预防性服用低剂量阿司匹林(81mg/d),成-本效益分析结果同样显示这种方法能够降低子痫前期的发病率并降低医疗成本,但目前仍需更多研究来评估产前服用阿司匹林对子代的远期影响。

七、妊娠期药物使用

2020 年指南推荐,对患有糖尿病、高血压或伴有明显蛋白尿的孕妇,若血压持续高于135/85mmHg(1mmHg=0.133kPa),应给予治疗以改善孕产妇远期健康,由于过低的血压控制目标会对胎儿的生长发育造成不良影响,因此妊娠期血压控制目标不应低于 120/80mmHg(证据等级 C 级)。对于未使用有效避孕措施的性生活活跃的育龄女性,应避免使用或在怀孕后停止使用存在潜在危害的药物(如血管紧张素转换酶抑制剂、血管紧张素 II 受体阻滞剂及他汀类药物)(证据等级 B 级)。血管紧张素转换酶抑制剂和血管紧张素 II 受体阻滞剂会导致羊水过少、胎儿肾发育异常和肺发育不全以及胎儿生长受限,因此妊娠期应禁止使用。妊娠期安全有效的降压药包括甲基多巴、硝苯地平、拉贝洛尔、地尔硫䓬、可乐定和哌唑嗪,但不推荐使用阿替洛尔;由于妊娠期使用利尿剂会导致子宫胎盘血流灌注减少,因此妊娠期同样不推荐使用。此外,2020 年指南还增加了必要时可使用其他 β 受体阻滞剂的建议。与 2019 年指南相比,2020 年指南增加了新的循证医学证据,并推荐了应给予干预治疗的血压界值,同时将妊娠期血压控制目标由 2019 年指南推荐的(120~160)/(80~105)mmHg更新为不低于 120/80mmHg。正常妊娠状态下,血压会低于未孕状态,对于妊娠合并糖尿病和慢性高血压的孕妇,血压控制目标为 135/85mmHg 是合理的,血压控制目标低于120/80mmHg,可能与胎儿生长发育受损相关,尤其是在胎盘功能不全的情况下。

八、产后保健与随访

2020 年指南基于新的循证医学证据对产后随访更新了 7 条推荐建议:①胰岛素抵抗水平在产后会急剧下降,因此需要重新评估和调整胰岛素用量,通常在产后最初几天的需要量是产前的一半(证据等级 C 级);②建议指导所有合并糖尿病的育龄女性有效避孕和计划妊娠(证据等级 C 级);③对有 GDM 史的产妇在产后 4~12 周行 75g OGTT 筛查糖尿病前期和糖尿病,诊断标准参照非妊娠人群(证据等级 B 级);④如果发现有 GDM 史的女性处于糖尿病前期,应进行生活方式干预和(或)使用二甲双胍以预防糖尿病的发生(证据等级 A 级);⑤对有 GDM 史的女性应至少每 3 年对 2 型糖尿病或糖尿病前期进行一次筛查(证据等级 B 级);⑥有 GDM 史的女性应在妊娠前筛查糖尿病并进行妊娠前保健,以识别和治疗高血糖症并预防胎儿先天畸形(证据等级 E 级);⑦产后保健应包括心理评估和健康保健(证据等级 E 级)。

2020 年指南和 2019 年指南均推荐产后 4~12 周首选 OGTT 筛查,因为与 HbA1c 相比,OGTT 筛查糖尿病前期和糖尿病更加灵敏。GDM 会增加产妇远期发生糖尿病的风险,研究表明患有 GDM 的女性产后 15~25 年有 50%~70% 会发展为糖尿病,因此即使产后 4~12 周 OGTT 筛查正常也应每 1~3 年对有 GDM 史的女性进行 2 型糖尿病或糖尿病前期的筛查,可使用任意一种推荐的血糖监测方法(如每年监测 HbA1c、每年监测空腹血糖或每 3 年监测 75g OGTT)进行持续评估。糖尿病前期育龄女性在下一次妊娠时可能会进一步发展成为 2 型糖尿病,因此需要进行妊娠前评估。前瞻性护士健康队列研究显示,有 GDM 史的女性遵循健康的饮食方式时,可显著降低远期糖尿病的发生风险。而两次妊娠间期或产后体重增长会增加再次妊娠不良结局的发生风险,且更容易进展为 2 型糖尿病。二甲双胍和生活方式干预均能有效预防糖尿病前期和有 GDM 史的女性进一步发展为糖尿病。

母乳喂养对婴儿具有营养和免疫益处,同时对母亲和子代还具有远期益处,因此包括糖尿病患者在内的所有产妇都应该进行母乳喂养,而哺乳会增加夜间低血糖的风险,需要根据情况调整胰岛素用量,对于使用胰岛素的 1 型糖尿病和 2 型糖尿病产妇在母乳喂养期间应特别注意预防低血糖。

第九章　肥胖症

肥胖症(obesity)又名肥胖病,是体内脂肪堆积过多和(或)分布异常所引起的慢性代谢性疾病。它是由包括遗传和环境因素在内的多种因素相互作用引起体内脂肪积聚所致,患者常常具有腹部脂肪积聚过多的特点。肥胖症与高血压、冠心病、2型糖尿病、血脂异常、睡眠呼吸暂停、胆囊炎、胆结石、骨关节疾病、某些癌症和多种心血管疾病等的发生具有密切的关系。当前肥胖已经成为全世界的公共卫生问题,国际肥胖特别工作组(International Obesity Task Force,TOTF)指出,肥胖将成为21世纪威胁人类健康和生活质量的最大杀手。超重和肥胖症会引发一系列健康、社会和心理问题。此外部分国家的肥胖症患者,因在工作中受到歧视和对自身体形不满意而产生自卑感,导致自杀率高、结婚率低等社会问题。据估计,在西方国家成年人中,约有50%超重和肥胖。我国的肥胖症患病率近年来也呈上升趋势。

一、概念

肥胖症指机体内热量的摄入量高于消耗量,造成体内脂肪堆积过多,导致体重超标、体态臃肿,实际测量体重超过标准体重20%以上,并且脂肪百分比(F%)超过30%者称为肥胖。肥胖症患者的一般特点为体内脂肪细胞的体积和细胞数增加,体脂占体重的百分比(体脂%)异常高,并在某些局部过多沉积脂肪。如果脂肪主要在腹壁和腹腔内蓄积过多,被称为"中心型"或"向心性"肥胖,对代谢影响很大。中心型肥胖是多种慢性病的重要危险因素。

体重指数(BMI)由体重(kg)除以身高(m)的平方得到。根据美国国家健康统计中心生长表,定义BMI大于同一性别和年龄组BMI的第95百分位数为超重。在判断肥胖程度时,使用这个指标的目的在于消除不同身高对体重指数的影响,以便于人群或个体间比较。有研究表明,大多数个体的体重指数与身体脂肪的百分含量有明显的相关性,能较好反映机体的肥胖程度。但在具体应用时还应考虑到其局限性,如对肌肉很发达的运动员或有水肿的患者,体重指数值可能过高估计其肥胖程度。老年人的肌肉组织与其脂肪组织相比,肌肉组织的减少较多,计算的体重指数值可能过低估计其肥胖程度。

二、分类

肥胖症按其病因可分为原发性和继发性,原发性又称单纯性肥胖是各种肥胖最常见的一种。主要由不良的饮食习惯(摄食过多,尤摄入过多的脂肪食物)以及静止不动的生活方式所致,而并非继发于其他疾病。单纯性肥胖又分为体质性肥胖和过食性肥胖两种。体质性肥胖即双亲肥胖,是由遗传和机体脂肪细胞数目增多而造成的,还与25岁以前的营养过度有关。这类人的物质代谢过程比较慢,比较低,合成代谢超过分解代谢。

过食性肥胖也称为获得性肥胖,是由人成年后有意识或无意识地过度饮食,使摄入的热量大大超过身体生长和活动的需要,多余的热量转化为脂肪,促进脂肪细胞肥大与细胞数目增加,脂肪大量堆积而导致肥胖。

继发性肥胖是由下丘脑-垂体疾病、皮质醇增多症、甲状腺或性腺功能减退、胰岛素瘤等疾病所致。

继发性肥胖和单纯性肥胖不同的是,继发性肥胖是由疾病引起的肥胖。继发性肥胖是由内分泌混乱或代谢障碍引起的一类疾病,占肥胖人群的2%~5%,虽然同样具有体内脂肪沉积过多的特征,但仍然以原发性疾病的临床症状为主要表现,肥胖只是这类患者的重要症状之一。这类患者同时会出现其他各种各样的临床表现,多表现为皮质醇增多、甲状腺功能减退及性腺功能减退等多种疾病。

药物性肥胖,这类肥胖患者占肥胖症人群的2%左右。有些药物在有效治疗某些疾病的同时,还有导致身体肥胖的不良反应。如应用肾上腺皮质激素类药物(如地塞米松等)治疗过敏性疾病、风湿病、类风湿病、哮喘病等,同时可以使患者形成继发性肥胖;雌性激素及含雌性激素的避孕药有时会使女性发胖,或者说容易使女性发胖。

继发性肥胖症又分以下7类:下丘脑性肥胖症;垂体性肥胖症;皮质醇增多症(又称库欣综合征);胰岛病性肥胖症;甲状腺功能减退性肥胖症;性腺功能减退性肥胖症;药物性肥胖。

三、病因

肥胖症是一组异质性疾病,确切病因未明,被认为是包括遗传和环境因素在内的多种因素相互作用的结果。尽管脂肪的积聚是由于摄入的能量超过消耗的能量,但导致能量平衡紊乱的原因目前尚未阐明。研究表明遗传因素对肥胖形成的作用占20%~40%。众所周知,遗传变异是非常缓慢的过程,但是在20世纪后期,肥胖却已成为全球最受关注的疾病之一,从另一个角度说明肥胖症发生率的快速增长不是遗传基因发生显著变化的结果,更主要的是生活环境转变所致。因此,改变环境和生活方式应该是预防肥胖的关键;它不仅是可能的,也证明是有效的。

1.遗传因素　肥胖症有家族聚集倾向,父母体重均正常者,其子女肥胖的概率约10%,而父母之一或双亲均肥胖者,其子女发生肥胖的概率分别增至50%和80%。但至今未能够确定其遗传方式和分子机制。亦不能完全排除共同饮食、活动习惯的影响。少数遗传性疾病可以导致肥胖,如Laurence-Moon-Biedl综合征和Prader-Willi综合征等。近来又发现了数种单基因突变引起的人类肥胖症,分别是瘦素基因、瘦素受体基因、阿黑皮素原($POMC$)基因、激素原转换酶-1(PC-1)基因、黑皮素受体4($MC4R$)基因和过氧化物酶体增殖物激活受体γ(peroxisome proliferator-activated receptor γ,$PPAR$-γ)基因突变肥胖症等。但上述类型肥胖症极为罕见,对绝大多数人类肥胖症来说,至今未发现其单一的致病原因。因而单纯性肥胖被认为是复杂的多基因遗传与环境因素综合作用的结果。

2.环境因素　主要是饮食和体力活动。久坐生活方式、体育运动少、体力活动不足使能量消耗减少。饮食习惯不良,如进食多、喜甜食或油腻食物使摄入能量增多。

饮食摄入量超过消耗量是导致肥胖的主要原因。而饮食构成也有一定影响。限制总能量和脂肪摄入量是控制体重的基本措施。与我国传统的膳食模式相比,很多城市,尤其在大城市的人们摄入富含高能量的动物性脂肪和蛋白质增多,而谷类食物减少,富含膳食纤维和微量营养素的新鲜蔬菜和水果的摄入量也偏低,造成这些地区肥胖的流行。进食行为也是影响肥胖症发生的重要因素。不吃早餐常常导致其午餐和晚餐时摄入的食物较多,使得全天摄入食物总量增加。进食的速度过快也可能导致肥胖。缓慢进食时,传入大脑摄食中枢的信号可使大脑做出相应调节,较早出现饱足感而减少进食。而进食过快则使这种保护性调节减弱。进食行为不良,如经常性的暴饮暴食、夜间加餐是许多人发生肥胖的重要原因。

文化因素则通过饮食习惯和生活方式影响肥胖症的发生。全球肥胖症患病率的普遍上升与社会环境因素的改变密切相关。经济发展和现代化生活方式对进食模式有很大影响。在中国,随着家庭成员减少、经济收入增加和购买力提高,食品生产、加工、运输及贮藏技术有改善,可选择的食物品种更为丰富,在外就餐和购买现成的加工食品及快餐食品的情况增多。这些因素均使肥胖的发生概率增高。

3.节俭基因和节俭表型假说 遗传和环境因素如何引起脂肪积聚一直未能明确。但流行病学资料显示,有特定基因背景的人当暴露于"现代"的生活方式后,更容易增加体重和发生肥胖相关疾病。例如,城市化的 Pima 人(生活在美国亚利桑那州)饮食中的脂肪含量从传统饮食的 15%增长到 50%,而且体力活动较生活在墨西哥北部的 Pima 人明显减少。这种生活方式的改变,导致城市化的 Pima 人群中肥胖和 2 型糖尿病的流行。与之相类似,北澳大利亚土著居民接受现代生活方式后,体重明显增加,2 型糖尿病和高三酰甘油血症发病率增高。1962 年,Neel 提出节俭基因(thrifty gene)假说解释这一现象,认为具有节俭基因的个体在营养状况恶劣的情况下能更好地适应自然选择而具有生存优势,但在营养状况大大改善甚至相对过剩的现代社会,"节俭基因"成为肥胖和 2 型糖尿病的易患基因。潜在的节俭基因(腹型肥胖易感基因),包括 β_3-肾上腺素能受体基因、激素敏感性脂酶基因、$PPAR-\gamma$ 基因、$PC-1$基因、胰岛素受体底物-1($IRS-1$)基因、糖原合成酶基因等,这些基因异常的相对影响未明。

近年来流行病学发现,胎儿期母体营养不良、蛋白质缺乏或出生时低体重婴儿,在成年期容易发生肥胖症及其他代谢性疾病。基于这一现象,Hales 和 Barker 共同提出"节俭表型学说":母体宫内不良环境影响胎儿生长和发育,进而导致内分泌代谢系统的永久性改变,形成节俭表型,从而引起其成年后胰岛素抵抗相关疾病的发生。与"节俭基因假说"相比,"节俭表型学说"强调的是个体早期发育过程对营养环境的高度敏感,而不是数代累积的遗传选择。

4.儿童时期肥胖及父母肥胖的影响 儿童时期肥胖或至少父母中的一位肥胖是导致成年期肥胖的危险因素。成年期肥胖的严重程度随着儿童期肥胖程度的增长而增长。例如,一个 21~29 岁的人,如果 1~2 岁时肥胖,父母都不肥胖,那么他肥胖的概率是 8%;如果 10~14 岁肥胖,父母至少有一个肥胖,那么他肥胖的概率是 79%。虽然 1~2 岁肥胖且父母都很瘦的人,在成年期发胖的危险性不会增加,但是 6 岁以后肥胖的人有 50%以上的可能发展为成年期的肥胖。

四、临床表现

肥胖症的临床表现随病因而不同。继发性者有原发病的临床表现。脂肪分布有性别差异。男性主要表现为苹果形肥胖(脂肪主要分布在腰部以上),女性主要表现为梨形肥胖(脂肪分布在腰部以下,如下腹、臀、大腿)。苹果形肥胖者发生代谢综合征的危险性大于梨形肥胖者,而梨形肥胖者减肥更为困难。

与肥胖症密切相关的一些疾病有心血管疾病、高血压、糖尿病等。肥胖的并发症有睡眠呼吸暂停综合征、静脉血栓等。此外,肥胖症恶性肿瘤发生率升高。因长期负重易患腰背痛、关节痛、水肿。皮肤皱褶处易擦破,合并真菌或化脓性感染。

1.内分泌和代谢疾病

(1)代谢综合征:是多种代谢成分异常聚集的病理状态,这些成分聚集出现在同一个体中,使患心血管疾病的风险大为增加。肥胖症是代谢综合征的主要临床特征。代谢综合征与胰岛素抵抗密切相关,肥胖、腰围超标和缺少体力活动是促进胰岛素抵抗进展的重要因素。

(2)2 型糖尿病:肥胖与 2 型糖尿病高发密切相关。据来自 NHANESⅢ的数据,在美国,2/3 有 2 型糖尿病诊断的男子和女性 BMI≥27.0 kg/m²。患糖尿病的危险度与 BMI 成线性相关:糖尿病患病率在 BMI 为 25~29.9kg/m²时是 2%,在 BMI 为 30~34.9kg/m²时是 8%,在 BMI>35kg/m²时是 13%。在任何给定的 BMI 值,患糖尿病的风险与腹部脂肪重量、腰围、或者腰臀比正相关。糖尿病的风险也与成年期体重增加正相关。年龄在 35~60 岁的男性和女性中,现有体重与其 18~20 岁时相比增长了 5~10kg 的人比体重变化在 2kg 内的人患糖尿病的风险大 3 倍。我国 24 万人群数据的汇总分析显示,BMI≥24kg/m²的 2 型糖尿病的患病率为 BMI 在 24kg/m²以下者的 2 倍,BMI≥28kg/m²的 2 型糖尿病患病率为 BMI 在 24kg/m²以下者的 3 倍。

(3)血脂异常:肥胖与几种血清脂类异常相关,包括高三酰甘油血症,高密度脂蛋白(HDL)胆固醇水平降低以及小而致密的低密度脂蛋白(LDL)粒子比例增加。这种关联在腹型肥胖者中更明显。此外,大多数研究表明,肥胖症中总胆固醇和 LDL 胆固醇血清浓度升高。来自 NHANESⅢ的数据显示,在男性中高胆固醇血症的患病率[总胆固醇>240mg/dL(6.21 mmol/L)]随 BMI 增加而增加。相比之下,女性高胆固醇血症的患病率在 BMI 为 25.0~27.0kg/m²时达最高,之后不再随 BMI 增加而升高。

2.心脑血管疾病　高血压与 BMI 线性相关。在 NHANESⅢ中,肥胖人群高血压发病率约为 40%,较非肥胖人群(约 15%)高 2 倍多。高血压的风险也随体重的增加而增加。Framingham 研究显示,体重每升高 10%,血压升高 6.5mmHg。我国的流行病学研究显示,BMI≥24kg/m²者的高血压患病率是 BMI 在 24kg/m²以下者的 2.5 倍,BMI≥28kg/m²者的高血压患病率是 BMI 在 24kg/m²以下者的 3.3 倍。男性腰围达到或超过 85cm,女性腰围达到或超过 80cm,其高血压患病率是腰围正常者的 2.3 倍。

患冠心病的风险从 BMI"正常值"(男性 23.0kg/m²,女性 22.0 kg/m²)即开始增长。肥胖者,尤其是腹型肥胖者,患冠心病的风险显著增加。在任何 BMI 水平,腹部脂肪的增加会增加冠心病的风险。肥胖者致命和非致命的缺血性中风的风险大约是瘦者的 2 倍,且随 BMI 的增长递增。深静脉血栓和肺栓塞发生的风险也随肥胖增长,特别是腹型肥胖人群。

3.消化系统疾病

(1)胃-食管反流病(gastroesophageal reflux disease,GERD):和肥胖的关系还不明确,因为来自不同研究的结果不一致。部分大型流行病学研究中发现,肥胖者胃-食管反流症状多于瘦者。有报道显示胃-食管反流病与 BMI 显著相关,但也有报道否认这种关联。

(2)胆结石:肥胖者胆结石的患病率是非肥胖者的 4 倍,腹部脂肪堆积者的危险性更大。患有症状胆结石的风险与 BMI 呈线性相关。美国护士健康研究发现,有症状的胆结石的年发病率在 BMI>30.0 kg/m²的女性中为 1%,在 BMI>45.0 kg/m²的女性中为 2%。肥胖患者的胆汁中胆固醇过饱和及其胆囊活动减少,可能是形成胆结石的原因。但体重快速减轻亦可导致患胆结石的风险增加。

(3)胰腺炎:由于肥胖患者胆结石发病率增加,其胆结石性胰腺炎的发病率也随之增加。

有研究表明,患胰腺炎的肥胖者比瘦者更易有局部并发症、重症胰腺炎,且更容易导致死亡。据推测,肥胖患者的脂肪在胰周和腹膜后的沉积,使其更易发生胰周脂肪坏死和随之而来的局部及全身并发症。

(4)肝病:肥胖常常是非酒精性脂肪性肝炎(non-alcoholic steatohepatitis,NASH)的危险因素。肥胖可导致一系列肝脏异常,包括肝大、肝生化检验异常、脂肪肝、脂肪性肝炎、肝纤维化和肝硬化。据目前已有数据表明,肥胖患者中,约75%有脂肪肝,约20%有脂肪性肝炎,约2%有肝硬化。

4.呼吸系统疾病　肥胖常伴有低通气,称为肥胖低通气综合征(obesity hypoventilation syndrome,OHS)。研究表明,OHS患者的肺总量比单纯肥胖者少20%,最大通气量低于40%,吸气肌肌力降低40%;与正常人相比,OHS患者的胸壁、肺的顺应性显著降低,呼吸功增加250%,并伴有CO_2生成的增加。肥胖增加了对胸壁和胸廓压力,后者能降低呼吸顺应性,增加呼吸做功,限制通气和限制肺底通气量。OHS患者对高碳酸血症或低氧血症(或两者都有)的反应性降低,同时肺泡通气减少,潮气量下降,吸气力量不足和横膈升高导致了通气浅而不充分。患者躺下时症状加重。Pickwickian综合征是肥胖低通气综合征的严重形式,以查尔斯·狄更斯的《匹克威克外传》(The Pickwick Papers)中主角的名字命名,此综合征包括极度肥胖、不规则呼吸、嗜睡、发绀、继发性红细胞增多症、右心室功能障碍。

肥胖还可导致阻塞性睡眠呼吸暂停。阻塞性睡眠呼吸暂停是由某些原因而致上呼吸道阻塞,睡眠时有呼吸暂停,伴有缺氧、鼾声、白天嗜睡等症状的一种较复杂的疾病。BMI>30 kg/m^2,腹性肥胖和颈过粗是导致阻塞性睡眠呼吸暂停患者的常见体质特点。

5.肌肉骨骼疾病　超重和肥胖者关节负重增加,因此患骨关节炎的危险增加。膝关节最常累及,因为在活动中膝关节负重比其他骨关节多很多。在女性中,体形大小和骨关节炎之间的相关性较男性显著。高尿酸血症和痛风也与肥胖有关联。但体重增加与尿酸水平上升的关系还不十分清楚,可能与肥胖引起的代谢变化(内源性核酸分解代谢产生嘌呤并合成尿酸较多)和饮食因素(含嘌呤较多的动物性食品)有关。

6.癌症　超重和肥胖增加了罹患癌症的风险。根据一项对90多万美国成年人的前瞻性研究,14%死于癌症的男性和20%死于癌症的女性超重或肥胖。不论在男性或女性中,结肠癌、直肠癌、肝癌、胆囊癌、胰腺癌、肾癌、非霍奇金淋巴瘤和多发性骨髓瘤的死亡率与BMI明显相关。男性死于前列腺癌、胃癌和女性死于乳腺癌、子宫癌、宫颈癌、卵巢癌的危险度会伴随BMI的增加而增长。

7.女性泌尿生殖系统疾病　肥胖者血液循环中的性激素平衡被破坏,尤其是腹部脂肪过多的女性常有排卵异常、雄激素过多,往往伴有生殖功能障碍。表现为月经不规则,闭经及不孕。部分患者出现多囊卵巢综合征。怀孕的肥胖女性患妊娠糖尿病和高血压,分娩并发症及其婴儿有先天性畸形的风险增加。此外,肥胖还使女性尿失禁的风险增加。在极端肥胖患者,明显的体重减轻可以解除尿失禁。

8.神经系统疾病　如前所述,肥胖可增加缺血性脑卒中的风险。与此同时,肥胖也与特发性高颅压(idiopathic intracranial hypertension,IIH)有关,后者也称为假性脑瘤。此综合征的临床表现有头痛、视觉异常、耳鸣、第Ⅷ对颅神经麻痹。当极度肥胖的IIH患者减轻体重后,其颅压及很多临床体征和症状都可得到减轻,提示肥胖和IIH之间有因果关系。

9.其他 超重和肥胖同白内障发病率增加有关。此外,超重和肥胖导致的社会和心理问题也不容忽视。肥胖者面对来自社会和环境的偏见和压力,容易产生自卑感,在社交中受到排斥。受到中、高等教育的年轻女性更易受这种心理影响,造成心理问题。暴饮暴食是肥胖患者中常见的一种心理病态行为。其主要特点是常常出现无法控制的食欲亢进,大多发生于傍晚或夜间,在夜里醒来后想吃东西。还有人为了怕发胖,在大量进食美餐后自行引吐,这些与肥胖相伴的心理变化都有害于身心健康。

五、诊断

1.判断是否肥胖有以下几种指标

(1)BMI：BMI=体重/身高^2(kg/m^2)。应区别肥胖症与肌肉发达。WHO、美国国立卫生研究院(National Institutes of Health,NIH)标准、中国成年人超重和肥胖症预防控制指南标准分别见表9-1至表9-3。

表 9-1 WHO(1997)成年人 BMI 标准及相关疾病危险

分类	体重指数(kg/m^2)	肥胖相关疾病危险性
体重过低	<18.5	低(但其他疾病危险增加)
正常	18.5~24.9	平均水平
超重	≥25	
肥胖前期	25~29.9	增加
Ⅰ度肥胖	30~34.9	中度增加
Ⅱ度肥胖	35~39.9	严重增加
Ⅲ度肥胖	≥40	极为严重

表 9-2 NIH(2000)成年人 BMI 标准及相关疾病危险

分类	体重指数(kg/m^2)	肥胖相关疾病危险性 男性≤102 女性≤88	男性>102 女性>88
体重过低	<18.5		
正常	18.5~24.9		
超重	≥25		
肥胖前期	25~29.9	增加	增高
Ⅰ度肥胖	30~34.9	增高	增高
Ⅱ度肥胖	35~39.9	非常高	非常高
Ⅲ度肥胖	≥40	极为严重	极为严重

表 9-3　中国成年人超重和肥胖的体重指数和腰围界限值与相关疾病的危险关系

分类	体重指数(kg/m²)	腰围(cm)		
		男:<85 女:< 80	男:85~95 女:80~90	男:≥95 女:≥90
体重过低	<18.5	低(但可能预示有其他健康问题)		
正常	18.5~23.9		增加	高
超重	24.0~27.9	增加	高	极高
肥胖	≥28	高	极高	极高

注:相关疾病指高血压,糖尿病,血脂异常和危险因素聚集。

2003 年 4 月我国卫生部疾病控制司根据 1990 年以来我国 13 项大规模流行病学调查结果,制定了《中国成年人超重和肥胖症预防控制指南(试用)》,以 BMI 值 24kg/m² 为中国成年人超重的界限,BMI 值 28kg/m² 为肥胖的界限。

(2)腰围(waist circumference,WC):WHO 建议男性 WC> 94cm,女性 WC>80cm 为肥胖。中国肥胖问题工作组建议男性 WC≥85cm,女性 WC≥80cm 为腹部脂肪蓄积的诊断界值。《中国成人超重和肥胖症预防控制指南(试用)》中根据 BMI 和 WC 值与相关疾病患病率的关系的汇总结果,提出 BMI 结合 WC 来判断相关疾病的危险度。

(3)腰臀比(waist-to-hip ratio,WHR):正常成年人 WHR 男性<0.90,女性<0.85。白种人 WHR 男性>1.0、女性>0.85 被定义为腹部脂肪堆积。

(4)CT、MRI:是诊断中心型肥胖最精确的方法。以腹内脂肪面积 100cm² 作为判断腹内脂肪增多的切点。

2.查明肥胖的原因　诊断肥胖与诊断其他病一样,要详细了解病史,进行系统的体格检查及一些必要的实验室检查。根据资料全面分析,尽可能明确肥胖是原发的还是继发的。

(1)询问病史:在病史询问过程中探寻引起肥胖的病因,如肥胖开始的时间,出生时体重,是否有肥胖家族史,是否使用过能引起肥胖的药物,有无头部外伤及疾病史,是否于急慢性疾病的恢复期、大手术或分娩后,近期是否有生活方式、饮食习惯的变更,诸如终止体育锻炼、职业变换、迁居、营养条件的改善等。有无精神刺激史。自幼肥胖者常为单纯性或遗传性肥胖,成年人起病或病史较短者可能为继发性肥胖。

注意肥胖的伴随症状,如高血压、糖尿病、月经失调等。这些情况既可为引起继发性肥胖的基础疾病的表现,也可为单纯性肥胖的合并症。内分泌肥胖多以原发病的主诉来诊。下丘脑性肥胖可有头痛、尿崩、溢乳、食欲亢进及脑神经损害症状;遗传性肥胖常有性器官发育不全、智力低下、畸形;糖尿病常有口渴、多尿及多饮;甲状腺减退症常有食欲减退和体重增加。

(2)体格检查:检测血压,注意身高、体重、肌肉发达情况、有无水肿及先天畸形。注意体形及脂肪分布特点,凡女性呈男性化或男性呈女性化脂肪分布者可能有性腺功能低下;向心性肥胖者有皮质醇增多症的可能;下半身脂肪异常增加而上半身脂肪萎缩可能是进行性脂肪萎缩。观察记录第二性征发育情况。先天性卵巢发育不全症、先天性睾丸发育不全症,并可伴有第二性征发育不良,生殖器官发育障碍。注意有无中枢神经及精神障碍,下丘脑肥胖可有视野缺损及脑神经损害表现。精神障碍伴低血糖表现可能为胰岛素瘤。有智力低下表现的可见于 Laurence-Moon-Biedl 综合征等。

（3）辅助检查

X 线检查:头颅平片及蝶鞍分层片,可发现较大垂体瘤、脑瘤及颅骨内板增生。怀疑脑瘤者做气脑或脑血管造影。怀疑肾上腺肿瘤者可行腹膜后充气造影或血管造影检查。胰腺、卵巢也可行 X 线检查。

CT 和 MRI:头颅及全身 CT 或 MRI 检查可发现垂体瘤、其他颅内肿瘤以及肾上腺、胰腺、卵巢等部位肿瘤,为目前常用的无创伤性检查。

B 超检查:对肾上腺、胰腺、甲状腺、性腺肿瘤或囊肿的诊断有帮助。

放射性核素检查:主要用于内脏器官肿瘤性疾病的诊断,如肾上腺或甲状腺肿瘤。

其他:染色体检查,可检出遗传性疾病。视野检查有助于发现下丘脑垂体病变。

（4）内分泌功能检查

下丘脑-垂体-甲状腺轴检查:有基础代谢率(basal metabolic rate,BMR)、甲状腺吸^{131}I率,血白蛋白结合碘、血清总 T_3、总 T_4、游离 T_3(FT_3)、游离 T_4(FT_4),了解甲状腺功能状态及检出甲状腺功能减退。TSH、TSH 兴奋试验及 TRH、TRH 兴奋试验用于鉴别甲状腺功能减退发生的部位。

下丘脑-垂体-肾上腺轴功能检查:尿 17-羟、17-酮及尿游离皮质醇测定;血浆皮质醇测定,主要检出皮质醇增多症患者。血浆 ACTH、ACTH 兴奋试验,主要鉴别皮质醇增高是原发于肾上腺抑或是继发于垂体及下丘脑。小剂量(2mg/d)、大剂量(8mg/d)地塞米松抑制试验,前者用于鉴别单纯性肥胖与皮质醇增多症;后者用于鉴别皮质醇增多症为原发于肾上腺肿瘤(库欣综合征)或继发于垂体及下丘脑病变(库欣病)。

下丘脑-垂体-性腺轴功能检查:血清睾酮、雌二醇测定用于检出性功能低下。黄体生成素(luteinizing hormone,LH)、卵泡刺激素(follicle-stimulating hormone,FSH)测定及促性腺素释放素(luteinizing hormone releasing hormone,LHRH)兴奋试验,若血 LH、FSH 升高,表明性功能低下原发于性腺病变;若降低表明性功能低下继发于下丘脑或垂体。注射 LHRH 后,FSH、LH 升高则病变在下丘脑,FSH、LH 无反应则病变在垂体。

胰岛功能检查:怀疑糖尿病、胰岛 β 细胞瘤时可测定空腹血糖、血清胰岛素及 C 肽、糖基化血红蛋白、糖化血清蛋白。也可选用葡萄糖耐量试验、饥饿试验、D860 试验等。

六、治疗

目前已有的减肥治疗包括饮食干预,增加体力活动,行为矫正,药物治疗和手术。减肥治疗的难点主要在于复发率很高。许多肥胖者可通过节食达到短期的体重减轻,但长期保持体重不增加很难达到。所以有人用"溜溜球现象"来形容减重-反弹所造成的体重周期性波动。目前,部分临床资料显示体重的大幅波动与代谢性疾病的产生相关。所以无论哪种治疗方法都需持之以恒并长期监测其疗效。

1.治疗策略　治疗目标:预防体重进一步增长,并对已出现并发症的患者进行疾病管理。

主要手段:低热量(1300～1400kcal/d)、低脂(脂肪<25%)饮食;规律体育运动;监测进

食量和体力活动;监测体重,制定减轻体重目标以及指导相应的药物治疗方法。通过健康教育提高患者对肥胖可能进一步加重疾病危险性的认识,并努力提高患者的信心。

2.治疗措施

(1)膳食干预:对于大多数肥胖者,减少食物摄入量比增加运动量更易达到负能量平衡。因此,膳食干预被视为是减肥治疗的基石。膳食干预包括减少能量摄入和改善膳食营养构成。

减少能量摄入:是膳食干预的主体,是决定减重效果的主要因素。减肥饮食根据其具体热量值分为平衡饮食、低热量饮食(low calorie diet,LCD)和极低热量饮食(very low calorie diet,VLCD)。平衡饮食通常包含 1500kcal/d 左右的热量并且大致营养均衡。低热量饮食含有 800~1500kcal/d 热量。极低热量饮食包含<800kcal/d 的热量,主要进食瘦肉,鱼,家禽,这类饮食含较高比例的蛋白质(70~100g/d)和较低的脂肪含量(<15g/d),故又被称为蛋白质保留瘦身法。

根据美国 NIH 最近发布的治疗指南,有 2 个或 2 个以上的心血管疾病危险因素的超重患者(BMI 25.0~29.9kg/m^2)和有 I 度肥胖(BMI 30.0~34.9kg/m^2)的患者,每天应至少减少约 500kcal 的能量摄入。可达到每周减轻 1 磅(1 磅 = 0.45kg)体重的效果,6 个月后减轻原有体重的 10%左右。对于更严重的肥胖患者(BMI≥35.0kg/m^2),NIH 指南推荐每天减少热量摄入 500~1000kcal。这样每周可减重 1~2 磅(1 磅 = 0.45kg),6 个月后减轻原有体重的 10%。

30 多项不同的前瞻性随机对照试验研究 LCD 的减肥效果。这些试验结果表明,1000~1500kcal/d 的 LCD 能在 16~26 周减少 8%的体重。然而,在日常临床实践中 LCD 的结果可能会不一样。使用 VLCD 疗法能使体重在 12~16 周减少 15%~20%,但体重的减轻通常很难保持。事实上,几项随机试验均显示,VLCD 后体重的反弹比 LCD 后更显著。因此,治疗后 1 年,VLCD 的体重减轻程度与 LCD 差不多。VLCD 有更多节食相关并发症,如低血钾、脱水风险和胆结石的形成。因此,VLCD 治疗相对较少采用,且患者需要更密切的医疗监护。

改善膳食营养构成:如果不减少总能量摄入,仅改变膳食营养构成一般不会带来明显的体重减轻。低脂饮食历来被推荐用于减肥,主要是因为它能减少总能量摄入。流行病学和饮食干预研究的结果表明,增加膳食脂肪摄入量会增加总能量摄入,从而使体重增加。相反的,减少脂肪摄入量能减少能量摄入总量从而使体重减轻,即使糖类和蛋白质的摄入量没有限制。

低糖类饮食所致的体重减轻同样是由总能量摄入减少所致。多项随机对照试验评估了低糖类饮食用于减肥疗法的作用。这些研究表明,尽管在最初 4 周低糖类饮食减肥效果更好,但在 6~12 周两种饮食减肥效果相同。多项随机对照研究表明,低脂肪饮食在长期体重控制中效果优于低糖类饮食。

(2)体育锻炼:单纯增加体力活动难以有效降低体重。但是在长期减肥计划中,体力运动是重要的组成部分。几项大样本横断面研究发现,规律运动的肥胖患者在 1 年或更久时间内保持体重减轻更成功。研究表明,节食加运动减肥并在治疗结束后保持运动的患者,比停止运动的患者或仅依赖节食减肥的患者 1 年后能更好地保持他们减下的体重。

运动量和运动方式应因人而异,个体化制定运动方案。选择易于坚持的运动项目或者方案,同时必须循序渐进,在制订运动治疗措施时要充分考虑对并发症的影响,尤其是存在有心血管、呼吸系统以及骨关节并发症的患者,一般要求每周运动3～5天,每天运动30～45分钟。除了体育运动,适当的家务劳动也有利于体重的控制。

(3)行为矫正:行为矫正疗法试图使肥胖者意识到,并最终改变其导致肥胖的饮食和运动的习惯。行为矫正疗法通过多种策略改变进食和其他活动间的关系。这些策略包括减少刺激(避免促进饮食的活动);自我监测(保持食物的摄入和体力活动的日常记录);制订具体的可达到的减重目标;提高解决问题的能力;认知调整(以积极的态度思考);社会支持(家庭成员和朋友帮助其改变生活习惯)以及预防复发(防止过食导致体重回升的方法)。

(4)药物治疗:大多数肥胖症患者在认识到肥胖对健康的危害后,在医疗保健人员的指导下控制饮食量、减少脂肪摄入,并增加体力活动,常可使体重显著减轻。但由于种种原因体重仍然不能减低者或行为疗法效果欠佳者,可考虑用药物辅助减重。美国国立心肺血液研究所和北美肥胖研究联合会关于肥胖症的指南建议,对于 BMI≥30kg/m² 或者 BMI≥27kg/m² 但是合并存在肥胖的并发症或伴发疾病时应该在上述饮食、运动、行为治疗的基础上同时使用药物治疗。《中国成人超重和肥胖预防控制指南(试用)》建议药物减重的适应证为:①食欲旺盛,餐前饥饿难忍,每餐进食量较多;②合并高血糖、高血压、血脂异常和脂肪肝;③合并负重关节疼痛;④肥胖引起呼吸困难或有睡眠阻塞性呼吸暂停综合征;⑤BMI≥24kg/m² 有上述合并症情况或 BMI≥28kg/m² 不论是否有合并症,经过3～6个月单纯控制饮食和增加活动量处理仍不能减重5%,甚至体重仍有上升趋势者,可考虑用药物辅助治疗。禁忌证为:①儿童;②妊娠期、哺乳期女性;③对治疗药物有不良反应者;④正在服用其他选择性血清素再摄取抑制药。

药物治疗最重要的目标是长期保持体重的减轻。药物治疗不能作为短期疗法因为停止用药后体重往往会反弹。一些肥胖患者用药物治疗无效。一般认为,如果使用4周的药物治疗后体重不减轻,则长期治疗成功的可能性不大。体重减轻一般在治疗的第6个月达到平台期,1年后体重又开始回升。此观察提示,减肥药物的疗效随时间推移下降,或者肥胖是一种渐进性疾病,或两者兼而有之。单独使用药物治疗,其效果不如结合饮食、运动和行为矫正的综合减肥计划。

减重药物包括中枢性减重药物和非中枢性减重药。前者主要通过抑制食欲发挥作用。在过去的几年里,已有3种抑制食欲的药物被撤出市场。芬氟拉明和右芬氟拉明增加心脏瓣膜病,苯丙醇胺增加出血性卒中的发病率。目前被批准用于长期减肥的药物主要有西布曲明和奥利司他。

食欲抑制药:目前应用的大多数减肥药属于此类,主要通过作用于中枢神经系统,减少饥饿感而达到控制能量摄入的目的。按其作用机制又可分为3类:①作用于去甲肾上腺素能神经递质的药物(拟儿茶酚胺类);②作用于5-羟色胺(5-hydroxytryptamine,5-HT)神经递质的药物(拟血清素制剂);③作用于内源性大麻素系统的药物。

目前已被批准用于临床的西布曲明(β-苯乙胺,sibutramine)是复合拟儿茶酚胺和拟血清素制剂,可以同时特异性抑制中枢神经系统对去甲肾上腺素和5-羟色胺的再摄取,能增加饱腹感并增加代谢速率和热能消耗而达到减肥目的。目前推荐的西布曲明的初始剂量为10mg/d。如耐受不佳可减少5mg,而减重效果不满意时可增加5mg,西布曲明治疗最常见的不良反应是口干、头痛、便秘和失眠。西布曲明也会导致血压(2～4mmHg)和心率(4～6次/分)轻微上升。老年人,尤其对老年高血压或糖尿病患者应慎用,因为便秘可诱发眼底出血、心肌梗死。患有高血压、冠心病、充血性心力衰竭、心律失常或卒中患者不能用。血压偏高者应先采取有效降压措施后方可使用。一些患者血压或心率增加较大,需要减少剂量或停止治疗。

常规剂量的西布曲明,3~6个月可减重10kg左右,减重效果与剂量相关。随机对照试验显示,西布曲明治疗1年,使观察组平均减轻了初始体重的10%或更多,而安慰剂组则仅减重4%。

利莫那班为选择性大麻素受体1阻滞剂,作用于中枢神经系统抑制食欲,作用于脂肪组织诱导FFA氧化。不仅可以减轻体重且可降低血胰岛素和三酰甘油水平,同时可升高脂联素和HDL胆固醇水平,从而改善多种心血管疾病代谢危险因素。该药物2006年在欧洲被批准上市,曾被认为极具前途。但是由于存在导致抑郁和诱发自杀倾向而在2008年年底在全球停止临床试验。目前,该类药物尚有其他品种在研发之中,其疗效和不良反应有待评价。

脂肪吸收抑制药:目前批准用于临床的是奥利司他(orlisiat),其是胰脂肪酶、胃脂肪酶抑制药,它不抑制食欲而是阻断进食的脂肪在肠内吸收,摄入的脂肪中约有1/3因不能被吸收而从肠道排出,从而达到减重目的。能使脂肪吸收减少30%,并能改善血脂谱、减轻胰岛素抵抗等。推荐剂量为120mg,每天3次,餐前服。奥利司他与胃肠道的脂肪酶结合,从而阻碍了饮食三酰甘油消化,进而抑制了脂肪微粒形成和中长链脂肪酸、胆固醇、某些脂溶性维生素的吸收。不良反应主要是由脂肪吸收不良所引起的,如肠胃胀气、大便次数增多和脂肪泻等,有时会因肛门排气带出脂便而污染内裤或排便较急。胃肠不适主要由脂肪吸收不良引起,通常发生在治疗的前4周,为轻度或中度不适。奥利司他治疗还可以影响脂溶性维生素和一些脂溶性药物的吸收。因此,建议所有使用奥利司他治疗的患者每天补充多种维生素,且奥利司他应避免在脂溶性维生素或脂溶性药物使用前或后2小时服用。有时会减少脂溶性维生素E和维生素A的吸收。

前瞻性随机对照试验显示奥利司他(120mg,每天3次)不仅能明确减轻体重,还能降低血清LDL胆固醇浓度,且与体重减轻的作用无关。即使根据体重减轻的百分比进行调整后,接受奥利司他治疗组比安慰机组,血清LDL胆固醇浓度降低更明显。此作用机制可能与奥利司他抑制胆固醇的吸收有关。

增加代谢率、脂肪降解和生热作用的药物:历史上曾经使用过甲状腺激素、二硝基酚和麻黄碱类药物,均因不良反应明显,已不再使用。近年发现β_3肾上腺素受体激动药可增强生热作用、增加能量消耗。动物实验表明,此类药物可选择性地减少体脂,有些药物同时具有改善糖耐量、降低胰岛素抵抗、纠正血脂紊乱等功效。但是其疗效和不良反应均有待进一步评估。

(5)手术治疗:仅适合于那些极度肥胖或有严重肥胖并发症的患者。1991年,美国NIH共识会议制定了肥胖的外科治疗指南。根据指南肥胖手术的适应证:BMI≥40kg/m²或BMI在35.0~39.9kg/m²,有一个或一个以上的肥胖严重并发症(如高血压,心力衰竭,2型糖尿病,睡眠呼吸暂停)。其他标准包括:传统内科疗法(半年以上)尝试减重失败,年龄在14~65岁,能接受全身麻醉及手术风险,无药物滥用史,并且能够遵守长期治疗和后续随诊要求。与之相类,《中国成人超重和肥胖症预防与控制指南》中指出,对BMI>40kg/m²的极度肥胖患者或者因肥胖症引起心肺功能不全等而使用其他减肥治疗方法长期无效的患者,经过慎重选择的患者,才可以考虑以外科手术作为辅助治疗的方法。目前治疗肥胖的手术分全身减肥手术(主要指胃肠道手术)和局部减肥手术(吸脂术)。胃肠道手术包括小肠旁路术、胃成形术、胃旁路术、胃束带手术等。通过切除部分小肠以减少内源性物质的分泌以减少对摄入食物中的营养物质的吸收;或者通过减少胃容量增加饱腹感,以预防一次性食物摄入量过多。

手术类型:目前最常用的 3 种手术方法是胃限制性手术;胃限制性手术加旁路手术;胃限制性手术加肠吸收不良手术。

3.特殊人群

(1)女性:许多女性在妊娠期和哺乳期为了加强营养而摄食过多,在这一阶段由于内分泌的生理性变化而使机体对能量和脂肪储存能力加强,有些女性在妊娠期和产后体重增加较多。因此,坚持母乳喂养和合理营养不仅对儿童的生长发育有益,而且可能是预防女性产后肥胖的有益措施。

女性在进入中年以后,往往由于生活比较安定、家庭负担减轻、内分泌发生变化(如更年期以后雌激素分泌减少),体脂蓄积增加而发胖。一些调查发现我国一些大城市中老年女性的超重率高达 40%。肥胖女性中骨关节病和胆囊病的患病率较高,在反复减重和减重后体重反弹者中更为常见,值得引起注意。

(2)老年人:老年超重患者(主要指 65 岁以上者)不必过分强调减重,而防治重点在于阻止体重继续增长。老年肥胖患者如需减重,应对其健康情况(包括体检和实验室检查)进行全面评估,其减重措施应当个体化,着重针对其产生肥胖的可能原因和存在的并发症。在设计老年人的减重方案时,应考虑超重和肥胖可能使老年人的心血管疾病和 2 型糖尿病的风险增加,肥胖引起的骨关节症使其关节活动功能受限等问题;应全面评估其相关慢性疾病的危险因素,衡量减重措施的利和弊,并评价减肥是否能改善其机体的功能或减少其疾病的危险因素。

(3)糖尿病患者:体重管理是有 2 型糖尿病的超重和肥胖患者治疗的关键。即使是减少原体重 5% 也能改善血糖控制,减少降糖药使用,还能改善与糖尿病相关的其他心脑血管危险因子。然而 2 型糖尿病患者的体重管理比无糖尿病的肥胖患者更难。糖尿病的治疗本身通常会导致体重的增加。因此,糖尿病患者体重管理的第一个原则是使用增加体重最少的降糖方案。二甲双胍是首选的口服降糖药,因为它可产生最小的体重增加或轻微的体重减轻。此外,使用夜间长效胰岛素比频繁给药体重增加少。

4.治疗指南　北美肥胖症研究协会联合 NIH 制定了超重和肥胖症的临床指南。中国营养学会于 1997 年提出《中国居民膳食指南和平衡膳食宝塔》。2003 年中国肥胖问题工作组编写了《中国成人超重和肥胖症预防与控制指南》。

第十章 贫血

第一节 概述

一、贫血的定义和诊断标准

贫血是指人体循环红细胞容量减少。临床上常以外周血单位容积内血红蛋白(Hb)量、红细胞(RBC)数和(或)血细胞比容(hematocrit,Hct)代替红细胞容量来反映贫血程度,一般都以 Hb 量低于正常参考值95%的下限作为贫血的诊断标准。血红蛋白浓度的降低一般都伴有相应红细胞数量或血细胞比容的减少,但也有不一致。个别轻型缺铁性贫血或珠蛋白生成障碍性贫血可仅有血红蛋白减少,而红细胞数量和血细胞比容都在正常范围内。单位容积血液中血红蛋白量因地区、年龄、性别以及生理性血浆容量的变化而异。婴儿和儿童的血红蛋白量约比成年人低 15%。男女之间的差异在青春期后才逐渐明显。妊娠时血容量增加,血红蛋白和红细胞数可因被稀释而相对减少。男性 65 岁以后血红蛋白测定值较65 岁以前为低,但女性无差异。国外掌握贫血诊断的 Hb 标准较统一,都以 1972 年 WHO 制订的诊断标准为依据。在海平面地区 Hb 低于以下水平可诊断为贫血:6 个月到 6 岁儿童 110g/L,6~14 岁儿童 120g/L,成年男性 130g/L,成年女性(非妊娠)120g/L,妊娠女性110g/L。而国内诊断贫血的标准都参照下述标准:在海平面地区,成年人男性血红蛋白低于120g/L,成年女性低于 110g/L,妊娠女性低于 100g/L。是否需要制订老年人贫血诊断标准尚有不同意见,有采用血红蛋白<110g/L 作为 65 岁以后老年人贫血诊断标准,不分男女。选用某一血红蛋白值来划分有无贫血,要做到非常合理是相当困难的。因为正常人群血红蛋白分布曲线和贫血人群血红蛋白分布曲线之间互有重叠。事实上血红蛋白正常值的个体差异较大,如某患者一周前血红蛋白 155g/L,现血红蛋白降低为 140g/L,虽然在正常范围,但应认为是有意义的。决定患者是否有贫血时尚须注意血红蛋白测定的标准化,以及采血的部位,指端血、耳垂血、静脉血测定值可略有不同。WHO 规定的标准方法为静脉血氰化高铁血红蛋白法。此外,血浆容量的生理和病理变化,如妊娠后 3 个月、全身水肿、充血性心力衰竭、低蛋白血症以及某些细胞因子的作用,因血浆容量增加血液被稀释,血红蛋白量下降,可误认为贫血,也称为稀释性假性贫血;血浆容量的丢失如失水、腹泻、呕吐、重度烧伤或大量使用利尿剂后血液浓缩,血红蛋白量可上升,即使有贫血检测值也可正常。急性大量失血,红细胞和血浆同时丢失,虽然红细胞丢失过多,但贫血可不明显。贫血按严重程度可分为:极重度贫血,血红蛋白≤30g/L;重度贫血,血红蛋白 31~60g/L;中度贫血,血红蛋白 61~90g/L;轻度贫血,血红蛋白>90g/L 与低于正常参考值的下限之间。

贫血是一种症状,而不是具体的疾病。各种疾病都可伴有贫血。如果许多原因不同的贫血具有类似的临床表现和血液学特征,则可归纳为一种综合病征,如再生障碍性贫血、缺铁性贫血等。贫血在世界各地属常见病,在发展中国家以及血红蛋白病或葡萄糖-6-磷酸脱氢酶变异的多民族及地区,贫血问题尤为突出。

二、发病机制

(一)红细胞生成减少

骨髓造血活动与造血组织中造血干细胞的存在有密切的关系。造血干细胞在特定的微环境下分化成各系列祖细胞,经各系前体细胞发育成各系成熟细胞。当某些化学、物理、病毒感染和免疫因素损伤造血干细胞和(或)造血微环境,致使造血干细胞数量减少或质的异常致分化、增生发生障碍,导致骨髓造血衰竭、周围血液全血细胞减少,称为再生障碍性贫血。遗传因素也可引起骨髓造血衰竭。

造血干细胞在造血微环境诱导下分化为红系祖细胞,后者在红细胞生成素(EPO)的刺激下分化为各期幼红细胞。红系祖细胞或红细胞生成素的免疫性破坏,或红系祖细胞受病毒(人类微小病毒,HPV-B19)感染和溶解,均可导致选择性红系细胞生成障碍。贫血严重而白细胞和血小板大致正常,称为纯红细胞再生障碍性贫血。EPO产生不足和红系祖细胞对EPO反应迟钝是肾性贫血和慢性病贫血的主要发病机制之一。

自红系祖细胞发育至中幼红细胞,细胞要经过多次分裂增生,而DNA的合成倍增是细胞分裂期前所必需的。维生素B_{12}和叶酸则是DNA合成的主要辅酶。无论是维生素B_{12}或叶酸缺乏或由于其他因素影响DNA合成,都可导致核分裂延迟甚至停顿;形成核和胞质发育不平衡、核染色质疏松、形态巨大而畸形的巨幼红细胞。周围血液可见卵圆形的大红细胞,称为巨幼细胞贫血。

在幼红细胞不断增生的过程中,细胞质也逐渐发育成熟。早在早幼红细胞胞质内就开始合成微量血红蛋白,至中幼红细胞阶段血红蛋白合成达到高峰,一直持续到网织红细胞。血红蛋白的合成需要铁。铁通过血浆中的运铁蛋白运输到幼红细胞表面,和幼红细胞表面的运铁蛋白受体结合,通过胞饮方式进入质内,输送到线粒体,和原卟啉合成正铁血红素。珠蛋白是在幼红细胞内的核糖体上合成的。正铁血红素与珠蛋白合成血红蛋白分子。所以任何原因引起的血红蛋白合成障碍,不论是缺铁(缺铁性贫血)或铁代谢紊乱(慢性病贫血)、珠蛋白合成障碍(血红蛋白病)以及血红素卟啉环合成障碍(铁粒幼细胞性贫血)等,都可以导致血红蛋白合成障碍,出现大量细胞质不足(小红细胞)及血红蛋白含量减少(低色素)的成熟红细胞,统称为低色素性贫血,其中以缺铁性贫血最常见。

骨髓发生纤维化或骨髓被异常细胞所侵犯,可导致骨髓结构和功能的破坏,同时伴有骨髓外造血灶的建立。临床上出现贫血,周围血液出现幼粒和幼红细胞,称为幼粒-幼红细胞贫血或骨髓病性贫血。

无效红细胞生成是指患者骨髓增生,幼红细胞增多,但由幼红细胞本身有缺陷导致过早在骨髓凋亡,引起红细胞生成减少,网织红细胞减少,导致贫血。见于骨髓增生异常综合征难治性贫血、巨幼细胞贫血及珠蛋白生成障碍性贫血等。

(二)红细胞破坏过多

红细胞破坏过多引起的贫血,称为溶血性贫血,是由于红细胞破坏增加(寿命缩短),超过骨髓造血代偿能力时而发生的贫血。骨髓造血具有产生红细胞6~8倍的造血代偿潜力,如果红细胞破坏速率在骨髓造血的代偿范围内,则虽然有溶血、红细胞破坏,但不出现贫血,称为溶血性疾病。正常红细胞的寿命约为120天,只有在红细胞的寿命缩短至低于15~20

天,红细胞破坏速度超过骨髓造血的代偿潜力时才会发生贫血。溶血性疾病有黄疸表现者称为溶血性黄疸,黄疸的有无取决于溶血程度和肝脏处理胆红素的能力,因此溶血性贫血不一定都有黄疸。

溶血性贫血的根本原因是红细胞寿命缩短,易于破坏。造成红细胞破坏加速的机制可概括为红细胞本身的内在缺陷和红细胞外部因素异常。前者多为遗传性溶血,后者引起获得性溶血。红细胞内在缺陷包括红细胞膜缺陷、红细胞酶的缺陷和血红蛋白异常。红细胞膜缺陷多因基因突变致红细胞膜骨架蛋白异常,引起红细胞形态改变,这种形态异常红细胞容易在单核-吞噬细胞系统内破坏,如遗传性球形红细胞增多症,也可因造血干细胞克隆性病变引起获得性红细胞膜缺陷,受累红细胞对补体介导的溶血敏感性增高,造成血管内溶血称为阵发性睡眠性血红蛋白尿。参与红细胞代谢的酶(糖代谢酶)由于基因突变使酶活性改变,导致无氧糖酵解途径酶缺陷可造成红细胞能量来源不足,使细胞膜功能异常,产生溶血,如丙酮酸激酶缺乏症。磷酸戊糖旁路代谢酶缺陷的结果造成还原型谷胱甘肽的减少,细胞易受氧化损伤而发生溶血,如葡萄糖-6-磷酸脱氢酶缺乏。因基因突变,使珠蛋白肽链结构异常(异常血红蛋白病)或肽链合成异常(珠蛋白生成障碍性贫血),导致红细胞硬度增加。或异常血红蛋白在红细胞内形成聚合体、结晶体或包涵体,造成红细胞变形性降低,通过单核-吞噬细胞系统特别是脾时,破坏增加。

红细胞外在因素引起溶血性贫血都为获得性,有免疫性因素和非免疫性因素两种。免疫性溶血是抗原抗体介导的红细胞破坏。自身免疫性溶血性贫血患者产生抗红细胞抗体,温抗体型为不完全抗体,与红细胞结合后,致敏红细胞在单核-吞噬细胞系统内被破坏或清除,是免疫性溶血性贫血中最常见的类型。冷抗体型多为完全抗体,可使红细胞直接在血管内破坏。血型不合输血亦可造成血管内溶血。新生儿溶血病是因为母婴血型不合,母亲产生的抗胎儿血型 IgG 型抗体通过胎盘进入胎儿血液循环,造成溶血,最常见的是 ABO 血型不合,其次是 Rh 血型不合。非免疫因素包括各种感染(如疟疾等)、某些化学物质(包括药物)和毒物可以通过氧化或非氧化作用破坏红细胞。葡萄糖-6-磷酸脱氢酶缺乏症患者对氧化性物质特别敏感。药物性溶血性贫血分为药物诱发免疫性和非免疫性溶血性贫血两种。物理和创伤性因素包括人工心脏瓣膜可以引起红细胞的机械性破坏;微血管病性溶血性贫血是因为微血管内皮损伤或纤维蛋白网络形成,红细胞在通过狭窄的血管腔时,造成红细胞破坏,见于弥散性血管内凝血、溶血性尿毒症综合征和血栓性血小板减少性紫癜;行军性血红蛋白尿症是敏感个体因行军和赛跑而造成的红细胞机械性破坏;烧伤可直接破坏红细胞。生物毒素引起溶血,以蛇毒最常见。

(三)红细胞丢失过多

不论急性或慢性失血都是临床上引起贫血最常见的原因。慢性失血性贫血实质上就是缺铁性贫血。

贫血的发病机制往往是多因素的。例如,恶性肿瘤所致贫血的发生机制有失血(失血性贫血)、骨髓浸润(骨髓病性贫血)、肿瘤广泛转移在微血管形成瘤细胞栓(微血管病性溶血性贫血)、营养障碍致造血物质缺乏(营养性贫血)、红细胞生成素减少(慢性病贫血)、化疗和放疗的应用(治疗相关性贫血)。此外,某些肿瘤如胸腺瘤患者体内可产生抗幼红细胞或抗 EPO 抗体,致纯红细胞再生障碍性贫血,淋巴瘤等可导致自身免疫性溶血性贫血,多发性骨髓瘤等因血浆球蛋白异常增多,大量细胞外液进入血管内可致稀释性贫血。药物也能通过不同机制引起多种类型的贫血,许多药物可抑制骨髓造血引起再生障碍性贫血(如抗肿瘤药物和氯霉素等),某些药物可影响红系细胞的 DNA 合成,引起巨幼细胞贫血(如抗代谢药、抗癫痫药等),阿司匹林可引起胃肠道出血致缺铁性贫血,抗结核药可引起铁粒幼细胞性贫血,药物或其代谢产物可与红细胞膜发生作用,导致新抗原形成,引起药物免疫性溶血性贫血,如奎尼丁、非那西丁、磺胺药等,药物还能作用于有遗传性酶缺陷或异常血红蛋白的患者,引起溶血性贫血发作。同一类型的贫血也可有多种发病机制并存,如巨幼细胞贫血既有 DNA 合成障碍,又有红细胞破坏过多和幼红细胞过早在髓内凋亡等因素。

三、分类

(一)贫血的形态学分类

贫血可按不同的发病机制和细胞形态学特征进行分类(表 10-1)。按发病机制可分为造血不良、红细胞过度破坏及急、慢性失血三类。按形态学分类,则可分为正常细胞性、大细胞性和小细胞低色素性三类。形态学分类不是固定不变的,例如再生障碍性贫血多数是正常细胞性贫血,但偶可呈大细胞性贫血;溶血性贫血和急性失血后贫血也可呈正常细胞性贫血也可呈大细胞性贫血。贫血的形态学分类虽过于简单,但易于掌握,可提供诊断线索,如小细胞低色素性贫血多数是缺铁性贫血,大细胞性贫血很可能是由维生素 B_{12} 或叶酸缺乏所引起的。

(二)溶血性贫血的分类和临床表现

按病情可分为急性和慢性溶血性贫血。按溶血的场所可分为血管内溶血和血管外溶血。按病因可分为遗传性和获得性溶血性贫血。按发病机制可分为红细胞内异常和红细胞外异常引起的溶血性贫血。

表 10-1　贫血的发病机制和形态学分类

		发病机制分类	主要临床类型	形态学分类
造血不良	红细胞生成减少	1.造血干细胞的数量减少	再生障碍性贫血	正常细胞型
		2.红系祖细胞,幼红细胞或红细胞生成素免疫性破坏	纯红细胞再生障碍性贫血	
		3.骨髓被异常细胞或组织所浸润	骨髓病性贫血	
		4.脱氧核糖核酸合成障碍	巨幼细胞贫血(叶酸或维生素 B_{12} 缺乏)	大细胞型
		5.红细胞生成素产生减少和作用迟钝	慢性病贫血,肾性贫血	正常细胞型

		发病机制分类	主要临床类型	形态学分类
红细胞过度破坏	血红蛋白减少	1.正铁血红素合成障碍	缺铁性贫血	小细胞低色素性
			铁粒幼细胞性贫血	
			铅中毒贫血	
		2.珠蛋白合成障碍	珠蛋白生成障碍性贫血等	
	红细胞内异常	1.膜结构缺陷	遗传性球形红细胞增多症,阵发性睡眠性血红蛋白尿等	正常细胞性
		2.酶活性缺陷	葡萄糖-6-磷酸脱氢酶缺陷等	
		3.珠蛋白肽链量改变及分子结构变异	血红蛋白病	小细胞低色素性
	红细胞外异常	1.红细胞被血清中抗体或补体所影响	自身免疫性溶血性贫血等	1.正常细胞性
		2.机械性损伤	微血管病性溶血性贫血等	2.机械性损伤
		3.化学、物理及生物因素	砷化氢中毒、大面积烧伤及毒蛇咬伤等	3.化学、物理及生物因素
		4.脾脏内阻留及脾功能亢进	脾功能亢进	4.脾脏内阻留及脾功能亢进
失血		1.急性失血	急性失血后贫血	正常细胞性
		2.慢性失血	缺铁性贫血	小细胞低色素性

临床表现如下。①急性溶血。急性溶血性贫血起病急骤,短期大量溶血引起寒战、高热、头痛、呕吐、四肢腰背疼痛,紧接着出现血红蛋白尿,其后出现黄疸。由于红细胞大量破坏,其分解的产物对机体产生毒性作用,严重者可发生周围循环衰竭。红细胞破坏的产物可引起肾小管坏死和管腔阻塞,导致急性肾衰竭。②慢性溶血。慢性溶血性贫血多为血管外溶血,发病缓慢,表现为贫血、黄疸和脾大三大特征。长期的高胆红素血症,可并发胆石症和肝功能损害。③血管内溶血。以急性溶血多见,多有腰背酸痛、高热并伴有血红蛋白血症、血红蛋白尿。也有慢性血管内溶血,可有含铁血黄素尿。见于阵发性睡眠性血红蛋白尿、红细胞破碎综合征、ABO血型不合所致输血反应、阵发性冷性血红蛋白尿、部分感染(如恶性疟疾、梭状芽孢杆菌败血症)、化学因子(砷、蛇毒、蜘蛛毒)引起的溶血性贫血、输注低渗溶液及热损伤引起的溶血性贫血。④血管外溶血。血管外溶血主要发生于脾,临床表现一般较轻,可有血清游离胆红素轻度升高,一般不出现血红蛋白尿,可有脾大。

四、病理生理与一般临床表现

贫血的病理生理学基础是血红蛋白减少,血液携氧能力减低,全身组织和器官发生缺氧变化等。首先体内相应的代偿机制发挥作用,如脉搏变快、心搏输出量增加、呼吸加速、红细胞生成素分泌增多,以及血红蛋白与氧的亲和力降低等。有些脏器(如肾脏等)则发生血管收缩,使更多的血液流向缺氧较为敏感的器官如脑、心脏等。红细胞内合成更多的2,3-二磷酸甘油酸(2,3-DPG),后者与脱氧血红蛋白的 β 链相结合,以降低血红蛋白对氧的亲和力,血红蛋白氧解离曲线右移,使组织获得更多的氧。轻度、中度贫血患者持续一定时期后,可由于这种代偿机制而不表现明显的缺氧症状。

贫血症状的有无及轻重,除原发疾病的性质外,主要取决于贫血的程度及其发生的速度,同时与患者年龄、有无其他心肺疾病以及心血管系统的代偿能力有关。慢性贫血,无心肺疾病基础,代偿机制可充分发挥,即使血红蛋白低达 80g/L 亦可无症状;有时低至 60g/L 以下才引起患者的注意。反之,急性溶血和急性失血,虽然贫血不很严重,但由于发生较快来不及代偿,症状却很显著。儿童及年轻患者由于其心血管系统代偿功能良好,往往较年老患者容易耐受贫血的影响。

(一)一般表现

皮内毛细血管缺血所致的皮肤黏膜苍白,是贫血最常见的体征。但影响皮肤颜色的因素很多,除血红蛋白量外,还和皮内毛细血管分布和舒缩程度、皮肤色素和皮下组织含水量的多寡有关。因此,单凭皮肤颜色判断贫血程度常有偏差,一般以观察指甲、手掌皮肤皱纹处以及口唇黏膜和睑结膜等较为可靠。疲倦、乏力、头晕耳鸣、记忆力衰退、思想不集中等都是贫血早期和常见的症状,可能由神经系统及肌肉缺氧所致。贫血严重时可有低热和基础代谢率增高。

(二)呼吸系统

稍事活动或情绪激动即有气促。由于血红蛋白量减少,活动增加必然引起血氧含量进一步降低和二氧化碳含量增高,反射性地刺激呼吸中枢,发生呼吸急促。

(三)循环系统

中度贫血患者常表现为窦性心动过速、心搏亢进、脉搏充实、脉压增宽、循环时间加速及心排血量增多等。肺动脉瓣或心尖区可听到中等响度的吹风样收缩期杂音,其产生原因与血液循环加速、血黏度以及缺氧后心肌张力降低有关。当心脏扩大时,杂音还可因二尖瓣和三尖瓣相对性关闭不全所致。当血红蛋白量低于 60g/L 时,约30%患者可有心电图改变,表现为低电压、ST 段压低、T 波平坦倒置,严重者甚至可有 QT 时间延长、心房颤动等。发生心律失常,要考虑是否合并其他心脏疾病。严重贫血(血红蛋白低于 30g/L 以下)或贫血进展较速的患者,可有明显的全心扩大;以后由于心肌营养障碍,无法代偿日益增加的高输出量状态,最终导致充血性心力衰竭。当贫血被纠正后,上述心脏病变可获得一定程度的恢复。重度贫血患者即使无充血性心力衰竭,但由于血清白蛋白减少、毛细血管通透性增加以及肾血流量减少,引起水、钠潴留,可发生水肿。

(四)消化系统

贫血影响消化系统的功能和消化酶的分泌,出现食欲减退、恶心、呕吐、腹胀甚至腹泻。

部分患者有明显的舌炎。消化系统表现除因贫血缺氧外,还与原发疾病有关。

(五)泌尿生殖系统

贫血时肾血管收缩和肾脏缺氧,可导致肾功能变化。早期有多尿、尿比重降低及血尿素氮增多,贫血严重时可出现蛋白尿。月经失调(闭经)和性欲减退也颇常见。

第二节 再生障碍性贫血

一、定义

再生障碍性贫血(aplastic anemia,AA)是由多种病因、多种发病机制引起的一种骨髓造血功能衰竭症,主要表现为骨髓有核细胞增生低下,代之以脂肪组织而导致全血细胞减少。

再生障碍性贫血分为遗传性及获得性。遗传性再生障碍性贫血(inherited aplastic anemia,IAA)是一组先天性染色体异常导致的骨髓衰竭症,主要包括范科尼贫血(Fanconi anemia,FA)、先天性角化不良(dyskeratosis congenita,DKC)、Shwachman-Diamond 综合征(Shwachman-Diamond syndrome,SDS),以范科尼贫血相对多见;获得性再生障碍性贫血(acquired aplastic anemia,AAA)是由物理、化学、生物因素或不明原因引起的、细胞免疫介导的骨髓造血功能衰竭症,抑制细胞免疫治疗有效。本节重点讲述获得性再生障碍性贫血和范科尼贫血。

二、流行病学

1888 年 Paul Ehrlich 首先报道 1 例青年女性患者,临床有白细胞减少、发热、严重贫血、牙龈溃疡和月经过多,尸检骨髓大部分为黄色脂肪髓。1904 年 Chauffard 将此症命名为"aplasia",即再生障碍。

获得性再生障碍性贫血发病呈散发,与种族、性别无关,各国发病率报道不一。1980—1986 年在欧洲多国和以色列进行的国际再生障碍性贫血与粒细胞缺乏研究(International Agranulocytosis and Aplastic Anemia Study,IAAAS),得出再生障碍性贫血年发病率为 2.0/10^6。亚洲国家发病率相对较高,如泰国曼谷和孔敬地区为(3.9~5.0)/10^6,马来西亚沙巴岛为 5.0/10^6。

我国 1986—1989 年进行的 21 省、市流行病学调查显示再生障碍性贫血年发病率为 7.4/10^6,南北方发病率无差异,平原与山区发病率无差异,但煤矿地区发病率增高(11.2/10^6)。我国的再生障碍性贫血发病高峰是>60 岁的老年人,巴塞罗那再生障碍性贫血发病有 15~24 岁和≥65 岁 2 个高峰,美国也是 10~25 岁和≥60 岁 2 个发病高峰。泰国 1989—2002 年的研究显示,发病高峰为 15~24 岁,男性发病率几乎是女性的 2 倍,可能与该年龄段的男性职业暴露有关。

东西方国家获得性再生障碍性贫血发病率的差异可能与环境因素(病毒、药物、毒物的暴露情况)、遗传背景、诊断标准和研究设计方法等有关。

范科尼贫血是最常见的一种遗传性贫血,1927 年由瑞士医师 Fanconi 报道一家 3 个兄弟罹病而得名。全球发病率估计约为 1/10^6,基因携带率约 1/300,男女发病比约 1.2∶1。

三、病因病理

(一)病因

1.获得性再生障碍性贫血 20%~30%的获得性再生障碍性贫血患者发病与接触某些药物、化学毒物和病毒感染(如 EB 病毒、肝炎病毒、流感病毒等)等有关,大部分患者病因不明。

(1)药物:综合国内外获得性再生障碍性贫血流行病学调查结果,获得性再生障碍性贫血发病可能与下列药物有关(表 10-2)。

表 10-2 与获得性再生障碍性贫血发病有关的药物

类别	药物名称
解热镇痛药/抗关节炎药/抗痛风药	吲哚美辛、保泰松、羟基保泰松、金盐、秋水仙碱、青霉胺、别嘌醇、双氯芬酸、萘普生、吡罗昔康
抗生素	氯霉素、利奈唑胺
磺胺及其衍生物	氨苯磺胺、乙酰唑胺、磺胺甲噁唑、柳氮磺胺吡啶
抗代谢药	阿糖胞苷、甲氨蝶呤、氟尿嘧啶、巯基嘌呤
烷化剂	环磷酰胺、白消安、氮芥、美法仑
细胞毒类抗生素	柔红霉素、阿霉素、米托蒽醌
抗癫痫药	卡马西平、妥因类、非尔氨酯
抗抑郁药	度硫平(二苯噻庚英)
抗甲状腺药	甲巯咪唑、甲硫氧嘧啶
降糖药	甲苯磺丁脲、氯磺丙脲
抗血小板药	噻氯匹定、氯吡格雷
抗寄生虫药	米帕林、氯喹、吩噻嗪

上述药物中,以烷化剂、抗代谢药和细胞毒类抗生素导致再生障碍性贫血的风险最高。药物导致再生障碍性贫血有两种机制:①药物在体内蓄积导致的毒性反应,常为可逆性损伤,如氮芥、环磷酰胺、6-巯基嘌呤、白消安(马利兰)等抗肿瘤药物引起的再生障碍性贫血。氯霉素引起的再生障碍性贫血多数也是这种情况。②再生障碍性贫血发病与个体对药物的敏感性有关,而与药物剂量无关,药物对骨髓的抑制作用常不可逆,如解热镇痛药、磺胺类等。氯霉素导致的再生障碍性贫血中有极少数属此类情况,干细胞有遗传性缺陷者,对氯霉素的毒性更为敏感。

(2)毒物:苯及苯类化合物、氯化烃、杀虫剂(有机磷农药、DDT、氨基甲酸酯和百草枯等)都可能导致骨髓损伤,其中对苯的报道最多。苯是工业用途很广的一种骨髓抑制毒物,主要通过其代谢后形成的水溶性产物,如苯酚、对苯二酚、邻苯二酚共价、不可逆地与骨髓细胞 DNA 结合,抑制 DNA 合成,并诱导 DNA 链断裂。同时,苯也能损伤骨髓间质细胞。苯不仅具有引起骨髓衰竭的风险,而且可导致溶血性贫血、急性髓系白血病(acute myeloid leukemia, AML)等血液系统异常。

(3)电离辐射:放射线(X 射线、γ 射线、放射性核素等)通过使造血干细胞染色体断裂、碱基突变、DNA 合成障碍、造血微环境损伤等机制直接损伤造血干细胞,引起干细胞增生、分化障碍,导致骨髓造血功能衰竭。射线对组织损伤具有剂量依赖性,所以一次大量或多次小量接受放射线均能导致组织损伤。

(4)病毒:肝炎病毒、EB 病毒、感染与再生障碍性贫血发病有关。肝炎病毒血清学检测常为阴性(非甲型、非乙型、非丙型、非丁型、非戊型、非庚型肝炎病毒),发生机制与病毒感染后机体异常的免疫反应损伤造血干细胞和(或)造血微环境有关。肝炎相关再生障碍性贫血(hepatitis-associated aplastic anemia,HAAA)在再生障碍性贫血中并不少见,西方国家统计 2%~9%再生障碍性贫血患者发病前有肝炎病史。我国文献报道重型再生障碍性贫血(severe aplastic anemia,SAA)737 例,其中慢性乙型肝炎并发重型再生障碍性贫血 21 例,占 2.8%。微小病毒 B19(parvovirus B19,PVB19)常引起纯红细胞再生障碍性贫血(pure red cell aplasia,PRCA)。

2.遗传性再生障碍性贫血　遗传性再生障碍性贫血病因尚不清楚,可能系胚胎期病毒感染和(或)理化因素影响而造成遗传基因改变,导致骨髓造血干细胞损伤和其他先天畸形。

(二)病理

再生障碍性贫血(包括获得性再生障碍性贫血和遗传性再生障碍性贫血)的骨髓病理无特异性,表现为全切片增生减低,造血组织减少,脂肪组织和(或)非造血细胞增多,网硬蛋白不增加,无异常细胞。范科尼贫血可见成熟红细胞体积增大,疾病进展发生骨髓增生异常综合征(myelodysplastic syndrome,MDS)、急性髓系细胞白血患者骨髓可见相应改变。

(三)发病机制

1.获得性再生障碍性贫血　获得性再生障碍性贫血的发病主要是细胞免疫功能增强、原发或继发的造血干细胞缺陷和遗传背景等多因素作用的结果。

(1)细胞免疫增强:主要有以下几点证据。①获得性再生障碍性贫血患者体内存在寡克隆扩增的细胞毒性 T 细胞,外周血和骨髓淋巴细胞比例增高;②T 淋巴细胞亚群失衡,Th1/Th2 平衡向 Th1 偏移,Ⅰ型淋巴因子(IL-2、TNF、IFN-γ)水平增高,这些造血负调控因子通过 Fas 途径、T 淋巴细胞介导了骨髓造血干细胞凋亡;③重型再生障碍性贫血患者外周血、骨髓与呈递抗原相关的树突状细胞(dendritic cell,DC)亚群是失衡的,即激活下游细胞免疫的 mDC 比例增加,激活的 mDC/未激活的 mDC 比例增加,且 mDC 功能亢进,mDC 膜上共刺激分子 CD83、CD86 表达增加;④再生障碍性贫血患者记忆性 CD4$^+$和 CD8$^+$效应 T 细胞的数量也是增加的;⑤再生障碍性贫血患者体内具有免疫负调控作用的 CD4$^+$、CD25$^+$、FoxP3$^+$和调节性 T 细胞数量减少,其特异性转录因子 FoxP3 mRNA 表达和蛋白水平都减低甚至缺如。机体细胞免疫在正调控增强和负调控减弱的共同作用下,向细胞免疫亢进偏移,导致再生障碍性贫血发病。

(2)造血干细胞缺陷:证据如下。①有学者发现再生障碍性贫血患者骨髓 CD34$^+$细胞明显减少,具有自我更新和长期培养启动能力的类原始细胞明显减少;②造血干祖细胞集落形成能力降低,体外对造血生长因子(hematopoietic growth factor,HGF)反应差,免疫抑制治疗后造血恢复不完整;③毒物、电离辐射也直接损伤造血干祖细胞;④大约 5%的再生障碍性贫血患者体内存在 CD59$^-$细胞小克隆,其意义不明,而且在经过免疫抑制治疗后获得长期生存的患者中,少部分发生克隆性疾病。

（3）遗传背景:证据如下。①部分再生障碍性贫血患者谷胱甘肽 S 转移酶(glutathione S-transferase,GST)纯合子基因突变或缺失的发生频率明显高于非再生障碍性贫血患者。因 GST 与体内解毒作用有关,因此认为 GST 功能缺失时,生物体暴露于有毒物质(如苯)时对毒物的易感性增强,易引起干细胞损伤;②部分再生障碍性贫血患者骨髓细胞端粒酶、端粒酶 RNA 组分(telomerase RNA component,TERC)、端粒酶反转录酶(telomerase reverse transcriptase,TERT)基因突变,使造血细胞端粒加速缩短、细胞寿命缩短。

2.遗传性再生障碍性贫血　遗传性再生障碍性贫血系先天性基因异常导致的造血干祖细胞缺陷。

（1）范科尼贫血:范科尼贫血患者中发现的突变基因称为 FANC。截至 2011 年已发现 15 个 FANC,分别命名为 FANCA、FANCB、FANCC、FANCD1/BRCA2、FANCD2、FANCE、FANCF、FANCG、FANCI、FANCJ/BRIP1、FANCL、FANCM、FANCN/PALB2、FANCO/RAD51C 和 FANC/PISLX4,其中 FANCA、FANCC、FANCG、FANCD2 异常(主要为基因缺失)在患者中的发生率最高,约占总范科尼贫血患者的 90%。

除罕见的由 FANCB(染色体定位 Xp22.2)引起者为 X 连锁隐性遗传,其余均为常染色体隐性遗传。

FANC 编码的蛋白以 FA/BRCA 途径在 DNA 交联损伤的修复过程中发挥重要作用,其中心环节是 FANCD2 和 FANCI 在 DNA 损伤后的单泛素化。

FA/BRCA 上游途径的 FANCA、FANCB、FANCC、FANCE、FANCF、FANCG、FANCL 和 FANCM 这 8 种基因编码的蛋白互相作用,形成范科尼贫血核心复合体。在正常情况下,当 DNA 发生交联损伤后,范科尼贫血核心复合体被上游的蛋白激酶(ataxia telangiectasia-mutated and Rad-3 related,ATR)磷酸化而激活,再通过 FANCL 的 E3 泛素连接酶和 E2 结合酶 UBE2T 而单泛素化 FANCD2 和 FANCI。泛素化的 FANCD2/FANC1 复合体结合于 DNA 损伤处已分离的染色质上,与范科尼贫血蛋白 FANCD1/BRCA2、FANCN/PALB2、FANCJ/BRIP1、FANCO/RAD51C(radiation resistance 51C)、FANCP/SLX4 以及其他 DNA 修复蛋白如 BRCA1(breast cancer 1)、MRE11(meiotic recombination 11)、ATM(ataxia telangiectasia-mutated)、RAD50、NBS1(Nijmegen breakage syndrome 1)等作用,共同修复受损的 DNA。缺失或突变的范科尼贫血基因在 DNA 损伤后无法启动这一修复途径,因而导致造血干祖细胞过度凋亡,发生骨髓衰竭。

（2）先天性角化不良:是由基因缺陷导致细胞端粒缩短,造血干细胞不能保持其增生潜能而发生骨髓衰竭。到 2010 年已发现先天性角化不良致病基因 6 个,即 DKC1、TERC、TERT、NOP10(NOLA3)、NHP2(NOLA2)和 T1NF2。

（3）Shwachman-Diamond 综合征:是由于 7 号染色体着丝粒的 SBDS 基因突变,此基因编码一种在各组织广泛存在的高度保守的蛋白,后者对核蛋白体 60S 亚基的成熟很重要,从而影响核蛋白体的生物合成。

四、临床表现

（一）获得性再生障碍性贫血

获得性再生障碍性贫血的临床表现系由全血细胞减少引起的贫血、出血和感染,其严重程度与临床类型有关。重型再生障碍性贫血起病急、进展快、病情重,而非重型再生障碍性贫血(non-severe aplastic anemia,NSAA)起病相对缓、进展慢、病情轻。

1.贫血　非重型再生障碍性贫血患者贫血较为明显,常为起病主要症状,一般为轻度至中度贫血。重型再生障碍性贫血患者起病初期贫血常不明显,以后由于病情进展及严重出血,血红蛋白呈进行性下降而表现为中度、重度贫血。

贫血的临床表现与贫血病因、贫血发生的速度、血液携氧能力下降程度、循环呼吸等系统对贫血的代偿和耐受能力等有关。缓慢发生的贫血主要是由于组织和脏器缺氧而产生的症状,表现为皮肤黏膜苍白、乏力、头晕、头痛、心悸、气促、心率增快等。由急性大出血引起者,由于血容量的急性丧失而出现与低血压有关的症状,表现为直立性低血压、昏厥、心绞痛发作、少尿、无尿甚至急性肾功能不全。长期的严重贫血,心脏超负荷工作且心肌供氧不足,会导致贫血性心脏病,表现为心律失常、心脏杂音、心脏扩大、心肌肥厚,甚至心功能不全。

2.出血　出血常为重型再生障碍性贫血起病时的主要症状,系由不同程度的血小板减少引起的,而患者凝血功能正常。大部分急性再生障碍贫血患者首诊时主诉皮肤出血点、瘀斑、鼻出血、牙龈出血、口腔黏膜血泡、球结膜出血,女性患者月经增多,严重者还可出现深部组织器官出血,表现为咯血、血尿、黑便,眼底出血者表现为视物模糊,甚至失明。颅内出血常是重型再生障碍贫血或极重型再生障碍贫血的严重并发症,也是导致患者死亡的原因之一。非重型再生障碍性贫血的出血倾向较轻,以皮肤、黏膜出血为主,内脏出血少见,且出血较易控制。

3.感染　再生障碍性贫血患者中性粒细胞减少或缺乏常导致各种感染,成为重型再生障碍性贫血起病时的主要症状之一,也是再生障碍性贫血患者死亡的主要原因之一。常见为呼吸系统感染、皮肤软组织感染、败血症,表现为发热、咽痛、咳嗽、咳痰、咯血、胸痛、呼吸困难、皮肤脓肿、肛周脓肿等。

长期粒细胞缺乏、应用免疫抑制药的重型再生障碍性贫血患者,其感染常为混合感染,病原可为细菌、真菌或原虫,还可能使体内原先潜伏的病毒再激活,如肝炎病毒、水痘带状疱疹病毒。

非重型再生障碍性贫血的感染较重型再生障碍性贫血轻,较易控制,最常见上呼吸道感染,而肺炎、败血症等重症感染少见。

(二)遗传性再生障碍性贫血

遗传性再生障碍性贫血除具有骨髓衰竭的临床表现外,还合并显著的多发性先天畸形。

1.范科尼贫血　范科尼贫血临床特征是进行性的骨髓衰竭和高倾向发生恶性肿瘤。起病缓慢,随病情进展常有典型的临床阶段。

(1)体格、器官发育异常:新生儿和儿童早期只表现为体格和器官发育异常,包括,身材矮小、咖啡牛奶斑(café-au-lait-spot,皮肤表面扁平、浅褐色的色素沉着或色素脱失,直径为1~12cm)、肾及尿路畸形、小眼畸形、小头畸形、智力减退、骨骼畸形(以拇指和桡骨发育不全最多)、耳外形异常、耳聋、先天性心脏病、生长激素缺乏、甲状腺功能减退症、脑中线偏移、糖代谢异常、肥胖症等。成年人患者还可有性腺发育不全。发生比例最高者为身材矮小、皮肤色素沉着、色素脱失、单侧或双侧拇指和桡骨发育不全。

(2)骨髓衰竭:多在5~10岁发病,血细胞减少可导致乏力、虚弱、皮肤黏膜出血等,范科尼贫血常在此期诊断。

(3)急性髓系细胞白血病、骨髓异常增生综合征:患者十几岁到青年阶段发生急性髓系细胞白血病、骨髓异常增生综合征的风险增高。

(4)实体瘤:成年人阶段发生实体瘤的风险增高。

国际范科尼贫血登记处统计的754个患者中,50岁时骨髓衰竭的累积发生率约90%,骨髓异常增生综合征和急性髓系细胞白血病的累积发生率为40%,实体瘤的累积发生率是35%。在美国和加拿大进行的北美调查中,研究对象为145例患者,48岁时约10%发生急性髓系细胞白血病,29%发生实体瘤,55%进展为重度骨髓衰竭,最常见的恶性病的发生率依次为急性髓系细胞白血病、头颈部鳞状细胞癌、肝癌、阴道鳞状细胞癌和脑瘤。

有30%~40%患者无体格发育异常,仅以血液系统改变为唯一表现,这些患者常被误诊。1/3以上患者同时有血液系统和内脏的临床表现。有文献统计,在出生时体格和发育缺陷较多的患者(遗传学CABS评分高),更容易早期发生骨髓衰竭,而体格发育相对正常者更易发生急性髓系细胞白血病和实体瘤。

2.先天性角化不良　先天性角化不良具有特征性的网状皮肤色素沉着、口腔黏膜白斑、指甲营养不良三联征,也有报道发生骨骼、牙齿、胃肠道、泌尿生殖系、神经系统异常者。约半数患者发生再生障碍性贫血,且骨髓衰竭常常是患者死亡的主要原因,也易具有发生恶性肿瘤和致命性肺并发症的倾向。多数患者儿童期起病,亦有成年人起患者。树突状细胞具有2个严重的亚型,一为Hoyeraal-Hreidarsson综合征,其特征性改变是小脑发育不全、小头畸形、发育迟缓、免疫缺陷、宫内生长受限和骨髓衰竭,其中小脑发育不全为必需诊断。此类患者端粒非常短,部分患者发现有 *DKC*1、*TINF*2 或 *TERT* 基因突变。另一严重亚型是 Revesz 综合征,其特征性改变是双侧渗出性视网膜病变、骨髓衰竭、宫内发育迟缓、毛发稀疏、中枢神经系统钙化,有些患者也有指甲营养不良和口腔黏膜白斑。此亚型患者同样具有短的端粒,并发现有 *TINF*2 基因突变。

3.Shwachman-Diamond 综合征　特征性病变是胰腺外分泌功能障碍所引起的吸收不良、脂肪泻,鲜有发生实体肿瘤者。

五、辅助检查

1.血液一般检查　血常规早期可呈一系或两系减少,随病情进展呈全血细胞减少。贫血多为正细胞正色素性贫血,网织红细胞比例和绝对值下降。白细胞数减少,中性粒细胞比例和绝对值明显下降,淋巴细胞比例相对增高。可有出血时间延长、血块回缩不良。血涂片白细胞、成熟红细胞形态无明显异常,无异常细胞和原幼细胞。各项溶血检查阴性。

范科尼贫血发病前血常规正常,但可有红细胞大小不均和异形性。发病时出现程度不一的血细胞减少,血小板减少常出现于粒细胞减少和贫血之前。

2.骨髓检查　重型再生障碍性贫血多部位骨髓增生减低至重度减低,粒、红系造血细胞明显减少,且主要为偏成熟细胞,形态大致正常。较早阶段细胞基本缺如,巨核细胞缺如,非造血细胞(淋巴细胞、浆细胞、网状细胞、组织嗜碱细胞等)比例相对增多。骨髓小粒空虚,以非造血细胞为主。骨髓活检显示骨髓组织呈黄白色,增生减低,主要为脂肪细胞和其他非造血细胞。骨髓无异常细胞浸润,无网状纤维。

范科尼贫血骨髓增生减低,前体细胞形态无明显异常,成熟红细胞体积大。体外培养显示 CFU-GM 和 BFU-E 减少。

3.免疫学检查　获得性再生障碍性贫血有 T 淋巴细胞功能亢进的实验室检查依据,如 $CD4^+/CD8^+$ 比例倒置、$CD8^+/CD3^+$ 比值增高、血清 I 型淋巴因子(IL-2、IFN-γ、TNF)水平升高及 Th1(CD4$^+$IFN-γ$^+$)/Th2(CD4$^+$IL-4$^+$)比值向 Th1 增高偏移等。抗核抗体、类风湿因子、Sm 抗体等自身免疫病相关抗体检测阴性。

4.异常克隆检测　通过流式细胞术检测再生障碍性贫血患者骨髓、外周血细胞表面 CD55、CD59 表达正常,髓系早期抗原表达不高。染色体核型或荧光原位杂交(fluorescence in situ hybridization,FISH)无细胞遗传学异常。

5.分子生物学检查　范科尼贫血患者淋巴细胞的染色体对 DNA 交联剂如丝裂霉素 C 或双环氧丁烷诱导的染色体断裂异常敏感(染色体断裂试验),可作为该症的确诊实验。基因型的检测可证实诊断,并能提供预后相关信息。但有些患者具有遗传学上的镶嵌现象,即造血细胞和体细胞具有不同的遗传组成,对这部分患者还要做皮肤成纤维细胞培养来证实交联剂对染色体的损伤。

6.其他检查　血液生化检查一般无特殊。血清叶酸、维生素 B$_{12}$水平不低。肝炎相关再生障碍性贫血的病毒血清学可阳性,可有转氨酶、直接胆红素升高。范科尼贫血患者可有 HbF 增高、血清 α-胎蛋白增高。

六、诊断及鉴别诊断

(一)获得性再生障碍性贫血的诊断

根据患者贫血、出血、感染的临床表现,血细胞减少,多部位骨髓增生减低,T 淋巴细胞功能亢进,并除外其他引起全血细胞减少的疾病,即可确诊。由于获得性再生障碍性贫血尚无特异的化验检查,因此获得性再生障碍性贫血的诊断仍是除外性诊断,即除外遗传性和其他原发性、继发性骨髓衰竭性疾病(详见鉴别诊断)。

诊断再生障碍性贫血的血常规应至少符合下列 3 项中的 2 项(IAAAS,1987):①血红蛋白<100g/L;②血小板计数<50×10^9/L;③中性粒细胞计数<1.5×10^9/L。确诊获得性再生障碍性贫血后,尚需依据进行程度确定(分型),现多采用英国血液学标准委员会(BCSH)2009年推荐的再生障碍性贫血分型标准,将再生障碍性贫血分为重型再生障碍性贫血、极重型再生障碍性贫血(very severe aplastic anemia,VSAA)和非重型再生障碍性贫血,见表 10-3。我国还将再生障碍性贫血分为急性再生障碍性贫血和慢性再生障碍性贫血,见表 10-4。

表 10-3　获得性再生障碍性贫血的程度确定(BCSH,2009)

分型	标准
重型再生障碍性贫血	1.骨髓细胞增生程度<正常的 20%;如为 25%~50%,则残存的造血细胞<30% 2.至少符合下列 2 项:①外周血中性粒细胞计数<0.5×10^9/L;②外周血血小板计数<20×10^5/L;③外周血网织红细胞计数<20×10^9/L
极重型再生障碍性贫血	除满足重型再生障碍性贫血条件外,须有外周血中性粒细胞计数<0.2×10^9/L
非重型再生障碍性贫血	骨髓有核细胞增生低下,未达到重型再生障碍性贫血和极重型再生障碍性贫血标准的再生障碍性贫血

表 10-4　我国急性和慢性再生障碍性贫血的诊断标准(1987)

分型	标准
急性再生障碍性贫血(亦称重型障碍性贫血Ⅰ型)	1.临床表现　发病急,贫血呈进行性加剧,常伴严重感染和内脏出血 2.血常规　除血红蛋白下降较快外,须具备下列诸项中之 2 项。①网织红细胞<1%,绝对值<15×10⁹/L;②中性粒细胞计数<0.5×10⁹/L;③血小板计数<20×10⁹/L 3.骨髓象　①多部位(包括胸骨骨髓)增生减低,三系造血细胞明显减少,非造血细胞相对增多;②骨髓小粒中非造血细胞相对增多
慢性再生障碍性贫血(包括非重型再生障碍性贫血和重型再生障碍性贫血Ⅱ型)	1.临床表现　发病较急性再生障碍性贫血缓慢,贫血、感染、出血相对较轻 2.血常规　血红蛋白下降速度较慢,网织红细胞、中性粒细胞及血小板减低,但达不到急性再生障碍性贫血的程度 3.骨髓象　①三系或两系减少,至少一个部位增生不良,如增生活跃,则淋巴细胞相对增多,巨核细胞明显减少;②骨髓小粒中非造血细胞(如脂肪细胞等)增加 4.病程中如病情恶化,临床、血常规及骨髓象与急性再生障碍性贫血相同,则称重型再生障碍性贫血Ⅱ型

(二)遗传性再生障碍性贫血的诊断

详细询问病史(包括家族史)、体格检查和特异的实验室检查有助于诊断大多数遗传性再生障碍性贫血。

如果遗传性再生障碍性贫血患者同时有血液学异常和典型的体格发育异常,则诊断不难。虽然遗传性再生障碍性贫血的血液学检查和骨髓形态无特异性改变,但骨髓检查有助于除外血液系统其他疾病。疑似患者需做遗传学检查。染色体断裂试验阳性有助于确诊范科尼贫血。中性粒细胞、淋巴细胞端粒缩短有助于确诊 DKC。患者胰腺外分泌功能缺陷,包括血清胰蛋白酶原和异淀粉酶水平降低,影像学发现胰腺脂肪化则提示 SDS。无论何种遗传性再生障碍性贫血,检测其突变的基因,不仅有助于确诊,而且对判断预后、家族携带者的筛查也是有利的。

那些无体格发育异常的患者,容易误诊。对再生障碍性贫血以及年轻的骨髓增生综合征、急性骨髓系细胞白血病、头颈部鳞状细胞癌、妇科肿瘤患者均应考虑范科尼贫血的可能。

(三)鉴别诊断

获得性再生障碍性贫血应和遗传性、其他原发性和继发性骨髓衰竭症相鉴别。

1.遗传性骨髓衰竭症

(1)范科尼贫血:由于编码与 DNA 修复有关的基因发生突变而引起的一种遗传性骨髓衰竭症,主要特点是细胞对氧化剂和 DNA 交联剂超敏,发生染色体断裂,进而表现为不同器官和组织的异常,如骨骼畸形、脏器发育不全或缺失、色素沉着、全血细胞减少、高风险进展为骨髓增生异常综合征、急性髓系细胞白血病和实体肿瘤。该病多见于儿童,但也可见于成年人且可无阳性家族史及发育异常。

　　某些长期不愈的慢性再生障碍性贫血,特别是儿童期发病或有肿瘤及贫血家族史者,均应进行染色体断裂试验或范科尼贫血基因检测。

　　(2)先天性角化不良:该病是由编码维持端粒长度的基因发生突变,导致端粒缩短,造血干细胞不能保持其增生潜能从而发生骨髓衰竭,临床表现为网状皮肤色素沉着、口腔黏膜白斑、指甲营养不良三联征,具有诊断意义,亦会出现体格发育异常、骨髓衰竭、全血细胞减少、急性髓系细胞白血病、实体瘤(以鳞状细胞癌为主)。该病染色体断裂试验阴性,而白细胞端粒缩短,进一步检测相关基因可确诊。

　　(3)Shwachman-Diamond 综合征:该病由 *SBDS* 基因突变引起,除体格发育异常外,突出临床表现是中性粒细胞减少、胰腺外分泌功能不良致脂肪吸收不良,可进展发生急性髓系细胞白血病,一般不发生实体肿瘤。患者有脂肪泻,血常规有中性粒细胞减少,细胞体积大,可同时伴贫血和(或)血小板减少。骨髓有核细胞增生低下。血清胰蛋白酶原和异淀粉酶水平降低,超声或 CT 检查可发现胰腺脂肪化。如检测到 SBDS 基因的双等位突变可确诊。

　　(4) Diamond-Blackfan 贫血:Diamond-Blackfan 贫血(Diamond-Blackfan anemia,DBA),是由编码核糖体 60S 大亚基和 40S 小亚基的蛋白组分的基因突变,导致核糖体生物合成障碍、红系前体细胞凋亡或细胞周期停滞的常染色体显性遗传性疾病,又称先天性纯红细胞再生障碍性贫血。患儿常于出生时或出生后不久发生贫血,体格异常发生率较范科尼贫血低且程度轻,最常见的为身材矮小、拇指发育异常,而无桡骨异常。血常规提示大细胞性贫血,网织红细胞计数和比例降低,白细胞和血小板正常。血红蛋白电泳可检测到 HbF 比例增高。骨髓有核细胞增生减低或正常,红系比例降低,粒系、巨核系一般无异常。红细胞腺苷脱氨酶(adenosine deamInase,ADA)水平增高。染色体断裂试验阴性。该病很少进展成为再生障碍性贫血,发生恶性肿瘤的危险度也较低。

　　(5)严重型遗传性中性粒细胞减少症:该病特点是患儿在婴儿期即发生严重感染,而无体格发育异常。多次血常规检查中性粒细胞绝对值<1.5×10⁹/L(常<0.5×10⁹/L),血红蛋白和血小板计数一般正常。骨髓增生减低或正常,粒系有分化停滞现象,红系和巨核细胞系一般正常。大部分患者遗传学可检测到编码中性粒细胞弹力蛋白酶的 *ELA2/ELANE* 基因突变。

　　(6)先天性无巨核细胞性血小板减少症:是由于编码血小板生成素(thrombopoietin,TPO)受体的 *MPL* 基因突变而导致的巨核细胞生成障碍的疾病。临床特点是患儿在婴儿期就发生无原因的严重出血,无体格发育缺陷。血常规早期改变为血小板减少,部分患儿也可进展为全血细胞减少、急性髓系细胞白血病。

　　2.其他原发性骨髓衰竭症

　　(1)自身抗体介导的免疫性血细胞减少症:该类疾病系由于 B 淋巴细胞功能亢进,产生针对骨髓或外周血细胞的自身抗体,进而抑制或破坏造血,导致全血细胞减少。该病免疫学检查提示体液免疫亢进,而细胞免疫正常,部分患者可检测到骨髓和(或)外周血细胞表面结合 IgG、IgM、IgA 型自身抗体。此病对肾上腺皮质激素、环孢素 A(cyclos-porin A,CsA)、静脉丙球、CD20 单克隆抗体、环磷酰胺(cyclophosphamide,CTX)治疗有效。

　　(2)骨髓增生异常综合征:再生障碍性贫血要和低增生性骨髓增生异常综合征相鉴别。

骨髓增生异常综合征骨髓细胞分化障碍、异常,因此细胞分化常停滞在较早阶段,可见至少一系病态造血,骨髓病理有未成熟前体细胞定位异常(abnormal location of immature progenitors,ALIP)或 CD34$^+$细胞聚集现象,细胞遗传学检查可发现染色体异常,流式细胞仪检测可发现骨髓早期抗原表达增多,干祖细胞体外培养呈白血病样生长方式,可有某些癌基因(*Ras*、*WT1* 等)突变和(或)抑癌基因甲基化、细胞周期分布异常。

(3)阵发性睡眠性血红蛋白尿症(paroxysmal nocturnal hemoglobinuria,PNH):是获得性红细胞膜表面糖基磷脂酰肌醇(glycosyl phosphatidyl inositol,GPI)锚连膜蛋白部分或全部缺失,导致红细胞对补体异常敏感而引起的慢性血管内溶血。当阵发性睡眠性血红蛋白尿症克隆的造血细胞发育到成熟阶段而被补体破坏时,临床表现为溶血发作,易于诊断。当阵发性睡眠性血红蛋白尿症克隆在造血干祖细胞阶段就被补体破坏时,骨髓造血就呈衰竭状态而需与再生障碍性贫血相鉴别。诊断阵发性睡眠性血红蛋白尿症的常规方法是利用流式细胞仪检测外周血红细胞、中性粒细胞或骨髓细胞膜 CD59、CD55 表达。对微量阵发性睡眠性血红蛋白尿症克隆患者,利用嗜水气单胞菌溶素变异体可特异地结合于 GPI 的特性,采用流式细胞仪可敏感地测及阵发性睡眠性血红蛋白尿症克隆。

3.继发性骨髓衰竭症

(1)急性造血功能停滞:是一种良性、获得性、自限性造血功能衰竭症。多数患者有一定诱因(感染、药物、化学中毒、接触射线、疫苗接种等),发病时表现为急剧、重度全血细胞减少伴骨髓衰竭,但此病在去除诱因并给予充足支持治疗后血常规和骨髓象可在 6 周内完全恢复正常。

(2)低增生性白血病:该病外周血呈全血细胞减少,但外周血可见原幼细胞,骨髓涂片可见原幼细胞增多,通过流式细胞术免疫表型的检测可明确鉴别。

(3)大颗粒淋巴细胞白血病(large granular lymphocytic leukemia,LGLL):是外周血大颗粒淋巴细胞增多的恶性克隆性疾病,临床表现为反复感染(由于中性粒细胞减少)和肝大、脾大。血常规表现为贫血、血小板减少、中性粒细胞计数减少(常<0.5×10^9/L)、淋巴细胞>5×10^9/L,其中大颗粒淋巴细胞(large granular lymphocyte,LGL)比例增高,达 50% 以上。骨髓象可见 LGL 浸润,粒、红系增生减低。外周血淋巴细胞免疫表型分析可确诊:T-LGLL 表型为 CD2$^+$、SmCD3$^+$、CD5$^+$、CD7$^+$、CD8$^+$、CD4$^+$、CD57$^+$、TCRαβ$^+$;NK-LGLL 表型为 CD2$^+$、CD7$^+$、CD16$^+$、CD56$^+$、CD4$^-$、CD8$^-$。

(4)恶性组织细胞病:该病临床常有高热,肝、脾、淋巴结肿大,全血细胞减少及进行性衰竭。骨髓象大多增生活跃,可见到形态异常的组织细胞。受累组织病理切片中也可见到异常组织细胞浸润。

(5)重度营养不良:患者可有全血细胞减少、骨髓增生减低,但胸骨骨髓常增生活跃甚至明显活跃,骨髓小粒不空,可见巨核细胞,血清叶酸、维生素 B$_{12}$水平降低,无 CD4$^+$/CD8$^+$比例倒置。经补充造血原料后血常规可迅速恢复。

(6)骨髓纤维化(myelofibrosis,MF):是指骨髓造血组织被纤维组织替代,伴有肝、脾等器官髓外造血的病理状态。多数在 50~70 岁发病,起病缓慢,早期多无症状或症状不典型,仅表现为乏力、多汗、体重减轻等高代谢表现或脾大引起的腹胀、食欲缺乏、左上腹痛。病情进展表现为血细胞减少和肝脾大(巨脾)引起的压迫症状。大多数患者就诊时即有不同程度的贫血,早期白细胞和血小板计数可增高,晚期出现全血细胞减少。血常规外周血涂片可见幼红细胞、幼粒细胞、泪滴样红细胞和巨大血小板。骨髓穿刺常呈干抽现象,骨髓活检病理特征为出现成纤维细胞、纤维细胞、网状纤维、胶原纤维和骨质增生而造血组织相对减少。

(7)骨髓转移癌:积极寻找原发病灶,多部位骨髓穿刺和活检发现转移癌细胞可确诊。

七、治疗

(一)获得性再生障碍性贫血的治疗

1.治疗原则　骨髓移植(bone marrow transplantation,BMT)是<40岁、有完全相合同胞供者的重型再生障碍性贫血、非重型再生障碍性贫血患者的一线治疗;<40岁无合适供者或>40岁的重型再生障碍性贫血、非重型再生障碍性贫血患者应采用包含抗胸腺细胞球蛋白/抗淋巴细胞球蛋白(antithymocyte globulin/ antilymphocytic globulin,ATG/ALG)和CsA的联合免疫抑制治疗。由于无关供者BMT或外周血干细胞移植治疗非重型再生障碍性贫血的生存率较低,因此不建议采用这两种移植。非重型再生障碍性贫血(包括极重型再生障碍性贫血)的治疗原则强调"快诊断、严隔离、早治疗、大剂量、足疗程",包括治本治疗(BMT或联合免疫抑制治疗)以及支持治疗。对非重型再生障碍性贫血患者,根据是否依赖血制品输注可分别采用CsA+促造血治疗(雄激素、HGF等)或单用CsA治疗。非重型再生障碍性贫血与非重型再生障碍性贫血的治疗流程,分别见图10-1和图10-2。

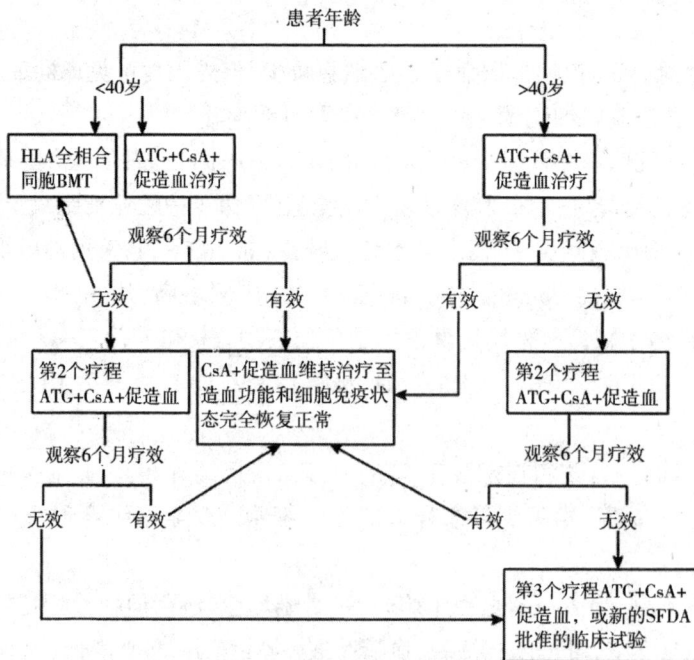

图10-1　重型再生障碍性贫血治疗流程

HLA:人类白细胞抗原;BMT:骨髓移植;ATG:抗胸腺细胞球蛋白;CsA:环孢素A;FDA:美国国家食品药品监督管理局。

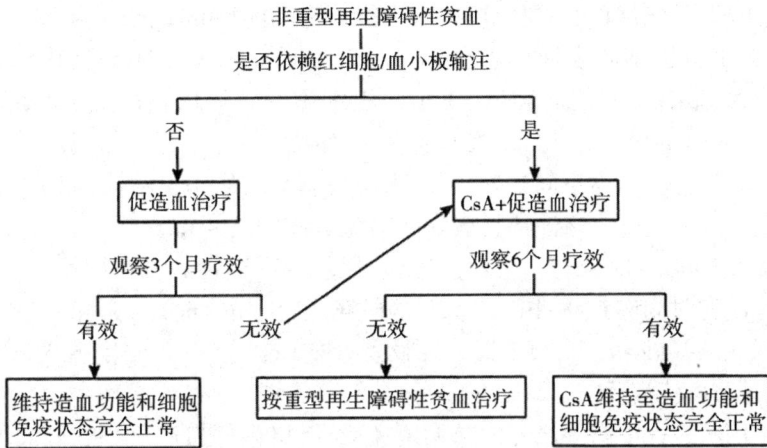

图 10-2 非重型再生障碍性贫血治疗流程

CsA:环孢素 A。

2.骨髓移植

(1)适应证:①<40 岁的重型再生障碍性贫血、极重型再生障碍性贫血患者首选完全相合的同胞供者骨髓移植;②<40 岁的重型再生障碍性贫血、极重型再生障碍性贫血患者在 ATG/ALG 联合 CsA 治疗失败后,也可采用 HLA 相合的同胞供者骨髓移植。

(2)预处理方案:目前国际上主要采用 CTX 加(或不加)其他药物的预处理方案。英国对 30 岁以下患者采用非清髓性高强度预处理方案,包含 CTX[50mg/(kg·d),骨髓移植前第 5 天至第 2 天]、ATG[兔 ATG 3.75mg/(kg·d),骨髓移植前第 5 天至第 3 天]和甲泼尼龙[2mg/(kg·d),骨髓移植前第 5 天至第 3 天]。移植后以 CsA 和甲氨蝶呤(methotrexate,MTX)预防移植物抗宿主病(graft-versus-host disease,GVHD),具体方案如下。①CsA:5mg/(kg·d)分 2 次口服,从移植前第 1 天开始,第 9 个月起减量,持续服用 12 个月,预防迟发移植失败;②MTX:15mg/m^2,移植后第 3 天、第 6 天、第 11 天 10mg/m^2。甲泼尼龙通常不用于儿科骨髓移植患者。欧洲血液与骨髓移植组以低剂量的 CTX(300mg/m^2,连用 4 天)联合氟达拉滨(30mg/m^2,连用 4 天)和 ATG 的预处理方案用于>30 岁的患者。包含照射的方案尽管能降低排斥反应的发生,但与患者生存率呈负相关,而且增加了移植后实体肿瘤发生的危险性,导致不育,影响儿童生长发育,所以在 HLA 相合同胞移植中不推荐使用照射。

(3)输注干细胞数量:回输单个核细胞建议至少 3×10^9/kg 体重,CD34$^+$ 细胞至少 3×10^6/kg体重。

3.联合免疫抑制治疗

(1)适应证:①>40 岁的重型再生障碍性贫血、极重型再生障碍性贫血患者;②依赖于输血的非重型再生障碍性贫血患者;③<40 岁但无相合供者的重型再生障碍性贫血、极重型再生障碍性贫血患者。

(2)标准治疗方案:ATG/ALG 和 CsA 为主的免疫抑制治疗能抑制或破坏 T 淋巴细胞,降低 T 淋巴细胞产生的造血负调控因子,解除造血负调控因子对造血细胞的抑制、破坏,进而重建造血。

1)ATG/ALG:自 20 世纪 70 年代 Mathe 首次将 ATG 用于重型再生障碍性贫血以来,其已成为重型再生障碍性贫血的主要免疫抑制手段(甚至包括 BMT 前的预处理)。ATG/ALG 可识别绝大多数 T 淋巴细胞表面标志,如 CD2、CD3、CD4、CD8、CD11a、CD18、CD25、HLA-DR 抑制 T 淋巴细胞有丝分裂和增生,使 T 淋巴细胞在补体依赖性溶解作用下从循环中清除。

ATG/ALG 有马、兔、猪等不同来源,不同来源的制剂临床用量不同,如法国产的马 ALG 一般用量为 $10\sim15mg/(kg \cdot d)$,德国、法国产的兔 ATG 为 $3\sim5mg/(kg \cdot d)$,疗程 5 天。国产猪 ATG 用量为 $30mg/(kg \cdot d)$。用药前应做过敏试验,阴性者方可使用。每天量分两次静脉滴注,每次滴注时间应 $6\sim8$ 小时。ATG 静脉滴注同时按 $4mg/(kg \cdot d)$ 滴注氢化可的松[相当于泼尼松 $1mg/(kg \cdot d)$],第 5 天后口服泼尼松 $1mg/(kg \cdot d)$,第 15 天后每 5 天减半,第 31 天停用,预防血清病反应。

ATG/ALG 用药过程中应为患者创造无菌环境,严格做好口腔、皮肤、肛周护理,预防真菌感染,进无菌饮食。通过输成分血将患者的血红蛋白提高到 80g/L,血小板计数维持在 $20×10^9/L$ 以上。ATG 的不良反应有发热、寒战、皮疹等过敏反应,以及白细胞和血小板减少引起感染和出血。用药后 1 周左右可出现血清病反应(发热、充血、出血、混合性皮疹、关节酸痛等),可用肾上腺糖皮质激素处理。

ATG/ALG 起效时间一般在用药后 $6\sim9$ 个月,个别可早或晚,晚者可达 36 个月。首次 ATG/ALG 治疗后 6 个月如无效,或首次联合免疫抑制治疗成功后复发的患者可考虑第 2 次 ATG/ALG 治疗。国外文献报道第 2 次包含 ATG/ALG 的免疫抑制治疗的反应率是 $11\%\sim65\%$。应选用与第 1 次 ATG/ALG 不同种属来源的药物,以免发生急性超敏反应。

2)CsA:CsA 主要机制是选择性作用于 T 细胞亚群,抑制产生 IL-2 和 IFN-γ,抑制 T 淋巴细胞激活和增生。与 ATG/ALG 联用不仅能提高后者疗效,而且能减少重型再生障碍性贫血复发。

CsA 治疗再生障碍性贫血的常规用量为 $3\sim5mg/(kg \cdot d)$。CsA 治疗的安全血药浓度范围较窄,患者个体间、同一患者不同给药时间对 CsA 的吸收差别较大,1 天内血药浓度的峰值变异也很大,故为了安全、有效地应用 CsA,用药者应常规定时进行 CsA 血药浓度测定,及时调整剂量。CsA 的血药浓度有谷浓度(C_0)(清晨服药前的 CsA 浓度)和 C_2 浓度(给药后 2 小时的 CsA 浓度),后者要高于前者 $5\sim10$ 倍。CsA 治疗再生障碍性贫血的确切有效血药浓度并不明确,有效血药浓度窗较大,BCSH 推荐目标血药浓度(谷浓度)是成年人 $150\sim250\mu g/L$、儿童 $100\sim150\mu g/L$。CsA 亦可单独或联合雄激素用于非重型再生障碍性贫血的治疗。CsA 的主要不良反应是消化道反应、齿龈增生、色素沉着、肌肉震颤、肝肾功能损害,极少数出现头痛和血压变化,出现毒不良反应时应减量甚至停药。

一些患者停药后血常规稳定,而少部分患者($15\%\sim25\%$)存在 CsA 依赖性,过早停药易导致疾病复发。文献报道 CsA 足量[$5mg/(kg \cdot d)$]应用 6 个月后停药的复发率高达 $19\%\sim32\%$。意大利一个儿科研究组分析了 42 名儿童患者,其快速减量[$>0.8mg/(kg \cdot d)$]者复发率为 60%,而在慢性减量[$<0.7mg/(kg \cdot d)$]者复发率仅为 8%。BCSH 的再生障碍性贫血指南建议 CsA 维持治疗至少 6 个月,逐渐减量,总疗程为 2 年。实际应用中,可根据患者骨髓象、血常规、免疫功能指标、药物不良反应等方面综合考虑患者的用药疗程,最好血常规恢复正常后逐渐减量,小剂量巩固 $1\sim3$ 年。

3)其他免疫抑制药:20 世纪 70—80 年代,有学者应用肾上腺糖皮质激素类联合雄激素治疗慢性再生障碍性贫血。肾上腺糖皮质激素可以抑制淋巴细胞(特别是 B 淋巴细胞),但其治疗再生障碍性贫血的疗效甚微,且可增加细菌和真菌的感染机会,所以现在不推荐用于治疗再生障碍性贫血,仅与 ATG/ALG 合用,以减少 ATG/ALG 的过敏反应。CTX 虽然具有杀伤淋巴细胞的作用,但有加重骨髓抑制的风险。随机对照研究显示大剂量 CTX 单独或与 ATG 联合应用,两者的治疗反应无差异,但 CTX 组的病死率更高,因此多数美国和英国学者不主张应用 CTX 治疗再生障碍性贫血。在 ATG/ALG+CsA 基础上加用麦考酚酸吗乙酯(mycophenolate mofetil,MMF)或西罗莫司不能明显提高治疗反应率,也不能降低复发率,故不用于初治患者。

虽然,多国学者在不断探索替代 ATG/ALG+CsA 治疗重型再生障碍性贫血的免疫抑制方案,但没有证据表明这些方案能提高治疗反应率或总生存率。ATG/ALG+CsA 仍是目前对不能做移植的重型再生障碍性贫血患者的唯一合适的一线治疗。

4.支持对症治疗

(1)护理:重型再生障碍性贫血患者应住无菌病房,对患者进行保护性隔离。患者的衣物、餐具、日用品应用高压灭菌或消毒液浸泡、紫外线照射等方法后方可使用。食物也应高压灭菌,水果应用消毒液浸泡后再削皮食用。对患者所用的听诊器、血压表、心电图机等采用甲醛熏蒸法消毒,并注意专人专用,防止交叉感染。应做好患者的皮肤、口腔和会阴护理。ATG 治疗期间应预防性应用抗肠源性念珠菌感染的药物。

(2)促造血治疗:包括 HGF 和雄激素类药物。对伴严重感染的重型再生障碍性贫血患者,静脉抗生素无效时可短期内应用重组人粒细胞集落刺激因子(recombinant human granu-locyte colony-stimulating factor,rhG-CSF)。有文献报道,免疫抑制治疗同时常规加用 rhG-CSF 可降低复发率。雄激素类药物常用的有甲基睾酮、十一酸睾酮、丙酸睾酮,以及蛋白同化激素达那唑、司坦唑醇等,具有刺激骨髓造血、促进蛋白质合成的作用。十一酸睾酮是一种天然睾酮分子的脂肪酸酯,口服经肠道吸收后进入淋巴系统,所以无肝的首过消除。丙酸睾酮常用作女性患者子宫出血时的临时治疗,作用较持久,1 次注射可维持 2~3 天。长期应用雄激素类药物,主要的不良反应是肝损害、水肿、男性化。

(3)纠正贫血:血红蛋白低于 60g/L 或患者出现明显血容量不足、缺血缺氧症状时应给予输血。如年轻患者低于 60g/L。但患者代偿机制良好、无明显缺血缺氧症状时也可暂缓输血。对老年、代偿反应能力低(如伴有心肺疾病)、需氧量增加(如感染、发热、疼痛等)时应放宽输血阈值到 Hb≤80g/L。ATG/ALG 治疗前应将血红蛋白提高到 80g/L。最好选择输注浓缩红细胞,拟行 BMT 者应输注辐照或过滤后的红细胞。

(4)预防与控制出血:一般选用酚磺乙胺。血小板计数低于 $10×10^9$/L,无论有无出血倾向都应给予血小板输注。如患者存在血小板消耗危险因素(感染、出血、使用抗生素或 ATG/ALG 等),血小板计数低于 $20×10^9$/L 就应输注血小板以预防出血。发生严重出血者则不受上述标准限制,应积极输注血小板悬液,使血小板计数达到相对较高水平。凝血功能异常时可输新鲜冷冻血浆、凝血酶原复合物、纤维蛋白原。女性患者子宫出血可肌内注射丙酸睾酮或口服孕激素、雌激素合剂等。其他部位的出血按相应的治疗原则处理。抗凝药枸橼酸钠可以螯合血浆中的钙离子,加重出血,因此大量输抗凝血时应及时补钙。

(5)控制感染:再生障碍性贫血患者由于中性粒细胞减少甚至缺乏、长期应用免疫抑制药,极易发生各类感染,而感染加重骨髓衰竭,因此感染的防治尤为重要。患者出现感染性发热时,应做可疑部位分泌物和血、尿、便细菌培养和药敏实验,检测真菌抗原半乳甘露聚糖和 1,3-β-D 葡聚糖,定期胸部 CT 等影像学检查,经验性应用抗感染药。待细菌培养和药敏实验回报后再调整用药。根据 2010 年中国侵袭性真菌感染工作组制定的《血液病/恶性肿瘤患者侵袭性真菌感染的诊断标准与治疗原则(第 3 次修订)》的建议,重型再生障碍性贫血患者应预防性应用抗真菌药,推荐药物是伊曲康唑和氟康唑。重型再生障碍性贫血感染患者应用广谱抗生素治疗 96 小时无效者,或者起初有效但 3~7 天再出现发热者,均应给予经验性抗真菌治疗,一般选择抗菌谱较广的药物,如伊曲康唑、两性霉素 B、卡泊芬净、伏立康唑、米卡芬净。待确诊后,根据检出的真菌菌种、药敏合理选择药物,足量、足疗程应用抗真菌药。重型再生障碍性贫血患者的感染常是混合感染、致命感染,因此在考虑到细菌、真菌感染的同时,不能忽略病毒、原虫的感染,采用强效、足量、广覆盖的治疗原则,有助于在早期控制感染灶。粒细胞缺少伴严重感染危及生命者在联合抗生素与 rhG-CSF 疗效欠佳时可以考虑输注粒细胞。

(6)去铁治疗:再生障碍性贫血患者反复输注红细胞,不可避免出现铁过载。铁过载不仅影响心、肝、肾、内分泌腺体等脏器功能,也会对移植产生不良影响,如增加急性 GVHD、菌血症或感染的发生率,降低总生存率。当血清铁蛋白高于 1000μg/L 就应开始去铁治疗。可皮下注射或静脉滴注去铁胺,应用去铁胺期间有发生耶尔森菌感染的风险。不能耐受去铁胺者也可选用口服地拉罗司,该药不良反应有腹泻、呕吐、头痛、腹痛、发热、皮疹及肾功能损害,当与肾毒性免疫抑制药联用时注意监测肾功能。

5.特殊获得性再生障碍性贫血的处理

(1)肝炎相关再生障碍性贫血的处理:治疗原则是抑制亢进的细胞免疫,同时加强促造血治疗和保肝治疗,随时监测肝功能和病毒复制情况(尽管大多数患者病毒血清学阴性)。雄激素类药物因对肝功能的影响,故剂量不宜过大。可应用静脉丙种球蛋白或胸腺素,有助于增强患者的抗病毒能力。

(2)妊娠期获得性再生障碍性贫血的处理:妊娠会加重再生障碍性贫血病情,或以往对免疫抑制治疗有反应的患者可出现复发。再生障碍性贫血合并早期妊娠应尽早终止妊娠,同时加强支持治疗。再生障碍性贫血合并中、晚期妊娠主要是给予支持治疗,避免应用损害胎儿的药物,输血使 Hb>80g/L,输血小板使其>20×10⁹/L,可适量应用静脉丙种球蛋白支持到分娩后再治疗再生障碍性贫血。妊娠不是使用 CsA 的禁忌证,而且也没有证据显示 CsA 能导致胎儿畸形,但不推荐对妊娠期患者使用 ATG/ALG。

(3)出现异常克隆的获得性再生障碍性贫血的处理:少部分再生障碍性贫血患者在诊断时存在细胞遗传学克隆异常,常见的有:+8、+6、5q⁻和 7 号、13 号染色体异常。一般异常克隆仅占总分裂象的很小部分,对免疫抑制治疗的反应与无遗传学异常者相似,但这些有异常核型的再生障碍性贫血患者应该每隔 3~6 个月做 1 次骨髓细胞遗传学分析,异常分裂象增多提示疾病转化。

(4)伴有明显 PNH 克隆的获得性再生障碍性贫血:在再生障碍性贫血患者可检测到 PNH 小克隆,患者骨髓细胞减少但并不出现溶血。通常仅单核细胞和中性粒细胞单独受累,并且仅占很小部分,推荐对这些患者的处理同无 PNH 克隆的再生障碍性贫血患者。伴有明显 PNH 克隆(>50%)的再生障碍性贫血患者慎用 ATG/ALG 治疗,可暂按 PNH 处理。

6.疗效标准　中国疗效标准(2007)如下。

(1)基本治愈:贫血和出血症状消失。血红蛋白达 120g/L(男性)或 110g/L(女性),白细胞计数达 $4×10^9/L$,血小板计数达 $100×10^9/L$,随访 1 年以上未复发。

(2)缓解:贫血和出血症状消失。血红蛋白男性达 120g/L、女性达 100g/L,白细胞计数达 $3.5×10^9/L$ 左右,血小板也有一定程度增加,随访 3 个月病情稳定或继续进步。

(3)明显进步:贫血和出血症状明显好转,不输血,血红蛋白较治疗前 1 个月内常见值增长 30g/L 以上,并能维持 3 个月。

判定以上 3 项疗效标准者,均应在 3 个月内不输血。

(4)无效:经充分治疗后,症状、血常规未达明显进步。

(二)遗传性再生障碍性贫血的治疗

当患者血红蛋白<80g/L、血小板计数<$30×10^9/L$、中性粒细胞计数<$0.5×10^9/L$ 或有贫血、出血、感染症状时即应开始治疗。异基因造血干细胞移植(hematopoietic stem cell transplantation,HSCT)适于该病。雄激素和 HGF 能改善血常规,免疫抑制治疗对此病无效。

1.异基因 HSCT 首选 HLA 相合同胞供者 HSCT,其次考虑无关供者或不相合供者。同胞供者必须严格明确不携带范科尼贫血基因,甚至做皮肤成纤维细胞的染色体断裂试验以除外体细胞镶嵌现象。移植时机的选择尚无确切定论。一般而言,在感染、大量输注血制品前移植的预后相对较好,病情稳定、轻症的患者不需要立即移植。因为遗传性再生障碍性贫血患者对放化疗或免疫抑制药的不良反应很敏感,移植相关并发症的发生率和病死率很高,因此 HSCT 只适用于重度骨髓衰竭或继发白血患者。也有报道移植后发生实体瘤的危险度增高,且发病的中位年龄也较未移植者提前。美国 2008 年第 3 版《范科尼贫血诊断与治疗指南》建议每 3~4 个月监测血细胞计数,至少每年一次评价骨髓,并做肿瘤筛查,以便尽早发现并发症。

范科尼贫血患者对 CTX、白消安等具有遗传毒性的药物和射线高度敏感,也高倾向发生 GVHD,因此范科尼贫血患者移植前应使用降低强度的预处理方案,并选择无遗传毒性的方案预防 GVHD。

有文献报道,相合供者移植无病生存率在 64%~89%,移植失败的比例为 5%~10%。无关供者移植生存率较低。HSCT 只能纠正范科尼贫血患者的血液学改变,而对实体瘤的预防与治疗无效。

2.雄激素 雄激素能改善范科尼贫血患者血常规,对红细胞、粒细胞和血小板均有升高作用,起效时间一般在 2 个月左右,但也有患者起始用药有效而后出现耐药,甚至有的患者对雄激素无反应。

3.HGF 范科尼贫血患者发生严重的中性粒细胞减少症特别是出现危及生命的严重感染时,在使用广谱高效的抗感染药物的同时,可同时应用 rhG-CSF。

4.支持治疗 贫血者应以浓缩红细胞输注,反复大量输血造成铁过载者应予以去铁治疗。血小板减少或有出血者应以血小板输注,抗纤溶药对控制出血也有一定益处。

八、预后

获得性再生障碍性贫血的预后与病情、年龄以及治疗是否及时、得当有关。重型再生障碍性贫血预后较非重型再生障碍性贫血预后差;≥65 岁的患者预后差。近年的完全相合相关供者 BMT 的有效率为 70%～80%，儿童高达 91%。基于 ATG/ALG+CsA 的联合免疫抑制治疗的有效率为 50%～80%，年龄越大治疗反应率和 5 年生存率越低。重型再生障碍性贫血的首位死亡原因为感染，其次为出血。

免疫抑制治疗有效的再生障碍性贫血患者有发生克隆性疾病的危险，10 年内的累计发生率在 8%～10%（包括急性髓系细胞白血病、骨髓增生异常综合征、阵发性睡眠性血红蛋白尿症和实体瘤），而相合供者骨髓移植之后的发生率较低。

范科尼贫血预后不良，约 10%患者发生骨髓增生异常综合征和急性髓系细胞白血病，也有部分患者发生其他系统的实体肿瘤。有文献报道，患儿在 7 岁以前发生重度骨髓衰竭的年危险率达 4%，而在成年人不足 1%。急性髓系细胞白血病在青少年和年轻患者的年危险率达 1%，而 45 岁时发生实体瘤的年危险率超过 10%。骨髓增生异常综合征、急性髓系细胞白血病和实体瘤的累积发生率分别约 50%、25%和 10%。美国文献报道范科尼贫血的中位生存年龄是 23 岁，死亡的主要原因为骨髓衰竭、HSCT 并发症和恶性肿瘤。

第十一章　血小板减少症

第一节　原发免疫性血小板减少症

一、定义

原发免疫性血小板减少症(immune thrombo-cytopenia,ITP)是因体液和细胞免疫介导的血小板过度破坏以及血小板生成不足,导致血小板减少的一种获得性自身免疫性出血性疾病。既往称为特发性血小板减少性紫癜,2007 年 ITP 国际工作组,将本病更名为 immune thrombo-cytopenia(免疫性血小板减少症),"ITP"的缩写仍然保留,并将 ITP 分为原发性 ITP 和继发性 ITP 2 类。国内中华医学会血液学分会止血与血栓学组分别于 2009 年和 2011 年在《中华血液学杂志》上发表《成人原发免疫性血小板减少症诊治的中国专家共识》第一版和修订版,正式将本病更名为"原发免疫性血小板减少症"。

二、流行病学

ITP 是临床上最为常见的出血性疾病。多项前瞻性基于人口学的流行病学研究显示,ITP 的年发病率为(5~10)/10 万人,可发生于任何年龄阶段,儿童和成年人各半,男女各半。育龄期女性发病率高于男性,ITP 的发病率随年龄的增加而增加,60 岁以上人群的发病率为 60 岁以下人群的 2 倍。

三、发病机制

ITP 是一种自身免疫性疾病,由于患者对自身血小板抗原的免疫失耐受,从而导致自身抗体和细胞毒性 T 细胞(cytotoxic T lymphocyte,CTL)介导的血小板过度破坏,以及巨核细胞血小板生成不足。

1.体液免疫和细胞免疫介导的血小板过度破坏　1951 年 Harrington 等把 ITP 患者的血浆输注给健康志愿者,使受血者产生一过性的血小板减少,证实 ITP 患者的血小板减少可能由血小板抗体所致。Shulman 等进一步研究发现 ITP 患者血浆中的活性物质为免疫球蛋白。

ITP 患者大部分血小板特异性自身抗体是针对 GPⅡb/Ⅲa,其次是抗 GPⅠb/Ⅸ复合体以及其他血小板糖蛋白。抗体包被的血小板通过 Fcγ 受体与抗原提呈细胞(APC)结合,主要在脾破坏。在脾脏切除后,肝和骨髓即成为主要场所。

除了血小板自身抗体介导的血小板破坏,ITP 患者 T 细胞介导的细胞毒 T 细胞可直接溶解血小板。

2.体液免疫和细胞免疫介导的巨核细胞数量和质量异常,血小板生成不足　由于巨核细胞表面亦表达 GPⅡb/Ⅲa 和 GPⅠb,自身抗体与巨核细胞上相应的抗原结合,影响巨核细胞的成熟和血小板的产生。有研究发现,ITP 患者的 Ig 可导致体外培养的正常巨核细胞的增生和成熟障碍。另外,CD8$^+$细胞毒 T 细胞可通过抑制巨核细胞凋亡,使血小板生成障碍。

血小板动力学研究显示,多数 ITP 患者血小板动力学未见明显加速。另外,ITP 患者血血小板生成素(TPO)水平正常或仅轻度升高,从另一方面证明了 ITP 患者血小板生成不足。

四、临床表现

慢性 ITP 一般起病缓慢或隐袭,多表现为反复的皮肤、黏膜出血。部分患者通过偶然的血常规检查发现血小板减少,无出血症状。ITP 患者出血的主要原因为血小板减少,在部分患者血小板功能障碍也可能起一定作用。出血可发生于任何部位,通常表现为皮肤出血点、紫癜、鼻及牙龈出血、女性月经过多,泌尿道及胃肠道出血次之;颅内出血少见。女性患者可仅表现为月经增多。

ITP 患者出血症状的轻重一般与其外周血小板计数有关,血小板计数 $<10\times10^9/L$ 时,可并发严重的出血症状。但有些患者即使血小板计数 $<10\times10^9/L$,也无明显的出血症状。另外,在血小板计数相同的条件下,老年患者(>60 岁)发生严重出血的危险明显高于年轻患者。所以仅用血小板计数来评价患者病情的严重程度,还不够全面。为了客观评价患者的出血情况,中华医学会血液学分会止血与血栓学组结合我国现状正在积极推进 ITP 患者出血评分体系的制定。根据客观的评分判断患者出血的严重程度,有助于临床医师选择适宜的治疗措施。

除了出血的临床表现,近期研究证实,ITP 患者还可出现乏力以及血栓形成倾向。多项研究发现,许多 ITP 患者存在明显的乏力症状。乏力是 ITP 的临床症状之一,部分患者表现得更为明显。对于那些没有出血或仅有轻度出血症状但乏力明显的患者,如果治疗可以改善其乏力症状,则需要对其进行治疗。另外,ITP 不仅是一种出血性疾病,也是一种血栓前疾病。因此,ITP 患者最佳的血小板计数应该控制在 $(50\sim100)\times10^9/L$,而无须将患者的血小板计数维持在正常水平($>100\times10^9/L$)。对于血小板计数持续缓解的 ITP 患者,需要时可以应用抗血小板治疗。

体格检查除了血小板减少引起的出血,其他体检均正常。ITP 患者一般无脾增大,反复发作的患者脾可轻度增大。如果患者出现发热、体重明显减轻、脾明显增大、肝大和淋巴结肿大等症状,多提示其他疾病(如淋巴系统增生性疾病所致的血小板破坏),不支持 ITP 的诊断。

五、辅助检查

1.外周血液检查

(1)血细胞计数及血涂片:慢性 ITP 患者血小板计数常在 $(20\sim80)\times10^9/L$。除大量出血外,患者一般无明显贫血。患者贫血程度与失血量相关,通常为正细胞性贫血,如患者失血的持续时间较长可引起小细胞低色素性贫血。若贫血与失血量不成比例,应查 Coombs 试验,以排除 Evans 综合征。除急性失血外,患者外周血白细胞计数和分类正常。血小板形态可有改变。如体积增大、形态特殊、颗粒减少等。骨髓中巨核细胞增多的患者平均血小板体积(mean platelet volume, MPV)升高;其血小板体积分布宽度(platelet distribution width, PDW)也升高,可能反映了血小板大小不一的异形程度。

ITP 患者血涂片检查除了血小板数量减少,血细胞形态大致正常。若发现巨大血小板,提示先天性血小板减少或骨髓造血紊乱(如骨髓增生异常综合征)。血涂片还有助于排除假性血小板减少、遗传性血小板减少、血栓性血小板减少性紫癜、DIC、白血病或其他恶性肿瘤相关的血小板减少等。

（2）血小板功能：部分 ITP 患者血小板功能异常，表现为血小板聚集功能减低。部分慢性 ITP 患者血浆自身抗体可抑制正常血小板对腺苷二磷酸及胶原的聚集反应。临床上有些患者血小板计数并不很低，但出血症状较重，可能与患者同时合并血小板功能异常有关。

（3）网织血小板的测定：网织血小板是指在细胞质中残留 RNA 的幼稚血小板，网织血小板数量反映了骨髓造血情况。再生障碍性贫血患者网织血小板多正常，而 ITP 患者网织血小板比例增高。

（4）止血和凝血功能检查：患者凝血功能正常，出血时间延长，血块收缩不良，束臂试验阳性。

（5）自身抗体血清学检查：ITP 患者风湿系列等自身抗体阴性。部分患者可检测到抗心磷脂抗体、抗核抗体。单纯的抗核抗体或抗心磷脂抗体阳性，不能排除 ITP 的诊断。

（6）TPO 的检测：血浆 TPO 不作为 ITP 的常规检测项目。ITP 患者血浆 TPO 水平正常或轻度升高，可与再生障碍性贫血或低增生性骨髓增生异常综合征相鉴别（TPO 水平明显升高）。

2.骨髓检查　ITP 患者骨髓中巨核细胞正常或增多，但胞质中颗粒减少，嗜碱性较强，产生血小板的巨核细胞数量明显减少或缺乏。粒、红系细胞通常正常，但当急性严重出血或慢性反复出血时，红系细胞增多。

3.血小板自身抗体的检测　血小板膜糖蛋白（GP）特异性自身抗体的检测方法主要有 3 种：免疫印迹法、免疫沉淀法及糖蛋白固定法。免疫印迹法和免疫沉淀法的敏感性均低，且存在假阳性结果。糖蛋白固定法主要有 5 种方法：微量滴定法、免疫珠法、改良的抗原捕获酶联免疫吸附法（antigen-capture enzyme-linked immunosorbent assay，AC-ELISA）、单克隆抗体特异性捕获血小板抗原法（monoclonal antibody-specific immobilization of platelet antigen test，MAIPA）、血小板相关免疫球蛋白鉴定法（platelet-associated immunoglobulin，PAIg）。微量滴定法的敏感性和特异性很低。免疫珠法、AC-ELISA、MAIPA 和 PAIg 的敏感性和特异度均高于微量滴定法。上述方法特异性强，但敏感性较低，可以鉴别免疫性与非免疫性血小板减少，有助于 ITP 的诊断。但不能鉴别原发性 ITP 与继发性 ITP。主要应用于骨髓衰竭合并免疫性血小板减少；一线及二线治疗无效的 ITP 患者；药物性血小板减少；复杂的疾病（罕见）如单克隆丙种球蛋白血症和获得性自身抗体介导的血小板无力症。

4.其他　当患者的临床症状除了血小板减少，尚存在其他症状提示以下疾病时，如艾滋病、甲状腺病、Evans 综合征、B 细胞恶性肿瘤、IgA 缺乏症等，则需进行相关的检查。

六、诊断

ITP 的诊断国内外仍是临床排除性诊断，主要依赖临床表现，没有特异性的实验室检查能够准确地诊断 ITP。诊断主要依靠：病史、体格检查、血细胞计数以及血涂片等。国内 ITP 的诊断标准，具体如下。

1.至少 2 次化验血小板计数减少，血细胞形态无异常。

2.体检　脾一般不增大。

3.骨髓检查　巨核细胞数正常或增多，有成熟障碍。

4.排除继发性血小板减少症，如自身免疫性疾病、甲状腺疾病、药物诱导的血小板减少、同种免疫性血小板减少、淋巴系增生性疾病、骨髓增生异常（再生障碍性贫血和骨髓增生异常综合征)、恶性血液病、慢性肝病脾功能亢进、血小板消耗性减少、妊娠血小板减少、感染等所致的继发性血小板减少、假性血小板减少以及先天性血小板减少等。

七、鉴别诊断

由于 ITP 的诊断为临床排除性诊断,需要排除假性血小板减少及各种病因所致的继发性血小板减少。

1.假性血小板减少(pseudothrombocytopenia,PTCP) 引起 PTCP 常见的原因有血液标本未混匀、抗凝剂不足、巨大血小板综合征和血小板凝集。由抗凝剂乙二胺四乙酸(ethylenediamine tetraacetic acid,EDTA)引起的血小板凝集,称 EDTA-PTCP。取患者 EDTA 抗凝血涂片,显微镜下可见血小板凝集。

2.非免疫性血小板减少 非免疫因素所致血小板减少,如血小板生成减少、血小板消耗增加等。

(1)再生障碍性贫血(AA)和骨髓增生异常综合征(myelodysplastic syndrome,MDS):部分患者疾病初期表现为单纯的血小板减少,需与 ITP 相鉴别。骨髓穿刺涂片和活检可鉴别。典型的 ITP 骨髓为巨核细胞增多伴成熟障碍;AA 为骨髓增生低下,巨核细胞明显减少,淋巴细胞比值增高,非造血细胞易见;MDS 骨髓可见病态造血。其次,AA 和 MDS 患者血清 TPO 水平明显高于正常,而 ITP 患者 TPO 水平则接近正常,可以鉴别。

(2)脾功能亢进:可使脾扣留和破坏血小板增多,出现血小板计数减少。但患者骨髓功能正常,骨髓涂片无巨核细胞成熟障碍现象。

(3)血栓性血小板减少性紫癜(thrombotic thrombocytopenic purpura,TTP):TTP 患者除血小板减少外尚有发热、微血管病性溶血、神经精神异常、肾功能不全等临床表现,可与 ITP 相鉴别。

(4)其他:恶性肿瘤骨髓浸润所致血小板减少多同时伴有恶性肿瘤的其他症状;化疗药物所致血小板减少的患者有化疗病史,弥散性血管内凝血(DIC)所致血小板减少患者同时伴有凝血功能的异常,不难与 ITP 相鉴别。

3.继发性免疫性血小板减少 人类免疫缺陷病毒(human immunodeficiency virus,HIV)感染、系统性红斑狼疮(SLE)、淋巴系统增生性疾病、某些药物(如肝素、奎宁等)等,均可致免疫性血小板减少。但患者同时伴有原发病的临床表现。

SLE 常出现血小板减少,部分患者以血小板减少为首诊症状,所以疑诊 ITP 的患者尤其是年轻女性,需常规进行抗核抗体、抗双链 DNA 抗体等试验。但单纯的抗核抗体或抗磷脂抗体阳性不能排除 ITP 的诊断。

阿司匹林、吲哚美辛等解热镇痛药,青霉素、头孢菌素、磺胺、利福平等抗菌药及肝素、奎宁、卡马西平、苯妥英钠等药物可引起免疫性血小板破坏,导致血小板减少。一般起病急、出血重、停药后出血症状很快消失,激素治疗起效较快。

八、临床分型与分期

国内 ITP 分型与分期标准如下。

1.新诊断的 ITP 指确诊后 3 个月以内的 ITP 患者。

2.持续性 ITP 指确诊后 3~12 个月血小板持续减少的 ITP 患者。包括没有自发缓解的患者或停止治疗后不能维持完全缓解的患者。

3.慢性 ITP　指血小板减少持续超过 12 个月的 ITP 患者。

4.重症 ITP　指血小板计数<10×10^9/L,且就诊时存在需要治疗的出血症状或常规治疗中发生了新的出血症状,且需要用其他升高血小板药物治疗或增加现有治疗的药物剂量。

5.难治性 ITP　指满足以下所有 3 个条件的患者。①脾切除后无效或者复发;②仍需要治疗以降低出血的危险;③除外其他引起血小板减少症的原因,确诊为 ITP。

九、治疗

ITP 发病机制的研究成果,使 ITP 在治疗理念和措施等方面均有了重大进展。阻止血小板过度破坏和促血小板生成已成为 ITP 现代治疗不可或缺的重要方面。

1.观察　ITP 的治疗宜个体化。ITP 是一种良性疾病,目前还没有根治的方法。而且 ITP 疾病本身发生致死性出血的发生率与治疗相关致死性并发症的发生率大致相当,所以应尽量避免过度治疗。另外,ITP 国际工作组及国内专家共识均强调了治疗时尊重患者的意愿,并且要考虑到患者的生活质量。

对于血小板计数高于 30×10^9/L,无出血表现,无血小板功能异常,无凝血功能异常,无手术、创伤,且不从事增加患者出血危险的工作或活动,发生出血的风险较小,可给予临床观察而不进行药物治疗。

2.ITP 急症处理　重症 ITP 患者(血小板计数<10×10^9/L,伴胃肠道、泌尿生殖道、中枢神经系统或其他部位的活动性出血)或需要急诊手术的 ITP 患者,应迅速提高患者血小板计数至安全水平。可酌情给予随机供者的血小板输注。还可选用静脉注射免疫球蛋白[1.0g/(kg·d)×(2~3)天]和(或)甲泼尼松龙(1.0g/d×3 天)。其他治疗措施包括停用抑制血小板功能的药物、控制高血压、局部加压止血、口服避孕药控制月经过多,以及应用纤溶抑制药(如氨甲环酸、6-氨基己酸)等;如上述治疗仍不能控制出血,可以考虑使用重组人活化因子Ⅶ(rhFⅦa)。

3.新诊断 ITP 的一线治疗

(1)肾上腺糖皮质激素:为治疗 ITP 的首选药物。泼尼松 1mg/(kg·d),稳定后剂量逐渐减少到 5~10mg/d 维持 3~6 个月。泼尼松治疗 4 周,仍无反应,说明泼尼松治疗无效,应迅速减量至停用。如减量中,血小板降低,则以最小维持量维持。也可使用大剂量地塞米松(HD-DXM)。剂量 40mg/d×4 天,建议口服用药,无效患者可在半月后重复 1 次。应用时,注意监测血压、血糖的变化,预防感染,保护胃黏膜。在糖皮质激素治疗时要充分考虑到药物长期应用可能出现的不良反应。如长期应用糖皮质激素治疗部分患者可出现骨质疏松、股骨头坏死,应及时进行检查并给予双膦酸盐预防治疗。长期应用激素还可出现高血压、糖尿病、急性胃黏膜病变等不良反应,也应及时检查处理。另外 HBV DNA 复制水平较高的患者慎用糖皮质激素。

(2)静脉注射免疫球蛋白(intravenous immunoglobulin,IVIg)治疗:主要用于①ITP 的急症处理;②不能耐受肾上腺糖皮质激素或者脾切除前准备;③合并妊娠或分娩前;④部分慢作用药物(如达那唑或硫唑嘌呤)发挥疗效之前。常用剂量 400mg/(kg·d)×5 天;或1.0g/(kg·d),用 1 天,严重者连用 2 天。必要时可以重复。IVIg 慎用于 IgA 缺乏患者、糖尿病患者和肾功能不全患者。

4.成年人 ITP 的二线治疗

(1)脾切除:在脾切除前,必须对 ITP 的诊断做出重新评价。关于 ITP 患者选择脾切除的时机,目前仍有争论。一般认为脾切除应至少在诊断 ITP 6 个月以后,可在糖皮质激素治疗无效后或者仅在其他安全的药物治疗全部无效后才考虑脾切除治疗。适应证,成年人规范激素治疗无效;需用较大剂量激素(>30mg/d)维持者;有使用糖皮质激素的禁忌证。禁忌证,年龄<16 岁;妊娠早期和晚期;因其他疾病不能手术。对于切脾治疗无效或最初有效随后复发的患者应进一步检查是否存在副脾。

(2)药物治疗

1)硫唑嘌呤:常用剂量为 100~150mg/d,分 2~3 次口服,根据患者白细胞计数调整剂量。不良反应为骨髓抑制、肝肾毒性。

2)环孢素 A:常用剂量为 5mg/(kg·d),分 2 次口服,根据血药浓度调整剂量。不良反应包括肝肾损害、牙龈增生、毛发增多、高血压、癫痫等,用药期间应监测肝、肾功能。

3)达那唑:常用剂量为 400~800mg/d,分 2~3 次口服,起效慢,需持续使用 3~6 个月。与肾上腺糖皮质激素联合,可减少肾上腺糖皮质激素用量。达那唑的不良反应主要为肝功能损害,月经减少,偶有多毛发生,停药后可恢复。对月经过多者尤为适用。

4)抗 CD20 单克隆抗体(利妥昔单抗):利妥昔单抗是一种人鼠嵌合的抗 CD20 单抗,可与患者体内 B 淋巴细胞结合,引起 Fc 受体介导的细胞溶解,清除血液、淋巴结及骨髓中的 B 淋巴细胞。标准剂量:375mg/m^2,静脉滴注,每周 1 次,共 4 次。一般在首次注射 4~8 周内起效。最近也有报道利妥昔单抗 100mg 静脉滴注,每周 1 次,共 4 次。小剂量利妥昔单抗治疗的反应率与标准剂量相近,但起效所需时间更长。目前还不知道利妥昔单抗治疗 ITP 的适合剂量,需要进行关于利妥昔单抗治疗 ITP 剂量的对照研究,以寻找最佳剂量。活动性乙型肝炎及丙型肝炎是利妥昔单抗治疗的禁忌证。

由于利妥昔单抗治疗 ITP 的持续缓解时间长,但起效慢。国内外正在探索利妥昔单抗的联合治疗,以期达到尽快提高患者血小板计数,同时提高患者持续反应率。

5)TPO 和 TPO 受体激动药:包括 TPO、TPO 拟肽和非肽类 TPO 类似物,是近年发展较快的一类药物。2008 年年底安进公司的罗米司亭(AMG531)和葛兰素公司的艾曲波帕经美国 FDA 快速通道获准上市,国内三生公司的重组人 TPO(rhTPO)于 2010 年被国家食品药品监督管理总局(State Food and Drug Administration,SFDA)批准用于治疗激素或复发的 ITP。

重组人 TPO:国内一项多中心随机对照临床试验,应用 rhTPO 治疗糖皮质激素无效的 ITP 患者,有效率为 60.3%,不良事件发生率为 13.6%,主要有轻度嗜睡、头晕、过敏样反应和乏力等,不良反应轻微,患者可耐受。剂量 1.0μg/(kg·d)×14 天,血小板计数≥100×10^9/L 时停药。

罗米司亭:属 TPO 拟肽,体内的生物学效应与 TPO 极为相似。首次应用从 1μg/kg 每周 1 次皮下注射开始,若血小板计数<50×10^9/L 则每周增加 1μg/kg,最大剂量为 10μg/kg。若持续 2 周血小板计数≥200×10^9/L,开始每周减量 1μg/kg,血小板计数≥400×10^9/L 时停药。若最大剂量应用 4 周,血小板计数不升,视为无效,应停药。Ⅲ期临床研究治疗组总有效率为 83%,对未切脾和切脾患者的疗效相近。2010 年年底,报道了罗米司亭长期治疗的安全性和有效性。292 例患者,接受罗米司亭治疗的中位时间为 78 周(1~277 周),大部分患者(94.5%)血小板计数高于 50×10^9/L。主要不良反应:血栓事件;11 例患者出现骨髓纤维化;2 例出现罗米司亭中和性抗体,但抗体与 TPO 无反应。

艾曲泊帕:是一种小分子物质,为非肽类 TPO 类似物,可以与 TPO 受体的跨膜部分结合,促进巨核细胞增生和分化。片剂,建议欧美人50mg/d,口服1次,饭前1小时或饭后2小时,东亚人可以从25mg/d开始,根据血小板计数调整剂量,使血小板计数维持在≥50×10⁹/L,最大口服剂量不超过75mg/d。用药过程中需要监护肝功能。Ⅲ期临床试验结果显示,成年人慢性ITP(包括切脾以及未切脾的患者)的有效率为59%。2010年年底,关于艾曲泊帕长期治疗的安全性和有效性的临床研究报道了初步的结果,接受艾曲波帕治疗的中位时间为100周,87%的患者治疗后血小板计数≥50×10⁹/L。艾曲泊帕主要的不良反应为肝功能异常和胆红素的升高以及血栓事件。

6)长春碱类:长春新碱(VCR)为1.4mg/m²(最大剂量为2mg),每周1次,缓慢静脉滴注,共3~6次。或长春地辛(VDS)4mg,每周1次,缓慢静脉滴注,共3~6次。不良反应主要有周围神经炎、脱发、便秘和白细胞减少等。

5.一线、二线治疗失败ITP的治疗　糖皮质激素、IVIg和脾切除等一、第二线治疗无效(包括不适合或不接受脾切除的患者),仍需治疗以维持安全的血小板水平的患者,其治疗宜个体化。可以选用下述治疗:环磷酰胺、联合化疗、吗替麦考吩酯及干细胞移植等,另外也可选择中药临床试验。

十、疗效判断

在判断ITP疗效时,应至少检测2次血小板计数,并且至少间隔7天。具体标准如下:

1.完全应答(complete response,CR)　治疗后血小板计数≥100×10⁹/L且没有出血。

2.有效(response,R)　治疗后血小板计数≥30×10⁹/L并且至少比基础血小板数增加2倍,且没有出血。

3.无效(non-response,NR)　治疗后血小板计数<30×10⁹/L或者血小板数增加不到基础值的2倍或者有出血。

第二节　继发性血小板减少症

继发性血小板减少症是指有明确病因或在一些原发病基础上发生的血小板减少症。

一、病因与发病机制

(一)血小板生成障碍或无效生成

1.巨核细胞生成减少

(1)物理、化学因素:如电离辐射、肿瘤化疗药物、抗生素类(氯霉素、磺胺药)、解热镇痛药(保泰松、吲哚美辛)、抗甲状腺药(丙硫氧嘧啶、甲巯咪唑、卡比马唑)、抗糖尿病药(氯磺丙脲)、抗癫痫药(苯妥英钠)、苯及无机砷等,此类药物干扰DNA合成,抑制细胞丝状分裂,表现为骨髓增生低下和巨核细胞极度减少,常伴有全血细胞减少。另有一些药物如氯噻嗪类、甲苯磺丁脲等抑制巨核细胞生成,血小板生成减少。

(2)骨髓浸润性疾病:如骨髓转移癌、白血病、骨髓瘤、淋巴瘤、骨髓纤维化等,异常细胞浸润骨髓,造血功能受抑,巨核细胞减少,血小板减少。常伴有其他血细胞质和量的异常。

(3)造血干细胞病变:如再生障碍性贫血、阵发性睡眠性血红蛋白尿、范可尼贫血、骨髓增生异常综合征,表现为全血细胞减少。

（4）感染性疾病：如风疹、麻疹、腮腺炎、登革热、艾滋病及某些病原菌引起的败血症等。可能是病原体直接损害巨核细胞，使血小板生成减少。肝炎病毒能直接损害骨髓造血干细胞，使全血细胞减少。获得性单纯无巨核细胞性血小板减少性紫癜，亦与病毒感染、药物、巨核细胞生长因子缺乏引起的巨核细胞生成受抑有关。

（5）血小板生成调控紊乱：少见，包括 TPO 缺乏和周期性血小板减少症。

（6）遗传性疾病：如血小板减少伴桡骨缺如（throm bocy-topenia and absent radii，TAR）综合征、Chediak-Higashi 综合征、Shwachman-Diamond 综合征和先天性无巨核细胞性血小板减少性紫癜等。

2.血小板无效生成　见于维生素 B_{12}、叶酸缺乏，部分阵发性睡眠性血红蛋白尿及骨髓增生异常综合征等，特征为骨髓巨核细胞数量正常或增多，但血小板产率降低，循环中血小板寿命有不同程度的缩短。

（二）血小板破坏增加或消耗过多

血小板寿命缩短、过早破坏或消耗过多，导致周围血中血小板减少。而骨髓中巨核细胞数正常或代偿增生，伴有成熟障碍。常见的病因如下。

1.免疫性破坏　除 ITP 外，继发性常见病因如下。

（1）药物：作为半抗原与血浆蛋白或血小板蛋白质结合成全抗原，产生相应抗体。药物抗体复合物激活补体，损伤血小板，被单核-吞噬细胞系统吞噬。这类药物有奎宁、奎尼丁、铋剂、金盐、洋地黄毒苷、异烟肼、甲基多巴、肝素以及镇静、安眠、抗惊厥药物等。

（2）某些免疫异常疾病：包括风湿性疾病如系统性红斑狼疮、结节性多动脉炎等；淋巴增生性疾病如慢性淋巴细胞白血病、淋巴瘤、骨髓瘤等。

（3）感染相关血小板减少：常见于病毒及细菌感染，如幽门螺杆菌（helicobacter pylori，Hp）感染、流感、麻疹、水痘、出血热、肝炎、艾滋病、新型布尼亚病毒、伤寒及败血症等。这与病毒抗原-抗体复合物致敏血小板或血中抗血小板抗体水平升高引起血小板破坏过多有关。

（4）同种免疫性血小板减少：包括输血后紫癜和新生儿同种免疫性血小板减少性紫癜。前者是由于血小板表面特异性抗原（如 HPA-1a、HPA-2b HPA-4a、HPA-3a 等）阴性患者输入相应抗原阳性血液，产生同种抗血小板抗体，当再次输注相应抗原阳性血液时，体内抗体与输入的抗原结合，引起输入的血小板破坏。患者大多为经产妇或有输血史者，输入后患者出现发热、寒战，大约在 1 周血小板急剧下降，伴有严重出血表现。后者由于母亲对胎儿不相容的血小板抗原产生同种血小板抗体，这种抗体通过胎盘进入胎儿体内引起血小板减少。近半数发生在首次妊娠，常见于患儿母亲是 HPA-1a 阴性而父亲是阳性者，但引起本病发病的抗原型在不同种族间的差异较大。新生儿出生时可见全身散在性紫癜、瘀斑，病程有自限性，一般持续 1~2 周，很少超过 2~4 周，约 10% 的患儿并发颅内出血死亡。

2.非免疫性破坏　血管炎、人工心脏瓣膜、动脉插管、体外循环、血液透析等，由于血管内膜粗糙，血管内异物或血液流经体外管道时可引起血小板机械破坏，血小板黏附在内膜或异物表面，亦可导致血小板减少。

3.血小板消耗过多　主要见于血栓性微血管病，如弥散性血管内凝血、血栓性血小板减少性紫癜、溶血尿毒综合征均因微血管内弥散性血栓形成使血小板消耗过多，导致血小板减少。

(三)血小板分布异常

各种原因的脾大,包括脾肿瘤、脾充血、脾浸润(戈谢病、尼曼-匹克病)、黑热病及原发性脾大等,肿大的脾可以扣留全血85%的血小板。骨髓巨核细胞正常或增多。

(四)假性血小板减少症

检测血常规常用的抗凝剂如 EDTA 等,可致部分受检者血小板在体外聚集,出现血小板计数减少的假象,称为 EDTA 依赖性假性血小板减少症。血涂片可发现血小板明显聚集,更换抗凝剂后血小板恢复正常。

继发性血小板减少往往是综合因素,如感染、药物、肿瘤不仅抑制骨髓造血,同时有免疫性血小板破坏或分布异常。

二、临床表现与实验室检查

患者有原发病表现或发病前有某种致病因素接触史,轻度、中度血小板减少($>50\times10^9/L$)可无出血表现,重度血小板减少常有皮肤黏膜瘀点、紫癜、瘀斑、鼻出血、口腔血疱、黑便、月经过多或术后伤口渗血等,颅内出血是主要的死亡原因。实验室检查除血小板减少外可有束臂试验阳性、出血时间延长,血块退缩不佳,凝血检查正常。骨髓涂片检查十分重要,骨髓中巨核细胞减少提示生成障碍,见于再生障碍性贫血及骨髓浸润性疾病等。巨核细胞正常或增多,但可伴有成熟障碍,见于血小板破坏、消耗过多或分布异常等疾病。疑为 HIV 感染应查 T 细胞功能及检测血清 HIV 抗体。疑为系统性红斑狼疮应查血清抗核抗体、抗 Sm 抗体、抗 ds-DNA 抗体等。疑为淋巴瘤应做淋巴结活组织检查。TPO 检测和网织血小板计数,对鉴别血小板生成减少还是破坏加速有重要价值。前者血清 TPO 浓度升高,网织血小板计数正常或减少;后者血清 TPO 浓度正常,而网织血小板计数增加。

三、诊断

患者有出血症状伴血小板减少,同时有下列征象时应考虑本病:①发病前有服药、电离辐射、妊娠或输血史;②既往有出血史或家族出血史;③伴有发热、畏寒等感染症状;④体检有肝、脾、淋巴结肿大,尤其是明显脾大者;⑤失血不多而贫血较重者;⑥伴有白细胞、红细胞量和质的异常。骨髓涂片或活检,对骨髓病性贫血及再生障碍性贫血的诊断有重要意义。若因脾大做脾切除,脾病理检查可能有助于发现引起血小板减少的病因。

四、治疗

主要针对原发病。出血严重时肾上腺糖皮质激素可以改善症状,必要时输注血小板悬液。免疫性血小板减少皮质激素大多有效,部分患者可行血浆置换治疗。药物性血小板减少应立即停服可疑药物,大多在7~10天血小板恢复正常。感染性血小板减少应积极抗感染治疗,一般在感染控制后2~6周血小板恢复正常,感染引起骨髓抑制者病程迁延较长。对脾功能亢进者,可做脾切除治疗。海绵状血管瘤可采取肿瘤照射或手术切除治疗。

第十二章　白血病

第一节　急性白血病

一、临床表现

各类急性白血病(acute leukemia, AL)的共同临床表现大多与正常造血细胞生成受抑和白血病细胞增生浸润有关。正常造血细胞生成受抑可引起感染、发热、出血和贫血;白血病细胞增生浸润可导致肝、脾、淋巴结肿大及其他器官病变。症状的缓急主要取决于白血病细胞在体内的增长速率和积蓄程度。

(一)感染

约半数以上患者以发热起病,当体温>38.5℃时常由感染引起。感染是急性白血病最常见的死亡原因之一。据上海市白血病协作组统计,初诊时46.1%的急性髓系白血病(acute myeloid leukemia, AML)和42%的急性淋巴细胞白血病(acute lymphoblastic leukemia, ALL)患者有感染发热。国外494例急性白血病1894次发热分析显示,明确为感染者占64%,不明原因者占35%,非感染性者仅占1%。急性白血病发生感染的机制如下。①中性粒细胞数量减少和功能缺陷。白血病细胞能抑制骨髓正常粒系祖细胞的生成,加上化疗药物对骨髓的抑制毒性,在诱导缓解期常发生显著的粒细胞缺乏症,极易并发各种细菌或真菌感染。中性粒细胞<$1×10^9$/L 时,感染概率中度增加;<$0.5×10^9$/L 时,显著易感染;<$0.1×10^9$/L 时,几乎都有严重的感染。感染的发生还和粒细胞缺乏持续的时间有关,超过2周者几乎都有严重感染,且真菌和原虫感染的危险性显著增高。粒细胞的趋化、游走、吞噬及杀菌功能降低,不能产生正常的炎症反应,感染不易局限。②免疫缺陷。化疗及应用糖皮质激素等可加重免疫紊乱。免疫球蛋白合成减少,补体缺乏,使机体对具有荚膜的细菌如肺炎链球菌或流感杆菌的防御能力显著减弱,加上细胞免疫功能减低,患者易发生范围广泛的各种病原体感染。③皮肤黏膜屏障破坏更有利于病原体的入侵。④院内感染,长期住院患者的感染半数系院内获得,细菌常呈耐药性。感染以咽峡炎、口腔炎最多见,肺部感染、肛周炎及肛周脓肿也常见。皮肤黏膜感染很少化脓,但易形成蜂窝织炎。胃肠道感染常是脓毒血症的主要来源。泌尿系感染时尿路刺激症状不明显;当白细胞<$0.1×10^9$/L 时,仅11%有脓尿。在发病早期,感染常由革兰阳性球菌如粪链球菌、金黄色葡萄球菌或表皮葡萄球菌所引起;但长期反复抗生素治疗后体内菌群发生变化,加以肠道黏膜溃疡和肠壁白血病细胞浸润,此时革兰阴性杆菌感染较多见。细菌多数来自患者本身的肠道,其中50%以上系住院后获得,以硝酸盐阴性、肺炎和铜绿假单胞菌为多见,占感染死亡的75%,尤其是假单胞菌感染患者常出现典型的坏死性皮损,死亡率高。结核复发也有报道。真菌常为终末期感染,但也有发生在病程早期,尸检发生率占13%,以念珠菌及曲霉菌多见。急性白血病发生病毒感染时病情常较凶险,如麻疹或水痘易并发肺炎、脑炎等。病毒感染中巨细胞病毒(cytomegalovirus, CMV)常见于急性白血病缓解期,尤其是儿童 ALL。

(二)出血

40%~70%的患者起病时伴出血倾向。在未并发弥散性血管内凝血(DIC)者,出血的发生率为67%~75%,死于出血占10%~15%。并发的DIC患者几乎全部有出血,其中死于DIC者占20%~25%。AML有出血倾向(58%)者明显多于ALL(42%)。

出血的机制如下。①血小板减少,约95%的AL患者有血小板减少,是引起出血最重要的原因。皮肤瘀点、瘀斑和牙龈渗血最常见,可有鼻出血和月经过多。视网膜出血时可引起失明,蛛网膜下隙出血常引起突然死亡。血小板功能障碍并非是AL出血的主要原因。当血小板在$20×10^9$/L以上时可无严重出血,但低于$5×10^9$/L者常引起致命的出血倾向。如血小板在$20×10^9$/L以上有严重出血常提示有其他机制参与出血,但某些AL可有血小板的黏附、聚集和释放功能异常,血小板膜糖蛋白Ⅰb和Ⅱb/Ⅲa异常,电镜观察常见α颗粒减少和体积变小。②血管壁损伤,由于白血病细胞浸润、感染内毒素以及大量化疗所引起。当白血病细胞数异常增多时,可使小动脉和小静脉内白血病细胞堆积,称白细胞瘀滞,可发生出血。③凝血障碍,单个凝血因子缺乏较少见。凝血障碍常呈大块瘀斑和血疱,伴有疼痛。内脏出血多见,如消化道、泌尿道、颅内出血。最常见的类型是DIC,AL并发DIC的发生率为7%~30%。急性早幼粒细胞白血病(acute promyelocytic leukemia, APL)的出血机制较为复杂,以前多认为是白血病细胞颗粒中含有的促凝物质释放导致DIC的发生,现认为APL患者出血以原发性纤维蛋白溶解亢进为主。④抗凝物质增多,AL患者肝素或肝素类物质增多,发生率占10%~15%。细菌感染释放有抗凝作用的多糖体,故感染可使出血加重。

(三)贫血

约2/3的AL患者在确诊时有中度贫血。贫血发生的机制如下。①白血病细胞克隆能抑制正常多能造血干细胞以及红系祖细胞,并使红系祖细胞对红细胞生成素的反应性降低。白血病细胞破坏诱导红系生成的微环境等,从而使红系生成减少。②无效性红细胞生成:测定血浆和红细胞内放射性铁的转换以研究骨髓红系造血,发现白血病患者红系铁转换率正常或升高,但成熟红细胞的铁摄取量却显著降低,提示无效性红细胞生成,另外,某些类型的白血病患者伴幼红细胞增生异常,表现为巨幼样变和细胞分裂受阻。③溶血:明显溶血绝大多数见于淋巴细胞白血病。隐性溶血表现为对输血的要求明显增加,发生机制可能和免疫有关,少数可能有红细胞内在缺陷。DIC可伴微血管病性溶血性贫血。④其他:急慢性失血以及某些抗代谢化疗药物例如甲氨蝶呤(MTX)和阿糖胞苷(Ara-C)等可引起DNA合成障碍,导致巨幼细胞贫血。

(四)淋巴结和肝脾大

初诊时62.2% ALL患者、41%AML患者有淋巴结肿大,常见为浅表淋巴结肿大。淋巴结肿大以ALL为著。60%~80%的T-ALL有纵隔淋巴结肿大,严重者可引起气管、颈静脉压迫等症状。在AML中以M_4及M_5发生淋巴结肿大多见,肝、脾大ALL较AML更为多见,据上海地区统计,初诊时ALL 60%的患者有肝大,47.9%有脾大,而AML仅31.8%的患者有肝大,20.9%有脾大。

(五)神经系统

中枢神经系统白血病(central nervous system leukemia, CNSL)以蛛网膜及硬脑膜浸润最高,分别为 82% 及 78.6%,其次为脑实质(62%)、脉络丛(42%)及脑神经(22%),可发生在白血病活动期或缓解期。约有 2% 的急性白血病患者初诊时有中枢神经系统累及,如未进行中枢神经系统白血病的预防处理,则 70% 的 ALL、20% ~ 40% 的儿童及 5% 的成年人 AML 可发生中枢神经系统白血病。轻者可无症状或仅有轻微头痛,脑脊液压力增高。严重的才呈典型脑膜炎表现,但一般不发热。脑脊液检查可见压力增高,细胞数增多甚至发生浑浊,蛋白增多,糖降低。利用细胞离心沉淀涂片染色检查,可检出白血病细胞。当周围血原始细胞显著增多($>50 \times 10^9 /L$)时,常可引起白细胞瘀滞,多见于 AML 和慢性髓细胞性白血病(chronic myelogenous leukemia, CML)的急变期。临床表现类同脑血管意外,患者有头痛、轻瘫,迅速进入昏迷,常致死亡。

(六)口腔及皮肤

白血病细胞浸润口腔黏膜可引起牙龈肿胀或巨舌等,多见于 AML 的 M_5 及 M_4。白血病性牙龈炎常继发感染、出血,甚至发生继发性口干燥症。偶见急性白血病可首发于皮肤。皮肤浸润表现有白血病疹、结节、斑块和溃疡等。白血病疹呈淡紫色小丘疹,常有痒感,以 AML 的 M_4 及 M_5 为明显。活检或皮损印片有助于诊断。皮肤感染很多见,表现为蜂窝织炎,常呈大片状,迅速发展,最常见于面部,多由革兰阳性细菌所引起。病毒性皮炎常发生在化疗中或化疗后,以单纯疱疹及带状疱疹为多见。

(七)心脏和呼吸系统

急性白血病的肺部表现可由感染、浸润及白细胞瘀滞等引起。初诊时有肺浸润者占 5%,尸检中发现者占 50%。肺浸润以 AML 常见,浸润多位于肺泡间隔,尤位于血管和小支气管周围,但引起肺动脉栓塞导致肺梗死者罕见。肺门和纵隔淋巴结肿大的发生率分别为 27% 和 36%。因浸润出现渗出性胸膜炎及血性胸腔积液者多见于 ALL,亦可见于 AML-M_5。肺部浸润的 X 线片表现可呈弥漫性网状结节样改变,也可散在分布,和感染并存可呈片状阴影。肺部血管的白细胞瘀滞可导致呼吸窘迫综合征,主要见于高白细胞急性白血病患者,病死率高。心肌及心包浸润的尸检报告可达 35%,多见于 ALL,有临床症状者仅 5%,可表现为心肌炎、心律失常、心力衰竭,偶有心包炎表现。

(八)骨和关节

骨痛及胸骨下端压痛常见。初诊时有骨、关节症状者 ALL 占 11%,AML 占 2%。慢粒急变常有显著骨痛。骨痛可由于:①白血病细胞影响骨膜;②不明原因的骨梗死和骨髓坏死;③高尿酸血症致痛风发作;④溶骨性髓细胞肉瘤等。骨骼病变可通过 X 线摄片、骨扫描及骨 MRI 等检查确诊。

(九)性腺

性腺浸润占 4% ~ 27%,约 2% 的 ALL 初诊时即有睾丸白血病。由于对中枢神经系统白血病的有效防治,使睾丸白血病成为第二个髓外复发的部位。尤以白细胞明显增高者以及 ALL 更易发生。睾丸白血病可无症状,常呈双侧或单侧弥漫性肿大,质硬,不透光,可经局部穿刺或活检证实。卵巢白血病症少见。阴茎异常勃起偶见于急性白血病患者,可能和海绵体内白血病细胞栓塞有关。

(十)其他

约25%的患者在确诊为白血病时胃肠道已有白血病浸润,但临床表现少见;即使有症状也与浸润程度不相称,表现为腹痛、腹泻、胃肠道出血、黏膜炎症、肠梗阻等。白血病肾脏浸润率可达52%。白血病细胞可浸润甲状腺、胰腺、下丘脑和神经垂体,且可并发糖尿、低血糖或尿崩症等。低血糖系外周血大量白血病细胞"窃取"血糖所致。急性白血病患者的生化代谢紊乱常是多因素的,化疗可使之加重,造成症状的复杂化,严重者可致死,故需及时纠正。高尿酸血症是AL最常见的代谢紊乱。由于白血病细胞的高代谢状态,故尿酸可增高,尤其当诱导缓解化疗后白血病细胞大量崩解,使血浆尿酸浓度显著增高。大量尿酸由尿中排泄可导致严重肾病,甚至急性肾衰竭。急性白血病患者的电解质紊乱变化多端,无一定规律性。低钠血症较常见,可由原发性或化疗药物如环磷酰胺、长春新碱所致的继发性血管升压素分泌过多综合征而引起。高钾血症在白血病细胞大量崩解时常见,甚至可致心搏骤停;低钾血症可见于AML的M_4及M_5,因这类白血病患者的血清溶菌酶增高导致肾小管损害。抗生素引起的肾病和肠道功能紊乱也可引起低钾。高钙血症的出现常提示预后不佳,患者出现乏力、嗜睡、恶心、烦渴等精神症状,常伴骨痛、骨质疏松、溶骨性病变和病理性骨折。高钙血症的多尿及排钾增多可引起代谢性碱中毒,低钙血症也是白血病化疗中的严重并发症。高镁血症常见于白血病活动期。代谢性酸中毒常由乳酸积聚所引起,多见于急性白血病活动期,因大量白血病细胞的无氧糖酵解所致;由并发深部真菌感染等引起者亦有报道。急性白血病化疗后大量白血病细胞杀伤,细胞内容物大量释放入血可引起急性溶瘤综合征,出现高磷血症、高钾血症、低钙血症、高尿酸血症、少尿、急性肾衰竭等,可致患者迅速死亡。

二、实验室检查

(一)血常规

急性白血病初诊时,多数患者外周血有不同程度的血红蛋白及红细胞减少,据统计血红蛋白测定的范围在17~147g/L。贫血大多数呈正常细胞性,仅少数有成熟红细胞大小不等、嗜碱性点彩、多染性红细胞及出现幼红细胞,半数患者网织红细胞计数偏低。白血病可引起红细胞血型抗原的减弱,造成血型鉴定的困难。急性白血病初诊时外周血白细胞计数可降低、正常、增高或显著增高。约50%的AML和30%的ALL患者白细胞计数可$<5×10^9$/L,甚至可$<1×10^9$/L;也有$>100×10^9$/L,称为高白细胞急性白血病,占所有急性白血病的8.5%。约有5%的AML,9%儿童ALL和17%成年人ALL发生高白细胞急性白血病,尤多见于T细胞ALL和AML-M_5。高白细胞急性白血病病情凶险,早期病死率高,缓解率低,预后差。外周血白细胞分类,最主要的发现是被累及的血细胞系列的原始细胞和幼稚细胞百分比显著增多,范围可从5%到100%,但白细胞不增多性白血病患者,外周血中可仅有极少量甚至没有原始细胞或幼稚细胞出现。急性白血病患者初诊时均有不同程度血小板减少,据统计52.4%患者$<60×10^9$/L。

(二)骨髓象

急性白血病初诊时骨髓象绝大多数呈增生活跃、明显活跃或极度活跃,分类中最主要的特征是被累及的血细胞系列有原始细胞和幼稚细胞大量增生,而正常造血细胞如幼红细胞和巨核细胞则明显受抑制。据统计,增生极度活跃者占45.4%,明显活跃占30.2%,活跃占

20.6%,增生减低占3.8%;后者多见于AML。约有10%的AML骨髓活检中显示增生降低,称为低增生性急性白血病。据统计,分类中原始细胞平均占64.4%,最低占10%,最高占99.2%。

白血病细胞具有共同的形态特点:大小不一,多数体积增大,核质比值增大,细胞核形态不规则,常有异形,核染质粗糙,分布不均,核仁较正常原始细胞为大且显著;核分裂象多见,核质发育失调,胞核发育常落后于胞质,细胞分化停滞在原始细胞或幼稚细胞(早幼)阶段,而趋向于成熟的细胞极少见,呈所谓"裂孔"现象。Auer小体可见于部分AML,一般不出现在ALL中。CML急变期找到Auer小体纯属罕见。

(三)细胞化学染色

细胞化学染色在急性白血病的分型诊断中有重要意义。①ALL的细胞化学染色特征:过氧化酶(POX)、苏丹黑B(SB)和氯化醋酸AS-D萘酚酯酶(AS-D-CE)均呈阴性反应;醋酸AS-D萘酚酯酶(AS-D-AE)阴性或弱阳性;α-醋酸萘酚酯酶(α-NAE)大多阴性,一些细胞可呈局灶性阳性,少数患者有局灶性强阳性反应;PAS染色在部分患者的部分细胞中呈块状或颗粒状阳性,而无弥漫性着色;酸性非特异性酯酶(ANAE)和酸性磷酸酶(ACP)呈阴性或弱阳性反应。T细胞ALL的ANAE、ACP及末端脱氧核苷酸转移酶(TdT)的活性都显著增高;B细胞ALL的ACP、ANAE及TdT均为阴性反应。FAB协作组规定ALL可有3%原始细胞POX染色可呈阳性,因此POX阳性原始细胞>3%可作为ALL和急粒的鉴别点。其实ALL的3%POX阳性原始细胞并非是白血病原始细胞,而是正常的原粒和早幼粒细胞;②急粒细胞化学染色的特征:POX和SB染色对分化差的原粒细胞呈阴性反应,分化好的呈阳性反应,其强弱程度各异,M_1型以阴性或弱阳性反应多,M_2a和M_3型以强阳性为多,Auer小体也呈阳性;AS-D-CE染色呈特异性阳性反应;非特异性酯酶(NSE)可呈阳性反应,但不被NaF抑制或抑制率<50%;中性粒细胞碱性磷酸酶(NAP)明显减少或消失。PAS染色根据白血病细胞的分化程度可呈阴性反应或呈弥漫性淡红色反应,M_3型呈弥漫性红色反应;③急单细胞化学染色的特征:POX和SB染色时原幼单核细胞呈阴性或弱阳性反应;NSE呈阳性或强阳性反应,可被NaF抑制,抑制率>50%;AS-D-CE呈阴性反应,偶见弱阳性反应;NAP积分增高;血、尿溶菌酶活性显著增高;④急粒单细胞化学染色的特征:具有上述两系细胞的特征,并且过氧化酶-溶菌酶(POX-Lz)双重染色时Lz活性>POX,AS-D-CE和AS-D-E双重染色时两类不同细胞可显示两种不同的染色;⑤红白血病的幼红细胞PAS染色呈阳性反应,且多为颗粒或块状分布。

(四)免疫表型检查

按照T细胞分化模式,在淋巴系干细胞阶段仅有CD34、HLA-DR及TdT表达,继而出现CD7,同时胞质中开始表达CD3,标志着发育至幼稚胸腺细胞阶段,此时部分细胞可出现CD5、CD2;到皮质胸腺细胞期,CD1、CD4、CD8共同表达;髓质胸腺细胞和外周血T细胞一样,CD1消失,CD4或CD8在不同细胞上独立表达,胞膜上出现T细胞抗原受体复合物CD3标志。按照B细胞分化过程,其抗原表达继淋巴系干细胞之后,B系祖细胞便出现CD19,胞质中CD10开始表达;早前B细胞期CD34、TdT消失,膜CD10及胞质CD22出现;进入前B细胞期,CD22、CD20均已表达;SmIg为成熟B细胞标志。按照髓系(粒-单系)细胞的分化过程,CD33和CD13是髓系发育成熟全过程均存在的抗原;CD34在髓系祖细胞表面出现,分化至原粒细胞逐渐消失;HLA-DR 存在于 CFU-GM 和各期单核细胞上;到幼稚及成熟期,粒、单核细胞表面出现 CD11b,粒系同时有 CD15,单核细胞则表达 CD14。细胞表面免疫学标记对白血病分型诊断意义见表 12-1。

表 12-1 细胞表面免疫学标记对白血病分型诊断意义

标记名称	正常细胞的分布	白血病细胞的分布
HLA-DR	早期髓系,单核系,B 细胞系	ALL,AML,CLL(APL 阴性)
CD34	造血干/祖细胞	ALL,AML(早期阶段的亚型)
CD19,CD20	B 细胞系	ALL(B 细胞),CLL,HCL
CD21	中间阶段的 B 细胞系	CLL
CD22	B 细胞系	ALL(B 细胞),HCL
CD79α	B 细胞系	ALL(B 细胞)
SmIg	中间及成熟 B 细胞系	ALL(L3),CLL,HCL
CD13	髓系和单核系	AML(所有亚型)
CD14	髓系和单核系	AML(常为 M_4、M_5)
CD15	髓系和单核系	AML(分化好的亚型)
CD33	早期髓系、单核系	AML(所有亚型)
CD117	造血祖细胞,肥大细胞	AML
MPO	髓系	AML
CD1	早期(胸腺)T 细胞	T-ALL
CD2	T 细胞系	T-ALL
CD3	成熟 T 细胞	T-CLL,ATL
CD5	T 细胞,B 细胞	T-ALL,B-ALL
CD7	T 细胞系	T-ALL,20%AML
CD16	NK,粒细胞	NK 白血病
CD25	激活的 T 细胞和 B 细胞	HCL,ATL
CD41	血小板,巨核系	AML-M_7
CD61	血小板,巨核系	AML-M_7

应用单克隆抗体(McAb)进行免疫分型过程中,有认为 B 系 McAb 中的 CD10、CD19、CD22 的特异性较好,T 系 McAb 中的 CD3、CD4、CD8 的特异性较好,但表达率低,髓系 McAb 中的阳性表达率依次为 CD33>CD13>CD14>CD15。60% ALL 表达普通型 ALL 抗原(CALLA,即 CD10),CALLA 为糖蛋白,偶见于正常早期淋巴细胞和其他非造血组织,CALLA 阳性的 ALL 实际上是极早期 B 细胞。10%~20%的成年人和 5%~10%的儿童 ALL 有髓系抗原的表达(CD13 和 CD33),称表达髓系抗原的 ALL(My⁺ ALL);20%~30%的 AML 表达淋系抗原,常见 TdT、CD7、CD2 和 CD19,称表达淋系抗原的 AML(Ly⁺AML)。诊断急性双系列(或双表型)白血病,WHO 髓系肿瘤分类提出应根据欧洲白血病免疫分型研究组(EGIL)提出的积分系统(表 12-2)计算积分,髓系积分>2 分,淋系积分>2 分才能确立。

表 12-2　欧洲白血病免疫分类积分系统(EGIL)

积分	B 淋巴细胞系	T 淋巴细胞系	髓系
2	cCD79α	c/mCD3	MPO
	cIgM	抗 TCR	
1	cCD22		
	CD19	CD2	CD117
	CD20	CD5	CD13
	CD10	CD8	CD33
0.5		CD10	CD65
	TdT	TdT	CD14
	CD24	CD7	CD15
		CD1a	CD64

注:CD79α 在某些前体 T 细胞白血病/淋巴瘤也有表达。

(五)细胞遗传学检查

ALL 约 66% 有特异性染色体变化,在有染色体畸变的 AML 中约 60% 有特异性染色体变化,因此骨髓细胞遗传学检查已成为急性白血病的形态学、免疫学、细胞遗传学和分子生物学(MICM)分类诊断的重要项目之一。AML 的特异性染色体变化。①t(8;21)(q22;q22):与急粒 M_9 型有特殊联系,据报道 30% 的 M_2 患者有 t(8;21),t(8;21)往往伴有性染色体缺失,85% 的男性患者缺少 Y 染色体,60% 女性患者缺少 X 染色体;②t(15;17)(q22;q21):此易位限于急性早幼粒白血病(M_3 型),至少见于 90% 的 M_3 患者;t(15;17)的检出对细颗粒和微颗粒型急性早幼粒白血病有重要价值,此外约 1/3 患者伴有 +8;③t/del(11)(q23):本组染色体异常呈异质性,易位中最多见的是 t(9;11),其他尚有 t(11;9)(q23;p13)、t(10;11)(p11-p15;q23)和 t(11;17)(q23;q21~25),它们均可出现在 AML 患者,约 50% 为急单 M_{5a},但也可见于 T 细胞 ALL;④inv/del(16)(q22):多见于急粒单白血病 M_4 E_0 型;⑤t(9;22)(q34;q11):急粒白血病少见 Ph 染色体异常,主要见于 M_1 型,它与慢粒不同,Ph(+)的 AML 初诊时多数细胞为正常二倍体;⑥t(6;9)(p21~22;q34):多见于 M_2 或 M_4 患者,极易涉及骨髓嗜碱性粒细胞但非绝对,约 20% 患者有 MDS 病史;⑦inv(3)(q21;q26):可见于 Mi、M_2、M_4、M_7 和 MDS 转变的 AML 白血病,伴血小板数升高,其他染色体异常如插入、易位等多见于 M_1;⑧t(8;16)(p11;p13):系伴吞噬细胞增多,有吞噬红细胞现象的 M_5b 具有此异常;⑨t/del(12)(p11~13):可见于 AML 的 M_2 和 M_4,其部分细胞向嗜碱性粒细胞分化;⑩+4:多见于 M_4 或 M_2 型 AML。成年人 ALL 15%~20% 有 Ph 染色体,其断裂点精确位置可能与慢粒不同,伴有 Ph 染色体的 ALL 常为非 T 非 B 型,有时为前 B 细胞型;t(4;11)最常见于新生儿 ALL,t(8;14)可见于 ALL L3 型,t(1;19)见于前 B 细胞 ALL;约 20% ALL 有染色体数量的增加,可达 50~60 条,这种超二倍体白血病化疗效果好。

(六)分子生物学检查

急性白血病分子水平的异常与疾病的发生、发展以及预后判断有密切关系。传统的细胞形态学和免疫学以及细胞遗传学检查已经不能满足急性白血病精准治疗的新理念,WHO(2001)造血与淋巴系统肿瘤分类标准已将基因异常作为最重要的确定疾病实体的依据之一。2008 年修订颁布的 WHO 第 4 版分类标准在汲取最新研究成果的基础上,进一步推进了这一发展趋势。近年随着分子信号通路研究的逐步深入和靶向治疗药物的不断问世,基因分子水平异常检测不仅常规应用于急性白血病的诊断分类和预后判断,而且成为疾病疗效评估和复发监测的一项重要手段。

分子水平检测急性白血病基因异常主要方法有 FISH、PCR、RT-PCR、RQ-PCR 以及高通量测序技术等。FISH 可检测分裂中期和间期的细胞,克服了常规细胞遗传学检查细胞必须处于分裂中期的障碍。其缺点是敏感性不及 PCR 方法。巢式 RT-PCR 和 RQ-PCR 技术是目前急性白血病临床疗效检测最为敏感的技术,并由此引入了"分子完全缓解(molecucular complete response)"的新概念。第二代测序技术(next generation sequencing,NGS)主要分为 DNA-seq、RNA-seq 和 ChIP-seq 等 3 类,对于个体化评估白血病克隆演变、药物靶点、DNA 甲基化以及药物不良反应等更加精准,但目前仅限于临床科研工作。第三代测序技术(third generation sequencing)是通过合成互补链技术对数百万个 DNA 片段进行测序,克服了第二代依赖 PCR 扩增的信号放大技术,是真正意义的单分子测序,有望在21 世纪上叶对白血病在内的血液肿瘤诊断与治疗带来突破性进展。表 12-3 和表 12-4 分别为最常用于 AML 和 ALL 诊断分型的融合基因。

表 12-3　AML 常见的融合基因与染色体异常及白血病 FAB 类型的关系

染色体异常	融合基因	常见的 FAB 亚型
t(8;21)(q22;q22)	RUNX1-RUNX1T1	M_2
t(15;17)(q22;q21)	PML-RARA	M_3
inv(16)(p13;q22)	CBFβ-MYH11	M_4E_o
t(9;11)(p22;q23)	MLLT3-MLL	M_5
inv(3)(q21;q26)/t(3;3)(q21;q26)	RPN1-EV11	M_1、M_4、M_6
t(6;9)(p23;q34)	DEK-NUP214	M_2、M_4
t(6;11)(p27;q23)	MLL-AF6	M_4、M_5

表 12-4　ALL 常见的融合基因与染色体异常及白血病类型的关系

WHO 类型	染色体异常	融合基因
前体 B-ALL	t(9;22)(q24;q11.2)	BCR-ABL1
	t(4;11)(q21;q23)	AFF1-MLL
	t(12;21)(p13;q22)	ETV6-RUNX1
	t(1;19)(q23;p13.3)	TCF3-PBX1
前体 T-ALL	t(5;14)(q35;q32)	TLX3-BCL11B
	t(10;14)(q24;q11)	TLX1-TRA/TRD
	t(1;14)(p32;q11)	TAL1-TRD
	t(7;7)或 inv7(p15;q34)	HOXA,TRB

（续表）

WHO 类型	染色体异常	融合基因
Burkitt 白血病	t(8;14)(q24;q32)	MYC-IgH
	t(2;8)(p12;q24)	MYC-Igκ
	t(8;22)(q24;q11)	MYC-Igλ

三、诊断和鉴别诊断

（一）诊断

急性白血病时白细胞常显著增高，外周血液有数量较多的异常原始细胞及幼稚细胞，但对白细胞不增多性白血病则必须借助骨髓检查才能发现白血病细胞。在未进行骨髓象检查之前，某些临床表现常易造成误诊。如儿童急性白血病常因发热、关节肿痛、心动过速而误诊为风湿热；有全血细胞减少的临床表现易被误诊为再生障碍性贫血；某些急性白血病初起时可单系血细胞减少，如以粒细胞减少或血小板减少为首起表现的急性白血病常易被误诊为粒细胞缺乏症或免疫性血小板减少症。上述情况只要及时进行骨髓象检查即可明确诊断。

ALL 须注意和病毒相关的感染性单个核细胞增多症相鉴别。病毒相关的感染性单个核细胞增多症可有发热、皮疹、关节疼痛及淋巴结和肝脾大，外周血液和骨髓象中出现大量不典型淋巴细胞，易被误诊为 ALL，但病毒相关的感染性单个核细胞增多症贫血和血小板减少常不明显，病毒血清学和抗体检测有助于鉴别。儿童的神经母细胞瘤和横纹肌肉瘤及青少年和成年人的 Ewing 肉瘤及小细胞肺癌，有骨髓浸润时呈小圆细胞形态，如不注意时易被误诊为 ALL，肿瘤细胞的免疫表型和基因重排的类型有助于鉴别。药物引起粒细胞缺乏症的恢复期，骨髓可有早幼粒细胞显著增多，须注意和急粒相鉴别，前者常无贫血和血小板减少，且早幼粒细胞形态正常，存在环核浅染带，无 Auer 小体。粒细胞类白血病反应白细胞可超过 50×10^9/L 且有核象左移，须注意与急粒相鉴别，类白血病反应的骨髓象原粒细胞极少超过 2% 且 NAP 积分增高。低增生性急性白血病和急性再生障碍性贫血的鉴别，只要仔细检查骨髓并不困难，因为前者原始细胞百分比已达诊断急性白血病的标准。

（二）分型诊断

1.FAB 分类标准　英美法协作组（FAB 协作组）于 1976 年和 1985 年先后提出急性白血病的形态学诊断标准及修改建议，1991 年又增补了 AML 的一项亚型，即 AML 微分化型（M_0）。M_0 不能用通常的形态学和细胞化学方法找到肯定的髓系分化证据，但原始细胞可以通过单克隆抗体免疫标记和（或）超微结构（包括超微细胞化学）证实有髓系性质。M_0 的诊断标准为：骨髓原始细胞 I 型＋II 型在非红系（non-erythroid cell，NEC）中≥90%，原始细胞形态大多数类似于 ALL-L_2 的原始淋巴细胞、AML-M_1 原始细胞或少部分似 AML-M_5 原始单核细胞，无嗜天青颗粒及 Auer 小体，常规细胞化学染色阴性。免疫表型无特异性高的淋系标志如 cCD3、cCD79a 和 cCD22，但可表达特异性较低的淋系相关标志如 CD2、CD4、CD7、CD10 和 CD19 等，髓系分化抗原 CD13、CD14、CD33、CD64、CD65 或 CD117 等阳性，单抗检测细胞质髓过氧化物酶（cMPO）阳性。急性未分化型白血病（acute undifferentiated leukemia，AUL）与 AML-M_0 不同，AUL 是指细胞表面无系列特异或系列相关抗原表达，细胞形态和细胞化学特征也无法确定哪一系列的白血病。有学者认为是否属于真正的 AUL 尚须经过基因分型的检测如髓过氧化物酶(myeloperoxidase,MPO)基因表达、免疫球蛋白重链(IgH)或 T细胞受体(TCR)基因重排等,证实无任何基因型和免疫学标志,才属于真正的 AUL。

1986 年天津白血病分类、分型讨论会提出了国内急性白血病的诊断标准。该标准系在 FAB 分类基础上提出的。国内分型与 FAB 分型的不同之处是将 AML-M_2 进一步区分为 M_{2a} 和 M_{2b} 两个亚型(表 12-5)。

表 12-5　急性白血病国内诊断标准

AML

急性粒细胞白血病未分化型(M_1):骨髓原粒细胞在 NEC 中≥90%,早幼粒细胞很少,中幼粒细胞以下阶段不见或罕见

急性粒细胞白血病部分分化型(M_2):分为以下两种亚型。①M_2a:骨髓中原粒细胞为 30%<90% (NEC),单核细胞<20%,早幼粒细胞以下阶段>10%;②M_2b:骨髓中原始粒细胞及早幼粒细胞明显增多,以异常的中性中幼粒细胞增生为主,其胞核常有核仁,有明显的核浆发育不平衡,此类细胞>30%

急性颗粒增多的早幼粒细胞白血病(M_3):骨髓中以颗粒增多的异常早幼粒细胞增生为主,>30% (NEC);其胞核大小不一,胞质中有大小不等的颗粒。可分为两种类型。①M_{3a}(粗颗粒型):嗜苯胺蓝颗粒粗大,密集甚至融合;②M_{3b}(细颗粒型):嗜苯胺蓝颗粒密集而细小

急性粒-单核细胞白血病(M_4):按粒系和单核细胞系形态不同,可包括下列四种类型。①M_{4a}:原始细胞和早幼粒细胞增生为主,原、幼单核和单核细胞≥20%(NEC);②M_{4b}:原、幼稚单核细胞增生为主,原始和早幼粒细胞>20%;③M_{4c}:原始细胞既具粒细胞系,又具单核细胞系形态特征者>30%;④M_4E_o:除上述特点外,还有粗大而圆的嗜酸颗粒及着色较深的嗜碱颗粒,占 5%~30%(NEC)

急性单核细胞白血病(M_5):分以下两种亚型。①未分化型(M_{5a}):骨髓中原始单核细胞Ⅰ型+Ⅱ型≥80%(NEC);②部分分化型(M_{5b}):骨髓中原始和幼稚单核细胞(NEC)>30%,原单核细胞(Ⅰ型+Ⅱ型)<80%

红白血病(M_6):骨髓中红细胞系>50%,且带有形态学异常,NEC 中原粒细胞(或原始+幼稚单核细胞)Ⅰ型+Ⅱ型>30%;若血片中原粒细胞或原单核细胞>5%,骨髓 NEC 中原粒细胞或原始+幼稚单核细胞>20%

急性巨核细胞白血病(M_7):外周血中有原巨核(小巨核)细胞;骨髓中原巨核细胞≥30%;原巨核细胞有电镜或单克隆抗体证实;骨髓细胞少,往往干抽,活检有原始细胞和巨核细胞增多,网状纤维增加

ALL

L_1:原始和幼稚淋巴细胞以小细胞(直径≤12μm)为主;核圆形,偶有凹陷与折叠,染色质较粗,结构较一致,核仁少而小,不清楚;胞质量少,轻中度嗜碱。过氧化物酶或苏丹黑阳性的原始细胞一般不超过 3%

L_2:原始和幼稚淋巴细胞以大细胞(直径>12μm)为主;核形不规则,凹陷和折叠可见。染色质较疏松,结构较不一致,核仁较清楚,一个或多个;胞质量常较多,轻中度嗜碱,有些细胞深染

（续表）

L$_3$:似 Burkitt 型,原始和幼稚淋巴细胞大小较一致,以大细胞为主;核形较规则,染色质呈均匀细点状,核仁明显,一个或多个,呈小泡状;胞质量较多,深蓝色,空泡常明显,呈蜂窝状

注:①NEC 指非红系细胞计数;②原粒细胞 I 型指典型原粒细胞,胞质中无颗粒,II 型指有原粒细胞特征,胞质量少,有少量细小颗粒,原单核细胞 I 型、II 型标准与原粒细胞类似。

2.WHO 分类标准　按 WHO 分类标准,在细胞形态学方面,不再将骨髓原始细胞区分为 I 、II 两型;诊断 AML 骨髓原始细胞的标准从≥30%下降至≥20%。AML 伴 t(8;21)(q22;q22)、inv(16)(p13.lq22)/t(16;16)(p13.1;q22)及 t(15;17)(q22;q12),不管原始细胞数量均可诊断相应类型 AML。而伴 t(9;11)(p22;q23)、t(6;9)(p23;q34)、inv(3)(q21q26.2)/t(3;3)(q21;26.2)及 t(1;22)(p13;q13),当原始细胞<20%是否可诊断为 AML 目前尚未有定论。ALL 与 LBL 的区别以骨髓淋巴细胞 25%为界限,急性白血病原始细胞表达两种以上系列特异性抗原而又不能确定为哪一系白血病称急性未定系列白血病(acute leukemia of ambiguous lineage，ALAL)。WHO(2008)分类标准将 ALAL 分为急性未分化白血病(acute undifferentiated leukemia,AUL)和混合表型急性白血病(mixed phenotype acute leukemia,MPAL)两类,后者根据细胞分子遗传学、免疫学和形态学检测结果,又可分为若干亚型。

3.ALL 的免疫分型标准　1994 年在法国召开了欧洲白血病免疫学分型协作组(EGIL)会议,提出 ALL 四型 21 类法,即先按 T、B 淋巴细胞系和髓系抗原积分系统确定不同抗原积分,再按积分和抗原表达及分化程度把 ALL 分为四型(裸型、纯型、变异型、多表型)21 亚型。由于该分型法比较复杂,不便临床医师记忆,国内学者卞寿庚等将其简化归纳为表 12-6。

表 12-6　ALL 的免疫学分型(EGIL,1994)

1.B-淋巴细胞系 ALL[CD19$^+$和(或)CD79$^+$和(或)CD22$^+$,至少两个阳性]	
早期前 B-ALL(B- I)	无其他 B 细胞分化抗原表达
普通型 ALL(B- II)	CD10$^+$
前 B-ALL(B- III)	胞质 IgM$^+$
成熟 B-ALL(B- IV)	胞质或膜 κ 或 λ$^+$
2.T-淋巴细胞系 ALL(胞质/膜 CD3$^+$)	
早期前 T-ALL(T- I)	CD7$^+$
前 T-ALL(T- II)	CD2$^+$和(或)CD5$^+$和(或)CD8$^+$
皮质 T-ALL(T- III)	CD1a$^+$
成熟 T-ALL(T- IV)	膜 CD3$^+$,CD1a$^-$
a/β$^+$T-ALL(A 组)	抗 TCRα/β$^+$
γ/δ$^+$ T-ALL(B 组)	抗 TCRγ/δ$^+$
(α/β$^+$ T-ALL、γ/δ$^+$ T-ALL:是 T-ALL 中根据膜表面 T 细胞受体-TCR 的表达情况进行的分组)	
3.伴髓系抗原表达的 ALL(My$^+$ ALL)	表达 1 个或 2 个髓系标记,但又不满足急性双系列或双表型白血病诊断标准

4.急性白血病的预后分型　急性白血病患者的预后与发病时的年龄、白细胞计数、髓外

浸润状态及 FAB 分型等多种因素有关,但在众多的预后相关因素中,白血病细胞的细胞遗传学和分子生物学特征与预后的关系最为密切。表 12-7 为 2016 年第 2 版美国国家综合癌症网络(National Comprehensive Cancer Network,NCCN)肿瘤临床实践指南推荐的 AML 根据细胞遗传学和分子异常特征的预后分型。欧洲白血病网(LeukemiaNet)2012 年 AML 的细胞遗传学和分子异常特征的预后分型见表 12-8。

表 12-7 美国 NCCN 肿瘤临床实践指南推荐的 AML 的预后分型

危险状态	细胞遗传学	分子异常
良好	核心结合因子:inv(16)或 t(16;16)或 t(8;21)t(15;17)	正常细胞遗传学: NPM_1 突变不伴有 FLT_3-ITD 或单独双等位基因 CEBPA 突变
中等	正常细胞遗传学 单独+8 t(9;11) 其他未确定的	t(8;21),inv(16), t(16;16): 伴 c-KIT 突变
差	复杂型(≥3 克隆性染色体异常) 单倍体核型 $-5,5q^-,-7,7q^-$ 11q23-non t(9;11) inv(3),t(3;3) t(6;9) t(9;22)	正常细胞遗传学: 伴 FLT_3-ITD 突变 TP53 突变

表 12-8 欧洲白血病网的 AML 预后分型

预后	细胞遗传学和分子异常特征
良好	t(8;21)q(9;22);RUNX1-RUNX1T1 Inv(16)(p13.1;q22)或 t(16;16)(p13.1;q22);CBFB-MYH11 NMP1 突变不伴 FLT_3-ITD(正常核型) CEBPA 突变(正常核型)
中等-I	NPM_1 突变伴 FLT_3-ITD(正常核型) 野生型 NPM_1 伴 FLT_3-ITD(正常核型) 野生型 NPM_1 不伴 FLT_3-ITD(正常核型)
中等-II	t(9;11)(p22;q23);MLLI3-MLL 细胞遗传学异常不能归入良好和不良类型
不良	inv(3)(q21;q26.2)或 t(3;3)(q21;q26.2); RPNl-EVI1 t(6;9)(p23;q34);DEK-NUP214 t(v;11)(v;q23);MLL 重排 -5 或 del(5q);-7;17p 异常;复杂核型

AML 有 40%~50%的患者骨髓细胞染色体检查为正常核型,称为细胞遗传学正常的急

性髓细胞白血病(CN-AML)。CN-AML 的整体预后为中等,但近年随着分子生物学研究的进展,发现 CN-AMI 患者可根据不同的基因改变做进一步预后分组(表 12-9)。

表 12-9 CN-AML 的分子生物学预后分组

基因改变	染色体定位	预后意义
FLT_3-ITD	13q12	OS 缩短;DFS 缩短
ERG 过表达	21q22.3	OS 缩短
BAALC 过表达	8q22.3	OS 缩短;DFS 缩短
		EFS 缩短
NPM_1 突变	5q35	CR 率提高;OS 延长
CEBPA 突变	19q13.1	OS 延长;DFS 延长
MLL-PTD	11q23	OS 缩短;EFS 缩短

成年人 ALL 与预后相关因素较 AML 更为复杂,发病年龄、初治时白细胞计数、免疫表型、细胞分子遗传学特征以前 4 周的治疗反应都与预后相关,详见表 12-10。

表 12-10 成年人 ALL 的预后因素

预后因素	患者特征	预后因素
年龄(岁)	<25,<35,	良好
	>35,>55,>75	不良
白细胞计数	$<30\times10^9/L$(B 细胞系)	良好
	$\geq30\times10^9/L$(T 细胞系$\geq100\times10^9/L$)	不良
免疫表型	胸腺 T	良好
	早期 T(CD1a$^-$,SCD3$^-$)	不良
	成熟 T(CD1a$^-$,SCD3$^+$)	不良
	前体 B(CD10$^-$)	不良
细胞遗传学/分子遗传学/基因表达谱	高二倍体>50	中等至良好
	低二倍体<44	不良
	9p 异常	中等至良好
	缺失 6q	中等
	正常	中等
	复合型(≥5 个异常)	不良
	B 细胞系列	
	t(12;21)(p13;q22)(ETV6-RUNX1)	良好
	t(4;11)(q21;q23)(MLL-AFF1)	不良
	t(1;19)(q23,p13)(TCF3-PBX1)	不良
	t(9;22)(q34;q11)(BCR-ABL1)	不良
	IKZF1(缺失/突变)	不良
	T 细胞系列	良好
	NOTCH1/FBXW7 突变	良好

（续表）

预后因素	患者特征	预后因素
细胞遗传学/分子遗传学/基因表达谱	TLX1 或 t(10;14)(q24;q11)(*TLX1-TCRA/D*)	不良
	t(10;11)(p13;q14)(*PICALM-MLLT*10)	不良
	t(5;14)(q35,q32)(*TLX3-BCLIIB*)	
治疗反应	4 周内获得完全缓解	良好
	存在微小残留白血病	不良

四、治疗

（一）治疗原则

急性白血病的治疗目标是彻底清除体内的白血病细胞,同时使正常造血功能得以恢复。化疗是实现这一目标的最主要手段,但目前常用的化疗药物,除糖皮质激素外几乎都有抑制造血功能的不良反应,并且对心、肝、肾、胃肠道也有不良反应,所以急性白血病化疗宜采取循证医学基础上充分个体化的原则,根据白血病类型、病情程度及患者重要脏器功能状态等客观条件灵活掌握。用药期间应严密观察,必要时调整剂量。同时必须加强支持治疗,防治感染和出血,以保证化疗的顺利进行。

（二）支持疗法

1.控制感染 复旦大学附属华山医院抗生素研究所及血液学研究室长期研究显示,20 世纪 80 年代革兰阴性杆菌特别是铜绿假单胞菌感染一直是化疗后粒缺患者感染的主要病原体,但近年肺炎克雷伯菌和嗜麦芽假单胞菌、不动杆菌等的感染有所增加。随着第三代头孢菌素的广泛应用,白血病患者的细菌感染出现新的特点:①革兰阳性球菌逐步呈上升趋势,其中主要是凝固酶阴性的葡萄球菌和金黄色葡萄球菌,肠球菌、草绿色链球菌感染也有所增多;②致病菌出现耐药趋势,特别是产新型耐药酶如超广谱 β-内酰胺酶(ESBLs)的细菌和新出现的耐药菌株感染明显增加。对于怀疑感染发热患者应反复寻找病原菌并进行药敏试验。在细菌培养有结果前先按经验早期应用广谱高效抗生素,以后再根据病原学检查及药敏试验结果调整用药。

对产 ESBL 细菌的治疗可参考以下原则:①如怀疑产 ESBL 菌感染时,不管体外药敏结果是否敏感,应避免使用青霉素类、头孢菌素类抗生素;②选择使用碳青霉烯类抗生素、加β-内酰胺酶抑制剂抗生素(头孢哌酮/舒巴坦、头孢哌酮/他唑巴坦、哌拉西林/他唑巴坦、替卡西林/克拉维酸钾等)、氨基糖苷类及头孢菌素类抗生素。嗜麦芽窄食单胞菌感染在插管和置管患者亦较常见,该菌对亚胺培南耐药,应选择含 β-内酰胺酶抑制剂抗生素或头孢吡肟、环丙沙星、复方磺胺甲基异噁唑等。对于耐甲氧西林金黄色葡萄球菌(methicillin resistant Staphylococcus aureus,MRSA)和耐甲氧西林凝固酶阴性葡萄球菌(methicillin-resistant coagu-lase-negative staphylococcus, MRCNS)感染首选万古霉素或去甲万古霉素,肾功能有损害者可选择替考拉宁。利奈唑胺在肺组织液中浓度相对较高,但长期使用可能引起造血功能的抑制,可根据具体情况酌定。

真菌感染如局限在口腔或咽部,可涂搽制霉菌素。深部真菌感染以念珠菌最常见,包括白念珠菌、热带念珠菌、光滑念珠菌、近平滑念珠菌、克柔念珠菌等。曲霉菌和隐球菌感染近来也不少见。常用的抗真菌药有三唑类(氟康唑、伊曲康唑、伏立康唑)、棘白菌素类(卡泊芬净、米卡芬净)、大环内酯多烯类(两性霉素B及两性霉素B脂质体)等。氟康唑对白念珠菌、近平滑念珠菌、热带念珠菌敏感,对新型隐球菌敏感率达89%。光滑念珠菌、克柔念珠菌耐药,对曲霉菌无效。伊曲康唑抗菌谱广,可治疗深部白念珠菌和曲霉菌感染,不宜用于尿路感染,肾功能减退,肌酐清除率<30mL/min禁用。伏立康唑为第二代三唑类抗真菌药,抗菌谱包括耐氟康唑和伊曲康唑的念珠菌属,新型隐球菌、毛孢子菌、球孢子菌、曲霉菌、组织胞质菌。卡泊芬净作用于真菌细胞壁的葡聚糖合成酶,主要用于治疗对三唑类及两性霉素B耐药的曲霉菌和念珠菌属感染。两性霉素B可与真菌细胞膜上甾醇结合,使真菌细胞膜内重要物质外漏,致其死亡。主要用于治疗耐氟康唑和伊曲康唑的念珠菌属、曲霉菌、毛霉菌、球孢子菌、皮炎芽生菌、组织胞质菌感染。两性霉素B不易透过血脑屏障,治疗隐球菌性脑膜炎需要和氟胞嘧啶合用。由于两性霉素B肾毒性显著,对于总量>0.5g无效或不能耐受者,深部真菌感染伴肾功能减退(血肌酐>221μmol/dL)者,可考虑用两性霉素B脂质体治疗。

急性白血病患者的病毒感染以单纯疱疹病毒(herpes simplex virus,HSV)、水痘-带状疱疹病毒(varicella-zoster virus,VZV)和巨细胞病毒(MCV)感染为多见。无环鸟苷(阿昔洛韦)为病毒DNA多聚酶抑制剂,对HSV、VZV及CMV感染都有预防和治疗作用。更昔洛韦是目前有效的抗MCV药,但有导致粒细胞减少的不良反应。阿糖腺苷亦可用于HSV、VZV感染的治疗,但对MCV感染无效。

由于急性白血病患者机体免疫功能低下,对严重细菌和病毒感染疗效不佳者可静脉滴注大剂量丙种球蛋白,每天约20g,共5天。

2.纠正贫血 纠正贫血最有效的方法是通过化疗有效杀灭白血病细胞,使骨髓正常造血功能得到恢复。化疗前和化疗期间如有显著贫血可酌量输注红细胞悬液。合并自身免疫溶血性贫血者可采用糖皮质激素治疗。如白血病获得缓解,但血红蛋白恢复不满意,应注意是否存在铁利用障碍,可酌情加用丙睾酮注射,司坦唑口服或红细胞生成素皮下注射。

3.防治出血 白血病获得缓解是纠正出血的最有效方法。血小板计数<2×10⁹/L伴出血可输注单采血小板。急性白血病并发弥散性血管内凝血,一经肯定诊断,应迅速给予低分子量肝素治疗,持续至凝血现象好转。当弥散性血管内凝血并发纤维蛋白溶解症,可在肝素治疗同时并用抗纤溶药物(如对羧基苄胺、氨甲环酸等)。局部出血(如鼻咽部)用填塞或吸收性明胶海绵止血。

4.纠正高尿酸血症 大量白血病细胞破坏分解时血尿酸增高,有时尿路为尿酸结石梗阻,可引起少尿等急性肾衰竭。别嘌醇为黄嘌呤氧化酶抑制剂,能阻断次黄嘌呤和黄嘌呤变为尿酸,可纠正尿酸过高。剂量为10mg/kg体重,每天3次口服,共5~6天。当血尿酸超过595μmol/L,应大量输液和碱化尿液。

(三)化学治疗

应先确定白血病类型,再选择适当化疗方案。为了防止耐药性产生,初治患者应选用对白血病细胞敏感的药物,在患者可耐受情况下尽可能加大剂量,采用联合或序贯化疗,争取在短时间内(2~3周或1~2个疗程)杀伤大量肿瘤细胞而使疾病进入缓解期。化疗疗程以超过白血病细胞增生周期或倍增时间为妥。急性白血病细胞的倍增时间为4~5天,所以抗白血病药物应连续应用5~10天,使进入周期的所有细胞都受到药物作用。为了避免造血系统不可逆性损害,应该间歇用药,以使正常血细胞得以恢复。正常血细胞复原较白血病细胞为快,而血细胞从骨髓增生池释放至外周血中需10~15天,因而间歇期应以2周左右为好。这样既能杀灭大量白血病细胞,又有利于血常规恢复。

急性白血病化疗可分成诱导缓解和缓解后继续治疗两大阶段。①诱导缓解治疗。目标是应用化疗药物短期内将白血病细胞减少到一定程度,正常造血功能得以恢复,患者症状消失,一般检查方法血片中不能找到白血病细胞。要特别重视初治疗效,力争1~2个疗程即达到完全应答(CR)。对全血细胞减少伴骨髓增生低下的老年急性白血病患者,如全身情况较差,也可先用小剂量化疗,如阿糖胞苷、阿克拉霉素或(高)三尖杉碱,待血常规稍见上升,再按常规剂量化疗方案治疗。对此类患者必须反复检查骨髓,随时调整剂量。②缓解后治疗。急性白血病患者经治疗获得CR后,体内仍残留一定数量白血病细胞,必须继续应用抗白血病药物,以消灭尽可能多的残留白血病细胞,从而达到长期无病生存乃至彻底治愈的目标。缓解后继续治疗期药物要求耐药性出现缓慢,且与诱导缓解药物无交叉耐药性。对继续治疗时间目前尚无统一意见,大多主张AML在完全缓解后巩固强化6~8个月即停药;ALL患者经巩固治疗后,尚须维持治疗3年之久。

急性白血病CR标准。①形态学无白血病状态。骨髓白血病细胞<5%;外周血无幼稚细胞;髓外无浸润病变。②造血正常。骨髓三系增生;外周血中性粒细胞绝对值>$1.0×10^9$/L;血小板计数>$100×10^9$/L;不依赖输血。③细胞遗传学完全反应。以前如发现有细胞遗传学异常,现恢复正常。④分子生物学完全反应。分子检测转阴(目前主要对APL和Ph$^+$白血病患者而言)。评估时还需要注意:同时达到①和②者,可以称之为形态学CR。如果患者其他各项指标均符合CR,但血小板计数和(或)中性粒细胞绝对值不能完全恢复,则称之为CRi(CR with incomplete bloodcount recovery)。

1.AML(非APL)的治疗

(1)诱导缓解治疗:蒽环类药物柔红霉素与阿糖胞苷联合的DA方案是除APL以外其他各型AML最常用的诱导治疗方案。CR率为60%~85%,但对于60岁以上的患者CR率只有45%~55%。由于柔红霉素对心脏具有明显毒性,因此一般应限制累积剂量不超过$550mg/m^2$,老年患者及原有心脏疾病患者更需谨慎使用。对原有冠状动脉疾病或充血性心力衰竭史者,发生心脏毒性的危险性更高,可给予右雷佐生以减少风险。关于诱导治疗中柔红霉素的最合适剂量,国外两个随机研究报道,与阿糖胞苷联合应用时,柔红霉素$90mg/(m^2 \cdot d)$连续3天与$45mg/(m^2 \cdot d)$连续3天比较,前者的完全缓解率更高,但对支持治疗的要求也更高。去甲氧柔红霉素是柔红霉素的衍生物,其特点是细胞毒作用较柔红霉素更强,对中枢神经系统白血病有更好的预防和治疗作用,心脏毒性较低,并且与其他蒽环类药物无交叉耐药性。一些临床研究显示,应用去甲氧柔红霉素代替DA方案中的柔红霉素,疗效更优。此外,蒽醌类药物米托蒽醌与阿糖胞苷组成方案也可用于AML的诱导缓解治疗。20世纪80年代国外有作者报道在DA方案的基础上加依托泊苷(VP16)对<55岁的年轻患者能进一步提高完全缓解率,延长生存期,尤其对于M_4和M_5型患者。但这一结果并未得其他研究者的广泛认同。三尖杉酯碱或高三尖杉酯碱与阿糖胞苷组成的HA方案是国内常用于AML的诱导缓解治疗的另一方案,其CR率为76.0%,与DA方案相似。但应注意三尖杉酯碱或高三尖杉酯碱也有较强的心脏不良反应。1995年中国医学科学院血液学研究

所设计以高三尖杉酯碱与阿糖胞苷+柔红霉素组成的 HAD 方案治疗成年人初治 AML 取得 85%的完全缓解率,其中 1 个疗程完全缓解率达 80%。据认为 HAD 方案的优势主要在于高三尖杉酯碱与柔红霉素之间存在一定的协同作用。

大剂量 Ara-C(HD-Ara-C)在 AML 的疗效已得到国外多项研究的肯定。但用于诱导缓解治疗因治疗相关死亡率相对较高。目前除年轻患者外,多将大剂量 Ara-C 用于完全缓解后的治疗。

2016 年第 2 版美国 NCCN 肿瘤临床实践指南建议 AML(非 APL)治疗按患者年龄 60 岁为界,分为两组。<60 岁组患者的主要推荐方案:①阿糖胞苷 100~200mg/(m² · d),持续静脉输注×7 天,去甲氧柔红霉素 12mg/(m²d)(或柔红霉素 60~90mg/m²)×3 天;②阿糖胞苷 200mg/(m² · d),持续静脉输注×7 天,柔红霉素 60mg/m²×3 天,克拉屈滨 5mg/m²×5 天。如年龄≤45 岁,可考虑选用更加强烈的方案:①大剂量阿糖胞苷 2g/m²,每 12 小时 1 次,共6 天(或 3g/m²,每 12 小时 1 次,共 4 天),去甲氧柔红霉素每天 12mg/m²(或柔红霉素 60~90mg/m²)×3 天;②氟达拉滨 30mg/(m² · d),第 2~6 天,阿糖胞苷 2g/(m² · d),在氟达拉滨注射后 4 小时开始滴注,维持 4 小时以上。去甲氧柔红霉素 8mg/(m² · d),第 4~6 天,G-CSF 每天皮下注射,第 1~7 天。

年龄≥60 岁患者可酌情选择的治疗策略如下。①标准方案。阿糖胞苷每天 100~200mg/m²,持续静脉输注×7 天,去甲氧柔红霉素 12mg/(m² · d)(或柔红霉素 45~90mg/m²,或米托蒽醌 12mg/m²)×3 天;②低强度治疗(皮下注射阿糖胞苷、阿扎胞苷、地西他滨);③临床试验;④最好的支持治疗(羟基脲、输血等)。一般来说,非继发于其他造血系统疾病或治疗相关 AML 患者如无不良细胞遗传学或分子标志可选择标准方案或低强度治疗。如有不良细胞遗传学或分子标志者,多考虑选用低强度治疗或临床试验。但标准方案也非绝对禁忌。

(2)缓解后治疗:多数研究者认为诱导完全缓解后的治疗方案和强度直接影响患者的长期生存率。美国东部肿瘤协作组(Eastern Cooperative Oncology Group,ECOG)比较以下 4 个治疗组的远期疗效:①停药观察;②长期小剂量维持治疗;③常规剂量联合化疗巩固加长期小剂量维持化疗;④含 HD-Ara-C 联合方案巩固治疗后停药,不再维持治疗。4 组的 4 年 DFS 率依次为 0、15%、20%和 30%。

高剂量(high dose,HD)和中剂量(ID)Ara-C 单用或联合蒽环类、鬼臼类等药物是当前广泛使用的完全缓解后的强化巩固治疗方案。美国癌症与白血病协作组的研究显示,接受标准剂量阿糖胞苷+柔红霉素诱导治疗,以及 3 个疗程 HD-Ara-C 巩固治疗的患者 4 年无病生存期(disease-free survival,DFS)达 44%。治疗相关死亡率为 5%,严重神经毒性反应发生率为 12%。如果再按细胞遗传学危险度分层后进行比较,具有良好细胞遗传学改变患者的 DFS 为 60%,中危患者的 DFS 为 30%,不良预后者的 DFS 为 12%。但注意到 HD-Ara-C 对有 MDS 病史及老年患者的疗效并不理想。

2016 年第 2 版美国 NCCN 肿瘤临床实践指南建议 AML(非 APL)<60 岁患者,如预后分型良好或中等,可给予 HD-Ara-C 3g/m²,静脉输注 3 小时以上,每 12 小时 1 次,第 1 天、第 3 天、第 5 天,共 3~4 个疗程。预后中等患者也可考虑异基因造血干细胞移植。患者预后分型不良者,应首选异基因造血干细胞移植。年龄≥60 岁的患者,巩固治疗可选择:①标准剂量的阿糖胞苷联合蒽环类药物(去甲氧柔红霉素、柔红霉素或米托蒽醌);②含 ID-Ara-C

$(1.0\sim1.5\mathrm{g/m^2})$ 的方案;③如符合条件,也可行减低剂量的异基因造血干细胞移植。

2.急性早幼粒细胞白血病的治疗

(1)诱导缓解治疗:APL 因 15 号与 17 号染色体之间易位形成 PML/RARA 融合基因,其表达的 PML/RARA 融合蛋白通过阻断细胞分化和凋亡导致 APL 发生。采用全反式维 A 酸(all-trans-retinoicacid,ATRA)诱导分化是目前国际上公认的伴 t(15;17)APL 首选诱导缓解方案。ATRA 可与维 A 酸受体结合,加快 PML/RARA 融合蛋白的降解,使早幼粒细胞继续分化成熟。常用剂量为 $45\mathrm{mg/(m^2 \cdot d)}$,或 $60\sim80\mathrm{mg/d}$ 连续口服至 CR。1991 年华东地区全反式维 A 酸协作组会议共总结 787 例 APL,初治 603 例,完全缓解率为 85.4%,复治 60 例,完全缓解率为 74%;单独应用 ATRA 治疗组,其完全缓解率为 85.2%。1995 年原上海第二医科大学附属瑞金医院又报道以 $30\sim40\mathrm{mg/d}$ 的剂量治疗,同样可以达到 87.5% 的完全缓解率。ATRA 治疗伴 t(15;17)APL 一般数天内即可纠正患者合并的凝血功能障碍,但可出现白细胞增多引起的维 A 酸综合征(近年又称 APL 分化综合征)、颅压增高、皮肤黏膜干燥、消化道反应、肝功能损害、外阴水肿甚至溃疡等不良反应。其中以维 A 酸综合征最为严重,发生率为 20%~25%。主要临床表现为发热、肺间质浸润、胸腔积液、呼吸窘迫甚至呼吸衰竭。可伴有或不伴有白细胞计数增高。紧急救治方法为地塞米松 20mg/d 静脉注射,连续 3 天,并正压持续吸氧等各种对症处理。ATRA 的另一缺点是不能用作维持治疗。诱导缓解成功后,如不加用其他治疗措施,3~4 个月后大多复发。

继 ATRA 之后我国学者又首创砷剂治疗 APL 取得成功。最常用的砷剂有三氧化二砷(亚砷酸,As_2O_3)、硫化砷(As_2S_3)和四硫化四砷(As_4S_4),其中以 As_2O_3 应用最广。砷剂治疗 APL 的主要机制为诱导早幼粒白血病细胞凋亡。亚砷酸的常规用法是 $5\mathrm{mg/m^2}$ 或 $10\mathrm{mg/m^2}$,加入 5% 葡萄糖溶液 500mL 中静脉滴注 3~4 小时,连续 28 天为 1 个疗程。间歇 1~2 周,再重复 1 个疗程,连用 2 个疗程未缓解可视为无效。CR 率 90%~98%,并可较早获得分子完全缓解。砷剂的另一重要特点是与 ATRA 无交叉耐药。ATRA 治疗后复发和难治的患者应用 As_2O_3 再诱导治疗,CR 率为 78%~93%。砷剂的主要不良反应有白细胞计数增高、APL 分化综合征、心电图 Q-T 间期延长、周围神经病变、皮疹及胃肠道反应等。近年国内外学者尝试 ATRA 联合 As_2O_3 用于初治 APL 患者的诱导治疗。结果表明 ATRA 联合 As_2O_3 诱导缓解要比单用 ATRA 或 As_2O_3 达到 CR 时骨髓细胞 PML-RARA 转录本更低,因此复发率亦更低。

尽管以 ATRA 为基础的治疗使 APL 的预后大为改观,但仍有部分患者存在复发的风险。西班牙和意大利协作组通过对 217 例 APL 患者的随访观察表明,患者初诊时外周血白细胞和血小板计数是预后的独立因素。白细胞计数 $\leq10\times10^9/\mathrm{L}$,血小板计数 $>40\times10^9/\mathrm{L}$ 属低危组(24%);白细胞计数 $\leq10\times10^9/\mathrm{L}$,血小板计数 $\leq40\times10^9/\mathrm{L}$ 为中危组(53%);白细胞计数 $>10\times10^9/\mathrm{L}$ 则归入高危组(23%)。

较长时期内,Ara-C 在 APL 诱导缓解和缓解后治疗中的作用一直不甚明了。但2008 年国外临床试验的结果显示对于初治时白细胞数 $\geq10\times10^9/\mathrm{L}$、血小板数 $<4\times10^9/\mathrm{L}$ 的患者采用 Ara-C 与 DNR 联合诱导和巩固治疗,完全缓解率和 3 年存活均较不含 Ara-C 的对照组具有一定的优势。

2016 年第 2 版 NCCN 指南建议初治高危 APL 患者(WBC>$10\times10^9/\mathrm{L}$)如能耐受蒽环类药物者,可选择以下治疗方案:①每天给予 ATRA $45\mathrm{mg/m^2}$,分次口服,直至临床缓解,然后加用柔红霉素每天 50mg/m²×4 天(或 60mg/m²×3 天),阿糖胞苷每天 200mg/m²×7 天;②每天 ATRA 45mg/m²,分次口服,第 1~36 天,根据年龄调整剂量去甲氧柔红霉素 6~12mg/m²,第 2、第 4、第 6、第 8 天,亚砷酸每天 0.15mg/kg 静脉输注,第 9~36 天;③每天给予 ATRA 45mg/m²,分次口服,直至临床缓解,去甲氧柔红霉素 12mg/m²,第 2、第 4、第 6、第 8 天;④如患者不能耐受蒽环类药物,可每天给予 ATRA 45mg/(m²·d),分 2 次口服,亚砷酸每天 0.15mg/kg静脉输注。直至骨髓缓解。

低中危 APL 患者(WBC<10×10⁹/L)可选择以下治疗方案:①ATRA 每天 45mg/m²,分次口服,直至临床缓解,亚砷酸每天 0.15mg/kg 静脉输注,直至骨髓缓解;②ATRA 每天 45mg/m²,分次口服,直至临床缓解,加用柔红霉素每天 50mg/m²×4 天(或每天 60mg/m²×3 天),阿糖胞苷每天 200mg/m²×7 天;③每天 ATRA 45mg/m²,分次口服,直至临床缓解,去甲氧柔红霉素每天 12mg/m²,第 2、第 4、第 6、第 8 天。

(2)缓解后治疗:高危、中危、低危患者均可采用维 A 酸+亚砷酸±蒽环类的方案进行巩固治疗。如单纯采用蒽环类+阿糖胞苷进行巩固治疗,阿糖胞苷的剂量宜适当加大,建议每天 1~2g/m²×(4~5)天。PCR 监测分子生物学阴性结果需要 2 年,以便及时发现分子生物学水平的复发。

目前,多数学者主张首次获得 CR 的 APL 患者,不推荐立即行造血干细胞移植。造血干细胞移植的时机一般可选择在 CR2 期。欧洲血液和骨髓移植组织报道,APL 患者 CR2 期行异基因造血干细胞移植的总生存率、无病生存率、复发率及治疗相关死亡率分别为 58%、57%、15%和 33%;自体造血干细胞移植为 40%、45%、44%和 25%。故无合适供体者采用自体造血干细胞移植亦不失为一项有效治疗措施。

ATRA 的应用使 APL 患者生存期显著延长,但中枢神经系统白血病的发生率也随之多见,尤其是高危患者。应将中枢神经系统白血病的预防作为 APL 患者缓解后治疗的一项常规措施。

3.ALL 的治疗

(1)诱导缓解治疗:泼尼松与长春新碱联合的 VP 方案,可使标危儿童 ALL 的完全缓解率达 95%。但该方案用于成年人 ALL 的诱导缓解治疗,CR 率仅为 47%,在 VP 加用蒽环类药物,其 CR 率可提高到 83%。目前由 VP 方案加柔红霉素组成的 VDP 方案已普遍成为 ALL 诱导缓解治疗的常用基础方案。在 VDP 方案中蒽环类的剂量和用法一些学者也进行过研究。去甲氧柔红霉素每天 12mg/m²,2~4 天诱导治疗 ALL 的死亡率高达 50%,而减低剂量至每天 10mg/m²,2~3 天,其相关死亡率降至 9%。柔红霉素或米托蒽醌持续静脉滴注并不优于静脉推注,而且柔红霉素用药延长至 1 周也不优于 3 天的疗效。

地塞米松与泼尼松比较,用于 ALL 的治疗主要有两方面的优势:①抗白血病作用更强,体外实验证明地塞米松对 ALL 细胞的作用较泼尼松强 16 倍;②更容易渗透进入中枢神经系统,在脑脊液中药物浓度更高,半衰期更长。荷兰的一项历史对照研究显示,地塞米松与泼尼松比较,ALL 患者 3 年无事件生存(event free survival,EFS)率分别为 80%与 66%。另一些临床试验也证实,在减少 ALL 中枢神经系统白血病的复发率及 3 年 EFS 方面,地塞米松优于泼尼松。天冬酰胺酶(L-ASP)是另一种常用于 ALL 诱导缓解的药物,在 VDP 方案中加入天冬酰胺酶的 VDLP 方案也是目前常用的 ALL 诱导治疗方案。国外有临床研究显示,天冬酰胺酶并不能提高诱导治疗的 CR 率,但可延长缓解期。一些非随机研究认为,在 VDLP 方案基础上加入环磷酰胺(VDCP-L)可进一步提高 CR 率,尤其适用于成年人 T-ALL 患者。近年已有聚乙二醇(PEG)与天冬酰胺酶共价结合的制剂上市,其优点除了底物专一性高、过敏反应少,体内半衰期也显著延长,使给药次数大为减少。

含 hyper-CVAD 方案的诱导缓解治疗是近年来推出的一种新的成年人 ALL 治疗策略,与上述方案不同之处主要在于将环磷酰胺改为分段使用,并增加了交替使用大剂量阿糖胞苷(HD-Ara-C)和大剂量甲氨蝶呤(HD-MTX)。研究结果表明诱导缓解率和长期生存率较VAD(长春新碱、阿霉素、地塞米松)更高。

另有报道在含 hyper-CVAD 方案基础上加用抗 CD20 单抗利妥昔单抗治疗 Burkitt 淋巴瘤/白血病,CR 率为 86%,3 年总生存率(overall surviva,OS)、EFS、DFS 分别达 89%、80% 和88%。与单用含 hyper-CVAD 方案的历史对照组比较,优势较为明显。

Ph 染色体阳性 ALL(Ph⁺ ALL)占成年人 ALL 的 20%~30%。随着年龄的增加,发生率也随之增高。在 50 岁以上的 ALL 患者中发生率可>40%。Ph⁺ ALL 主要见于前 B-ALL,90%以上的患者表达 CD34;50%以上的患者还表达髓系抗原标记,如 CD13、CD33 等。临床上白细胞计数常增高,但脾脏及淋巴结肿大少见。在酪氨酸激酶抑制剂(tyrosine kinase inhibitors,TKIs)问世之前,Ph⁺ ALL 的预后很差,化疗虽然能使 60%以上的患者获得 CR,但易复发,平均缓解期仅为 9 个月,其 5 年 DFS 低于 10%~20%。来自 GIMEMA 临床试验的一组资料显示,101 例 Ph⁺成年人 ALL 患者中,p190BCR/ABL 阳性占(59 例)57.6%,p210 BCR/ABL 阳性占 42.4%(p210 BCR/ABL 单独阳性 23 例,p210 与 p190 共同阳性 19 例)。均采用泼尼松、长春新碱、大剂量柔红霉素(总剂量达 270mg/m²)和 L-ASP 诱导治疗,继以 HD-Ara-C联合米托蒽醌强化治疗,并在 CR1 期行异基因或自体造血干细胞移植。在可评估的 92 例资料中,治疗相关死亡率为 15.2%,总 CR 率为 67.4%,其中 p190 BCR/ABL 阳性组 CR 率分别为 69.8%,p210 BCR/ABL 阳性组为 64.1%。两组间无显著性差异。52 例行强烈再诱导治疗后进行造血干细胞移植,36 例(20 例异基因造血干细胞移植,16 例自体造血干细胞移植)获得持续 CR。作者评估时 6/20、4/16 例仍然处于持续缓解之中。未接受造血干细胞移植的16 例无 1 例存活。研究还认为 p190 BCR/ABL 阳性组在 OS 和 DFS 方面要优于 p210 BCR/ABL 阳性组。

甲磺酸伊马替尼在 CML 治疗取得成功以后,国外开展了治疗 Ph⁺ ALL 的临床试验。Ⅰ期临床试验 20 例 Ph⁺ ALL 异基因造血干细胞移植后复发的患者,应用伊马替尼 600mg/d治疗,有 11 例(55%)获得完全血液学缓解,4 例骨髓完全缓解,但血常规未完全恢复,5 例患者为难治性或仅获得部分缓解。在有效的患者中,应用伊马替尼治疗的前 4 周,骨髓或外周血供者嵌合体增加到 96%,提示伊马替尼对 Ph⁺白血病细胞有选择性抑制作用,从而间接促进 Ph⁻细胞增生。

美国 MD Anderson 肿瘤中心研究了在初发 Ph⁺ ALL 患者中应用伊马替尼联合 hyper-CVAD 方案的疗效,8 个疗程的诱导缓解和巩固治疗中,每个疗程的第 14 天给予伊马替尼,8 个疗程结束后给予伊马替尼 600mg/d,维持治疗 1 年。结果显示这种联合治疗是安全的,并且缓解率较高。

随着 TKIs 联合化疗药物治疗成年人 ALL 经验的逐步积累,2016 年第 1 版美国 NCCN 肿瘤临床实践指南推荐将成年人 ALL 的治疗分为 Ph⁺ ALL 和 Ph⁻ ALL 两大类,两类患者再根据年龄分为青少年及年轻成年人(adolescent and young adult,AYA)组(15~39 岁)和成年人

（adult）组（≥40 岁）。

Ph⁺ ALL AYA 组患者诱导治疗可选择：①COGAALL-0031 方案，即长春新碱、泼尼松（或地塞米松）、天冬酰胺酶±柔红霉素，该方案中的柔红霉素可以酌情不用。伊马替尼在巩固治疗阶段应用；②伊马替尼或达沙替尼联合 hyper-CVAD 方案；③伊马替尼联合 VDCP 方案。

Ph⁺ ALL 成年人组患者如年龄<65 岁，且不存在严重合并症，可参照 Ph⁺ ALL AYA 组的诱导治疗策略，如选择 TKI 联合 hyper-CVAD 或 VDCP 方案。如患者伴有严重合并症或年龄≥65 岁，可选择 TKIs 联合长春新碱+地塞米松方案，甚至 TKIs 仅与糖皮质激素合用。

Ph⁻ ALL AYA 组患者诱导治疗可选择①GRA ALL-2003 方案（柔红霉素、长春新碱、泼尼松、环磷酰胺、天冬酰胺酶），或②COG AALL-0434 方案（柔红霉素、长春新碱、泼尼松、天冬酰胺酶，T-ALL 可在巩固治疗中加入奈拉滨），也可选用在 VDLP（长春新碱、柔红霉素、天冬酰胺酶、泼尼松）基础上加用 HD-MTX；对于 CD20 阳性患者，可考虑采用 hyper-CVAD 联合利妥昔单抗治疗。

Ph⁻ ALL 成年人组患者诱导治疗可选择的主要方案有：①CALGB 8811 Larson 方案（柔红霉素、长春新碱、泼尼松、天冬酰胺酶、环磷酰胺），如年龄≥60 岁，环磷酰胺、柔红霉素以及泼尼松适当减量，也可不用环磷酰胺；②hyper-CVAD 方案±利妥昔单抗；③MRC UKALL Ⅶ/ECOG2993 方案：Ⅰ期诱导（柔红霉素、长春新碱、泼尼松、天冬酰胺酶），Ⅱ期诱导（环磷酰胺、阿糖胞苷、6-巯基嘌呤）。

（2）缓解后治疗：成年人 ALL 取得 CR 后必须进行巩固和维持治疗，时间应坚持 2~3 年，其间应密切监测微小残留病（minimal residual disease，MRD）状态。但 Ph⁺ ALL 患者，首先需考虑异基因造血干细胞移植，移植后继续以 TKIs 维持治疗。如供体不能获得，应采用 TKIs+多药联合方案巩固治疗。维持治疗前 6 个疗程的巩固治疗对于提高患者的长期无病存活率尤为重要。巩固治疗方案可选择诱导治疗推荐的方案交替进行，如 VDLP、VDCP-L、hyper-CVAD 等。每个疗程之间一般间隔期为 2~3 周，不宜过长。维持治疗一般每周 1 次甲氨蝶呤+每天 6-巯基嘌呤，每月 1 次长春新碱/泼尼松，Ph⁺ ALL 患者维持治疗需要联合 TKI。

4.难治性急性白血病的治疗

（1）难治性急性白血病诊断标准：德国 AMLCG 协作组提出的 4 项标准得到较为广泛的认可：①标准方案诱导治疗 2 个疗程不能缓解；②CR1 期后 6 个月内复发；③CR1 期后 6 个月后复发，且原诱导缓解方案再诱导治疗无效；④二次或多次复发。从中可以看出，所谓的难治性白血病其实包括原发性难治和复发两类患者。

难治性急性白血病的治疗策略，可参考以下原则：①选择与原治疗方案无交叉耐药性的药物组成新的治疗方案。②采用与常规药物作用机制不同的抗白血病新药。③将常规化疗药物加大剂量使用。④年龄较轻、一般状况尚可、早期复发患者，尽量予以积极治疗；高龄或一般情况较差、多次复发患者，可酌情采用较保守治疗措施。

（2）难治性 AML 的治疗：一般认为，CR 期超过 12 个月的复发患者较 12 个月内复发的患者疗效相对较好。化疗方案的选择原则是：①采用无交叉耐药的化疗药物；②HD-Ara-C 与其他新药等联合应用。

氟达拉滨是一种合成的嘌呤类似物，其结构类似于 Ara-C，在 Ara-C 的 2 位上加氟，增强了对腺苷脱氨酶的脱氨作用，在糖的部位增加了磷，则使其水溶性增强。在体内经磷酸化成为有活性的三磷酸形式 F-Ara-ATP,通过抑制核糖核酸还原酶、DNA 多聚酶、DNA 引物酶、DNA 连接酶的作用而抑制 DNA 的合成,并能部分抑制 RNA 聚合酶 II 减少蛋白质的合成。由氟达拉滨、大剂量阿糖胞苷联合 G-CSF 组成的 FLAG 方案是目前常用的难治与复发 AMI 的治疗方案。其特点是 G-CSF 可动员静止期白血病细胞进入增生周期,氟达拉滨可增强阿糖胞苷的细胞毒作用。FLAG 方案治疗难治复发白血病的 CR 率达 50%~75%。对晚期复发(停药>6 个月)患者的 CR 率明显好于早期复发(停药<6 个月)和难治患者。

近年来,除氟达拉滨外,含其他嘌呤类似物如克拉屈滨、氯法拉滨的化疗方案在难治/复发 AML 的临床试验中也取得了鼓舞人心的疗效,缓解率达到 30%~65%。以克拉屈滨为基础的化疗方案主要有两种,具体用法:①CLAG 方案[克拉屈滨 5mg/(m² · d),第 1~5 天;阿糖胞苷 2g/(m² · d),第 1~5 天;G-CSF 300μg/d,第 0~5 天];②CLAM 方案[在 CLAG 方案基础上加米托蒽醌 10mg/(m² · d),第 1~3 天]。含氯法拉滨的代表性方案:①氯法拉滨 25mg/(m² · d)×5 天,阿糖胞苷每天 2g/(m² · d)×5 天,联合 G-CSF;②氯法拉滨 22.5mg/(m² · d)×5 天,去甲氧柔红霉素 6mg/(m² · d)×3 天,阿糖胞苷 0.75g/(m² · d)× 5 天,联合 G-CSF;③氯法拉滨 22.5mg/(m² · d)×5 天,去甲氧柔红霉素 10mg/(m² · d)× 3 天。此外,去甲基化药物地西他滨和阿扎胞苷(5-azacitidine)对部分难治/复发 AML 患者有效。甲苯磺酸索拉非尼是一种激酶抑制剂,在体外显示可抑制多种涉及肿瘤细胞内信号转导、血管生成和凋亡相关的激酶,可以和去甲基化药物联合试用于 FLT₃-ITD 突变患者。

拓扑替康是拓扑异构酶 I 抑制剂,可特异性与 DNA 单链断端上的拓扑异构酶 I 相结合,阻止拓扑异构酶 I 对单链断端的修复,破坏 DNA 双链结构,从而导致细胞死亡。Lee 等采用去甲氧柔红霉素每天 10mg/m²、第 1~3 天,Ara-C 1g/m²、每 12 小时 1 次、第 1~5 天,拓扑替康 1.25mg/m²、第 1~5 天,治疗难治/复发 AML 40 例,CR 率为 59%,中位 CR 率和生存期分别为 6 个月和 12 个月。

以小剂量阿克拉霉素和阿糖胞苷联合 G-CSF 组成的 CAG 方案,20 世纪 90 年代由日本学者设计报道,治疗难治和复发、继发 AML,CR 率分别达到 87% 和 62%。其原理是 AML 细胞表达 G-CSF 和 GM-CSF 受体,G-CSF 可预激(priming)处于 G0 期的白血病细胞进入增生周期与化疗药物接触,从而增强抗白血病的疗效。由于本方案中阿克拉霉素和阿糖胞苷的剂量明显低于常规剂量,因此不良反应相对较小。该方案不仅适用于难治和复发 AML,也可适用于老年及低增生 AML 患者。有报道认为,CAG 方案中加入地西他滨可进一步提高疗效。

(3)难治性 ALL 的治疗:无论是难治或复发 ALL 对化疗药物均有不同程度的耐受性,对常规联合化疗反应皆不满意,预后较差,是当前 ALL 治疗中最为棘手的问题之一。虽然 50% 的复发性 ALL 使用原诱导缓解方案仍有效,但再度缓解期极短。与 AML 相似,复发患者的疗效与上次缓解期的长短有关:第 1 次缓解期越长,获第 2 次缓解的概率越高,完全缓解后持续时间也越长。复发后病情严重患者很少能再次 CR,即使缓解,极少(<5%)能长期存活。ALL 患者的复发部位如在髓外,如中枢神经系统或睾丸等,预后更差。

难治/复发 Ph⁺ ALL 首先应检测是否发生 ABL 基因突变。伊马替尼耐药患者,如有 Y253H、E255K/V、F359 V/C/I 突变可选择达沙替尼(Dasatinib);F317L/V/I/C、T315A、V299L 突变可选择尼洛替尼;泊沙替尼可用于除 T3151 突变以外的对伊马替尼耐药的患者;T3151 突变可选择泊那替尼(Ponatinib)。Omacetaxinemepesuccinate(商品名 Synribo)是 Teva Pharmaceuticals 研制的半合成高三尖杉酯碱,临床试验结果显示对 CML T3151 突变患者有效。2012 年 9 月被美国 FDA 加速批准用于慢性粒细胞白血病 T3151 突变患者的临床治疗，2014 年 2 月已获得完全批准。诱导治疗期，每天皮下注射 2 次 Synribo，每次 1.25mg/m²，连续 14 天，1 个周期为 28 天。获得疗效后，维持治疗用法为 1.25mg/m²，每天 2 次，每个周期连续 7 天。体外实验表明，Synribo 对 Ph⁺ ALLI3151 突变细胞也有效，尚有待临床试验结果证实。

难治/复发 Ph-ALL AYA 组患者如复发时间距首次诊断已超过 3 年，可试用初次诱导方案。其他 Ph-ALL 患者可选择含氟达拉滨或氯法拉滨的方案。增大剂量的 hy-per-CVAD 方案也可使用。去甲氧柔红霉素联合大剂量 Ara-C 的 CR 率为 44%。鬼臼类药物 VM26 或 VP16、安丫啶与大剂量 Ara-C 亦有协同作用。FLAG 方案对复发或难治性 ALL 均有效。奈拉滨化学名为 9β-D-阿拉伯呋喃糖-6-甲氧基-9H-嘌呤-2-胺。奈拉滨可在腺苷脱氨酶作用下，去甲基转化成 ara-G，在脱氧鸟苷激酶和脱氧苷激酶作用下单磷酸化，转化为活性5-三磷酸盐 ara-GTP。Ara-GTP 在白血病细胞中蓄积到一定程度后嵌入 DNA 中，从而抑制 DNA 的合成。由于 ara-GTP 在 T 细胞内比在 B 细胞内的累积速度更快，累积量更多，对 T 细胞有更强的选择性细胞毒作用。奈拉滨 1.5g/(m²·d)，第 1、第 3、第 5 天静脉输注，治疗难治性 T-ALL 患者，CR 率可达 31%，整体反应(OR)率 41%。Binatumomab(商品名 Blincy-to)是 2014 年新上市的单克隆抗体类药物，Binatumomab 除了选择性地靶向作用于 B 细胞表面抗原 CD19，还可以特异性地结合 T 细胞表面抗原 CD3，从而激活 T 细胞。临床试验结果表明 Binatumomab 对于难治性 B-ALL 有效。

异基因造血干细胞移植后复发的 ALL 患者可以考虑实施第二次异基因移植或供者淋巴细胞输注(donor lymphocyte infusion，DLI)。

(四)中枢神经系统白血病的预防与治疗

随着急性白血病缓解率提高和存活期延长，中枢神经系统白血病的发生率也明显增多。目前所用抗白血病药物在常规剂量下多数不能通过血-脑屏障，故中枢神经系统成为白血病细胞的隐蔽所，常为急性白血病复发的重要根源，应加强防治。

ALL 患者初诊时中枢神经系统累及的比例为 3%~7%。在治疗过程中如果不做中枢神经系统导向治疗(CNS-directed therapy)，最终中枢神经系统白血病的发生率可>50%。因此，应常规实施中枢神经系统白血病的预防措施。标准方法是鞘内注射抗白血病药物。通常在诱导缓解一开始或 CR 后，立即在鞘内注射 MTX，每次 10mg，每周 2~3 次。大剂量 Ara-C 或大剂量 MTX 全身化疗能使药物透过血-脑屏障，对中枢神经系统白血病也有肯定的预防作用。低危 ALL 的预防措施可采用大剂量全身化疗+4 次鞘内化疗，高危 ALL 为大剂量全身化疗+8 次鞘内化疗，成熟 B-ALL 或 Burkitt 白血病则须将鞘内注射增至 16 次。美国 NCCN 肿瘤临床实践指南推荐 ALL 中枢神经系统的评估状态分为 3 级。CNS-1:脑脊液无论白细胞计数多少，未发现幼稚淋巴细胞;CNS-2:脑脊液存在幼稚淋巴细胞，但白细胞<5/mm³;CNS-3:脑脊液存在幼稚淋巴细胞，白细胞≥5/mm³。评估时为排除穿刺损伤因素，强调对于脑脊液检查结果评级虽为 CNS-3，但外周血存在白血病细胞的患者应作外周血和脑脊液 WBC/RBC 比值的比较。脑脊液的比值至少是外周血的 2 倍以上，才可以确定为 CNS-3，否则为 CNS-2。

AML 患者至今尚无统一的规定。一般认为，M₃、M₄、M₅ 患者以及所有初诊时外周血存在白血病细胞的患者应在 CR 后常规行腰椎穿刺做脑脊液检查,并预防性鞘内注释化疗药物。难治复发 ALL 患者,无论 Ph 染色体是否阳性,均需要进行鞘内化疗。

确诊为中枢神经系统白血病,治疗方法有以下几种:

1.糖皮质激素　主要控制中枢神经系统白血病的症状。地塞米松 10mg 静脉注射 2~3 天,可使头痛、呕吐等症状减轻,但脑脊液、脑神经瘫痪及神经乳头水肿无明显改善。

2.甲氨蝶呤鞘内注射　以 10~15mg,每周 2~3 次鞘内注射,直至脑脊液白血病细胞完全清除。本法能较快控制中枢神经系统白血病,但缓解期短,容易复发。所以中枢神经系统白血病缓解后应继续每周 1 次鞘内注射用甲氨蝶呤 5~10mg,连续 4~6 周。鉴于甲氨蝶呤经鞘内注射,在脑室内浓度常不易达到抗肿瘤作用,现设计有皮下脑脊液贮存器,将甲氨蝶呤直接注射至脑室。Bleyer 等将脑室和鞘内甲氨蝶呤注射作了比较,前者治疗效果较好。但脑脊液贮存器安装后约 18% 患者有出血、阻塞和继发感染等并发症。脑脊液贮存器用于中枢神经系统白血病为髓外复发的患者较为合适。

甲氨蝶呤鞘内注射后可引起急性化学性蛛网膜炎和亚急性脑和脊髓运动神经元功能不良等毒性作用。患者可有头痛、发热或呕吐,出现于第 1~10 次注射期间。如不停药,反应可逐渐加重。曾报道有 7 例 ALL 中枢神经系统白血病在治程中或停药后不久发生痴呆、神经错乱、易激惹、嗜睡、共济失调、癫痫发作,其中有 2 例昏迷,1 例死亡。另有报道在注射甲氨蝶呤后发生意外者共 7 例,表现有感觉障碍伴轻度运动功能减退,下肢或四肢瘫痪等,其中死亡者也有 2 例。意外反应常突然发生,或出现在鞘内注射 0.5~24 小时。上述毒性反应可能与甲氨蝶呤的保存液羟基甲酸或稀释液甲醇有关,它们能阻断神经纤维传导,也可使神经纤维脱髓鞘。个别患者可能是机体对甲氨蝶呤产生急性变态反应。甲氨蝶呤可通过脑膜吸收而产生全身反应,应加注意。骨髓已受到抑制或肾功能不全更应慎用。鞘内注射药物容积一般为脑脊液的 10%,即 10~15mL。当脑脊液压力过高时,应酌情减量。注射应缓慢,有反应时可随时停药。如有条件监测脑脊液内甲氨蝶呤浓度,可减少甲氨蝶呤神经毒性反应的发生率。

3.阿糖胞苷鞘内注射　甲氨蝶呤鞘内注射有抗药者,可用阿糖胞苷 $25mg/m^2$,每周 2~3 次,鞘内注射;也可采用 MTX、Ara-C 与地塞米松联合鞘内注射。

4.头颅与脊髓照射仅用颅脑 ^{60}Co 或直线加速器照射(5~10Gy)只能缓解症状,不能使脑脊液恢复正常,缓解率也低。如果加用脊髓照射 10Gy,效果较好,但对骨髓抑制作用比较明显。对于头颅 CT/MRI 检查发现肿块的 AML 患者,一般采用放疗后鞘内给药。ALL 患者确诊为中枢神经系统白血病[CNS-3 和(或)脑神经累及],建议接受剂量为 18Gy 的放疗。

(五)造血干细胞移植

1.异基因造血干细胞移植　AML 和 ALL 均为异基因造血干细胞移植的适应证。首次完全缓解期的 AML 患者,应当根据疾病细胞遗传学的特征来决定缓解后的继续治疗措施。预后好的患者可采用足够强度的化疗作为巩固治疗,5 年总生存率可达 50% 以上。也可考虑自体造血干细胞移植。风险更大的异基因造血干细胞移植一般不作为该组患者的首选,可作为复发早期或第二次缓解期的治疗策略。对预后中等的患者,如有 HLA 匹配的家庭成员供者进行移植,3 年无病生存率可达 65%,3 年复发率为 18%。预后差组如有 HLA 匹配的家庭成员供体,应当在完全缓解后尽快行造血干细胞移植。在经过选择的患者中,如果在第一次缓解期就接受非血缘关系的 HLA 相匹配供者或家庭成员供者移植,长期生存率仍可达到 40%~50%。

成年人 ALL 复发率高,异基因造血干细胞移植在成年人 ALL 的治疗中占据重要地位。 2008 年报道的一项国际协作临床试验(MRC UKALL Ⅻ/ECOG E2993)分析 1993 年至 2006 年 1913 例成年人 ALL 的资料表明,Ph-ALL 患者采用异基因造血干细胞作为缓解后的治疗 措施,其 5 年总存活率为 53%,明显高于自体移植和化疗患者的 45%。2002 年 IBMTR 报道 接受移植的 2820 名 ALL 患者资料显示,在 CR1 期移植,年龄<20 岁与年龄>20 岁组 3 年无 病生存率分别为 61%±4% 和 48%±4%;在 CR2 以上缓解期移植,3 年无病生存率在年龄<20 岁与年龄>20 岁组分别为 47%±6% 和 30%±5%;无关供者的移植在 CR1 期或以后的缓解期 进行 3 年无病生存率分别为 45%±3% 和 36%±8%;处于疾病进展期的患者无病生存率为 10%~15%。法国的一项大型多中心临床试验(LALA87)的资料显示,257 例随机抽样的 ALL 患者中,116 例接受异基因造血干细胞移植,对照组 114 例接受化疗或自体造血干细胞 移植,两组的 5 年生存率差异无统计学意义。但在高危患者,异基因造血干细胞移植组 5 年 总生存率和 5 年无病生存率分别为 44% 和 39%,明显高于对照组的 20% 和 14%。另有一项 关于 Ph-ALL 的研究结果显示,167 例接受造血干细胞移植,其中 49 例为 HLA 相配的相关 供体移植,23 例为 HLA 相配的无关供体移植,7 例为自体造血干细胞移植。77 例接受持续 化疗。5 年的疾病复发危险性,异基因造血干细胞移植组为 29%,明显低于自体造血干细胞 移植/化疗组的 81%。而 5 年生存率异基因造血干细胞移植组为 43%,自体造血干细胞移 植/化疗组为 19%。因此,目前较为一致的观点是对于 Ph-ALL 患者,尽可能争取在首次缓 解后实施异基因造血干细胞移植。

2.自体造血干细胞移植

(1) AML:2002 年来自希腊的 120 例临床患者研究显示,年龄≤60 岁的 AML 患者,自体 造血干细胞移植的疗效明显不如异基因造血干细胞移植,3 年无失败生存率(failure free sur- vival,FFS)分别为 42% 和 73%,与大剂量 Ara-C 巩固治疗比较也不能显示其优势。以往认 为对于具有良好细胞遗传学预后因素的 AML 患者,自体造血干细胞移植的疗效优于单纯化 疗,但近年来随着抗白血病新药的出现和化疗方案的改进,尤其是大剂量阿糖胞苷等在巩固 强化治疗阶段中的应用,自体造血干细胞移植在该组 AML 中的地位受到质疑,目前国外一 些临床研究中心有放弃将自体造血干细胞移植作为首次缓解后的一线治疗措施的趋势。对 于具有中等细胞遗传学预后因素的 AML 患者,由于复发率较预后良好组患者显著为高,如 无异基因造血干细胞移植的合适供体,可考虑行自体造血干细胞移植。国外的一项资料显 示,该组患者 5 年生存率自体造血干细胞移植为 56%,单纯化疗为 48%。具有不良细胞遗传 学预后因素的 AML 患者,自体造血干细胞移植疗效欠佳,5 年生存率仅为 15%,远低于异基 因造血干细胞移植的疗效。对于 60 岁以上的老年 AML 患者,最近来自 EORTC-Gimema AML-13 临床试验的资料表明自体外周血干细胞移植亦不能改善其预后。不过也有持不同 观点的研究结果。

(2)ALL:国外多项临床资料表明,成年人 ALL 自体造血干细胞移植的疗效明显较异基 因造血干细胞移植为差。法国的大型多中心临床试验(LALA87)数据表明,无论高危和标危 ALL 患者,自体造血干细胞移植与化疗比较都不能显示其优势。Anderson 癌症中心的资料 也持类似的观点。2008 年报道的 MRC UKALLⅫ/ECOG E2993 临床试验甚至得出自体造血干细胞移植不如化疗的结论。欧洲骨髓移植组曾报道 510 例 ALL 患者行自体骨髓移植的疗效,CR1 期和 CR2 期的 7 年无病生存率分别为 50% 和 20%,其中 CR1 期在诊断 40 天内达 CR 者其无病生存率较 40 天以上达 CR 者显著增高,分别为 60% 和 30%。从这项结果可以看出自体造血干细胞移植治疗 ALL 的时机应选择 CR1 期,其疗效与白血病细胞对化疗药物的敏感性相关。

第二节　慢性白血病

慢性白血病是一组异质性造血系统肿瘤,病程较缓慢,白血病细胞有一定的分化成熟能力,骨髓及周围血中以异常的较成熟细胞为主。临床上有两种类型:①慢性粒细胞白血病(chronic myelogenous leukemia,CML);②慢性淋巴细胞增生性疾病(chronic lymphoproliferative disorders,CLPD),包括慢性淋巴细胞白血病、幼淋巴细胞白血病、毛细胞白血病、绒毛淋巴细胞脾淋巴瘤、大颗粒淋巴细胞白血病、成年人 T 细胞白血病/淋巴瘤、Sézary 综合征等。CLPD 再根据免疫表型分成 B 细胞型、T 细胞型和 NK 细胞型。

慢性粒-单核细胞白血病、不典型慢性粒细胞白血病、幼年型粒-单核细胞白血病、慢性中性粒细胞白血病、慢性嗜酸性粒细胞白血病也均属于慢性白血病。WHO 分型已将其分别归入骨髓增生异常/骨髓增生性肿瘤。

一、慢性粒细胞白血病

慢性粒细胞白血病简称"慢粒",是起源于多能造血干细胞的恶性克隆增生性疾病,表现为髓系各个阶段细胞的过度增生,以外周血中性粒细胞增多并出现幼稚粒细胞、嗜碱性粒细胞增多、贫血、血小板增多和脾大为特征,具有异常的 Ph 染色体 t(9;22)(q34;q11.2)和 BCR-ABL1 融合基因,可从慢性期(chronic phase,CP)向加速期(accelerated phase,AP)、急变期(blastic phase,BP 或 blast crisis,BC)发展,一旦转变为急性白血病,预后较差。

慢粒约占全部白血病的 15%,国内慢性白血病中 90% 为慢粒,发病年龄大多在 20～60 岁,发病率随年龄的增长逐步上升,45～50 岁年龄组最高,5～20 岁仅占慢粒的 10% 以下,男性略多于女性。我国慢粒的年发病率约为 0.36/10 万,患者确诊时中位年龄 40.02(2.45～83.29)岁,男女比例约为 1.78:1。

(一)病因与发病机制

大剂量的放射线照射是慢粒较明确的致病因素。日本广岛和长崎原子弹爆炸后幸存者、英国强直性脊柱炎患者接受放疗后及宫颈癌放疗的患者中,慢粒的发病率明显高于普通人群。

慢粒是一种获得性、起源于单个干细胞的肿瘤性疾病。90% 以上的慢粒患者中可发现有 Ph 染色体,即 t(9;22)(q34;q11),9 号染色体 q34 带上原癌基因 *c-abl* 的片段易位至 22 号染色体 q11 带上的断裂点簇集区(break point cluster region,BCR),产生 *BCR-ABL* 融合基因,转录成融合 mRNA,编码生成具有很强酪氨酸蛋白激酶活性的融合蛋白,参与细胞信号传导途径中的多种蛋白磷酸化,抑制细胞凋亡,削弱造血祖细胞与骨髓基质细胞的黏附,使细胞生长缺乏接触抑制而致增生过度。

22 号染色体上的 BCR 位点主要有三种:M-bcr、m-bcr 和 μ-bcr,分别形成 3 种融合蛋白 P210、P190 和 P230。大部分慢粒患者在 e14a2 或 e13a2 位点融合,表达 P210 融合蛋白。而 P190(e1a2)和 P230(e19a2)分别主要与 Ph 染色体阳性的急性淋巴细胞白血病和慢性中性粒细胞白血病的发生相关。

(二)临床表现

起病缓慢,症状多为非特异性,绝大多数患者起病时处于慢性期。患者可因造血过盛的症状和体征就诊,如易疲倦、乏力、食欲缺乏、低热、多汗、体重减轻、上腹部不适及脾大。10%~30%的患者在出现症状前因定期体检而发现,起病时即处于加速期或急变期的患者各占 10% 左右。

1.脾大 脾大程度不一,与外周血白细胞计数升高的水平有关,大约 50% 以上的患者确诊时脾可大至肋缘下 10cm 以上,质坚无压痛,患者常感上腹部饱胀不适。少数患者因发生脾梗死或脾周围炎而出现显著左上腹和左肩部疼痛,可有局部压痛和摩擦音,自发性脾破裂罕见。15%~20%的患者有肝大,程度较轻。淋巴结肿大较少见,但可作为早期急变的首发症状。

2.发热、贫血和出血 由于肿瘤负荷增加,可出现典型的怕热、消瘦和盗汗等高代谢综合征。疾病早期甚少有感染,白细胞黏附、游走、吞噬等功能下降的缺陷可由于细胞数量增加而得到补偿。血小板聚集功能下降,但明显的贫血及出血多在急变期才出现。

3.白细胞瘀滞综合征 较少见。当白细胞极度增高时,由于白细胞瘀滞、循环受阻,可出现呼吸困难、发绀、脏器梗死、眼底静脉扩张、视盘水肿、眼底出血和阴茎异常勃起、耳鸣、神志改变,甚至中枢神经系统出血等表现。

4.其他 胸骨压痛较常见,多在胸骨下段。细胞破坏、血尿酸升高引起痛风性关节炎。嗜碱性粒细胞增多,组胺释放出现荨麻疹、皮肤瘙痒及消化性溃疡。皮肤浸润较少见,偶有中性粒细胞浸润至真皮层而表现为急性发热性中性粒细胞皮病(Sweet 综合征)。

(三)实验室检查

1.血常规 外周血中白细胞计数升高是主要的特征,通常>25×10⁹/L,半数患者在 100×10⁹/L 以上。分类可见各期粒细胞,中性晚幼及杆状核粒细胞的比例明显增多,原粒和早幼粒细胞较少,可见过度分叶核粒细胞。嗜酸性粒细胞及嗜碱性粒细胞绝对值均可增多,嗜碱性粒细胞的比例可以指导慢粒的分期诊断,慢性期多在 10%~15% 以下。确诊时红细胞数大多正常或轻度变化,少数可出现红细胞形态异常,并可见到少量有核红细胞,网织红细胞计数正常或轻度增多。大约 50% 的患者确诊时血小板计数高于正常,在慢性期可逐渐升高。若血小板计数明显升高或降低,则预示着疾病向加速期或急变期进展。

2.骨髓象 有核细胞增生极度活跃,以粒系增生为主,造血组织占整个骨髓体积的75%~90%,脂肪含量明显减少。红系增生受抑,粒/红比值可达(10~30):1,原粒和早幼粒细胞一般不超过 5%~10%,嗜酸性粒细胞及嗜碱性粒细胞比例增多。巨核细胞数量正常或增加,半数患者骨髓内Ⅲ型胶原(网状纤维)增生,部分可发生骨髓纤维化。

3.祖细胞集落培养 慢性期骨髓和外周血粒系、巨核系、嗜酸粒系集落形成增加,分别为正常的 20 倍和 500 倍左右。具有长期造血能力的原始祖细胞亦显著增加,所形成的集落较正常致密。进入加速期和急变期后祖细胞的增生和分化能力减弱,集簇增加,已成为慢粒的分期指标之一。

4.中性粒细胞碱性磷酸酶测定　90%以上的患者成熟中性粒细胞碱性磷酸酶(NAP)积分降低或缺失,治疗后白细胞计数下降或接近正常,炎症感染时该酶活性可升高或接近正常。NAP 检测有助于与类白血病反应及其他骨髓增生性疾病相区别,也可作为预后指标。

5.细胞遗传学检测　90%以上的慢粒患者可发现 Ph 染色体 t(9;22)(q34;q11),是慢粒的标记染色体。Ph 染色体存在于有核红细胞、粒细胞、单核细胞、巨核细胞以及 T、B 淋巴祖细胞中,但并不见于外周血 T 淋巴细胞、B 淋巴细胞中。在慢粒慢性期,大约70%的患者为典型的t(9;22)(q34;q11),另有20%的患者可表现为特殊的核型,如[t(Ph),22q-]、[t(Ph),-Y]、[t(Ph),+8]等。当进入加速期或急变期时,约75%的患者合并 Ph 染色体以外的染色体核型异常,大约5%患者可出现累及三条染色体的复杂易位。

6.分子生物学检测　通过 FISH、RT-PCR、Southern blotting、Western blotting 等技术对 t(9;22)分子序列的检测可以提供基因重排的依据,补充细胞遗传学在诊断上的不足,对 Ph 染色体阴性的慢粒有进一步确诊价值。FISH 利用 5'-BCR 和 3'-ABL1 探针可以检测 BCR-ABL 融合,假阳性率在 1%~10%。定量 PCR 技术可从 10^5~10^6 正常细胞中检测出一个融合基因阳性的肿瘤细胞,对于治疗后 Ph 染色体转阴患者进行微量残留病灶的检测有很大价值,也可用于明确患者有无分子水平复发。实时定量 PCR 是国际上检测 BCR-ABL 转录本最常用的方法,但需注意假阳性的发生。

7.血清生化测定　由于粒细胞中有维生素 B_{12} 结合蛋白,慢粒时血清维生素 B_{12} 和维生素 B_{12} 结合力均显著增高,维生素 B_{12} 值可达正常的 10 倍以上,且与白细胞值呈正相关,缓解期血清维生素 B_{12} 浓度可下降但仍高于正常。血清尿酸、乳酸脱氢酶浓度也均增高,化疗后因粒细胞破坏而更为明显。

(四)诊断与鉴别诊断

根据典型的外周血白细胞增高以及分类异常、嗜碱性粒细胞绝对计数增高、脾大伴有 Ph 染色体或其变异核型及 22 号染色体上的 *BCR-ABL* 基因重排,诊断并不困难。

本病应与以下疾病相鉴别。

1.反应性白细胞增多(类白血病反应)　多发生在严重感染、肿瘤或炎症性疾病的基础上,无 Ph 染色体和 *BCR-ABL* 融合基因,外周血白细胞可达(30~100)×10^9/L,以中性杆状核居多,可有少量晚幼粒细胞,原始及早幼粒细胞罕见,中性粒细胞 NAP 积分升高或正常。

2.其他慢性骨髓增生性肿瘤(cMPN)　慢粒可合并骨髓纤维化,也可同时有血小板和红细胞增多,因此需与其他骨髓增生性疾病,如真性红细胞增多症(真性红细胞增多症)、原发性血小板增多症(essential thrombocythemia,ET)、原发性骨髓纤维化(primary myelofibrosis,PMF)等相鉴别。一般来说,90%的慢粒患者白细胞计数持续在 30×10^9/L 以上,而其他 cMPN 常以某一系细胞异常增多为特征,白细胞一般在 30×10^9/L 以下,无 Ph 染色体和 *BCR/ABL* 融合基因,且有相应病变的表现。真性红细胞增多症表现为红细胞的显著增高;ET 血小板计数在 450×10^9/L 以上,中性粒细胞仅轻中度增高(<20×10^9/L)。MF 以外周血中出现泪滴样红细胞和有核红细胞为特征。近来,cMPN 在分子生物学诊断方面有很大的进展。95%的真性红细胞增多症患者和 40%~50%的 MF、ET 患者有 *JAK2* 基因突变,有助于和慢粒的鉴别。

3.其他类型慢性髓系白血病　随着对其他慢性髓系白血病的深入了解,原来对 Ph 阴性慢粒的诊断需要进一步修正。①慢性粒-单核细胞白血病(chronic myelomonocytic leukemia, CMML):CMML 属于 MDS/MPN 范畴,外周血单核细胞持续性增高>1×10^9/L,中性粒细胞碱性磷酸酶积分正常或增高,无 Ph 染色体和 BCR-ABL 融合基因;②不典型慢性粒细胞白血病(aCML):临床表现类似于 Ph 染色体阳性 CML,但嗜碱性粒细胞无明显增多,骨髓血细胞可具有病态造血的形态学表现,无 Ph 染色体和 *BCR-ABL* 融合基因,对治疗 CML 的药物反应较差,病程进展快。

4.其他 慢粒有贫血及脾大时需与肝硬化、血吸虫病、淋巴瘤等相鉴别,发生脾梗死及脾周围炎时应与急腹症相鉴别。

(五)临床分期

慢粒可分为慢性期、加速期和急变期。各期的诊断标准如下。

1.慢性期 ①无症状或有低热、乏力、多汗、体重减轻等症状;②白细胞计数增高,主要为中性中、晚幼粒细胞和杆状核粒细胞。原始粒细胞(I 型+II 型)<5%～10%,嗜酸性粒细胞和嗜碱性粒细胞增多,可有少量有核红细胞;③骨髓增生明显至极度活跃,以粒系增生为主,中、晚幼粒细胞和杆状核粒细胞增多,原始粒细胞<10%;④有 Ph 染色体或 *BCR-ABL* 融合基因;⑤CFU-GM 培养集落和集簇较正常明显增加。

2.加速期 具有下列之一者可诊断为本期:①持续性的外周血白细胞增高>10×10^9/L 或进行性脾大,治疗无效;②对治疗无反应的血小板持续增高(>1000×10^9/L);③与治疗无关的血小板进行性降低(<100×10^9/L);④出现克隆演变的遗传学证据(慢粒初诊时没有的其他遗传学异常);⑤外周血嗜碱性粒细胞>20%;⑥外周血或骨髓中原始细胞占 10%～19%。标准①～④常提示疾病从 CP 向 AP 的转变,标准⑤和⑥更多见于 AP 向 BP 的发展。

3.急变期 使用伊马替尼治疗慢粒后可以显著延缓疾病进展,延长患者的慢性期,但 CML 干细胞在酪氨酸激酶作用下并不产生凋亡,疾病因克隆演变向急性白血病转变的危险仍旧存在。具有下列之一者可诊断为本期:①外周血或骨髓中原始细胞>20%;②髓外原始细胞增生。慢粒急变通常为急粒变或急粒单变,约 10%的患者可出现红白血病变,偶见巨核细胞白血病变、早幼粒变或嗜碱粒变,1/3 的患者可急淋变,有些患者可呈粒-淋双表型。一旦急变后,往往在 3～6 个月死于各种并发症。

(六)治疗

对所有的 CML 初诊患者进行细胞遗传学或分子学检测,评估 CML 诊断时疾病分期对 CML 治疗选择非常重要。而对治疗选择的分层及基于规范监测的治疗方式的适时转化,对于改善慢粒患者的生存尤为重要。

1.慢性期治疗 治疗目的是促进正常造血干/祖细胞的生长和抑制白血病克隆增生,以期降低外周血白细胞计数,缓解脾大并控制高代谢综合征,达到分子生物学完全缓解。治疗后血液学完全缓解的标准包括外周血细胞计数正常,白细胞计数<10×10^9/L、血小板计数<450×10^9/L、外周血无幼稚细胞、无脾大的症状和体征。细胞遗传学缓解标准根据骨髓中细胞分裂中期 Ph 染色体的比例决定。分子生物学缓解标准根据骨髓或外周血中 BCR-ABL1 转录本下降的对数级来决定(表 12-11)。

表 12-11　慢粒治疗反应的标准和定义

反应类别	定义
完全血液学缓解（CHR）	正常白细胞计数和各期分化比例
极小细胞遗传学反应	66%~95% Ph$^+$分裂象
少量细胞遗传学反应	36%~65% Ph$^+$分裂象
部分细胞遗传学反应（PCyR）	1%~35% Ph$^+$分裂象
主要细胞遗传学反应（MCyR）	0~35% Ph$^+$分裂象
完全细胞遗传学反应（CCyR）	0% Ph$^+$分裂象
主要分子生物学反应（MMR）	BCR-ABL mRNA 下降≥3 个对数级
完全分子生物学反应	RT-PCR 检测 BCR-ABL 阴性

（1）药物治疗

1）酪氨酸激酶抑制剂（TKI）：可作为三磷酸腺苷（ATP）与酪氨酸激酶结合的竞争性抑制剂，也可作为酪氨酸的类似物，阻断酪氨酸激酶的活性，抑制细胞增生，进而达到治疗慢粒的目的。目前，临床上最常用的针对 BCR-ABL 酪氨酸激酶小分子抑制剂（TKI）有甲磺酸伊马替尼、达沙替尼和尼罗替尼。

甲磺酸伊马替尼（格列卫，STI571）为 2-苯胺嘧啶衍生物，是 ABL1 特异性酪氨酸激酶的抑制剂，能特异性阻断 ATP 在 ABL 激酶上的结合位置，使酪氨酸残基不能磷酸化，从而抑制 BCR-ABL 阳性细胞的增生（图 12-1）。口服后生物利用度达 98%，半衰期 18 小时，属于慢粒诱导缓解类药物，是治疗慢粒的首选药物。

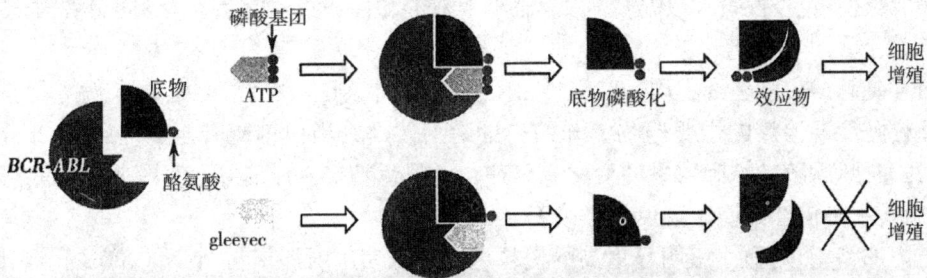

图 12-1　甲磺酸伊马替尼作用机制示意

伊马替尼具有较高的血液学完全缓解率和细胞遗传学完全缓解率。慢性期口服用量 400mg/d，如果以常规剂量未能获得细胞遗传学和分子生物学缓解，或者疾病处于进展阶段可增至 600~800mg/d。以 400mg/d 治疗的患者中，>75% 的患者可以获得主要细胞遗传学反应，50% 以上的患者用药 6 个月内可以获得主要分子生物学反应，5 年总体生存率和无疾病进展生存率分别达 90% 和 93%。

伊马替尼治疗后可出现恶心、呕吐、水肿、肌肉痉挛、皮疹、骨痛等不良反应，可适当应用镇吐、利尿剂或调整剂量。大约 30% 的慢性期患者使用伊马替尼后可出现 3~4 级的骨髓抑制，在加速期或急变期的患者中更为多见。对于慢性期患者，若中性粒细胞<1×10^9/L 或血小板低于 50×10^9/L，建议短暂停用伊马替尼，待中性粒细胞达到 1.5×10^9/L，血小板计数达到 100×10^9/L 时再恢复伊马替尼治疗。这类患者可以 400mg/d 的剂量继续治疗，如果前次

骨髓抑制的恢复时间>7天,恢复起始剂量推荐为300mg/d,可逐步调整至400mg/d,但不推荐以低于300mg/d的剂量维持。大约3%的患者在接受治疗的6个月内可出现肝脏损害,偶有脾破裂、脑水肿、视网膜水肿导致的视物模糊、严重水钠潴留、免疫性溶血性贫血、骨代谢异常等不良反应的报道。约15%的患者可出现皮肤过敏等反应,除了重症者(如剥脱性皮炎、多型红斑等)需要永久停药,轻度、中度皮疹患者仅需联用肾上腺糖皮质激素或短暂停药即可控制。

甲磺酸伊马替尼作为一线药物在治疗CML上取得了巨大成功,但仍有15%~25%的慢性期CML患者对伊马替尼耐药或不耐受,可使用第二代酪氨酸激酶抑制剂达沙替尼或尼洛替尼。目前NCCN指南中推荐将达沙替尼(慢性期100mg每天1次、进展期140mg每天1次)和尼洛替尼(慢性期300mg每天2次、进展期400mg每天2次)用于对伊马替尼耐药或不耐受的CML患者的一线和二线治疗。

根据NCCN指南,在TKI起始治疗后每3个月随访1次,满半年后每6个月随访1次。使用伊马替尼最初半年内BCR-ABL1≤10%,继续同剂量TKI治疗;若BCR-ABL1≥10%或未达到细胞遗传学完全缓解率,3个月内的患者可考虑换用其他TKI或增加伊马替尼剂量至800mg/d,治疗满6个月的患者则需考虑换用其他TKI。TKI治疗1年以上的患者随访标准未满足细胞遗传学完全缓解率者,均需考虑增加剂量或者换用其他TKI。

2)干扰素-α(INF-α):可以直接抑制DNA多聚酶活性,治疗有效率与BCR-ABL的转录本数量有关。起始剂量可以为100万~300万U/d,隔天皮下注射,以后增加至500万U/d,每周3次,若能耐受,可增量至500万U/m²,每天皮下或肌内注射1次,根据白细胞和血小板数量调节用量。使用干扰素-α早期有头痛、肌肉酸痛等流感样症状,延迟反应包括重要脏器功能受损、免疫性贫血、脱发、失眠、血小板减少和神经毒性等,约20%的患者对干扰素-α治疗不耐受。

3)羟基脲(Hu):是细胞周期特异性DNA合成抑制剂,毒性低,可延缓疾病进程,在TKI前是慢粒慢性期治疗的主要药物。开始剂量为1~3g/d,当白细胞降至20×10⁹/L时应减量至1~2g/d,此后随白细胞数量的变化调整剂量,维持量0.5~1.0g/d。单用本药不能清除Ph阳性细胞,并可使红细胞出现巨幼样改变。

4)阿那格雷:对血小板明显增高的慢粒患者可以使用阿那格雷,它可以减少巨核细胞数量降低血小板数量。对于以甲磺酸伊马替尼治疗后血小板仍持续在高水平的患者可以联用阿那格雷。

5)其他药物:其他包括白消安(Bu)、高三尖杉酯碱、靛玉红、甲异靛、巯嘌呤(6-巯基嘌呤)、6-硫鸟嘌呤、苯丁酸氮芥、环磷酰胺等,都可在一定程度上缓解慢粒的临床症状。

(2)造血干细胞移植:自伊马替尼成功应用在慢粒的治疗后,采用造血干细胞移植手段治疗慢粒的例数已明显减少。对TKI治疗达到完全细胞遗传学缓解的初治慢性期患者一般不再主张进行异基因造血干细胞移植。而对于TKI治疗后复发、耐药、疾病进展至加速期或急变期的患者,可考虑进行同种异基因骨髓或外周造血干细胞移植(allo-HSCT)。尤其在中国,由于单倍型造血干细胞移植体系的建立和完善,以及TKI在进展期患者中的应用,CML急变期行单倍型造血干细胞移植仍能获得良好疗效。在移植前是否应用TKI并不增加移植相关死亡率,但TKI疗效不理想常预示疾病进展。加速期或急变期患者进行allo-HSCT后使用伊马替尼TKI仍可获得细胞遗传学或分子生物学缓解。

（3）白细胞单采：适用于白细胞数过高伴有白细胞瘀滞综合征或妊娠患者，可缓解症状，降低化疗杀伤的白血病细胞数从而减少尿酸生成，但持续时间短、费用高。

（4）放射治疗：脾区照射可用于化疗耐药、脾极度增大的患者，若有骨骼、软组织浸润也可采用局部放疗。

（5）脾切除：适用于症状显著的巨脾或有脾功能亢进者，以提高输注血小板的疗效。但术后可能并发感染、栓塞或出血，甚至死亡。

2.加速期和急变期治疗　对于加速期和急变期患者采用 TKI 单药或联合化疗，之后接受 allo-HSCT 已成为国内外推荐的标准治疗。未曾使用伊马替尼的患者可以选用伊马替尼桥接 allo-HSCT 治疗，而伊马替尼治疗过程中出现的疾病进展可以考虑达沙替尼、尼洛替尼和 allo-HSCT。化疗方案根据细胞类型而定，急非淋变时可选用急性非淋巴细胞白血病的联合化疗方案，如中剂量 Ara-C 加米托蒽醌、去甲氧柔红霉素或依托泊苷（VP16）治疗；急淋变时按照急性淋巴细胞白血病的治疗方案。

3.防止高尿酸血症的辅助治疗　慢粒确诊和复发时常伴有高尿酸血症，患者可出现痛风或肾脏损害，常随着治疗的开展而恶化。别嘌醇 300mg/d，注意补充水分、利尿和碱化尿液等措施可以降低血尿酸。别嘌醇容易出现皮肤过敏现象，一旦出现应立即停药。血尿酸水平达 9mg/dL 以上时可考虑使用拉布立酶，疗效比别嘌醇显著。

（七）病程与预后

在 TKI 广泛使用前，慢粒的中位数生存期为 39~47 个月，5 年存活率为 25%~35%。TKI 的应用极大地延长了慢粒患者的无病生存时间。发病时外周血白细胞和血小板计数、原幼细胞比例、肝脾大小和嗜酸性粒细胞及嗜碱性粒细胞计数和慢性期长短与预后相关，通过这些预后指标预示治疗的反应性和生存时间。慢性期患者在 TKI 治疗过程中需通过染色体检查、FISH 和定量 PCR 进行微小残留病灶的监测。70% 的初发慢粒应用伊马替尼治疗 12 个月后可获得细胞遗传学缓解，使用 60 个月后这一比例可增至 90%，对伊马替尼耐药或不耐受者可换用其他 TKI。

二、慢性淋巴细胞白血病

慢性淋巴细胞白血病（chronic lymphocytic leukemia，CLL）简称"慢淋"，是一种慢性淋巴细胞增生性疾病，以 CD5$^+$ 单克隆性 B 淋巴细胞在外周血、骨髓、脾和淋巴结等淋巴组织中大量克隆性积蓄为特征，细胞形态接近成熟淋巴细胞。慢淋的肿瘤细胞来源于记忆性 B 淋巴细胞，表面标志多为 CD19$^+$ CD5$^+$ CD23$^+$，sIg、CD20、CD79b、FMC7 的表达相对较弱。

我国慢淋发病率低，为 0.05/10 万，而在西方国家慢淋是最常见的成年人白血病，构成比占所有白血病的 20%~30%。男性发病率约为女性的 2 倍，大部分患者发病时年龄在 50 岁以上，中位年龄为 65 岁，30 岁以下罕见。

（一）病因与发病机制

环境和职业因素在 B 细胞慢淋的发病中并不占主要地位，长期接触低频电磁场可能和慢淋的发病有关。淋巴增生性疾病家族史是慢淋的高危因素，发生率约占慢淋患者的 1/10，大部分慢淋细胞处于非增生期，细胞表达多种抗凋亡蛋白，具有较高的抗凋亡能力，细胞寿命较长而在外周血内聚积。

从细胞发生的角度可以将散发型 CLL 分为两种,一种高表达免疫球蛋白重链基因(*IGHV*)的突变,另一种则无 IGHV 突变。这两种慢淋的基因表达谱不同,其中 ZAP-70 的表达差异有助于两者鉴别。ZAP-70 是分子量为 $70×10^3$ 的 Zeta 相关蛋白,正常情况下表达在 NK 细胞或 T 细胞胞质内、与 T 细胞受体的 ζ 链结合而具有蛋白激酶的活性。不具有 *IGHV* 基因突变的 CLL 细胞 ZAP-70 的表达较高,而具有 *IGHV* 基因突变的 CLL 细胞 ZAP-70 水平较低。*IGHV* 基因突变和 ZAP-70 表达不同的慢淋,其细胞来源可能不同,来源于生发中心的慢淋,肿瘤细胞具有 *IGHV* 基因突变,ZAP-70 表达低;来源于生发中心前的慢淋细胞则无 *IGHV* 基因突变,ZAP-70 表达高。

(二)临床表现

慢淋早期常无症状,患者常因发现无痛性淋巴结肿大或不明原因的淋巴细胞绝对值升高而就诊。患者有轻度乏力、易疲劳等非特异性表现,一旦进入进展期,除全身淋巴结和脾大外可表现为体重减轻、反复感染、出血和贫血症状。

1.淋巴结肿大　80%的患者确诊时有无痛性淋巴结肿大,可为全身性,轻度至中度,偶见巨块型肿大,常累及颈部、锁骨上、腋下及腹股沟等处,口咽、泌尿道、胆道等部位的淋巴结过度肿大时可导致局部压迫。扁桃体、泪腺、唾液腺累及时,可产生 Mikulicz 综合征。

2.肝脾大　半数患者有轻度至中度脾大,伴腹部饱胀感,晚期可达盆腔,可发生脾梗死或脾破裂。肿瘤细胞浸润引起的肝大少见。

3.贫血和出血　病情进展时可导致贫血或血小板减少而产生相应的症状,多数情况下由白血病细胞骨髓浸润或产生自身抗体所致,偶见因脾大引起的脾功能亢进。溶血性贫血多见于温抗体型,抗体多为多克隆性,说明自身抗体并非完全由肿瘤细胞分泌;少数患者可出现纯红细胞再生障碍性贫血。

4.结外浸润　淋巴细胞可浸润至皮肤、结膜、肺、胸膜、胃肠道、骨骼、神经系统、肾脏、前列腺、性腺和眶后组织,但由浸润所致的症状并不多见。

5.并发症　由于低免疫球蛋白血症、补体水平低、T 细胞功能缺陷及免疫抑制剂的使用,患者的体液免疫和细胞免疫均受影响,而且慢淋白血病细胞可合成 TGF-β 等免疫抑制因子,因此大部分患者可合并免疫缺陷及免疫紊乱表现,如条件致病性病原体感染、自身免疫性疾病和第二肿瘤。

(三)实验室检查

1.血常规　白细胞持续增多≥$10×10^9$/L,淋巴细胞比例≥50%,单克隆淋巴细胞绝对值≥$5×10^9$/L,部分患者确诊时白细胞可达 $100×10^9$/L。细胞形态接近正常的静止期淋巴细胞,胞质少、Wright-Giemsa 染色呈蓝色,细胞核形态正常,偶见少数带核仁的幼稚淋巴细胞或不典型细胞。肿瘤细胞骨髓浸润、治疗后骨髓抑制、免疫破坏或营养元素缺乏等情况下可出现贫血或血小板减少。有 20%的患者 Coombs 试验阳性,但仅有 8%的患者出现自身免疫性溶血性贫血。部分患者可伴免疫性血小板减少性紫癜。

2.骨髓象　骨髓增生活跃,淋巴细胞显著增多,占 40%以上,形态与外周血基本一致,原始淋巴细胞少见,红、粒及巨核细胞系生成受抑,有时呈纯红细胞再生不良。FAB 依据形态将 CLL 分为三型:典型 CLL(90%为小淋巴细胞);混合型(CLL/PL:幼淋巴细胞 11%~54%);不典型 CLL。典型 CLL 占 80%。骨髓活检可判断骨髓受累的程度,分为间质型

（30%）、结节型（10%）、结节-间质混合型（25%）和弥漫型（25%），后者提示病情进展迅速，预后较差。

3.淋巴结活检 淋巴结病理可见典型的小淋巴细胞弥漫性浸润，细胞形态与血液中的淋巴细胞一致，病理与低度恶性小淋巴细胞淋巴瘤的淋巴结病理表现类似，现 WHO 分型将慢性淋巴细胞白血病和小淋巴细胞淋巴瘤归成一类，称之为慢性淋巴细胞白血病/小淋巴细胞淋巴瘤（chronic lymphocytic leukaemia/small lymphocytic lymphoma，CLL/SLL）。少数患者可有少量散在分布的 R-S 样细胞。CLL 向多形性大细胞淋巴瘤转化者称 Richter 综合征，发生率为 35%~15%。

4.免疫学检查 利用流式细胞仪可以检测细胞表面分化抗原、膜表面免疫球蛋白（SIg）和 κ、λ 轻链，以确定细胞是否为克隆性增生并提供进一步分型。典型的慢淋细胞表型为 $CD5^+$、$CD10^-$、$CD19^+$、CD20（dull）、$CD23^+$、$CD103^-$、$FMC7^-$，B 细胞慢淋膜表面的免疫球蛋白密度较低，但具有大量胞质免疫球蛋白，CD22、CD79b 的表达很弱或缺失。大约 50% CLL 患者表达 CD38（>30%），$CD38^+$CLL 细胞无 IGHV 基因突变，与 ZAP-70 同为慢淋预后指标。

50%~75% 的患者有低 γ 球蛋白血症，以 IgM 减少为著，少数为无丙种球蛋白血症。5% 的患者可出现单克隆免疫球蛋白血症，一旦 IgM 明显增高，则临床表现类似于巨球蛋白血症。少数患者可出现 μ 重链病或轻链型蛋白尿。20%~30% 的患者直接 Coombs 试验阳性。

5.染色体和基因检查 大约 50% 的患者有染色体数目及结构异常，多为 11、12、14 和 13 号染色体异常，常见的染色体畸变有 del（11q）、del（13q）、+12、del（17p）等。基因突变可涉及 p53、NOTCH1、SF381、BIRC3、MYD88 等，其结果有助于治疗和预后分层。

（四）诊断与鉴别诊断

从年龄、临床表现、外周血白细胞 >$10×10^9$/L、淋巴细胞比例 ≥50%、淋巴细胞绝对值 >$5×10^9$/L、骨髓象淋巴细胞 >40% 且以成熟淋巴细胞为主以及淋巴结肿大等典型表现，多数患者诊断并不难。持续性淋巴细胞增多最具诊断意义。有淋巴结肿大须与淋巴结结核、淋巴瘤及慢性炎症所致的淋巴结病变相鉴别。淋巴细胞增多者应区别于传染性单核细胞增多症、麻疹、水痘、巨细胞病毒感染等反应性淋巴细胞增多。其他慢性淋巴增生性疾病如幼淋巴细胞白血病、毛细胞白血病、各种类型淋巴瘤，如小淋巴细胞淋巴瘤、套细胞淋巴瘤、脾边缘区淋巴瘤、滤泡中心性淋巴瘤等，流式细胞仪检测细胞表面抗原有助于各种疾病之间的鉴别（图 12-2）。

一般慢淋细胞的免疫表型特征为：①表达 B 细胞分化抗原（CD19、CD20、CD23）和 CD5，不表达 T 细胞相关抗原；②单克隆表达 κ 链或 γ 链；③低表达膜表面免疫球蛋白（smIg）。亦有用 CLL 诊断评分系统（表 12-12）与其他 B 淋巴细胞肿瘤进行鉴别。采用该评分系统，诊断 CLL 需 4~5 分，仅少部分 CLL 为 2~3 分，其他 B 细胞淋巴瘤多为 1~2 分。

2008 年 WHO 分型提出单克隆 B 淋巴细胞增多症（monoclonal B-Cell lymphocytosis，MBL）的诊断，是指免疫表型同 CLL，但无淋巴结肿大，外周血淋巴细胞 <$5×10^9$/L，骨髓淋巴细胞浸润 <30%。人群中调查发现 >40 岁健康人群中 3.5% 有 MBL。MBL 的意义不详，有文献称为意义未明单克隆 B 淋巴细胞增多症（monoclonal B-cell lymphocytosis of undetermined significance，MLUS），其中有少数 MBL 可转变为 CLL，在 CLL 家族中的 MBL 患者转变率可达 13%~18%，但有的 MBL 患者不转变为 CLL。如有明显淋巴结肿大，外周血淋巴细胞 <$5×10^9$/L，免疫表型同 CLL，应诊断为 SLL。

CD19+

CD5+　　　　　CD5−

CD23+ CD20+ CD22+ CD79b−/+ sIg+/− FMC7−/+ CD200bright

CD23−/dim CD20+ CD22++ CD79b++ sIg++ FMC7++ cyclinD1+ t(11;14)

CD10+ t(14;18)

CD10−

CD103+ CD123+/−

CD103− CD123−

CD25+ BRAFV600E+ Annexin A1++

CD25− BRAFV600E− Annexin A1−

MYD88L256P+

MYD88L256P−

CLL　　MCL　　FL　　HCL　　HCL-V　　WM　　MZL

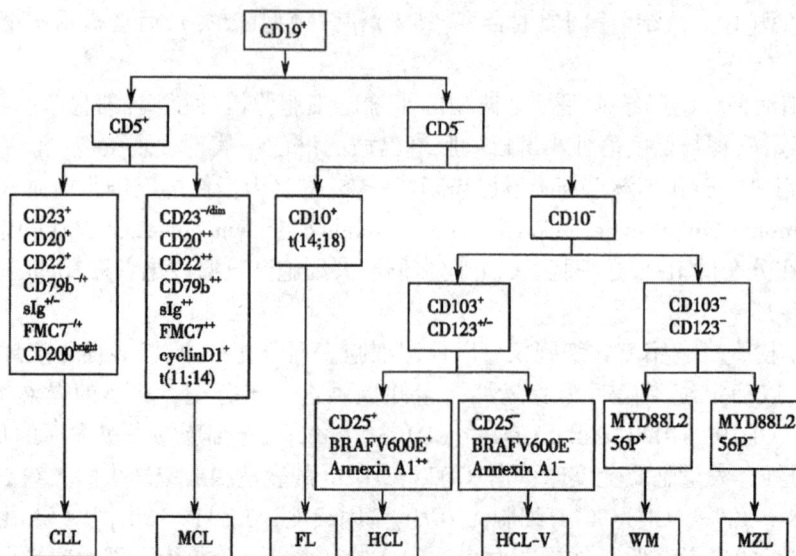

图 12-2　B 细胞慢性淋巴增生性疾病鉴别诊断流程

表 12-12　CLL 诊断评分系统

表面标记	分组	
	1	2
smIg	弱阳性	强阳性
CD5	+	−
CD23	+	−
CD22/CD79b	弱阳性	强阳性
FMC7	−	+

(五)临床分期

1978 年 Rai 提出的分期法将慢淋分为 0~Ⅳ期:0 期仅有淋巴细胞增多;Ⅰ期伴有淋巴结肿大;Ⅱ期伴有脾大;Ⅲ期伴有贫血($<110g/L$);Ⅳ期伴有血小板减少($<100×10^9/L$)。1987 年,Rai 将其分期法补充为低危(0 期)、中危(Ⅰ期、Ⅱ期)和高危(Ⅲ期、Ⅳ期)三组。1981 年Binet等提出的分期法共分为 3 期:A 期无贫血($Hb>100g/L$)或血小板减少($PLT>100×10^9/L$),肝、脾与颈、腋下、腹股沟淋巴结共 5 个区域中累及 3 个以下;B 期无贫血或血小板减少,但累及区域≥3 个;C 期出现贫血和(或)血小板减少。

(六)治疗

低危患者或 Binet A 期淋巴细胞轻度增多($<30×10^9/L$),$Hb>120g/L$,血小板$>100×10^9/L$,骨髓非弥漫性浸润者生存期长,病情稳定者可以定期观察、对症治疗为主。当患者出现发热、体重明显下降、乏力、贫血、血小板降低、巨脾或脾区疼痛、淋巴结肿大且伴有局部症状、白细胞增高且伴有瘀滞症状、淋巴细胞倍增时间<6 个月、出现幼淋变或 Richter 变时,应予积极治疗。治疗前应对患者的症状、体征和基因变化进行全面评估,有条件的单位应根据 FISH 检查[del(11q)、del(17p)]、患者的年龄和身体状态进行分层治疗。对体能状态好的

患者宜选择一线标准治疗,其他患者则使用减低剂量化疗或支持治疗。

1.化学治疗

(1)烷化剂:苯丁酸氮芥为首选药物,完全缓解率为15%,部分缓解率为65%。口服给药剂量为2~4mg/d,可增至6~8mg/d,待淋巴细胞减少50%时减量,稳定后给予维持量,也有主张间歇治疗,0.4~0.7mg/kg,第1天口服或分4天口服,每2~4周重复一次。苯丁酸氮芥无效者可用环磷酰胺(CTX),口服50~100mg/d,或0.50~0.75g/m²静脉注射,每3~4周1次。

(2)氟达拉滨:是单磷酸腺苷氟化物,干扰腺苷代谢,对慢淋有特效。静脉滴注25~30mg/(m²·d),维持30分钟,连用5天,每4周重复1个疗程,初治患者总有效率为70%,完全缓解率达38%,缓解后持续时间较长,近年来有逐渐取代苯丁酸氮芥的趋势。主要不良反应有骨髓抑制、免疫抑制持续时间长、神经毒性及易激发自身免疫性溶血性贫血。此外,克拉屈滨、2-氯脱氧腺苷、喷司他丁、糖皮质激素以及COP、CHOP、VAD等联合化疗方案等,对慢淋患者有一定疗效。

(3)糖皮质激素:单药治疗对慢淋也有一定疗效,尤其对伴有自身免疫性溶血性贫血或血小板减少的患者较为适用。泼尼松40~60mg/d,连用7天,有效后减量并停药,每月重复5天,大约有10%的患者有效。大剂量甲泼尼龙冲击治疗可使部分患者达到部分缓解(PR)的标准,但感染发生的概率也将增大。

2.放射治疗　有明显淋巴结肿大(包括纵隔或巨脾)、神经侵犯、重要脏器或骨骼浸润且有局部症状者可考虑放射治疗,包括全身放疗(TBI)、全淋巴照射(TNI)和局部照射。与其他方法一起进行序贯治疗可改善全身症状,但持续时间短。放射性核素淋巴结内照射和体外血细胞照射可在一定程度上减少淋巴细胞的数量,但并不延长患者的生存期。

3.免疫治疗　干扰素-α对早期患者有效,近2/3的患者可获得部分缓解,但对于进展期患者使用干扰素-α可能加速疾病进程。人鼠嵌合的抗CD20单克隆抗体(rituximab,利妥昔单抗)对治疗CD20阳性的惰性淋巴肿瘤有特效。利妥昔单抗治疗最常见的不良反应是发热和寒战,少数患者可有溶瘤表现,此外还可能发生恶心、呕吐、高血压或呼吸困难。此外,人源抗CD52单抗CAMPATH-1H可以通过补体依赖细胞毒作用杀灭肿瘤细胞,具有直接抑制淋巴细胞生长的作用,静脉输注或皮下注射均有效。

4.免疫化疗　联合治疗和传统的单药治疗相比,对CLL患者采用含氟达拉滨的联合治疗方案(FC方案:氟达拉滨20~30mg/m²×3天、环磷酰胺200~300mg/m²×3天;FCR方案:环磷酰胺250mg/m²×3天、利妥昔单抗375~500mg/m²×1天、氟达拉滨25mg/m²×3天,共治疗6个疗程),可以明显提高初治患者的完全缓解率,但可能增加骨髓抑制和感染等并发症的发生率。

5.骨髓移植　对年轻、能耐受强烈治疗、具有高危因素(如无IGHV基因突变、11q22-q23缺失或17p13缺失)的患者可考虑行骨髓移植。对这些患者主张在早期疾病无进展时进行移植。自体造血干细胞移植可改善患者的无进展生存,但并不延长总生存期,不推荐常规采用。异基因移植具有细胞免疫杀灭肿瘤细胞的优点,是CLL的唯一治愈手段,但移植相关死亡率高于自体移植。

6.其他治疗　有严重贫血、血小板减少而药物或脾区放疗无效时,可考虑脾切除术;有低丙种球蛋白血症、反复感染或自身免疫性疾患者,可定期静脉给予丙种球蛋白(MG);淋巴细胞单采可暂时性降低外周血淋巴细胞,减轻器官浸润,增加血红蛋白和血小板数量。

参考文献

[1]陈灏珠.Braunwald 心脏病学 心内科.第 9 版[M].北京:人民卫生出版社,2019.

[2]陈灏珠,林果为,王吉耀.实用内科学.第 15 版[M].北京:人民卫生出版社,2021.

[3]程丰清,曾凡叶,赵素斌.内科学[M].北京:中国医药科技出版社,2020.

[4]杜建玲.内分泌学[M].北京:中国协和医科大学出版社,2019.

[5]付斌.再生障碍性贫血临床医师诊疗手册[M].上海:上海世界图书出版公司,2018.

[6]葛均波,徐永健,王辰,等.内科学.第 9 版[M].北京:人民卫生出版社,2018.

[7]黄晓军.临床路径释义 血液内科分册[M].北京:中国协和医科大学出版社,2016.

[8]蒋明.图解风湿病学[M].北京:中国协和医科大学出版社,2017.

[9]杨立明,李秀霞,汤之明.内科学[M].武汉:华中科技大学出版社,2019.

[10]余振球.高血压分级诊疗实践[M].北京:科学出版社,2021.

[11]王福军.心血管内科查房思维[M].长沙:中南大学出版社,2021.

[12]张文曦,朱欣伕.贫血治疗与调养[M].北京:人民军医出版社,2014.